Differential Diagnosis in Neuroimaging：
Head and Neck

神经影像鉴别诊断：
头颈部

Steven P. Meyers

著

沙 炎　陶晓峰

主译

上海科学技术出版社

图书在版编目（CIP）数据

神经影像鉴别诊断：头颈部 /（美）史蒂文·P. 迈耶（Steven P. Meyers）编著；沙炎，陶晓峰主译. --
上海：上海科学技术出版社，2020.7
　ISBN 978-7-5478-4615-5

　Ⅰ. ①神… Ⅱ. ①史… ②沙… ③陶… Ⅲ. ①头部—疾病—影像诊断②颈—疾病—影像诊断 Ⅳ. ①R651.04②R653.04

　　中国版本图书馆CIP数据核字(2019)第215999号

上海市版权局著作权合同登记号　图字：09-2017-1087 号

神经影像鉴别诊断：头颈部

Steven P. Meyers　著

沙　炎　陶晓峰　主译

上海世纪出版（集团）有限公司
上 海 科 学 技 术 出 版 社　出版、发行
（上海钦州南路 71 号　邮政编码 200235　www.sstp.cn）

浙江新华印刷技术有限公司印刷

开本 889×1194　1/16　印张 31.5
字数：600 千字
2020 年 7 月第 1 版　2020 年 7 月第 1 次印刷
ISBN 978-7-5478-4615-5/R·1940
定价：248.00 元

本书如有缺页、错装或坏损等严重质量问题，
请向工厂联系调换

感谢我的父母，他们坚定不移的鼓励和支持伴随我走过漫长的求学旅程。

感谢我的妻子 Barbara 和儿子 Noah，感谢他们在这期间持续不断的爱、支持和耐心。

Steven P. Meyers

内容提要

　　本书图文对照(1 538 幅图),按照解剖部位进行分类,包括颅骨和颞骨、眼眶、鼻腔、鼻旁窦、硬膜外、舌骨上颈部、舌骨下颈部以及臂丛等部位,以表格的形式叙述了这些部位相关病变的影像学诊断与鉴别诊断,表格中列出的每个征象都有相对应的影像学配图,并对临床要点进行点评。这种独特的编排形式可以提高学习效率,方便读者记忆,为放射科、眼耳鼻喉科医学生和临床医生的考试提供指南,并有利于培养这些一线医生的临床思维。

译者名单

主译

沙　炎　陶晓峰

译者

袁　瑛　张　放　朱　凌　程玉书
林奈尔　耿　悦　陆　平　刘西兰
李　扬　乐维婕　董敏俊　司明珏
朱文静　沙　炎　陶晓峰

中文版前言

　　《神经影像鉴别诊断：头颈部》由美国知名神经影像学教授 Steven P. Meyers 主编，包括颅骨和颞骨、眼眶、鼻旁窦和鼻腔、舌骨上和舌骨下颈部、臂丛神经等章节，基本涵盖了头颈常见病变和重要的少见、疑难病变。本书集 Steven P. Meyers 教授近 30 年的临床和教学工作经验，解剖示意图精美，病例影像图片丰富且清晰，以图示为主、文字为辅，通过表格形式描述影像特点，评述诊断鉴别及诊断要点，语言表达精炼，有助于读者高效、快速地获取信息，是放射科、眼耳鼻喉科住院医师和专科医师提高业务能力不可多得的参考书。

　　复旦大学附属眼耳鼻喉科医院和上海交通大学医学院附属第九人民医院放射科团队中有多名国内知名影像学专家，头颈部影像诊断水平位于国内前列，我们受上海科学技术出版社委托翻译此书。在翻译过程中力求做到尊重原著、准确无误，但由于时间仓促，水平有限，错误之处在所难免，恳请同道斧正。

沙　炎　陶晓峰

2020 年 4 月

注：本书参考文献和索引见上海科学技术出版社官网。

英文版前言

作为一名大学附属医院的神经放射学家，我在过去二十五年中有幸在大学医疗中心工作，有很多机会不断学习并参与医学生以及放射科、神经外科、神经科、耳鼻喉科和骨科的住院医生与研究生的教学工作。在此期间，我有机会与杰出的教授们一起工作，他们在教学和研究上成为我的榜样。我从他们身上知道优秀的教学案例对专业教育是无价的。在过去的三十年里，我一直在收集并构建一个大型的讲座教学档案库、一个可以在工作站上使用的教育资源库。正是从这个庞大的数据库中，十年前我开始写神经放射学专业的这套三卷丛书。

本套丛书的目的是通过易于使用的形式，利用典型的图像来说明神经放射学中异常的影像特征。

《神经影像鉴别诊断：头颈部》包含位于颅骨和颞骨、眼眶、鼻旁窦和鼻腔、舌骨上颈部、舌骨下颈部等部位的疾病与臂丛神经病变。本书主要以表格的形式，按解剖位置阐述病变的鉴别诊断要点。大多数章节的开头是附有插图的介绍性概述，在简洁地提供相关信息之后列出表格。表中的每个病变都列出了诊断要点及相关影像解读，以及对关键临床信息的点评。为了阅读方便，其中一些疾病被列在两个或更多的表格中，目的是尽量减少或消除回到其他页面重新寻找所需信息的不便。这些独特的编排方式有助于读者高效、快速地获取信息。由于主要提供说明性图像而不是文字，这本书可以作为根据病变部位和影像学表现缩小鉴别诊断范围的有效指南。

本套丛书的其他卷内容包括：《神经影像鉴别诊断：脑和脑膜》，涵盖了儿童和成人大脑、脑室、脑膜和神经血管系统的病变；《神经影像鉴别诊断：脊柱》，包括先天性和发育性异常病变、硬膜内髓内病变（脊髓病变）、硬脑膜和硬膜内髓外病变、硬膜外病变、涉及脊柱的孤立性骨病变、涉及脊柱的多发性损伤和/或不明确的信号异常及涉及骶骨的损伤。

我希望本套丛书会成为放射科医生、神经外科医生、神经内科医生、耳鼻喉科医生和脊柱整形外科医生的宝贵资源。本套丛书旨在成为 PACS 站点和诊所的"点赞书"，也将成为放射科、神经外科、神经内科、整形外科、耳鼻喉科和其他科准备资格考试的专科医师有用的复习和教学指南。

Steven P. Meyers, MD, PhD, FACR

Professor of Radiology/Imaging Sciences, Neurosurgery, and Otolaryngology

Director, Radiology Residency Program

University of Rochester School of Medicine and Dentistry

Rochester, New York

致谢

我要感谢 Thieme 的工作人员，尤其是 J. Owen Zurhellen IV、Judith Tomat、William Lamsback 和 Kenny Chumbley，感谢他们的奉献、辛勤工作和对细节的关注。我要感谢 Colleen Cottrell 女士，感谢她在编排中所做的出色的文秘工作。我要感谢 Gwendolyn Mack (MFA)、Nadezhda D. Kiriyak (BFA) 和 Katie Tower (BFA)，感谢他们为本书创作插图时的付出。我要感谢 Sarah Klingenberger 和 Margaret Kowaluk，感谢他们为优化本书 MRI 和 CT 图像提供的帮助。

此外，我还要感谢以下各位为提供优秀病例所做的贡献：Jeevak Almast (MBBS)、Allan Bernstein (MD)、Daniel Ginat (MD)、Gary M. Hollenberg (MD)、Edward Lin (MD，BBA)、Peter Rosella (MD)、David Shrier (MD)、Eric P. Weinberg (MD)、Brian Webber (DO) 和 Andrea Zynda-Weiss (MD)。

我要感谢罗切斯特大学医学影像科的合作伙伴和医生同事 (Drs. Bernstein、Hollenberg、Rosella、Shrier、Weinberg 和 Zynda-Weiss)，以及门诊诊断成像设备为教学和临床服务创造的理想协作环境。

最后，我要感谢我以前的老师和导师，感谢他们的指导、鼓励和友情。

术语缩略语英汉对照表

缩略语	英文全称	中文名称
ABC	aneurysmal bone cyst	动脉瘤样骨囊肿
ADC	apparent diffusion coefficient	表观扩散系数
AML	acute myelogenous leukemia	急性髓性白血病
ANA	antinuclear antibodies	抗核抗体
ANCA	anti-neutrophil cytoplasmic antibody	抗中性粒细胞胞质抗体
AP	anteroposterior	前后位
AS	ankylosing spondylitis	强直性脊柱炎
ATC	anaplastic undifferentiated thyroid carcinoma	间变性未分化甲状腺癌
AVF	arteriovenous fistula	动静脉瘘
AVM	arteriovenous malformation	动静脉畸形
Ca	calcium/calcification	钙/钙化
CCD	cleidocranial dysplasia/dysostosis	锁骨颅骨发育不全综合征
CIDP	chronic acquired immune-mediated multifocal demyelinating neuropathy	慢性获得性免疫介导的多灶性脱髓鞘神经病变
CISS	constructive interference steady state	稳态构成干扰序列
CLL	chronic lymphocytic leukemia	慢性淋巴细胞白血病
CML	chronic myelogenous leukemia	慢性粒细胞白血病
CMT	charcot-Marie-Tooth disease	腓骨肌萎缩症
CMV	human cytomegalovirus	人巨细胞病毒
CN	cranial nerve	脑神经
CNS	central nervous system	中枢神经系统
CPA	cerebellopontine angle	桥小脑角
CPPD	calcium pyrophosphate dihydrate deposition	二水焦磷酸钙盐沉积
CSF	cerebrospinal fluid	脑脊液
CT	computed tomography	计算机断层扫描
DISH	diffuse idiopathic skeletal hyperostosis	弥漫性特发性骨肥厚
DTI	diffusion tensor imaging	扩散张量成像
DWI	diffusion weighted imaging	扩散加权成像
EA	esophageal atresia	食管闭锁

EAC	external auditory canal	外耳道
EBV	Epstein Barr virus	EB 病毒
ECA	external carotid artery	颈外动脉
EG	eosinophilic granuloma	嗜酸性肉芽肿
EMA	epithelial membrane antigen	上皮细胞膜抗原
EMG	electromyography	肌电图
FGFR	fibroblast growth factor receptor	成纤维细胞生长因子受体
FIESTA	fast imaging employing steady state acquisition	采用稳态采集快速成像
FLAIR	fluid attenuation inversion recovery	液体衰减反转恢复
FS	frequency selective fat signal suppression	频率选择性脂肪信号抑制
FSE	fast spin echo	快速自旋回波
FS-PDWI	fat-suppressed proton density weighted imaging	脂肪抑制质子密度加权成像
FSPGR	fast spoiled gradient echo imaging	快速干扰梯度回波成像
FS-T1WI	fat-suppressed T1-weighted imaging	脂肪抑制 T1 加权成像
FS-T2WI	fat-suppressed T2-weighted imaging	脂肪抑制 T2 加权成像
Gd-contrast	gadolinium-chelate contrast	钆对比剂
GRE	gradient echo imaging	梯度回波成像
HD	Hodgkin disease	霍奇金病
HIV	human immunodeficiency virus	人类免疫缺陷病毒
HMB-45	human melanoma black monoclonal antibody	人抗黑素瘤特异性单抗
HPF	high power field	高功率场
HPV	human papilloma virus	人乳头瘤病毒
HSV	herpes simplex virus	单纯疱疹病毒
IAC	internal auditory canal	内听道
ICA	internal carotid artery	颈内动脉
IP-1	incomplete partition type 1 of the cochlea	耳蜗不完全分隔 1 型
IP-2	incomplete partition type 2 of the cochlea	耳蜗不完全分隔 2 型
IVJ	internal jugular vein	颈内静脉
JIA	juvenile idiopathic arthritis	幼年特发性关节炎
LCH	Langerhans cell histiocytosis	朗格汉斯细胞组织细胞增生症
MCA	middle cerebral artery	大脑中动脉
MEN	multiple endocrine neoplasia	多发性内分泌肿瘤综合征
MIP	maximum intensity projection	最大密度投影
MMN	multifocal motor neuropathy	多灶性运动神经病
MPNST	malignant peripheral nerve sheath tumor	恶性外周神经鞘瘤
MPS	mucopolysaccharidosis	黏多糖贮积症
MRA	MR angiography	MR 血管造影
MRV	MR venography	MR 静脉造影
MS	multiple sclerosis	多发性硬化症
NF1	neurofibromatosis type 1	神经纤维瘤 1 型

NF2	neurofibromatosis type 2	神经纤维瘤病 2 型
NHL	non-Hodgkin lymphoma	非霍奇金淋巴瘤
NSE	neuron specific enolase	神经元特异性烯醇化酶
OI	osteogenesis imperfecta	成骨不全
PC	phase contrast	相位对比
PCA	posterior cerebral artery	大脑后动脉
PCOM	posterior communicating artery	后交通动脉
PDTC	poorly differentiated thyroid carcinoma	低分化甲状腺癌
PDWI	proton density weighted imaging	质子密度加权成像
PHPV	persistent hyperplastic primary vitreous	永存原始玻璃体增生症
PNET	primitive neuroectodermal tumor	原始神经外胚层肿瘤
PSA	persistent stapedial artery	永存镫骨动脉
PVNS	pigmented villonodular synovitis	色素沉着绒毛结节性滑膜炎
RF	radiofrequency	射频
RPS	retropharyngeal space	咽后间隙
PPS	parapharyngeal space	咽旁间隙
PPPS	pre-styloid parapharyngeal space	茎突前咽旁间隙
RPPS	retro-styloid parapharyngeal space	茎突后咽旁间隙
SCC	squamous cell carcinoma	鳞状细胞癌
SLE	systemic lupus erythematosus	系统性红斑狼疮
SMA	smooth muscle actin antibodies	平滑肌肌动蛋白抗体
SNUC	sinonasal undifferentiated carcinoma	鼻窦未分化癌
STIR	short TI inversion recovery imaging	短 TI 反转恢复成像
SWI	susceptibility weighted imaging	磁敏感加权成像
S-100	cellular calcium binding protein in cytoplasm and/or nucleus	细胞质或细胞核内细胞钙结合蛋白
T1	spin-lattice or longitudinal relaxation time（coefficient）	自旋-纵向弛豫时间（系数）
T2	spin-spin or transverse relaxation time（coefficient）	自旋-横向弛豫时间（系数）
T2*	effective spin-spin relaxation time using GRE pulse sequence	使用 GRE 脉冲序列的有效自旋-横向弛豫时间
T1WI	T1-weighted imaging	T1 加权成像
T2WI	T2-weighted imaging	T2 加权成像
TE	time to echo	回波时间
TEF	tracheoesophageal fistula	气管食管瘘
TR	pulse repetition time interval	脉冲重复激发时间
TOF	time of flight	时间飞跃
WHO	World Health Organization	世界卫生组织
2D	2 dimensional	二维
3D	3 dimensional	三维

目录

1. 颅骨和颞骨

概述

颅骨

颅骨起源于围绕闭合神经管嘴端末段周围的间质组织(膜颅),其可分为脑颅和面颅两部分。脑颅由围绕大脑及特殊感觉器官周围的骨骼组成;面颅则是指低位颜面骨以及颌骨。

根据其是直接起源于大脑周围构成颅穹窿或颅顶盖(膜颅)的胚胎性结缔组织/颅胚间充质,还是通过膜颅内的软骨前体发育成软颅,进而再发育成颅底骨的形式,脑颅被分为两个亚类。这两种主要骨发育方式也称作膜内成骨和软骨内成骨(**图 1.1**)。

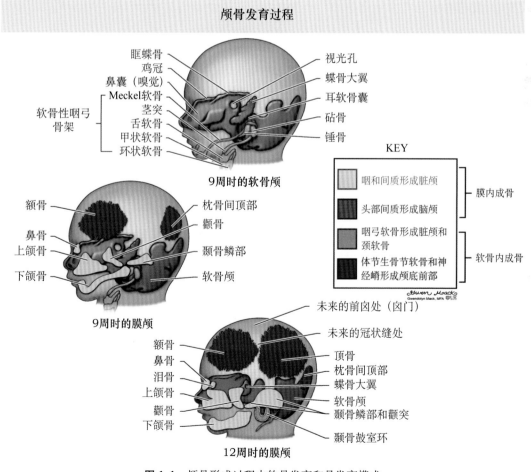

颅骨发育过程

眶蝶骨
鸡冠
鼻囊(嗅觉)
Meckel软骨
茎突
舌软骨
甲状软骨
环状软骨

软骨性咽弓骨架

视光孔
蝶骨大翼
耳软骨囊
砧骨
锤骨

9周时的软骨颅

额骨
鼻骨
上颌骨
下颌骨

枕骨间顶部
颧骨
颞骨鳞部
软骨颅

9周时的膜颅

KEY

咽和间质形成脏颅
头部间质形成脑颅

膜内成骨

咽弓软骨形成脏颅和颈软骨
体节生骨节软骨和神经嵴形成颅底前部

软骨内成骨

未来的前囟处(囟门)
未来的冠状缝处

额骨
鼻骨
泪骨
上颌骨
颧骨
下颌骨

顶骨
枕骨间顶部
蝶骨大翼
软骨颅
颞骨鳞部和颧突
颞骨鼓室环

12周时的膜颅

图 1.1 颅骨形成过程中软骨发育和骨发育模式

膜颅是在妊娠第一个月末时由脊索旁的轴旁中胚层和神经嵴细胞包围闭合神经管嘴端而逐渐形成。膜颅的初级骨化中心在妊娠 9~10 周出现,并进一步形成了额叶、颞叶及顶骨、枕骨。通过膜内成骨方式形成的其他颅骨还包括:鼻骨、泪骨、颧骨、颞骨鼓部及部分蝶骨(蝶骨翼,部分蝶骨大翼)。颅骨的发育也直接关系到大脑中发育相对较快部分的脑结构生长。此外,包括犁骨、腭骨、上颌骨和下颌骨在内的脏颅亦是通过膜内成骨的方式发育而来。

妊娠 6~7 周,膜颅内软骨中心发育时,软骨颅或软骨基颅也随之开始发育。这些软骨中心起源于发育中的大脑和前肠基底部间,并从鼻区延伸至枕骨大孔。妊娠 6~8 周时,软骨颅上开始出现骨化中心;妊娠 6~7 周时,骨化中心于脊索基底腹侧可辨别出;妊娠 7 周时,成对的骨化中心可见于顶骨和枕骨的枕上部;妊娠 8 周时,骨化开始出现在枕骨外的骨骼上。上述骨化中心与其他多个骨化中心的生长融合发生于妊娠期间。到胎儿出生时,蝶骨上可见 13 个骨化中心,枕骨上可见 6 个骨化中心。非融合的骨化中心可见于蝶枕联合,岩尖,蝶骨和枕骨,鼻翼和鼻中隔。

大部分颅底斜坡来源于妊娠 4 周时的四个枕骨体节。每个体节分化为外部的生皮节,内部的生肌节和中间的生骨节三部分,而体节间质组织则转化成软骨。4 个枕骨骨片(也叫原始脑脊椎骨)融合形成枕骨和枕骨大孔的后部。其中,顶端的两个生骨节形成枕骨底,第三个生骨节形成枕骨颅外和颈静脉结节,而最下面的一个生骨节(前寰椎)则构成了斜坡前结节、枕骨大孔前弓、C1 椎体侧块及 C1 椎弓的后上部分。颅底骨质不断发育,并包绕已成形的脑神经和大动脉,从而构成颅底孔。枕骨生骨节和脊索旁软骨形成枕骨的髁部及基底部。蝶骨的极性软骨和小梁软骨分别形成蝶鞍和蝶骨体。鼻囊和前蝶骨软骨形成筛骨。

除额骨眶板和蝶骨大翼外侧部外,大部分颅底骨骼都是由软骨内成骨发育而来的,包括蝶骨(蝶骨基底、眶蝶骨-小翼、前蝶骨、后蝶骨、部分蝶骨大翼)和枕骨(基枕骨、上枕骨和外枕骨部分)。至出生时,枕骨由六部分构成。在出生后的 3 年内,枕内的前后软骨联合开始逐渐融合。部分枕-乳突联合、岩-

枕联合和蝶枕软骨联合通常要开放到十几岁时才融合。出生时,蝶骨有 13 个骨化中心,到 2 岁时,大部分骨化中心相互融合或被蝶骨同化,1 年后,蝶窦窦腔开始气化,之后的 5 年,蝶窦窦腔逐渐扩大。

膜颅骨随着大脑容积的扩大而不断生长。当相邻颅骨接近闭合时,颅缝开始发育。颅缝内含有血管化、致密、纤维化结缔组织,该组织可定向分化为生长活跃的板层。在颅缝处,相邻颅骨间存在着动态、机械的结合,即在骨吸收的地方亦有进行性的骨质沉积发生,从而使颅骨骨质不断生长扩大。大部分颅骨的生长位于矢状缝和冠状缝。当颅缝与颅缝相交形成囟门时,该处颅缝往往增宽。出生后第二年末,额部的矢状缝和冠状缝相交成的大前囟闭合,矢状缝和人字缝相交处形成的小囟门于 3 个月内闭合。

纤维性膜颅不断发育,在颅骨外板处形成骨外膜、在邻近内板处形成骨内层(骨内膜),该内膜与中胚层来源的硬脑膜(即硬脑膜骨膜层)相互融合。骨内、外膜层间通过肌内韧带和颅骨孔相连接。

在妊娠的前 40 天,随着脊索周围间质逐步转化为大脑基底旁软骨,软骨颅开始发育。妊娠第 5 周,脊索被上颈椎体包围进入基枕骨,并最终止于垂体窝下的蝶骨体内,并与胚咽内胚层连接。构成斜坡下 2/3~3/4 部分的基枕骨则源于 4 块枕部生骨节骨片的融合。部分软颅骨在出生时仍持续存在,位于蝶-枕交界处、蝶岩交界处、蝶骨内、枕骨内、岩部尖/破裂孔、鼻中隔和鼻翼。软骨联合位于颅骨之间并包含了软骨成分。残余的软骨内成骨或软骨联合不断发育使颅骨扩大和颅缝生长,相应颅底随之扩大。而出生后颅底的生长和伸长主要发生在蝶枕软骨联合和蝶岩软骨联合处。据报道,男性的蝶枕软骨联合的融合发生在 16~18.5 岁,女性则在 14~16 岁。岩枕软骨联合前上部分的融合发生在 16~18 岁,后下部分则残留为含纤维软骨的裂隙。

颅骨由骨密质组成的内外层板障和松质骨填充的板障间构成,板障间含有骨髓,出生时为造血活跃的红骨髓,其含有 40% 的水、40% 的脂肪和 20% 的蛋白质。随着年龄的增长,红骨髓从四肢骨骼逐渐向中轴骨骼变为黄骨髓。黄骨髓造血能力低,其含有 15% 的水、80% 的脂肪和 5% 的蛋白质。骨髓转变的过程可通过观察 MRI 上信号的变化来监测。

在 T1 加权像上,造血骨髓呈等低信号,等于或略低于肌肉信号。当造血骨髓部分被脂肪替代时,T1 加权像呈等信号,稍高于肌肉,但低于脂肪信号。脂肪骨髓的替代转换反映在 T1 加权像上为骨髓信号变高并接近体内其他部位的脂肪信号。在小于 3 个月的儿童,头颅脊柱骨髓在 T1 加权像上呈红骨髓信号。不同骨骼间及同一骨骼内红骨髓变为黄骨髓的转换率均不相同。随着这种骨髓转换的推进,T1 加权像上骨髓的信号逐渐增强。出生时,头颅骨含有 25% 的造血活性骨髓。2 岁时,颅骨骨髓的脂肪转换初次发生于颅底和面颅,该过程经 MRI 观察到。颅盖骨的脂肪转换最早开始于额骨,顶骨紧随其后,并在之后的 13 年内可经 MRI 逐步观察到其他颅骨的脂肪转换。在斜坡,混杂的等低信号和高信号可在 3 岁时观测到,15 岁时全部的骨髓脂肪转换完成。

颅骨内侧面分为三个主要部分:颅前、中、后窝(**图 1.2**)。颅前窝范围从颅底前部到蝶骨小翼后缘,其底部位于眼眶(眶顶)、鼻腔、筛骨迷路(筛板和鸡冠)的上缘。颅前窝内为大脑额叶。

颅中窝位于颅前窝后方,其前界由蝶骨大翼侧面和蝶鞍上表面向后至颞骨岩脊上缘。颅中窝底壁是颅底中央部,其内含有神经血管孔的开口,如眶上裂、圆孔、翼管、卵圆孔、棘孔、颈动脉管以及颈静脉孔。

颅后窝位于基枕骨和基蝶骨后部,乳突及颞骨岩部的后方,其底壁为枕骨,内含枕骨大孔。

1.1　颅骨先天性和发育性病变

- 脑膨出(额部、顶部、枕部、蝶部)
- 顶部闭锁型脑膨出
- 额鼻型脑膨出
- 额筛型脑膨出,鼻胶质瘤,鼻皮样囊肿
- 颅骨骨膜窦
- Chiari Ⅱ型畸形/颅盖骨缺裂
- 软骨发育不全
- 基枕骨发育不良
- 第三枕骨髁
- 寰枕融合/分离障碍
- 颅缝早闭
- 多发性骨连接综合征
- Apert 综合征(尖头并指综合征)
- Crouzon 综合征
- 其他颅缝早闭综合征:成纤维细胞生长因子受体(FGFR1、FGFR2、FGFR3)变异相关的疾病
- 顶骨孔
- 位置性斜形头
- 颅骨锁骨发育异常/发育不良
- 颅缝骨
- 神经纤维瘤病 1 型
- 静脉湖
- 蛛网膜颗粒
- 单侧巨脑畸形
- 先天性脑积水
- 遗传代谢紊乱性巨头畸形[亚历山大病,Canavan 病(海绵状脑白质营养不良),伴皮质下囊肿的巨脑性白质脑病]
- 小头畸形
- Dyke-Davidoff-Masson 综合征
- 造血障碍
- 骨硬化症
- 草酸过多症
- 成骨不全
- 表皮样囊肿

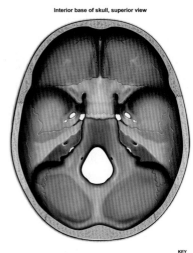

Interior base of skull, superior view

KEY
Anterior
Central
Posterior

图 1.2　前、中、后颅底的轴位视图

表 1.1 颅骨先天性和发育性病变

病变	影像学表现	点评
脑膨出(额部、顶部、枕部、蝶部) (图 1.3,图 1.4,图 1.5)	颅骨缺损处疝出脑膜和脑脊液(脑膜膨出),或脑膜、脑脊液/脑室和脑实质均疝出(脑膜脑膨出)	先天畸形者因神经外胚层未与表皮外胚层分离而导致局部骨形成障碍。西方患者多发生于枕骨部,东南亚患者多发生于额筛部。其他发生部位还包括顶部和蝶部。此外,外伤或手术也可导致脑膨出

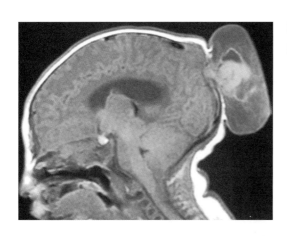

图 1.3　顶部脑膜脑膨出
矢状位 T1WI 示脑膜及脑实质从颅骨缺损处疝出。

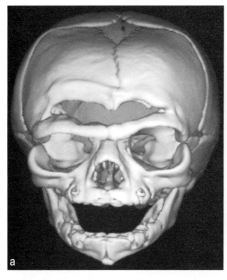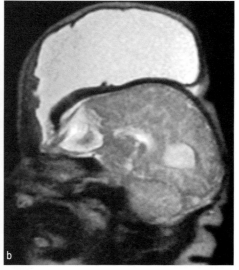

图 1.4　额部胶质细胞囊肿型脑膨出

a. 冠状位 CT 示额骨缺损; **b.** 矢状位 T2WI 示受损的脑组织和脑膜从颅骨缺损处膨出。一个大的胶质细胞囊肿(胶质内覆囊肿)覆盖于颅盖骨上。

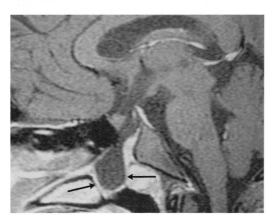

图 1.5　17 岁女性患者,矢状位脂肪抑制 T1WI 增强图像
脑脊膜膨出(箭头)从垂体后方的蝶骨缺损处向下延伸到鼻咽。

表 1.1(续) 颅骨先天性和发育性病变

病变	影像学表现	点评
顶部闭锁型脑膨出 （图 1.6）	头皮皮肤下结节，在 T2WI 上表现为近颅骨缺损处的高信号影，周围环绕薄层低信号纤维带，可累及颅内硬脑膜静脉窦，致窦汇抬高和上矢状窦开放	穿过颅骨小缺损（常在顶骨）小的脑膨出灶表现为局部抬起的、无毛发、覆盖皮肤的头皮病变。闭锁型脑膨出通过纤维带与颅内相通。该类型脑膨出可能与其他畸形（Dandy-Walker 畸形，胼胝体发育不全等）密切相关
鼻额型脑膨出 （图 1.7）	脑膨出发生在额与鼻骨之间	因胚胎额部囟门发育不足，脑膜和/或脑组织在额骨和鼻骨间颅骨缺损处疝出而导致的一种先天性中线处的肿块
额筛型脑膨出，鼻胶质瘤，鼻皮样囊肿 （图 1.8）	鼻筛型是最常见的脑膨出类型，发生于鼻骨和鼻软骨间，伴盲孔持续性扩大。窦道可含有表皮包涵囊肿。MRI 钆剂增强扫描可见窦道感染表现，可伴或不伴颅内扩张	因胚胎硬脑膜发育障碍导致先天性肿块从中线处的鼻骨和鼻软骨间的盲孔疝出。硬脑膜在回缩过程中与皮肤分离不全，从而形成瘘道，并最终致鼻腔或皮下组织内的表皮包涵囊肿（皮样囊肿、表皮样囊肿）或颅外异常脑组织（鼻神经胶质瘤）存留。临床检查可见窦性小坑的存在。窦道可合并感染并向颅内蔓延，引起脑膜炎、脑炎、硬膜下积脓和（或）脑脓肿
颅骨骨膜窦 （图 1.9）	扩大的颅外静脉和颅内静脉或静脉窦之间通过颅骨缺损处或导静脉相交通	病灶通常表现为近颅中线处的无搏动、无症状的 15 mm 大小的软组织肿块，Valsalva 动作可使肿块变大。该病常和颅内畸形密切相关，如孤立的静脉发育畸形，大脑大静脉发育不全或血管瘤、硬脑膜静脉窦畸形和骨内动静脉畸形，潜在静脉畸形皮肤征

图 1.6 闭锁型脑膨出

矢状位 T2WI 示头皮皮下高信号结节（箭头）穿过颅骨缺损沿斜行的直窦向颅内延伸。

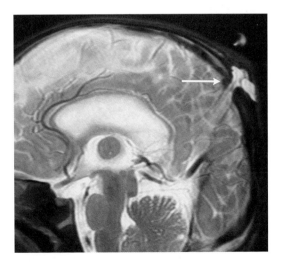

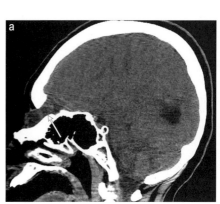
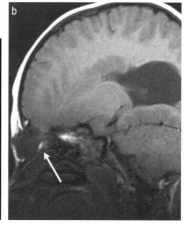
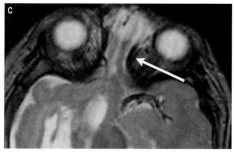

图 1.7　额鼻型脑膨出

矢状位 CT(**a**)、矢状位 T1WI(**b**)及轴位 T2WI(**c**)示穿过额骨和鼻骨间的骨缺损处的脑膜脑膨出病灶(箭头 A、B、C)。

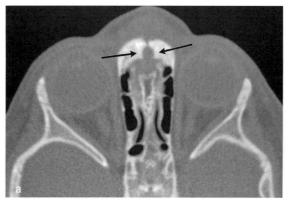
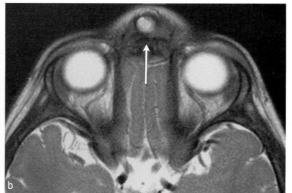

图 1.8　鼻皮样囊肿

a. 轴位 CT 见盲孔扩大(箭头);**b.** 盲孔内的皮样囊肿在轴位 T2WI 上表现为局部高信号区(箭头)。

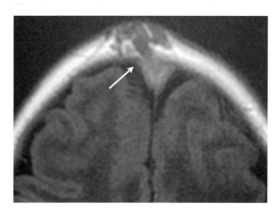

图 1.9　出生后 4 周的女孩,颅骨骨膜窦

轴位 T1WI 上表现为穿过颅骨缺损处的颅外静脉与上矢状窦前部之间的交通通路(箭头)。

表 1.1(续)　颅骨先天性和发育性病变

病变	影像学表现	点评
Chiari Ⅱ型畸形/颅盖骨缺裂 (**图 1.10**)	小脑下部向下穿过枕骨大孔嵌入颈髓椎管内。发生脊髓脊膜膨出者几乎全部位于腰骶部。常可见脑积水和脊髓空洞症，侧脑室后角扩张(脑空洞)。患儿颅骨内板多发扇形的缺陷(颅盖缺裂)并在出生6个月后消退	涉及大脑、小脑、脑干、脊髓、脑室、颅骨和硬脑膜的复杂畸形。胎儿神经褶发育不全导致中枢神经系统多处异常改变。Chiari Ⅱ型膜颅骨/颅盖骨发育不良(简称颅盖骨缺裂、颅骨陷窝或颅骨缺损)与纤维骨嵴的胶原蛋白异常发育和骨化导致的多处颅骨内板变薄有关
软骨发育不全 (**图 1.11**)	颅盖骨、颅穹窿扩大常伴随小颅底和枕骨大孔狭窄。颈髓脊髓病和/或脑积水可由枕骨大孔狭窄导致。颅后窝较浅，颅底孔发育不全。小颈静脉孔限制头部静脉流出。其他表现包括肋骨短宽、方形髂骨、香槟杯状骨盆入口和涉及多个椎体的短小椎弓根、先天性椎管狭窄	常染色体显性遗传性侏儒症导致四肢近端软骨内成骨异常降低。最常见的非致死性骨发育不良和短肢侏儒症在新生儿中的发病率约1/15 000。超过80%~90%的自发性突变涉及编码4p16.3染色体上的成纤维细胞生长因子受体3基因(FGFR3)。该突变通常发生在父系染色体上，且发病随父亲年龄的增加增高。突变基因损害软骨内成骨的形成和长骨的纵向延长
基枕骨发育不良 (**图 1.12**)	斜坡下部发育不全导致原发性颅底凹陷畸形，伴齿状突向上延伸至颅内张伯伦线上5 mm以上。该病可使斜坡角低于正常范围的150°~180°，伴或不伴脊髓空洞形成	斜坡下部是枕骨的一部分(枕骨基底部)，其由四个生骨节片融合而成。当一个或多个生骨节片发育不良时会使斜坡缩短，导致原发性颅底凹陷症(齿状突向上延伸至颅内张伯伦线以上>5 mm)
第三枕骨髁 (**图 1.13**)	缩短的枕骨基底部下部和齿状突/寰椎之间的小骨	第三髁状突或第三枕骨髁源于最下方的第四生骨节(前寰椎)，与相邻部分斜坡融合不良畸形。第三枕骨髁与C1前弓和/或齿状突形成假关节，导致颈部运动幅度受限

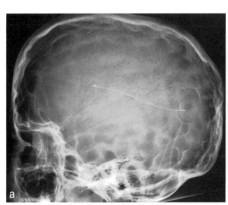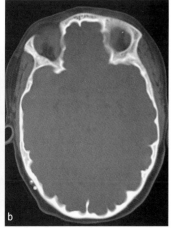

图 1.10　Chiari Ⅱ型畸形/颅盖骨缺裂

侧位平片(**a**)和轴位CT(**b**)示颅骨内板多发扇形缺损。

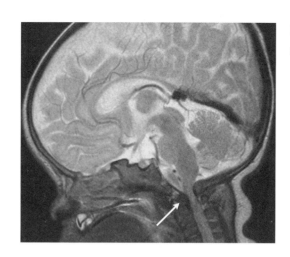

图 1.11 出生后 8 周的女婴，软骨发育不全
矢状位 T2WI 示严重狭窄的枕骨大孔挤压上颈脊髓（箭头），颅后窝变浅。

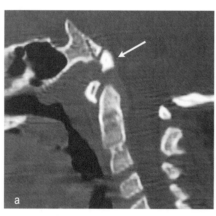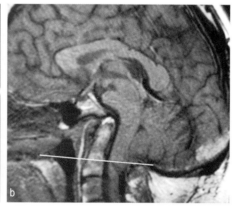

图 1.12 基枕骨发育不良

a. 8 岁男孩，矢状位 CT 仅示斜坡枕部变小（箭头）；**b.** 36 岁男性，矢状位 T1WI 示枕骨斜坡发育不全、齿状突向上延伸至颅内张伯伦线（**b** 图中的水平线）上，从而导致脑桥受压（颅底凹陷症）。

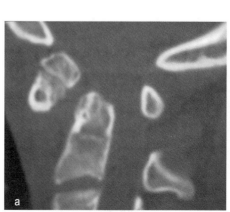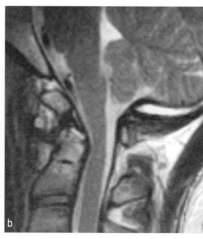

图 1.13 第三枕骨髁

16 岁男性，矢状位 CT(**a**)和矢状位 T2WI (**b**)示：缩短的枕骨基底部下部和齿状突/寰椎间的小骨（第三枕骨髁）。

表 1.1(续)　颅骨先天性和发育性病变

病变	影像学表现	点评
寰枕融合/分离障碍 (图 1.14)	枕髁与寰椎的一个或两个侧块相融合	枕骨髁和 C1 椎骨分离障碍
颅缝早闭 (图 1.15，图 1.16， 图 1.17 和图 1.18)	**矢状缝早闭**：最常见的类型(～60%)，导致头骨前后径变长(长头或舟状头畸形) **冠状缝或人字缝早闭(～10%)**：导致垂直方向上头骨变长且前后位不对称(短头畸形)，或尖头畸形，即前后径缩小和颅骨高度增加 **单侧冠状缝或人字缝早闭**：左右不对称(斜头畸形) **额缝早闭**：导致前额变小，头颅中后部增宽(三角头畸形)	导致颅缝早闭(原始骨性联合)的常见外部原因，如宫内或产后创伤、毒素、药物(氨、苯妥英钠、维甲酸、丙戊酸)、代谢紊乱(甲状腺功能亢进症、高钙血症、低磷酸酯酶症、佝偻病、黏多糖症、脑积水等)或大脑发育畸形。其中，最常见的是矢状缝早闭(60%)，其次是单侧或双侧的冠状缝早闭(25%)，额缝早闭导致三角头畸形，发生率约 15%，而人字缝早闭只有 2%～3%。多数颅缝早闭是散发病例，但有 8% 的冠状缝早闭及 2% 矢状缝早闭与 X - 连锁低磷性佝偻病相关。颅缝早闭可由染色体突变所导致(Apert 综合征，10 号染色体突变；Saethre-Chotzen 综合征，染色体 7p21.2 突变；Pfeiffer 综合征，10 号染色体突变；Crouzon 综合征，10 号染色体突变)
多发性骨连接综合征 (图 1.19)	涉及多个骨缝的颅缝早闭可产生多种形态的颅骨畸形。与潜在的大脑和脑室扩大畸形相关	可散发或与各种基因异常综合征相关，如 Apert 综合征、Crouzon 综合征等
Apert 综合征(尖头并指综合征) (图 1.20)	不规则的颅缝早闭(双侧冠状缝早闭最常见)，眼距过宽，面中部发育不全/不发达以及对称性的复杂手脚并指(趾)畸形	Apert 综合征是最常见的颅缝早闭综合征。它是由 10q26.13 染色体上成纤维细胞生长因子受体 2(FGFR2)基因突变导致的常染色体显性遗传疾病，在新生儿中发病率约 1/55 000。其特点包括不规则的颅缝早闭，面部发育不良，手指脚趾畸形。70% 的病例可有精神功能损害，且常为严重的损害。该类型与大脑畸形有很高的相关性(嗅球、嗅束异常，海马、杏仁核边缘系统、透明隔、胼胝体的畸形，灰质异位，脑室扩大)。患者常表现为头痛、癫痫发作和传导性听力丧失

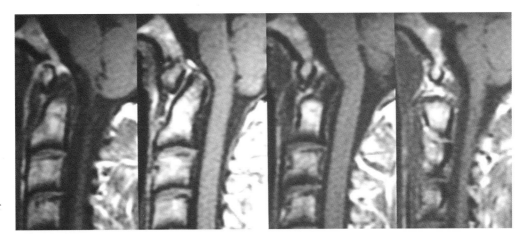

图 1.14　寰枕融合

矢状位 T1WI 示斜坡下部与 C1 前弓融合。

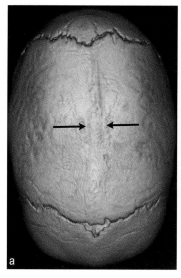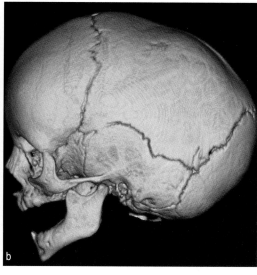

图 1.15　9 个月大的男孩,颅缝早闭

轴位(a 箭头)和矢状位(b)的容积重建 CT 图像示矢状缝早闭致舟状畸形。

图 1.16　11 个月大的女孩,颅缝早闭

斜冠状位(a)和矢状位(b)的容积重建 CT 图像示冠状缝早闭(箭头)致短头畸形和尖头畸形(塔颅状)。

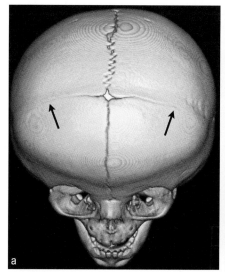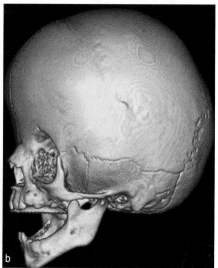

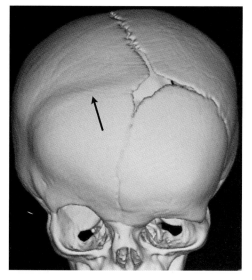

图 1.17　11 个月大的女孩,颅缝早闭

容积 CT 冠状面图像示一侧冠状缝早闭(箭头)致斜头畸形。

图 1.18　4 个月大的女孩,颅缝早闭

容积 CT 图像(**a**, **b**)示额缝早闭(箭头)致三角头畸形。

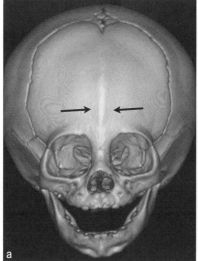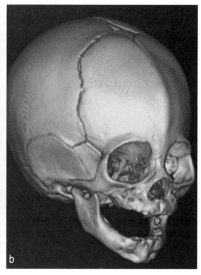

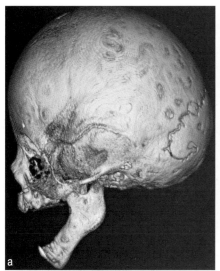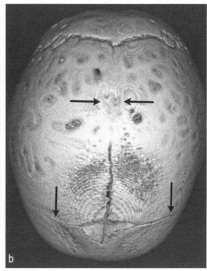

图 1.19　10 个月大的男孩,多发性骨连接综合征

容积 CT 侧位(**a**)和轴位(**b**)示部分早闭的矢状缝和冠状缝(箭头)致颅骨前后径狭窄、高度增加。

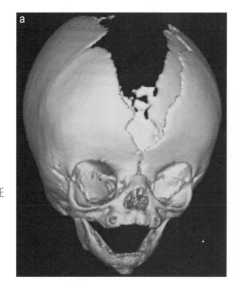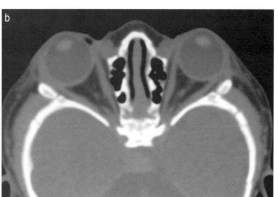

图 1.20　Apert 综合征

容积 CT 冠状位(**a**)示冠状缝早闭致矢状缝扩大及面中部发育不良或未发育,轴位 CT 示眶距增宽(**b**)。

表 1.1(续) 颅骨先天性和发育性病变

病变	影像学表现	点评
Crouzon 综合征 (图 1.21)	冠状缝、人字缝过早骨化和闭合导致短颅,剩余颅缝也随之早闭。其他的表现还包括眼眶变浅、眼距过宽、上颌发育不全、下颌肥大伴或不伴黑棘皮病(FGFR3)和 Chiari Ⅰ 型畸形	Crouzon 综合征又称为颅面发育不全。它是一种常染色体显性遗传综合征,与 10q26.13 染色体上的 FGFR2 基因或 4p16.3 染色体上的 FGFR3 基因突变相关。患儿在出生时可发现颅缝早闭及颅底软骨联合融合。其他的临床表现还包括上颌骨发育不良、眼球突出眼眶变浅、双悬雍垂伴或不伴腭裂。高达 70% 的患者有 Chiari Ⅰ 型畸形。50% 患者有进行性脑积水
其他颅缝早闭综合征:成纤维细胞生长因子受体(FGFR1, FGFR2, FGFR3)变异相关的疾病	**Pfeiffier 综合征**:颅缝早闭(冠状缝伴或不伴矢状缝——短颅畸形;或合并冠状缝、人字缝——"四叶草"样的分叶状颅骨伴缝间颅骨扩张),赘肉,Chiari Ⅰ 型畸形、脑积水、宽拇指和脚趾,以及部分并指(趾)畸形(图 1.22) **Saethre-Chotzen 综合征**:颅缝早闭(冠状缝、人字缝和/或额骨缝),短头,顶骨孔,上颌发育不全、轻度并指(趾)畸形,重复大拇指(图 1.23) **Muenke 综合征**:颅缝早闭(单侧或双侧冠状、单侧或双侧轴位),面中部发育不全,伴或不伴顶针样中指指骨,锥形骨骺及踝或腕骨融合	累及生长因子受体(FGFR)1、2 或 3 的常染色体显性遗传突变的细胞可导致骨生成的前体细胞畸形生长。FGFR 基因的突变导致多种临床表型,包括颅缝早闭综合征。该突变与父亲高龄有关 **Pfeifier 综合征**:常染色体显性遗传综合征——10q26.13 染色体上的 FGFR2 基因突变 或 8p11.23 ~ p11.22 染色体上的 FGFR1 基因突变 **Saethre-Chotzen 综合征**:常染色体显性遗传综合征——10q26.13 染色体上的 FGFR2 基因突变,或 7p21.1 染色体上的 TWIST1 基因突变 **Muenke 综合征**:常染色体显性遗传综合征——涉及 4p16.3 染色体上的 FGFR3 基因突变
顶骨孔 (图 1.23)	在近顶骨的后矢状窦处的双边卵圆形的缺损。可累及颅骨内板及外板和/或穿行血管	小的或大的椭圆形骨质缺损继发于顶骨骨化延迟或骨化不全。常发生在矢状缝旁。常染色体显性遗传继发的 11 号染色体上的 MSX2 基因或 ALX4 基因突变。常无症状,可与颅后窝畸形相关

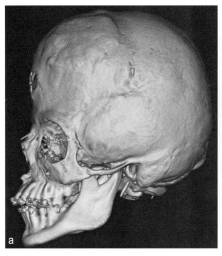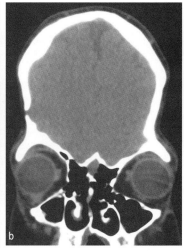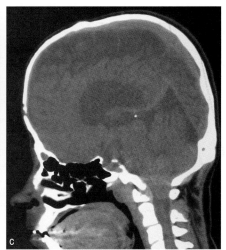

图 1.21 Crouzon 综合征

容积 CT 侧面(**a**)、冠状位 CT(**b**)和矢状位 CT(**c**)示冠状缝及人字缝过早闭合骨化导致的尖头畸形。此外还有眼眶变浅、眼距增宽(**a**, **b**)以及 Chiari Ⅰ 型畸形(**c**)。

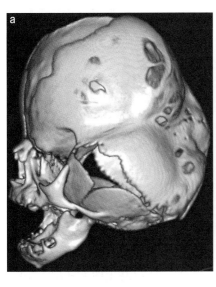
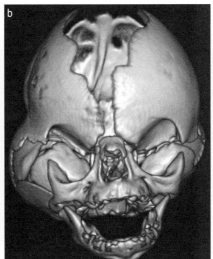
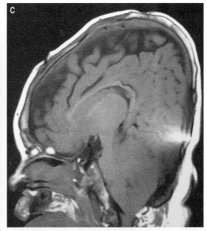
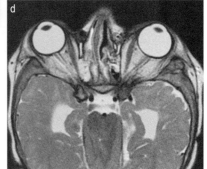

图 1.22 1 岁男孩, Pfeiffer 综合征

冠状缝(**a**)及人字缝(**b**)早闭致头颅呈"四叶草"样改变,最终患儿呈短头畸形,以及缝间颅骨扩张,矢状位 CT(**c**)示:Chiari Ⅰ 型畸形,轴位 CT(**d**)示:眼距过宽。

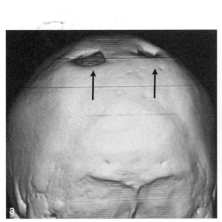
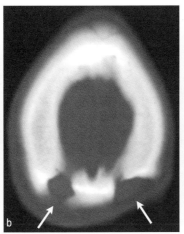
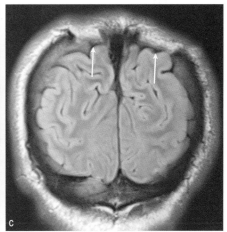

图 1.23 20 岁男性, Saethre-Chotzen 综合征

容积 CT(**a**)、轴位 CT(**b**)及冠状位 FLAIR(**c**)见双侧的顶骨孔(箭头)。

表 1.1(续)　颅骨先天性和发育性病变

病变	影像学表现	点评
位置性斜形头 （图 1.24）	通常新生儿侧卧时出现舟状头畸形，仰卧位睡觉时枕骨会变平坦。畸形的头颅可对称或不对称	婴儿休息睡眠中头部保持固定体位可致头骨延长畸形，常见于需要呼吸机支持的早产儿中。目前尚无致骨性早闭的证据
颅骨锁骨发育异常或发育不良 （图 1.25）	**CT 表现**：颅底小、短头畸形、前额突出、枕骨大孔拉长、眶距过宽、颧骨发育不良、外耳道狭窄、乳突气房发育差、后鼻孔狭窄、弓形的 V 形上颚、面中部及鼻窦发育不全。此外，还可以看到锁骨发育不全或发育障碍	常染色体显性遗传。主要累及 6p21 染色体上的 *RUNX2* 基因。由于基因突变导致单倍剂量不足，从而影响成骨细胞的前体细胞分化。功能基因的损失导致颅骨锁骨发育不良或缺失；当双基因异常时，则成骨分化缺乏，包括膜性成骨和软骨内成骨 　临床表现包括：囟门扩大，骨缝延迟闭合，颅骨横径增宽，人字缝间骨，听力损失（38%），锁骨发育不全或缺失，多脊柱畸形，耻骨联合变宽、身材矮小，指骨中远节发育不全及多余齿畸形

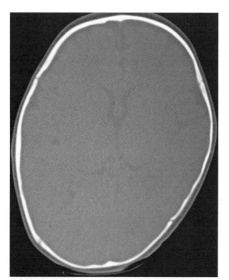

图 1.24　7 个月男孩，位置性斜形头
轴位 CT 示左侧枕骨变平坦，双侧人字缝明显。

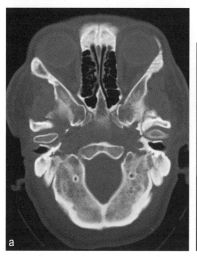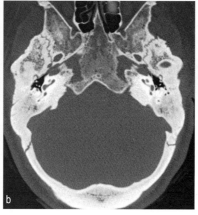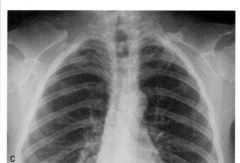

a

b

c

图 1.25　35 岁女性，颅骨锁骨发育不良
a、b. 轴位 CT 示颅底变小，枕骨大孔拉长，眶距过宽，颧骨发育不良，乳突气房发育差；**c.** 胸部正位片示锁骨缺失。

表 1.1(续) 颅骨先天性和发育性病变

病变	影像学表现	点评
缝间骨 （**图 1.26**）	骨缝或囟门内的缝间小骨，最常发生在人字缝（右侧大于左侧）＞冠状缝＞矢状缝＞额骨缝 在囟门处，缝间骨最多发生在枕顶颞骨会合处的星穴＞后部＞前部＞前囟门	小附件骨位于颅骨缝和囟门内。病例可以散发（发病率为总人口的 8%～15%），或同时伴发颅缝早闭、成骨不全、唐氏综合征、颅骨锁骨发育不全/不良、致密性成骨不全症、先天性甲状腺功能低下症、佝偻病
神经纤维瘤病 1 型 （**图 1.27**）	神经纤维瘤病 1 型（NF1）与颅内硬脑膜局部扩张有关，使内听道扩大，硬脑膜与颞叶通过骨缺损处突入眼眶，蝶骨大翼发育不良，丛状神经纤维瘤导致的骨畸形或侵蚀	常染色体显性遗传病（占新生儿 1/3 000），由染色体 17q11.2 神经纤维基因突变导致。该类疾病是神经皮肤综合征中最常见的类型。神经纤维瘤蛋白是一种 GTP 酶活化蛋白（Ras-GTP），负性调控细胞内信号蛋白 p21 ras（RAS）的活性。当 NF1 单倍剂量不足或完全缺乏时则 Ras 活性升高，以此调控细胞的增殖以及不同类型细胞的分化。临床特点包括"牛奶咖啡"斑（皮肤）、腋窝雀斑和皮肤神经纤维瘤 此类患者可有身材矮小和巨头。骨性病变包括蝶骨畸形（蝶骨大翼发育不全/发育障碍，常为单侧）、脊椎畸形、长骨（胫骨/腓骨）畸形。超过 50% 蝶骨大翼畸形与 NF1 相关。人字缝和矢状缝也可以发生骨缺损

图 1.26 8 个月男孩，容积 CT 示右侧人字缝的缝间骨（箭头）

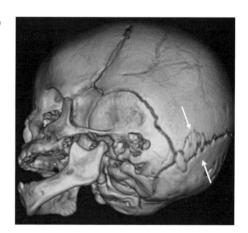

图 1.27 10 岁女孩，神经纤维瘤病 1 型

a. 轴位 CT 示右侧蝶骨大翼缺如，硬脑膜和颞叶通过骨缺损处突入右眼眶；**b.** 容积 CT 冠状位示右侧蝶骨大翼缺如。

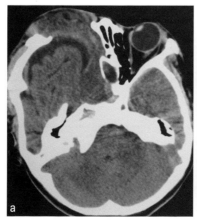

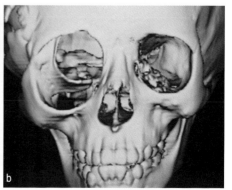

表 1.1(续)　颅骨先天性和发育性病变

病变	影像学表现	点评
静脉湖 （图 1.28）	MRI 钆剂增强扫描可见骨板间强化的血管影。CT 上可见颅骨内局限性、分叶状或卵圆形的透亮骨缺损	颅骨板的缺损是由局部扩张的静脉通道所导致的
蛛网膜颗粒 （图 1.29）	硬脑膜静脉窦内局限性卵圆形结构，T1 加权像和 FLAIR 上低信号，T2 加权像上高信号，增强后无增强，伴或不伴邻近颅骨内板骨质侵蚀	蛛网膜突入硬脑膜静脉窦所致。正常的脑脊液搏动可导致邻近骨的侵蚀
单侧巨脑畸形 （图 1.30）	**MRI 表现**：累及一侧大脑半球的全部或部分区域的、结节或多发结节样的脑灰质异位症，伴同侧侧脑室和大脑半球扩大。T2WI 上的高信号区可发生在脑白质	由神经元增殖、迁移及皮层塑造紊乱所导致的一侧大脑半球散在性的、不均质的错构样过度增殖。患者可伴一侧的偏身肥大和/或皮肤异常
先天性脑积水 （图 1.31）	**MRI 表现**：除中脑导水管狭窄外，第三脑室和侧脑室有扩张，第四脑室通常形态正常，伴或不伴大脑导水管上部扩张而下部正常，伴或不伴中脑散在边界不清的病变。FLAIR 上可见室管膜下水肿。巨头畸形者多见	新生儿发病率为 2/1 000。最常见的原因是继发于中脑小病灶/新生物，或出血/炎症后残留灶或粘连所导致的中脑导水管狭窄。也可源于巨大的脑室扩张或脑室憩室给顶盖和导水管造成的外来压迫。MRI 可排除其他造成导水管脑脊液阻塞的病变，如后第三脑室或颅后窝病变。先天性脑积水也与 Chiari Ⅰ 型、Chiari Ⅱ 型和 Dandy-Walker 畸形有关
遗传代谢紊乱性巨头畸形 〔亚历山大病，Canavan 病（海绵状脑白质营养不良），伴皮质下囊肿的巨脑性白质脑病〕	**亚历山大病** **MRI 表现**：T2WI 和 FLAIR 上显示双侧对称性高信号区从额叶延伸至颞叶顶叶，包括外囊，最外囊，内囊前肢，皮质下弓状纤维、中脑髓质、小脑齿状核。大脑白质信号异常可能对疾病的早期有重大影响，伴有脑回肿胀和侧脑室变窄。尾状核，基底节和丘脑处可见 T2WI 信号增高及肿胀。增强扫描可见额叶白质、脑室周围白质、基底节、丘脑和脑干以及视交叉处有强化表现 **Canavan 病** **MRI 表现**：T2WI 及 FLAIR 上显示皮层下脑白质信号弥漫性增高，并逐渐向心性累及中央脑白质、内囊、丘脑、双侧苍白球、小脑和脑干，而尾状核和壳核不受累，最终导致大脑、小脑和脑干进行性萎缩。磁共振波谱 N-乙酰天冬氨酸（NAA）峰升高。 **伴皮质下囊肿的巨脑性白质脑病（MLC）** **MRI 表现**：脑白质巨变伴 T2WI 和 FLAIR 上弥漫性异常高信号，一般不累及大脑皮层、基底节、丘脑，伴或不伴胼胝体和内囊信号改变。小脑呈局限性受累。继发于脑白质空泡变性、脱髓鞘变以及退行性囊变的改变，最终导致脑白质逐渐萎缩消失，为液体取代。皮质下囊肿通常发生在前颞叶，也可发生于额叶和顶叶	巨头是指头围大于均值 2 个标准差以上，或超过第 97 个百分位以上 0.5 cm 亚力山大病是一种罕见病，通常散发，偶为常染色体显性遗传，包括三种亚型（婴儿型、青少年型和成人型）。它是由位于染色体 17q21 上的 GFAP 基因突变引起的，该基因编码胶质细胞原纤维酸性蛋白 Canavan 病是一种罕见的常染色体隐性遗传的婴幼儿神经系统疾病，由 17 号染色体短臂（17p13 Ter）上的天冬氨酸酰基转移酶基因（ASPA）突变导致。病理生理学改变包括脑白质水分含量和 NAA 增加，髓鞘空泡化和髓鞘脱失，从而使得髓鞘脂质和蛋白质降低。临床症状和体征出现于相对正常的新生儿期之后的 6 个月内。通常在 4 岁或 4 岁前出现进行性神经功能衰退并致死亡。伴皮质下囊肿的巨脑性白质脑病（MLC）也被称为伴白质脑病的巨脑畸形。其是一种罕见的常染色体隐性遗传性疾病，在最初的 2 年中呈缓慢进程的临床恶化。75% 病例是由染色体 22qtel 上的 MLC1 基因突变引起，该基因常编码星形胶质细胞连接膜蛋白。MLC 的另一个突变基因为 HEPCAM 基因，它负责编码胶质黏附蛋白（GLIALCAM）。基因突变导致白质缺血空泡化和纤维星形胶质细胞增生

图 1.28 52 岁男性，静脉湖

a. 轴位 CT 示颅骨透亮的静脉湖（箭头）；**b.** 冠状位 T1WI 增强示病灶强化（箭头）。

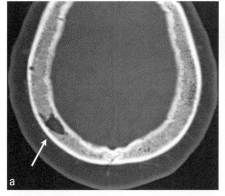 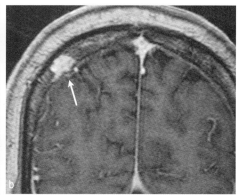

图 1.29 14 岁男孩，右侧硬脑膜静脉窦内蛛网膜颗粒

a. 轴位 T2WI 上呈高信号（箭头）；**b.** 轴位 T1WI 增强后无增强（箭头）。邻近颅骨内板骨质侵蚀。

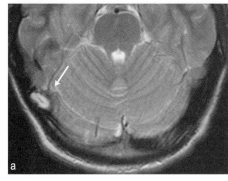 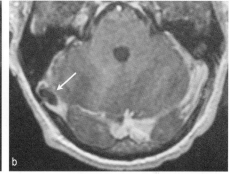

图 1.30 单侧巨脑畸形

轴位 T1WI 示左侧大脑半球扩大致左半颅不对称扩大，伴左侧大脑皮质和脑回异常增厚以及左侧侧脑室稍扩大。

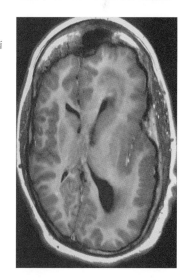

图 1.31 3 个月女孩，先天性脑积水

轴位 CT 示巨头畸形，侧脑室显著扩张，颅缝增宽，颅骨内板多发扇形改变。

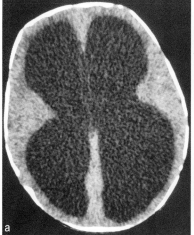 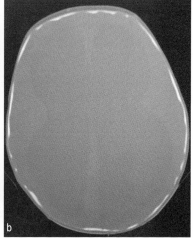

表 1.1(续)　颅骨先天性和发育性病变

病变	影像学表现	点评
小头畸形 (图 1.32)	小头畸形往往伴随脑回结构简化(通常每个脑半球少于 5 个脑回)、脑沟变浅、大脑皮层变薄。脑胼胝体可变薄、变形或缺如。此外,还可出现胶质增生和脑软化区	神经元和胶质细胞增殖减少导致头围小于正常值 2~3 个以上标准差。该病的严重程度与脑回简化程度及胼胝体畸形度有关。可能由新生儿诸如缺氧缺血性脑病或感染性疾病(TORCH)一类具有毁灭性疾病的进程所引起。患病儿童常病情严重,通常出生后一年即死亡
Dyke-Davidoff-Mass 综合征 (图 1.33)	一侧大脑半球萎缩软化伴同侧侧脑室代偿性扩张、中线移位、同侧颅中窝变小及骨质增厚,伴或不伴同侧鼻窦腔、乳突气房扩大	青少年的罕见病,表现为癫痫、神经发育延迟、偏瘫,或半身不遂。可由先天性损伤引起,如大脑中动脉闭塞引起的脑梗死,或产后创伤、出血、缺血或感染
造血障碍 (图 1.85,图 1.86)	颅骨板障间隙扩大伴红骨髓增生,以及颅骨内外板变薄。T1WI 和 T2WI 上受累的骨髓较脂肪呈轻至中度信号下降,较肌肉呈稍高信号;在脂肪抑制 T2WI 上较脂肪信号高	镰状细胞病、地中海贫血、遗传性球形红细胞增多症等疾病引起的板障间隙增宽、红系增生
骨硬化症 (图 1.34)	**CT 表现:** 包括广泛的骨硬化及骨质增生导致颅骨增厚,颅骨上的小孔缩小、视神经管狭窄 **MRI 表现:** (颅底和椎骨)骨髓内的软骨内成骨在 T1WI 和 T2WI 上为低信号。颅骨板障间隙扩大伴 T1WI 和 T2WI 上骨髓呈等低或等信号	骨硬化症是一组初级松质骨再吸收缺陷和继发于破骨细胞功能障碍的软骨钙化的疾病。导致不成熟编织骨无法转化为坚硬的板层骨。该病分为以下四种类型。①早熟型:常染色体隐性遗传疾病(常为致命性的,增厚不成熟的硬化骨继发骨髓聚集,并导致贫血,血小板减少、免疫功能紊乱)。②延迟型:由 Albers-Schonberg 描述的一种常染色体显性遗传病,在患者出现病理性骨折或贫血之前可长期无症状。③中间隐性型:患者有身材矮小、肝肿大、贫血。④肾小管酸中毒型:常染色体隐性遗传病,脑钙化的同时还伴有肾小管酸中毒、精神发育延迟、肌无力、肌张力低下

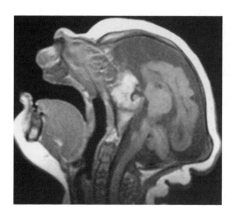

图 1.32　8 个月男孩,矢状位 T1WI 示小颅畸形伴脑回变少,致头颅缩小

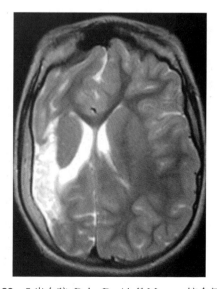

图 1.33　7 岁女孩,Dyke-Davidoff-Masson 综合征

轴位 T2WI 示右侧大脑半球软化、右侧侧脑室代偿性扩大、脑中线移位,以及同侧的颅骨骨质增厚致颅窝变小。

表 1.1(续)　颅骨先天性和发育性病变

病变	影像学表现	点评
草酸过多症 **(图 1.81)**	累及整个髓质和皮质的肾钙质沉着症并致肾功能衰竭 早期平片/CT 表现包括骨质硬化和骨量减少,以及长骨和颅骨上的薄的横行的硬化带。晚期表现包括骨硬化和致密的骨内硬化带 **MRI 表现:** T1WI 和 T2WI 上信号降低	1 型原发性高草酸尿症是一种罕见的常染色体隐性遗传病(发病率 1/120 000),由 AGXT 基因突变导致过氧化物酶丙氨酸乙醛酸转氨酶缺乏。草酸沉积在骨骼和体内多个器官(肾脏、肝脏、眼睛和心脏)导致器官衰竭。50% 的患者在 15 岁时即可出现终末期肾功能衰竭,治疗方式为肝肾联合移植
成骨不全 **(图 1.35)**	颅底弥漫性骨质疏松、骨化减少伴骨折、枕骨髁内骨折、颅后窝抬高、齿状突上移到枕骨大孔内,从而导致颅底扁平(继发性颅底凹陷症)	又称脆骨病,成骨不全(OI),共有 4~7 种类型。该病为一种遗传性疾病,伴 I 型胶原异常增生和骨质疏松。由于染色体 17q21.31~q22.05 上 *COL1A1* 基因和 7q22.1 染色体上的 *COL1A2* 基因突变,导致骨质变脆进而易反复出现微小骨裂和骨质重塑。其中 II 型最严重,继发于胶原蛋白数量和质量不足。大多数 II 型患者在出现脑出血或呼吸衰竭后的一年内死亡。其他类型伴有骨折和畸形、巩膜变色、听力丧失、脊柱侧弯和身材矮小、伴或不伴呼吸困难
表皮样囊肿 **(图 1.57)**	**MRI 表现:** 边界清楚的球形或分叶状病灶,来自轴外外胚层内涵物的囊性病变,T1WI 上等低信号,T2WI 及 DWI 上高信号。FLAIR 上呈高、中、低混杂信号,增强后无强化。常沿着脑脊液通路蔓延,致邻近神经组织(脑干,脑实质)缓慢变形。可侵入邻近的颅骨内 **CT 表现:** 界限清楚的球形或分叶状囊性灶,来自轴外外胚层内涵物的囊性病变,呈等低密度伴或不伴骨侵蚀	先天或获得性的非肿瘤性病变,位于轴外偏离中线处,其内充满脱落细胞和角蛋白酶碎片,对邻近脑实质有轻度占位效应,幕下者>幕上。发生于成人者,男女比例相同,伴或不伴相关临床症状。病灶常位于颅后窝(桥小脑角池)>鞍旁/颅中窝

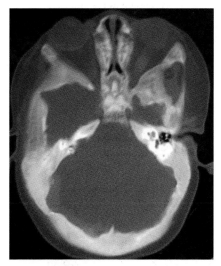

图 1.34　3 岁男孩,早熟型骨硬化症

轴位 CT 示广泛性骨质硬化及颅骨肥厚。

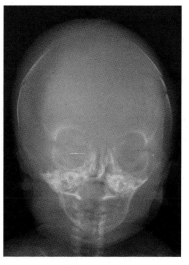

图 1.35　出生后 1 天的新生儿,成骨不全(II 型,出现在围生期常是致命的)

头颅正位片示显著弥漫的骨质疏松。

1.2 颅骨单发性病变

- 恶性肿瘤
  - 转移性疾病
  - 骨髓瘤/浆细胞瘤
  - 淋巴瘤
  - 脊索瘤
  - 软骨肉瘤
  - 骨肉瘤
  - 尤因肉瘤
  - 侵袭性垂体瘤
  - 鳞状细胞癌
  - 鼻咽癌
  - 腺样囊性癌
  - 嗅神经母细胞瘤
  - 鼻窦未分化癌(SUNC)
  - 横纹肌肉瘤

- 良性肿瘤
  - 脑膜瘤
  - 血管外皮细胞瘤
  - 神经鞘瘤
  - 神经纤维瘤
  - 副神经节瘤
  - 巨细胞瘤

- 内生软骨瘤
- 软骨母细胞瘤
- 骨瘤
- 骨母细胞瘤
- 骨样骨瘤

- 肿瘤样病变
  - 表皮样囊肿
  - 骨纤维性结构不良
  - 动脉瘤样骨囊肿(ABCs)
  - 动脉瘤/假性动脉瘤
  - 血管瘤
  - 静脉湖
  - 佩吉特病
  - 脊索瘤
  - 蛛网膜颗粒

- 炎性病变
  - 骨髓炎
  - 黏液囊肿/脓肿
  - 胆固醇肉芽肿
  - 朗格汉斯细胞组织细胞增生症

- 创伤性病变
  - 颅内血肿
  - 骨折

表 1.2　颅骨单发性病变

病变	影像学表现	点评
恶性肿瘤		
转移瘤 (**图 1.36,图 1.37**)	单发边界清楚或边缘不清的颅骨病变 **CT 表现:** 病变通常表现为骨质透亮区,也可为骨质硬化,伴或不伴骨外肿瘤浸润,增强后有强化,伴或不伴神经组织或血管受压 **MRI 表现:** 局限于颅骨内的边界清楚或边缘不清的病变,T1WI 上中低信号,T2WI 上等高信号,增强后常有强化,伴或不伴骨破坏、压迫神经组织或血管	转移瘤是源于远离原发器官的部位或器官的增殖性肿瘤细胞,为累及骨最常见的恶性肿瘤。成人中,骨转移灶最多见于肺癌、乳腺癌、前列腺癌、肾癌和甲状腺癌以及肉瘤。其中,原发于肺癌、乳腺癌和前列腺癌的骨转移瘤占转移瘤的 80%。转移性肿瘤可单灶或多灶性,产生多种破坏或浸润性改变

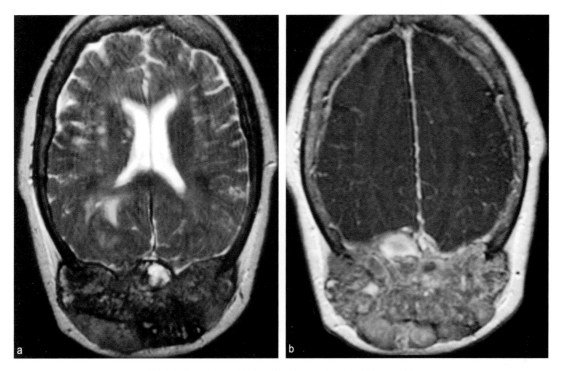

图 1.36　75 岁女性，肺癌骨转移致颅骨后部骨质破坏

a. T2WI 上肿瘤呈混杂等低信号；**b.** 轴位 T1WI 增强示病灶不均匀强化。

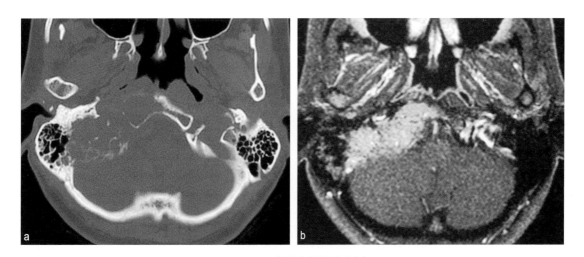

图 1.37　乳腺癌骨转移病例

a. 轴位 CT 示右侧颞骨及邻近枕骨骨质破坏；**b.** 轴位脂肪抑制 T1WI 增强示病灶显著强化。

表 1.2(续)　颅骨单发性病变

病变	影像学表现	点评
骨髓瘤/浆细胞瘤（图1.38）	多发性骨髓瘤或浆细胞瘤为累及颅骨和硬脑膜的边界清晰或不清的病变 **CT表现**：病灶呈等低密度，增强后通常有强化，伴骨质破坏 **MRI表现**：局限性或边界不清病变累及颅骨和硬脑膜，T1WI上等低信号，T2WI上等高信号，增强后强化，伴骨质破坏	多发性骨髓瘤是一种单克隆性分泌浆细胞增殖性抗体的恶性肿瘤，多发病灶主要累及骨髓。而罕见的单发性骨髓瘤或浆细胞瘤则由骨或软组织内某一处的浆细胞肿瘤变异而来。该病在美国每年新发病例约14 600起。作为成人最常见的原发性骨肿瘤，多发性骨髓瘤患者平均年龄60岁，大多数大于40岁 **肿瘤发生部位**：椎骨＞肋骨＞股骨＞髂骨＞肱骨＞颅面骨＞骶骨＞锁骨＞胸骨＞耻骨＞胫骨
淋巴瘤	累及颅骨的单发或多发性边界清晰或不清的病变。 **CT表现**：呈等低密度，增强后见强化，伴或不伴骨质破坏 **MRI表现**：T1WI上呈等低信号，T2WI上呈等高信号，增强后强化。可有局部侵袭性，伴骨质侵蚀/破坏、颅内侵犯以及脑膜受累	恶性淋巴瘤是一组起源于淋巴组织（淋巴结和网状内皮系统）内的淋巴系肿瘤。不同于白血病，淋巴瘤的病灶较散在。淋巴瘤又分为霍奇金病（HD）和非霍奇金淋巴瘤（NHL）两种，鉴于二者的临床、组织病理学特点及治疗方式截然不同，准确判定出是哪种类型淋巴瘤非常重要。HD常在淋巴结内，并沿淋巴引流通路蔓延，而NHL常累及结外，且扩散方式往往不确定。几乎所有的原发性骨淋巴瘤都是B细胞性NHL
脊索瘤（图1.39）	脊索瘤是界限清楚的分叶状肿块，沿斜坡、脊椎体或骶骨背面蔓延，伴局部骨质破坏 **CT表现**：病变呈等低密度，伴或不伴局部骨破坏后残余骨峭或钙化，增强后强化 **MRI表现**：T1WI上等低信号，T2WI上高信号，增强后不均匀强化。脊索瘤具有局部侵袭性，可致骨侵蚀破坏，包绕血管（通常无动脉狭窄）和神经 脊索瘤常见的发病位置在颅底斜坡（且多位于中线处），占颅底脊索瘤的80%。软骨样脊索瘤往往位于偏离中线近颅底的软骨结合处	脊索瘤是一种来源于异位脊索的残余轴向骨的罕见的中低度恶性肿瘤，其生长缓慢，有局部侵袭性 软骨样脊索瘤（占所有脊索瘤的5%～15%）兼具脊索和软骨双重分化特性。如肿块内含有肉瘤成分则称为去分化脊索瘤或肉瘤样脊索瘤（占所有脊索瘤的5%）。脊索瘤占原发恶性骨肿瘤的2%～4%，占原发性骨肿瘤的1%～3%，占颅内肿瘤的不到1% 据报道，每年该病的发病率为(0.18～0.3)/1 000 000。其中去分化脊索瘤或肉瘤样脊索瘤占不到5%。颅内脊索瘤患者的平均年龄为37～40岁
软骨肉瘤（图1.40）	在软骨联合处的分叶状肿瘤伴骨质破坏。 **CT表现**：病灶呈等低密度，伴局部骨质破坏伴或不伴软骨基质钙化，增强后强化 **MRI表现**：病灶在T1WI上呈等低信号，T2WI上呈高信号，伴或不伴T2WI上基质钙化的低信号，增强后强化（通常强化不均匀） 肿瘤局部浸润伴骨侵蚀/破坏，包绕血管神经 常见发病部位在颅底岩枕软骨联合处，多偏离中线生长	软骨肉瘤是软骨内含有肉瘤间质的恶性肿瘤。可包含钙化/骨化区，黏液基质和/或骨化成分。软骨肉瘤很少出现在滑膜内 该病占恶性骨病变的12%～21%，占骨原发肉瘤的21%～26%，占所有骨肿瘤的9%～14%，占颅底肿瘤的6%，占颅内肿瘤的0.15%

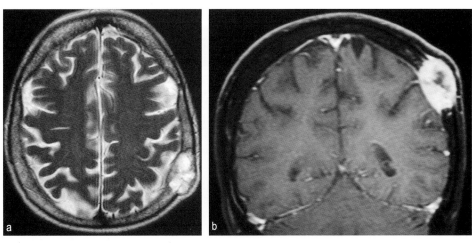

图 1.38 65 岁女性,浆细胞瘤累及左侧顶骨

a. 轴位 T2WI 上呈病灶高信号;**b.** 冠状位脂肪抑制 T1WI 增强见明显强化表现。

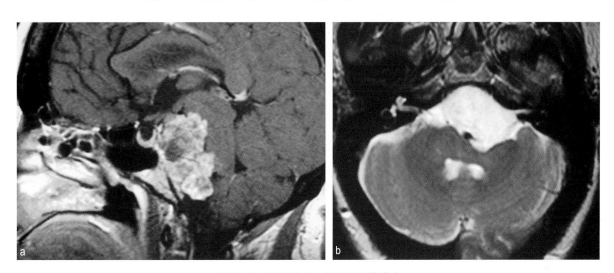

图 1.39 55 岁女性,斜坡背面脊索瘤

a. 矢状位 T1WI 增强显著强化;**b.** 轴位 T2WI 上高信号。

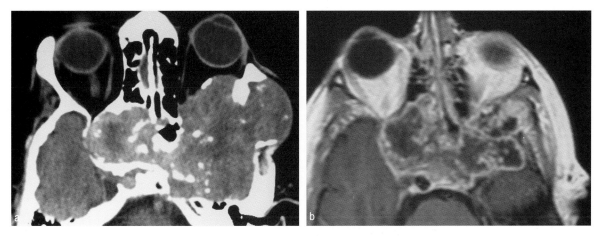

图 1.40 81 岁女性,巨大软骨肉瘤,累及双侧颅中窝、鞍上池、蝶窦、筛窦及左侧眼眶

a. 轴位 CT 示肿瘤骨质破坏所致的混杂等低密度及软骨钙化;**b.** 轴位 T1WI 增强示肿瘤呈分叶状,边缘不规则明显强化。

表 1.2（续） 颅骨单发性病变

病变	影像学表现	点评
骨肉瘤 （图 1.41）	累及颅底的破坏性病变 **CT 表现**：肿瘤呈等低密度，常伴随钙化/骨化，增强后有强化（通常强化不均） **MRI 表现**：肿瘤边缘不清，骨髓内的病灶常通过破坏的骨皮质延伸到周围软组织。T1WI 肿块呈等低信号，低信号区对应肿瘤内的钙化、骨化和/或坏死。坏死区 T2WI 呈有高信号，钙化区则为低信号。T2WI 及 FS-T2WI 上，肿瘤因变性而信号混杂，根据内部钙化、骨化、软骨、纤维以及出血坏死性成分的不同，肿瘤可在 T2WI 及 FS-T2WI 上表现为低、等低或等高信号。增强后病灶非钙化、骨化区有显著强化	骨肉瘤是一种由梭形瘤细胞增殖产生骨样组织和/或未成熟肿瘤骨而导致的恶性肿瘤。儿童者为原发，成人者多与佩吉特病、骨辐射、慢性骨髓炎、骨母细胞瘤、骨巨细胞瘤、骨纤维结构不良相关
尤因肉瘤 （图 1.42）	**CT 表现**：颅底骨质破坏区呈等低密度，增强后见强化（通常不均匀强化） **MRI 表现**：颅底骨质破坏区在 T1WI 上为中低信号，T2WI 上为低、中、高混杂信号，增强扫描强化（通常不均匀强化）	由未分化的小圆细胞组成的原发性恶性骨肿瘤 占原发性恶性骨肿瘤的 6%～11%，占原发性骨肿瘤的 5%～7%。5～30 岁间高发，男性多于女性 尤因肉瘤患者基因常存在 11 和 22 号染色体易位：t(11;22)(q24;q12)，导致 11q24 染色体上的 *FL1-1* 基因与 22q12 染色体上的 *EWS* 基因相融合。尤因肉瘤具有局部侵袭性，转移性高。很少涉及颅底
侵袭性垂体瘤 （图 1.43）	**CT 表现**：常为等密度，可伴有坏死、囊变、出血，通常有强化，通过鞍膈侵犯鞍上池，表现为"腰身征"，可侵犯海绵窦，也可以侵犯颅底 **MRI 表现**：T1WI 和 T2WI 上呈中等信号，与灰质信号相近，可伴有坏死、囊变、出血，常强化显著，通过鞍膈侵犯鞍上池，表现为"腰身征"，可侵犯海绵窦，偶尔侵犯颅底	组织学上良性垂体大腺瘤或垂体癌少数呈侵袭性生长模式，侵犯到蝶骨斜坡、筛窦、眼眶和/或脚间池

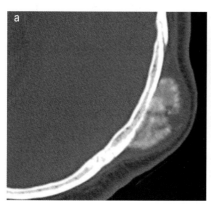

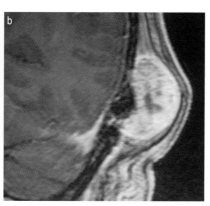

图 1.41 57 岁女性，骨肉瘤

a. 轴位 CT 示：颅骨外表面原发性骨肉瘤，内含钙化的骨基质；**b.** 矢状位增强 T1WI 见病灶显著强化，伴颅骨外板局部骨质破坏。

表 1.2(续)　颅骨单发性病变

病变	影像学表现	点评
鳞状细胞癌 (图 1.44)	**CT 表现**：肿瘤呈等密度和轻度强化。可表现为较大病灶(伴坏死和/或出血) **MRI 表现**：发生在鼻腔、鼻窦、鼻咽的破坏性病变，可通过骨质破坏或沿神经侵犯至颅内。病变 T1WI 上呈等信号，T2WI 上等稍高信号，增强后轻度强化，可为较大病变(伴或不伴坏死和/或出血)	鳞状细胞癌为一种恶性上皮性肿瘤，起源于鼻旁窦黏膜上皮(60%在上颌窦，14%在筛窦，1%在蝶窦和额窦)和鼻腔(25%)。鳞癌包括角化型和非角化型两种。占头颈部恶性肿瘤的 3%。成人的高发年龄常>55 岁，男性多于女性。与职业因素或其他暴露因素有关，如接触烟草烟雾、镍、氯酚、铬、芥子气、镭和木制品加工等职业

图 1.42　11 岁女孩，左侧颅中窝原发尤因肉瘤，致左眶骨质破坏

轴位 T1WI 增强见肿瘤明显强化。

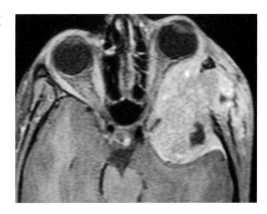

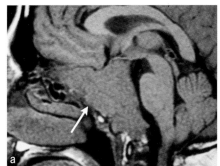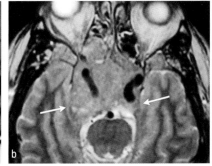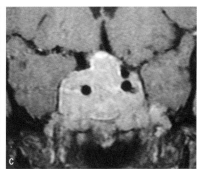

图 1.43　44 岁男性，侵袭性垂体瘤侵犯蝶骨及斜坡枕部、海绵窦、蝶窦

a. 矢状位 T1WI 上呈等信号(箭头)；**b.** 轴位 T2WI 上肿瘤呈等、稍高信号(箭头)；**c.** 冠状位脂肪抑制 T1WI 增强见病灶强化。

图 1.44　37 岁女性，鼻腔、筛窦及蝶窦鳞状细胞癌

边界不清，穿过颅底的骨质破坏区累及颅内，矢状位脂肪抑制 T1WI 增强见肿瘤强化。

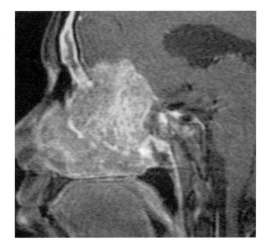

表 1.2(续) 颅骨单发性病变

病变	影像学表现	点评
鼻咽癌	**CT 表现:**肿瘤呈等密度,增强后轻度强化,可伴大面积坏死和/或出血 **MRI 表现:**发生于鼻咽(侧壁/咽隐窝和后顶壁)的浸润性病变,伴或不伴通过颅底的骨质破坏或神经传导侵入颅内。病灶在 T1WI 上呈等信号,T2WI 上呈等稍高信号,增强后有强化,可伴大面积坏死和/或出血	根据鼻咽上皮黏膜分化程度,分为鳞状细胞癌、非角化性癌(低分化和未分化)和基底样鳞状细胞癌。南亚和非洲的发病率多于欧美。发病高峰年龄为 40~60 岁,男性为女性的 2~3 倍以上。该病与 EB 病毒感染、饮食中含亚硝胺成分以及长期接触烟草烟雾、甲醛、化学烟雾和灰尘有关
腺样囊性癌	**CT 表现:**肿瘤呈等密度,增强后可见轻度、中度或显著的强化 **MRI 表现:**病变呈侵袭性生长,可通过骨质破坏区或沿神经向颅内蔓延。病灶在 T1WI 上呈等信号,T2WI 上呈等高信号,增强后可呈轻度、中等或显著强化	由肿瘤上皮和肌上皮细胞构成的基底细胞样肿瘤。根据肿瘤形态特点分为管状、筛状、实体型。该病占上皮性涎腺肿瘤的 10%,最常累及腮腺、下颌腺和小涎腺。唾液腺(上腭、舌、颊黏膜、口底以及其他位置)。肿瘤常沿神经向周围侵犯,可伴有面瘫。好发年龄>30 岁。实体型预后差,90% 的患者在确诊该病后的 10~15 年内死亡
嗅神经母细胞瘤 (图 1.45)	**CT 表现:**肿瘤常为等密度,增强后呈轻、中度或显著强化 **MRI 表现:**局部破坏性病灶在 T1WI 上为等低信号,T2WI 上等高信号,增强后显著强化。发病部位:鼻腔顶、筛窦气房,偶尔延伸到其他鼻窦、眼眶、颅前窝和海绵窦 **PET/CT 表现:**FDG 有助于疾病的分期和转移瘤的检测	嗅神经母细胞瘤为起源于鼻腔顶和筛板的神经外胚层的恶性肿瘤。肿瘤包括多种不同的核分裂象、有丝分裂及坏死的未成熟的神经细胞。肿瘤细胞发生在细胞基质间的神经纤维。嗅神经母细胞瘤有两段发病高峰年龄:青少年(11~20 岁)和成年(50~60 岁),男性多于女性
鼻窦未分化癌(SUNC) (图 1.46)	**CT 表现:**肿瘤呈等密度,增强后可见轻中重度不同的强化表现 **MRI 表现:**肿块有局部破坏性,病灶常>4 cm,T1WI 上等低信号,T2WI 上等高信号,增强后显著强化。 发病部位:鼻腔顶,筛骨气房,偶尔可延伸至其他鼻窦、眼眶、颅前窝及海绵窦内	肿瘤由细胞核大、核仁突出伴胞质内少量嗜酸性粒细胞的多形性肿瘤细胞组成。细胞的有丝分裂活动活跃,多伴有坏死。免疫反应标记物 CK7、CK8、CK19、上皮膜抗原、神经特异性烯醇酶表达阳性,伴或不伴 p53 阳性。SUNC 的预后不良,5 年存活率低于 20%
横纹肌肉瘤	**CT 表现:**边界清晰或不规则的软组织灶,钙化少见。CT 上肿瘤密度混杂,其内可见软组织密度的实性区、囊变坏死的低密度区以及局灶出血的高密度区,伴或不伴骨侵蚀破坏 **MRI 表现:**肿瘤边缘清晰或模糊,T1WI 及 T2WI 上呈典型的等低信号,T2WI 及 FS-T2WI 上信号不均匀(等稍高和/或高信号混杂)。增强后肿瘤内不同程度的强化,伴或不伴骨侵蚀破坏	一种间叶细胞恶性肿瘤伴横纹肌分化,多原发于软组织内,极少发生于骨组织。横纹肌肉瘤包括三个亚型:胚胎性(50%~70%)、腺泡性(18%~45%)和多形性(5%~10%)。前两型常发生于 10 岁以下儿童;多形性亚型者成人多见(中位年龄 60 岁)。腺泡型和多形性多发生在四肢,而胚胎性多发生在头颈部

表 1.2(续)　颅骨单发性病变

病变	影像学表现	点评
良性肿瘤		
脑膜瘤 （**图 1.47，图 1.48，图 1.49**）	基于硬脑膜外边界清晰的病灶，发病部位：幕上＞幕下＞矢状窦旁＞上矢状窦旁＞脑凸面＞蝶骨嵴＞鞍旁＞颅后窝＞视神经鞘＞脑室内。部分脑膜瘤可侵犯骨质或主要发生于骨内 **CT 表现：**肿瘤呈等密度，增强后显著强化，伴或不伴钙化及邻近的骨质增生肥大 **MRI 表现：**肿瘤常在 T1WI 上呈等信号，T2WI 上呈等稍高信号，增强后显著强化，伴或不伴钙化、骨质肥大和/或邻近的颅骨侵蚀，部分脑膜瘤在 DWI 上呈高信号，而该类征象在良性及不典型肿瘤中均可见	脑膜瘤为累及脑和/或硬脊膜生长缓慢的良性肿瘤，由肿瘤性上皮（蛛网膜或蛛网膜帽）细胞组成。常孤立散在发病，在 2 型神经纤维瘤病患者中病灶可多发。脑膜瘤绝大多数是良性的，5％具有组织学上不典型特征。间变性脑膜瘤很少见（占脑膜瘤的 3％）。脑膜瘤占原发性颅内肿瘤的 26％。年发病率为 6/100 000。通常见于40 岁以上成人，女性多于男性。可导致相邻脑实质、动脉管壁以及硬脑膜静脉窦受压。侵袭性/恶性脑膜瘤非常少见

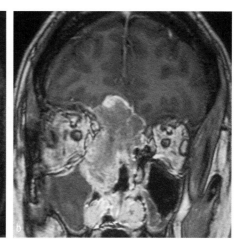

图 1.45　30 岁女性，筛窦、右侧鼻腔及右上颌窦嗅神经母细胞瘤，穿过颅底的骨质破坏区累及颅内

a. 冠状位 STIR 示病灶不均匀稍高信号；**b.** 冠状位 T1WI 增强示病灶不均匀强化。

图 1.46　41 岁女性，鼻腔、筛窦及蝶窦未分化癌

穿过颅底的骨质破坏区累及颅内，冠状位脂肪抑制 T1WI 增强示病灶强化。

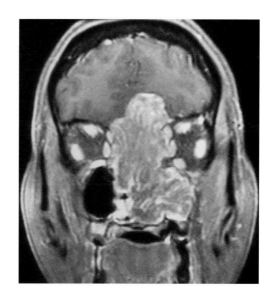

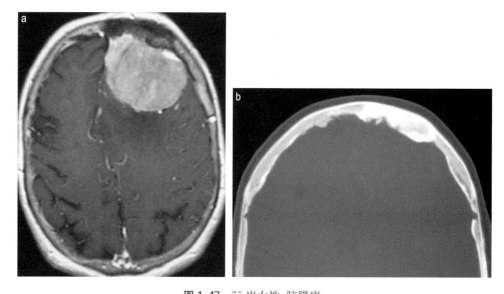

图 1.47 75 岁女性，脑膜瘤

a. 轴位 T1WI 增强示左侧额部脑膜瘤明显强化；**b.** 轴位 CT 示肿瘤致邻近颅骨骨质增生肥厚。

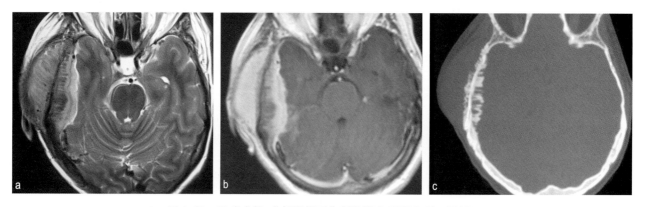

图 1.48 55 岁女性，右侧颞部不典型脑膜瘤（WHO Ⅱ～Ⅲ级）

a. 轴位 T2WI：病灶经颅骨蔓延侵及邻近的脑外软组织内；**b.** 轴位 T1WI 增强示肿瘤显著强化；**c.** 轴位 CT 见头发直立样骨膜反应。

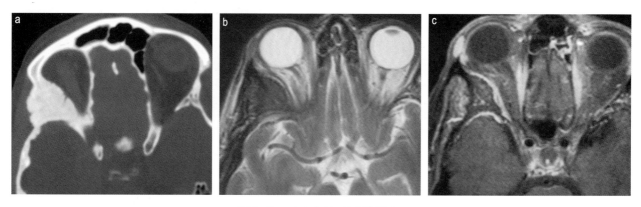

图 1.49 52 岁女性，骨内脑膜瘤

a. 轴位 CT 示右侧眼眶后外侧壁骨质增厚肥大；**b.** 轴位 T2WI 示：病灶内部呈低信号，骨外受侵部位可见薄层稍高信号；**c.** 轴位脂肪抑制 T1WI 增强示眼眶外侧壁及颅中窝前壁的骨外肿瘤。

表 1.2(续) 颅骨单发性病变

病变	影像学表现	点评
血管外皮细胞瘤 (图 1.50)	**MRI 表现**：硬脑膜处和/或骨内的孤立性的肿瘤，直径 2~7 cm。T1WI 低中间等信号，T2WI 上呈稍高信号，增强后显著强化，常伴脑膜尾征及钙化。瘤内出血及囊变坏死发生率约 30% **MRS 表现**：血管外皮细胞瘤肿瘤组织的肌醇/谷氨酸、葡萄糖/谷氨酸和谷胱甘肽/谷氨酸的比值要高于脑膜瘤 **CT 表现**：脑外肿瘤常常边界清晰，肿瘤呈等密度，可伴或不伴钙化灶，增强后显著强化。可以侵蚀或侵入邻近骨质	罕见的（WHO Ⅱ 级）肿瘤，占原发性颅内肿瘤 0.4%，不到脑膜瘤的 1/50。肿瘤细胞排列紧密，胞质稀少，胞核呈圆形、卵圆形或长条状，伴中度稠密的染色质。无数裂缝样血管通道使内皮细胞成行排列，伴或不伴坏死区。波形蛋白免疫反应阳性（85%），ⅩⅢa 因子阳性（80% ~ 100%），leu‐7 和 CD34 表达多变。该病与 12 号染色体异常相关。典型者发生在年轻人（平均年龄 43 岁），男性多于女性。因肿瘤起源于血管外皮细胞，故有时又被称为血管增生性脑膜瘤或脑膜血管外皮细胞瘤。肿瘤容易复发
神经鞘瘤 (图 1.51)	**MRI 表现**：局限性卵圆形或圆形病变，T1WI 上呈等低信号，T2WI 及 FS‐T2WI 上呈高信号，增强后显著强化。较大病灶因内部囊变和/或出血致 T2WI 及增强后信号不均。颅内神经鞘瘤可累及第 Ⅴ（三叉神经沟/Meckel 腔）、第 Ⅵ（Dorello 管）、第 Ⅶ 和第 Ⅷ（内听道和桥小脑角池）、第 Ⅸ、第 Ⅹ 和第 Ⅺ（颈静脉孔）中枢神经 **CT 表现**：局限性卵圆形或圆形病变，中等密度，增强后强化。大病灶内可见囊变和/或出血，伴或不伴邻近骨侵蚀破坏	神经鞘瘤是一种含已分化施万细胞的良性肿瘤。多发性神经鞘瘤常与 2 型神经纤维瘤病（NF2）相关，后者为一种常染色体显性遗传病，累及 22q12 基因。除了神经鞘瘤，NF2 患者还可有多发性脑膜瘤和室管膜瘤 神经鞘瘤占 8% 的原发性颅内肿瘤和 29% 脊椎原发性肿瘤。新生儿 NF2 的发病率为 1/37 000~1/50 000。病例报道年龄在 22~72 岁（平均年龄 46 岁），发病高峰期为 40~60 岁。多数 NF2 患者三十多岁时可出现双侧前庭神经鞘瘤
神经纤维瘤 (图 1.52)	**MRI 表现**：孤立性神经纤维瘤为局限性圆形或卵圆形病灶，或分叶状的脑外病灶，T1WI 上呈等、低信号，T2WI 上呈等高信号，增强后显著强化。病灶体积大时 T2WI 及增强后的信号不均。丛状神经纤维瘤因累及多个神经分支，呈曲线和多发结节样，T1WI 上呈等、低信号，T2WI 及 FS‐T2WI 上呈稍高或高信号，伴或不伴条索状低信号，增强后常见强化表现。 **CT 表现**：等低密度的卵圆形或梭形病变，增强后可见强化。常伴邻近骨质侵蚀	良性神经鞘肿瘤，由施万细胞、神经周围细胞和交织呈束的富含胶原蛋白的纤维母细胞混合组成。不同于神经鞘瘤，神经纤维瘤缺乏 Antoni A 和 B 区，病理学中无法与潜在的神经组织相区分。绝大多数神经纤维瘤为散发性、局限性、孤立性病变，少数呈弥漫或丛状。多发性神经纤维瘤常见于神经纤维瘤病 1 型（NF1），该病为常染色体显性遗传病（新生儿 1/2 500），由染色体 17q11.2 上神经纤维瘤蛋白基因突变导致的。NF1 是神经皮肤综合征最常见的类型，可伴有中枢神经系统和外周神经系统肿瘤（视神经胶质瘤、星形细胞瘤和孤立性或丛状神经纤维瘤）及皮肤（牛奶咖啡斑，腋窝和腹股沟雀斑），此外，可伴脑膜与颅骨发育不良以及虹膜错构瘤（Lisch 结节）

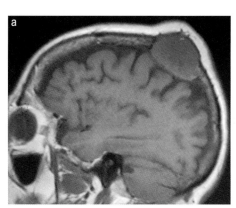
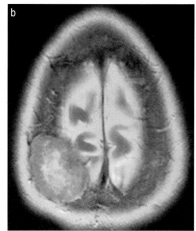
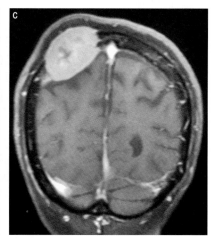

图 1.50　81 岁女性，血管外皮细胞瘤致颅骨内外板破坏伴颅内及颅外肿瘤浸润

a. 矢状位 T1WI 见肿瘤呈等信号；**b.** 轴位 T2WI 示病灶呈混杂等高信号；**c.** 轴位脂肪抑制 T1WI 增强示肿块强化。

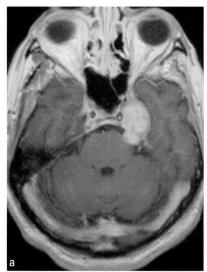
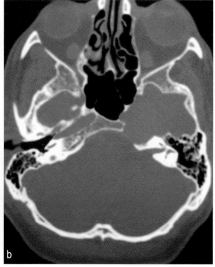

图 1.51　70 岁男性，左侧三叉神经神经鞘瘤

a. 轴位 T1WI 增强示肿瘤强化；**b.** 轴位 CT 示肿瘤旁骨质慢性吸收破坏。

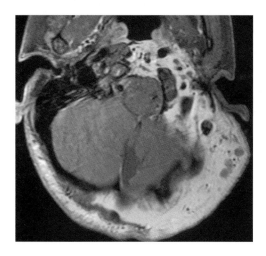

图 1.52　19 岁女性，神经纤维瘤病 1 型

轴位脂肪抑制 T1WI 增强扫描见：小脑半球表面软组织内强化的丛状神经纤维瘤侵犯左枕骨及颞骨致骨质重构，并累及左侧颈动脉、咽后间隙、椎前间隙。

表 1.2(续) 颅骨单发性病变

病变	影像学表现	点评
副神经节瘤 (图 1.53)	呈等低密度的卵圆形或梭形病变 **MRI 表现**：球形或分叶状病变，T1WI 上呈等信号，T2WI 和 FS-T2WI 上呈等高信号，伴或不伴条管状流空效应，通常增强后强化显著，伴或不伴局灶性黏液变或出血灶在 T1WI 上呈高信号，伴或不伴 T2WI 周边低信号(含铁血黄素) **CT 表现**：病灶强化显著。常侵蚀邻近骨质	良性的神经内分泌肿瘤，起源于遍布全身的自主神经节(副神经旁)相关的神经嵴细胞。该病即化学感受器瘤，根据病灶的位置(颈静脉球、鼓室、迷走神经体)而命名。嗜铬细胞瘤占头颈部肿瘤的 0.6%，占全部肿瘤的 0.03%
巨细胞瘤	**MRI 表现**：T1WI、T2WI 上肿瘤边界清晰呈薄层低信号边。巨细胞瘤实体部分在 T1WI 上呈等低信号，T2WI 和 FS-T2WI 上呈等高信号。T2WI 信号可不均匀。低信号 T2WI 和 T2* WI 上可见继发于含铁血黄素沉着的低信号。动脉瘤样骨囊肿可见于 14% 的骨巨细胞瘤，致囊性区可见多种信号和液-液平，伴或不伴骨皮质破坏和骨外肿瘤延伸 **CT 表现**：透亮的病灶伴相对较窄过渡区。皮质变薄为典型征象。常见骨质膨胀伴骨皮质破坏。无基质钙化	侵袭性肿瘤，包含肿瘤样卵圆形的单核细胞和散在的多核破骨细胞样巨细胞(来自骨髓单核细胞的融合)。老年患者中偶见与佩吉特病相关。高达 10% 的巨细胞瘤是恶性的。占所有骨肿瘤的 5%～9.5%，占良性骨肿瘤的 23%。目前患病中位年龄为 30 岁。80% 发生于 20 岁以上的患者。肿瘤常发生在长管骨，很少出现于脊柱和颅骨
内生软骨瘤 (图 1.54)	**MRI 表现**：分叶状髓内肿瘤，T1WI 上为等低信号，质子密度加权等信号，T2WI 和 FS-T2WI 上病变呈显著高信号灶，伴局灶和/或带状的低信号骨化及纤维束。病变通常增强后呈不同类型的显著强化表现(周边分叶状，中央结节状/间隔和周围小叶，或弥漫不均匀性强化) **CT 表现**：分叶状的髓内病变，常呈等低密度，内含软骨基质的骨化和纤维束	髓内良性病变，含有透明软骨，内生软骨瘤占良性骨肿瘤的 10%。病灶可单发(88%)或多发(12%)。Ollier 病是一种由软骨发育不良及软骨内瘤形成所导致的多发内生软骨瘤(内生软骨瘤病)。混合性软骨瘤病是一种罕见的兼具内生软骨瘤和骨软骨瘤病的疾病。Maffucci 病是指一种罕见的含多发内生软骨瘤和软组织血管瘤的综合征，发病年龄在 3～83 岁(中位年龄 35 岁，平均年龄 38～40 岁)，30～50 岁时为发病高峰
软骨母细胞瘤	**MRI 表现**：肿瘤呈卵圆形或梭形，T1WI 上等低信号，T2WI 及 FS-T2WI 上呈等高信号，肿块内可见软骨基质骨化的点状低信号影。典型病灶呈中等或显著强化，常侵蚀相邻骨质。髓内病灶周围 T2WI、FS-T2WI 上呈边缘不清的高信号伴增强后强化，强化区为肿瘤周围前列腺素合成的炎性反应 **CT 表现**：肿瘤边缘常分叶状，典型者呈等低密度，包含骨化的软骨基质(50%)。增强后有强化，少见骨皮质破坏	良性的软骨肿瘤，伴成软骨样细胞和软骨基质形成，很少发生于颅面骨。如位于颅面骨，则最常见于颞骨鳞部。该病儿童和青少年高发，中位年龄 17 岁，病灶在长管骨者平均年龄 16 岁，其他骨骼者平均年龄 28 岁。大多数病例在 5～25 岁确诊
骨瘤 (图 1.55)	**MRI 表现**：累及颅骨的边界清楚的病变，T1WI 和 T2WI 上呈等低信号，增强后无明显强化 **CT 表现**：累及颅骨的边界清楚的高密度影	良性原发性骨肿瘤，通常包含致密层状骨、编织骨和/或紧密的骨皮质。常位于头骨或鼻旁窦(额窦>筛窦>上颌窦>蝶窦)骨质表面。占不到原发性良性骨肿瘤的 1%。发病年龄 16～74 岁，最多见于>60 岁患者

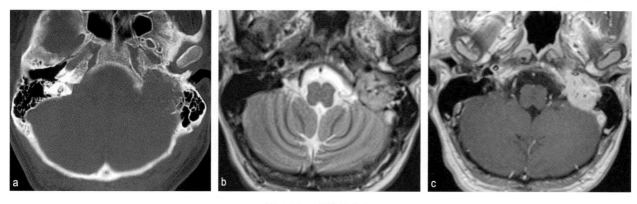

图 1.53 副神经节瘤

a. 轴位 CT 示副神经节瘤/颈静脉球瘤致左侧颞骨及颈静脉球窝骨质侵蚀破坏;**b.** 轴位脂肪抑制 T2WI 上肿瘤呈稍高信号伴少许流空信号;**c.** 轴位脂肪抑制 T1WI 增强示肿块显著强化。

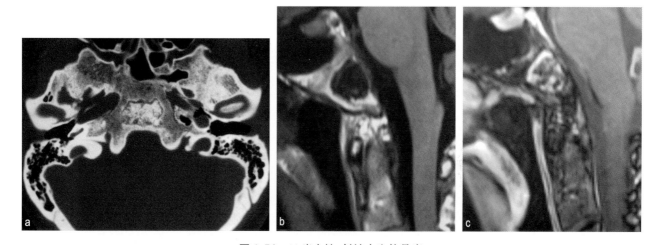

图 1.54 44 岁女性,斜坡内生软骨瘤

a. 轴位 CT 示致密的骨质硬化区;**b.** 矢状位 T1WI 上呈低信号;**c.** 矢状位脂肪抑制 T1WI 增强扫描见病灶周围及中央曲线样强化。

图 1.55 轴位 CT 示右侧枕骨外板骨瘤

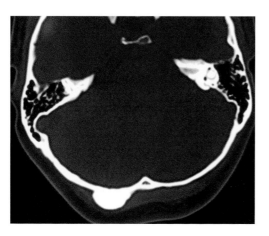

表 1.2(续) 颅骨单发性病变

病变	影像学表现	点评
骨母细胞瘤	**MRI 表现**：球形或卵圆形病灶，直径大于 1.5～2 cm，位于髓内和/或骨皮质内，边缘不规则、清晰或模糊。肿瘤在 T1WI 上呈等低信号，T2WI 及 FS-T2WI 上呈等低信号和/或高信号。钙化或骨化区在 T2WI 上呈低信号。增强后可见不同程度的强化。肿瘤旁常见骨皮质增厚区及髓质硬化，伴或不伴继发性动脉瘤样骨囊肿。T2WI 及 FS-T2WI 上显示髓内邻骨母细胞瘤旁及骨外软组织内见边界不清的高信号区，增强后伴强化 **CT 表现**：膨胀性透亮性病灶，直径大于 1.5 cm，周围有骨质硬化。增强后可见强化。透亮性的病变常出现在骨髓内，内部可含或不包含钙化	骨母细胞瘤是一种罕见的良性成骨性病变，组织学上与骨样骨瘤相关但体积大于骨样骨瘤，可进行性增大。典型者可产生高度血管化的类骨质，周围伴针样的编织骨环绕成骨细胞。骨母细胞瘤占原发性良性骨肿瘤的 3%～6%，占全部骨肿瘤的 1%～2%。患者年龄一般在 1～30 岁（中位年龄 15 岁，平均年龄 20 岁）。约 90% 的病例发生在 30 岁以下患者，偶发于年龄高达 78 岁的老年人。该病很少累及颅骨
骨样骨瘤 **（图 1.56）**	**MRI 表现**：致密梭形增厚的骨皮质在 T1WI、质子密度加权像、T2WI 及 FS-T2WI 上呈等低信号。增厚的骨皮质内见直径＜1.5 cm 的圆形或卵圆形（病灶）。病灶边缘不规则、清晰或相较于邻近增厚的骨皮质欠清晰。病灶在 T1WI 上可为等低信号，T2WI 及 FS-T2WI 上呈等低信号或高信号，其内钙化于 T2WI 上呈低信号。增强后病灶内见不同程度的强化 **CT 表现**：局限于骨内的透亮病灶，直径多小于 1.5 cm 周围伴骨质硬化。病灶中央多含等低密度影，增强后有强化，周围伴致密的骨质硬化环绕	良性骨病，由局限性的直径小于 1.5 cm 血管化骨样骨小梁灶伴周围骨质硬化而成，周围还可见反应性骨形成。临床表现为疼痛及生长受限，病灶局部产生的疼痛及敏感常在夜间加重，服用阿司匹林可缓解。骨样骨瘤占原发性良性骨肿瘤的 11%～13%，占全部原发骨肿瘤的 3%～4%。患者年龄在 6～30 岁。年龄（中位年龄 17 岁）。约 75% 病例发生于 25 岁以下患者。罕见的病例报道该病发生于 72 岁以上的老年人

肿瘤样病变

病变	影像学表现	点评
表皮样囊肿 **（图 1.57）**	**MRI 表现**：病灶边界清晰，T1WI 上呈等低信号，T2WI 以及 DWI 上呈高信号，FLAIR 上呈高低混杂信号，增强后无明显强化 **CT 表现**：局限于颅骨的可透性病灶，伴或不伴骨膨胀或骨侵蚀	表皮样囊肿是一种外胚层内衬包涵囊肿，内部只包含鳞状上皮、表皮脱落细胞和角蛋白 表皮样囊肿起源于闭合神经管及骨缝闭合处持续残留的外胚层成分。为骨内或颅内的脑外病变。该病发生于成人，男女比例相当，伴或不伴相关的临床症状

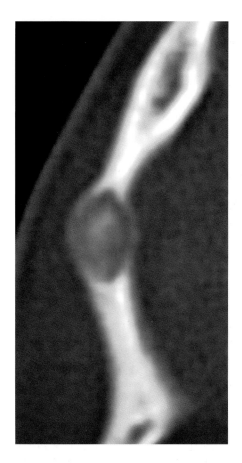

图 1.56　轴位 CT 示右侧额骨骨样骨瘤
病灶轻度膨胀性,中等密度,中央区可见钙化。

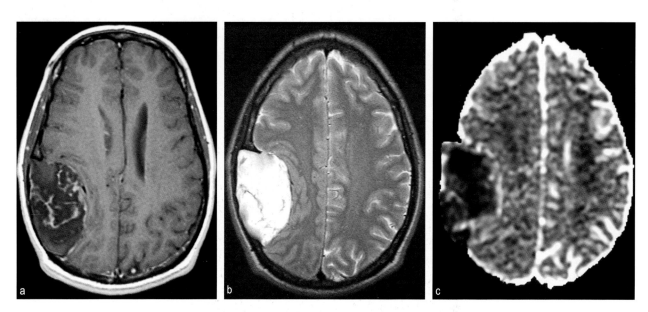

图 1.57　39 岁男性,右颞表皮样囊肿,经破坏的颅骨侵犯颅内和颅外

a. 轴位 T1WI 上病灶低信号为主,内伴少许高信号;**b.** T2WI 示病灶呈显著高信号;**c.** ADC 图上见弥散受限。

表 1.2(续) 颅骨单发性病变

病变	影像学表现	点评
骨纤维性结构不良 （**图 1.58，图 1.59**）	**MRI 表现**：影像表现取决于肿瘤内的针样骨、胶原蛋白、成纤维细胞、梭形细胞、出血和/或囊变成分的多少。T1WI 上病变常为边界清楚的低或等低信号，T2WI 上为混杂性低、等、和/或高信号，病灶周围常环绕一圈厚度不均的低信号边。少数内部可见分隔影及囊变区。骨质膨胀者常见。增强后，所有或部分病变强化呈不均匀、弥漫性或周边强化模式。可伴随继发性动脉瘤样骨囊肿 **CT 表现**：累及颅骨的病变常伴随骨质膨胀。平片及 CT 上显示病灶内的密度往往不尽相同，其主要取决于病灶内部的骨化程度及针样骨的数量多寡。病灶的 CT 值多为 70～400 HU。平片上，骨纤维性结构不良呈磨玻璃密度影，由未成熟编织骨内的硬化针状骨所致。周围可见厚度不均骨质硬化环绕或部分环绕病灶	良性的髓内纤维骨病灶，散发、单发者最常见，即单发性纤维性结构不良（占 80%～85%），或多发的（累及多骨的骨纤维发育不良）。 由于原始骨重塑为成熟板层骨的进程中发育障碍，导致区域或多区域性的不成熟的骨小梁出现于发育不良的纤维组织内。病灶的骨化异常可导致颅孔狭窄性脑神经病变、面部畸形、鼻腔鼻窦引流障碍及鼻窦炎 McCune-Albright 综合征占骨纤维性结构不良的 3%，包括病变同侧的皮肤色素斑（有时称牛奶咖啡斑）伴不规则的锯齿状边缘、发育早熟，和/或其他内分泌疾病，如肢端肥大症、甲状腺功能亢进、甲状旁腺功能亢进、库欣综合征。骨性狮面为罕见的累及颅面骨骼的多发性骨纤维性结构不良，可致面部增大畸形。目前报道该病的年龄从＜1 岁到 76 岁不等，75% 的患者于 30 岁前发病。单发性骨纤维性结构不良患者的中位年龄为 21 岁；累及多骨的该病患者的中位及平均年龄为 8 岁和 17 岁。多数病例在 3～20 岁确诊

图 1.58 29 岁女性，骨纤维性结构不良

a. 轴位 T2WI 上显示受累的右侧及后部颅骨骨质异常膨胀，其内呈混杂等低信号；**b.** 轴位 T1WI 增强示肿块不均匀强化。

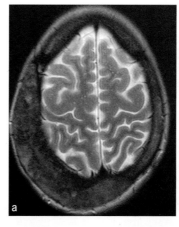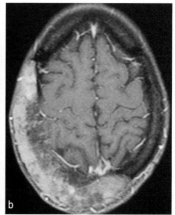

图 1.59 28 岁女性，右侧及后部颅骨骨纤维性结构不良

a. 轴位 T1WI 上示受累的右侧颅骨异常膨胀，其内呈混杂等低信号；**b.** 轴位 T2WI；**c.** 轴位 T1WI 增强示肿块不均匀强化。骨纤维结构不良涉及的颅骨背侧可见动脉瘤性骨囊肿，轴位 T1WI 上见液-液平，轴位 T2WI 上呈高信号，轴位 T1WI 增强显示病灶周围薄层强化影。

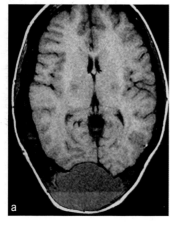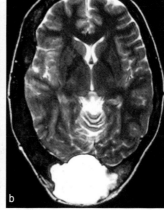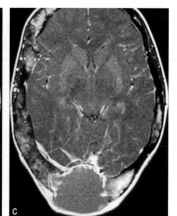

表 1.2(续) 颅骨单发性病变

病变	影像学表现	点评
动脉瘤性骨囊肿（ABCs）（图 1.60，图 1.59）	**CT 表现**：局限性可透性病变，内伴混杂低、等、高密度，伴或不伴分叶状及一个或多个液-液平 **MRI 表现**：局限性病灶，T1WI 及 T2WI 上呈混杂低、等、高信号，伴或不伴 T2WI 上周围薄层低信号带、分叶状、一个或多个液-液平	肿瘤样膨胀性骨病变，其内海绵状空间里充满血。ABCs 可以是原发性骨病变（2/3）或继发于其他骨病变/肿瘤（如：巨细胞瘤、成软骨细胞瘤、骨母细胞瘤、骨肉瘤、软骨黏液纤维瘤、非骨化性纤维瘤、骨纤维性结构不良、纤维肉瘤、恶性纤维组织细胞瘤和转移瘤）。ABCs 很少累及颅骨
动脉瘤/假性动脉瘤（图 1.61）	**CT 表现**：局灶的局限性病变，等低和/或高密度 **MRI 表现**：局灶的局限性病变，T1WI 和 T2WI 上见层状混杂低、等和/或高信号，为管腔内层样血栓及流空的信号所致 CTA 和增强 MRA 扫描可见动脉瘤管腔内非血栓部分明显强化表现	动脉异常扩张常继发于获得性/退行性因素、结缔组织病、动脉粥样硬化、创伤、感染（真菌）、动静脉畸形、药物或脉管炎
血管瘤（图 1.62）	**MRI 表现**：颅骨骨髓（常为额骨）内局限性或边界不清的病灶（直径＜4 cm），T1WI 上呈等高信号（常等同于骨髓脂肪信号），T2WI 及 FS-T2WI 上呈高信号，增强后显著强化，伴或不伴板障增宽 **CT 表现**：膨胀性病变伴骨小梁向心性放射状排列	骨的良性病变，包括毛细血管瘤、海绵状血管瘤和/或静脉型血管畸形。现被认为是一种错构瘤性疾病。患病年龄在 1～84 岁（中位年龄 33 岁）
静脉湖（图 1.28）	**MRI 表现**：增强后明显强化及板障间强化的血管影 **CT 表现**：局限性颅骨分叶状或卵圆形的透亮缺损	板障静脉通道局部扩张所致的颅骨缺损
佩吉特病	**MRI 表现**：累及颅骨的病例多数为晚期或非活动期。影像表现包括 T1WI 和 T2WI 上低信号的骨膨胀和骨皮质增厚。增厚的皮质内壁模糊不规则。T1WI 和 T2WI 上可见板障骨髓内的低信号区，为增厚的骨小梁所致。晚期或非活动期的佩吉特病骨髓类似于正常骨髓，内含脂肪信号，T1WI 及 T2WI 上可见继发于骨硬化的低信号影，FS-T2WI 可见水肿或持续的纤维血管组织所致的高信号影 **CT 表现**：病变常伴混杂中高密度。颅骨内外板与骨髓交界可不规则或边界不清	佩吉特病是一种慢性骨病，由骨吸收紊乱和编织骨形成异常所导致的骨畸形。副黏病毒可能为其致病的病原体。高达 66% 的佩吉特病累及多个骨，而继发性肉瘤变的风险不到 1%。该病发生于 2.5%～5% 的 55 岁以上高加索人中，85 岁以上者占 10%。可致椎间孔狭窄、脑神经受压和颅底凹陷征，伴或不伴脑干受压

图 1.60　左侧颅骨动脉瘤性骨囊肿

a. 轴位 CT 示膨胀性病灶伴薄层的骨性边缘；**b.** 其内见液−液平表现。

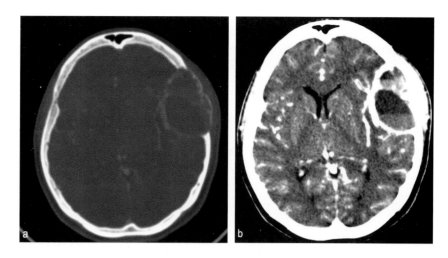

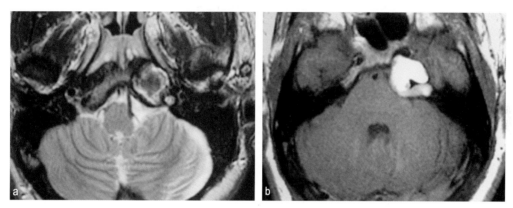

图 1.61　位于左侧颈动脉管处的颈内动脉假性动脉瘤

a. 轴位 T2WI 上病灶呈混杂性周围低信号、中央高信号；**b.** T1WI 上病灶大部呈显著高信号。

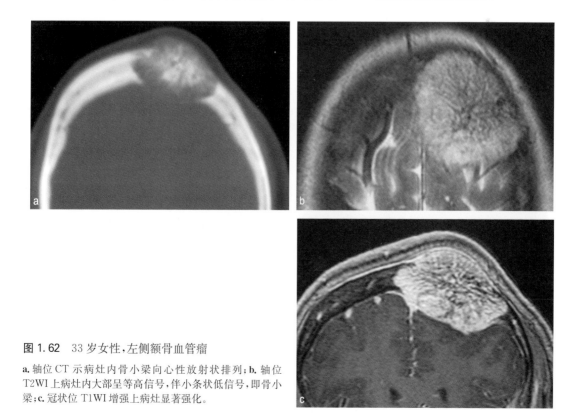

图 1.62　33 岁女性，左侧额骨血管瘤

a. 轴位 CT 示病灶内骨小梁向心性放射状排列；**b.** 轴位 T2WI 上病灶内大部呈等高信号，伴小条状低信号，即骨小梁；**c.** 冠状位 T1WI 增强上病灶显著强化。

表 1.2(续) 颅骨单发性病变

病变	影像学表现	点评
脊索瘤 (图 1.63)	**MRI 表现**:局限于斜坡至蝶鞍的 T1WI 等低、T2WI 及 FS-T2WI 高信号病灶,增强后强化 **CT 表现**:常难以发现。偶有局灶性密度异常改变	怀孕第 5 周,脊索受上颈椎体包绕进入枕骨基底部,并止于垂体窝下方的蝶骨体。当脊索退化障碍时可导致骨内空泡细胞良性增殖。脊索瘤通常形态稳定
蛛网膜颗粒 (图 1.29)	硬脑膜静脉窦内的局限性卵圆形病灶,T1WI 和 FLAIR 上呈低信号,T2WI 上高信号,增强后无增强,伴或不伴邻近颅骨内板受侵	扩张的蛛网膜入硬脑膜静脉窦。脑脊液的正常搏动可致邻近骨压迫吸收

炎性病变

骨髓炎 (图 1.64)	**CT 表现**:异常骨质密度减低及局灶骨破坏,伴或不伴并发症,包括:帽状腱膜下积脓、硬膜外积脓、硬膜下脓肿、脑膜炎、脑炎、脑脓肿,静脉窦血栓形成 **MRI 表现**:T1WI 上等低信号,T2WI 及 FS-T2WI 上高信号,伴或不伴 DWI 上高信号,ADC 值低,常不均匀强化,伴或不伴邻近颅内硬脑膜和/或软脑膜强化及脑实质内的 T2WI 异常高信号伴强化/脓肿形成	引发颅骨骨髓炎(骨感染)的原因包括:外科手术、创伤、远处感染灶的血行播散或邻近部位如鼻窦、鼻腔、岩尖气房和/或乳突气房和中耳腔的感染灶直接蔓延而来
黏液囊肿/脓肿 (图 1.65)	**CT 表现**:鼻窦窦腔膨胀、气化差,其内充满黏液(10～18 HU) **MRI 表现**:病灶可表现为 T1WI 低信号,T2WI 高信号,亦可因分泌物内的高蛋白成分凝结或合并感染而 T1WI 高信号、T2WI 低信号	鼻旁窦炎症/感染可以致窦口阻塞,从而导致窦腔内黏液及表皮脱落物累积 窦壁骨质进行性重塑并扩张至邻近的眼眶和颅骨间隔内。发生于额窦者 65%,筛窦气房者 25%,上颌窦者 10%
胆固醇肉芽肿 (图 1.66)	**MRI 表现**:位于岩骨骨髓内的局限性病灶,直径 2～4 cm,常伴轻度骨质膨胀。T1WI 及 FS-T1WI 上高信号,T2WI 及 FS-T2WI 上呈混杂等高低信号,T2WI 上还可见病灶周围含铁血黄素沉积所致的低信号边 **CT 表现**:岩骨骨髓内局限性透亮性病灶,呈低密度,直径 2～4 cm,伴轻度骨质膨胀	该病常见于青中年成年人岩尖骨黏膜线气房阻塞时。因反复的出血及肉芽肿反应而导致膨胀性的溶骨性病变,其内含有胆固醇颗粒、慢性炎性细胞、红细胞、含铁血黄素、纤维组织和碎片

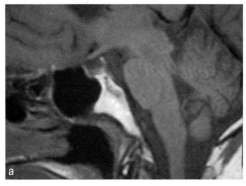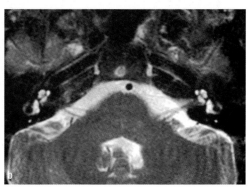

图 1.63 53 岁男性,蝶鞍下斜坡处脊索瘤,边缘不平

a. 矢状位 T1WI 病灶呈等信号;**b.** 轴位脂肪抑制 T2WI 上病灶呈高信号。

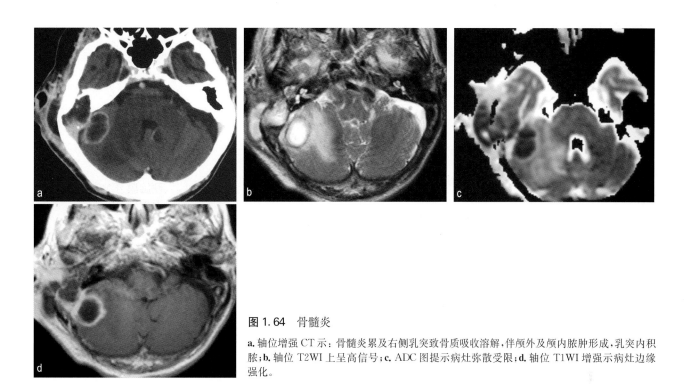

图 1.64 骨髓炎

a. 轴位增强 CT 示：骨髓炎累及右侧乳突致骨质吸收溶解，伴颅外及颅内脓肿形成，乳突内积脓；**b.** 轴位 T2WI 上呈高信号；**c.** ADC 图提示病灶弥散受限；**d.** 轴位 T1WI 增强示病灶边缘强化。

图 1.65 56 岁女性，右侧额窦黏液囊肿，病灶膨胀性，伴薄层骨性边缘，脂肪抑制 T2WI 示病灶呈混杂等高信号。

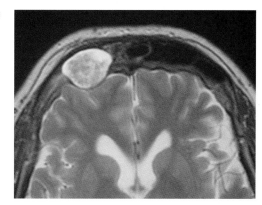

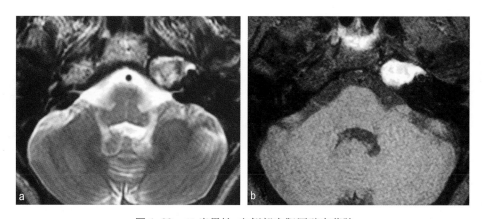

图 1.66 40 岁男性，左侧部尖胆固醇肉芽肿

a. 轴位 T2WI 上病灶呈混杂等高低信号；**b.** 脂肪抑制 T1WI 上呈高信号。

表 1.2(续) 颅骨单发性病变

病变	影像学表现	点评
朗格汉斯细胞组织细胞增生症（**图 1.67**）	发生于颅骨骨髓的单个或多个局限性软组织病变，伴局灶性骨质破坏/侵蚀，并浸润颅外、颅内或颅内外均受累 **CT 表现**：病灶常呈等低密度，增强后强化，伴或不伴邻近硬脑膜强化 **MRI 表现**：典型表现为 T1WI 上等低信号，T2WI 和 FS-T2WI 上不均匀性稍高或高信号。骨髓及病灶周围软组织的继发性炎性反应于 T2WI 及 FS-T2WI 上表现为边界不清的呈高信号区，增强后可见骨髓及骨外软组织的明显强化	骨髓来源的树突状朗格汉斯细胞局灶或弥漫性浸润多种器官时引发的网状内皮系统紊乱。镜下表现为嗜酸性浅染的胞质，偏心性或卵圆细胞核。病灶通常由朗格汉斯细胞、巨噬细胞、浆细胞和嗜酸性粒细胞组成，免疫组化标记 S－100、CD1a、CD207、HLA-DR 和 β2 微球蛋白阳性。15 岁以下儿童的患病率为 2/100 000，仅有 1/3 该病发生于成年人。局灶性病变（嗜酸性肉芽肿）可单发或多发于颅骨，常在颅底。其中，单发病变中男性多于女性，20 岁以下患者多见。骨髓中的内皮细胞大量增殖致局部骨皮质破坏并浸润邻近软组织。多发病灶在小于 2 岁的儿童，可伴 Letterer-Siwe 病（淋巴结、肝脾肿大），在 5～10 岁儿童可伴 Hand-Schüller-Christian 病（淋巴结肿大、突眼、尿崩症）
创伤性病变		
颅内血肿	颅内血肿位于颅骨外板骨膜下，病灶不过中线，伴或不伴颅骨骨折及硬膜下血肿	颅内血肿源于产伤（产钳分娩并发症），可见于 1% 的分娩有关
骨折（**图 1.68**）	**无移位/无凹陷的颅骨骨折**：骨折部位的骨髓见 T1WI 异常低信号，T2WI 高信号影，伴或不伴帽状腱膜下血肿、硬膜外血肿、硬膜下血肿、蛛网膜下腔出血 **颅骨凹陷骨折**：骨折处断端成角、内部移位，骨折部位的骨髓见 T1WI 异常低信号，T2WI 高信号影，伴或不伴帽状腱膜下血肿、硬膜外血肿、硬膜下血肿、蛛网膜下腔出血	外伤性颅骨骨折累及颅骨和颅底，有严重的并发症，包括硬膜外血肿、硬膜下血肿、蛛网膜下腔出血、脑脊液漏（鼻漏、耳漏）

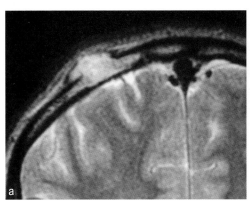
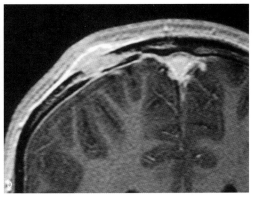

图 1.67 14 岁女性，颅骨朗格汉斯细胞增生症及嗜酸性肉芽肿，髓内病灶侵蚀颅骨内外板

a. 冠状位 T2WI 上呈高信号；**b.** 冠状位 T1WI 增强示病灶显著强化。

图 1.68 轴位 CT 显示：左侧颞骨前部、右侧上颌窦侧壁及右侧颧骨骨折

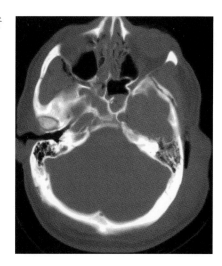

1.3 颅骨多发性病变

- 恶性肿瘤
  - 转移性恶性肿瘤
  - 多发性骨髓瘤
  - 淋巴瘤
- 良性肿瘤
  - 神经鞘瘤
  - 神经纤维瘤
- 肿瘤样病变
  - 多发性骨纤维性发育不良
  - 囊性血管瘤/淋巴管瘤病
  - 佩吉特病
  - 额骨肥大
- 炎性病变
  - 朗格汉斯细胞组织细胞增生症
  - 黏液囊肿

表 1.3 颅骨多发性病变

病变	影像学表现	点评
恶性肿瘤		
转移性恶性肿瘤 （**图 1.69，图 1.70**）	累及颅骨的多发性病灶，边界清晰或不清。 **CT 表现**：病灶多为可透性，可骨质硬化，伴或不伴穿过骨质破坏区向骨外浸润，增强后常有强化，伴或不伴脑组织或血管受压 **MRI 表现**：累及颅骨的多发性病灶，边界清或不清，T1WI 上等低信号，T2WI 上等高信号，增强后有强化，伴或不伴骨质破坏、脑组织或血管受压	转移瘤为肿瘤细胞在远离原发器官的地方产生的肿瘤增殖病变。转移癌是最常见的累及骨的恶性肿瘤。成人中，骨转移瘤最常发生于肺癌、乳腺癌、前列腺癌、肾癌、甲状腺癌以及肉瘤患者。80% 骨转移瘤来源于肺癌、乳腺癌和前列腺癌。转移性肿瘤可在一处或多处引起各种不同的破坏或浸润性改变
多发性骨髓瘤 （**图 1.71**）	累及颅骨和硬脑膜的边界清或不清的病变 **CT 表现**：病变呈等低密度，增强后强化，骨质破坏。 **MRI 表现**：累及颅骨和硬脑膜的边界清或不清的病变，T1WI 上呈等低信号，T2WI 上呈等高信号，增强后常有强化，伴骨破坏	多发性骨髓瘤是一种单克隆性分泌浆细胞增殖性抗体的恶性肿瘤，多发病灶主要累及骨髓。而罕见的单发性骨髓瘤或浆细胞瘤则由骨或软组织内某一处的浆细胞肿瘤变异而来。该病在美国每年新发病例约 14 600 例。作为成人最常见的原发性骨肿瘤，多发性骨髓瘤患者平均年龄 60 岁，大多数 >40 岁 **肿瘤发生部位**：椎骨＞肋骨＞股骨＞髂骨＞肱骨＞颅面骨＞骶骨＞锁骨＞胸骨＞耻骨＞胫骨

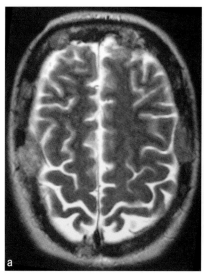 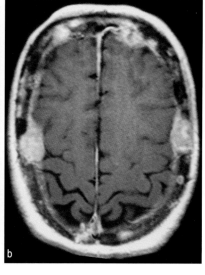

图 1.69 68 岁女性，乳腺癌多发骨转移瘤致骨质破坏及骨外侵犯浸润

a. 轴位 T2WI 上呈等稍高信号；**b.** 轴位 T1WI 增强示病灶强化，肿瘤累及的硬脑膜亦可见增厚强化。

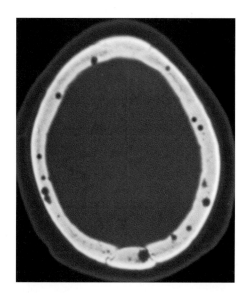

图 1.70 65 岁男性，肾细胞癌，轴位 CT 扫描见肾癌多发颅骨转移瘤

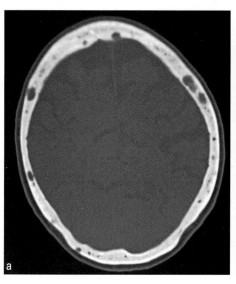 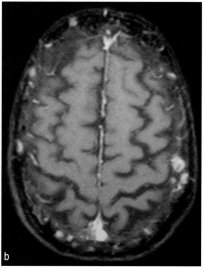

图 1.71 多发性骨髓瘤

a. 轴位 CT 示多发性骨髓瘤致颅骨多发溶骨性病变；**b.** 轴位脂肪抑制 T1WI 示病灶明显强化。

表 1.3(续) 颅骨多发性病变

病变	影像学表现	点评
淋巴瘤	累及颅骨的单发或多发性边界清晰或不清的病变。 **CT 表现：**呈等低密度，增强后见强化，伴或不伴骨质破坏 **MRI 表现：**T1WI 上呈等低信号，T2WI 上呈高信号，增强后强化。可有局部侵袭性，伴骨质侵蚀/破坏颅内侵犯以及脑膜受累	恶性淋巴瘤是一组起源于淋巴组织（淋巴结和网状内皮系统）内的淋巴系肿瘤。不同于白血病，淋巴瘤的病灶较散在。淋巴瘤又分为霍奇金病（HD）和非霍奇金淋巴瘤（NHL）两种，鉴于二者的临床、组织病理学特点及治疗方式截然不同，准确判定出是哪种类型淋巴瘤非常重要。HD 常在淋巴结内，并沿淋巴引流通路蔓延，而 NHL 常累及结外，且扩散方式往往不确定。几乎所有的原发性骨淋巴瘤都是 B 细胞性 NHL

良性肿瘤

病变	影像学表现	点评
神经鞘瘤	**MRI 表现：**局限性卵圆形或圆形病变，T1WI 上呈等低信号，T2WI 及 FS-T2WI 上呈高信号，增强后显著强化。较大病灶因内部囊变和/或出血致 T2WI 及增强后信号不均。颅内神经鞘瘤可累及第 V（三叉神经沟/Meckel 腔）、第 VI（Dorello 管）、第 VII 和 VIII（内听道和桥小脑角池）、第 IX、第 X 和第 XI（颈静脉孔）中枢神经 **CT 表现：**局限性卵圆形或圆形病变，中等密度，增强后强化。大病灶内可见囊变和/或出血，伴或不伴邻近骨侵蚀破坏	神经鞘瘤是一种含已分化施万细胞的良性肿瘤。多发性神经鞘瘤常与 2 型神经纤维瘤病（NF2）相关，后者为一种常染色体显性遗传病，累及 22q12 基因。除了神经鞘瘤，NF2 患者还可有多发性脑膜瘤和室管膜瘤 神经鞘瘤占 8% 的原发性颅内肿瘤和 29% 脊椎原发性肿瘤。新生儿 NF2 的发病率为 1/37 000～1/50 000。病例报道年龄在 22～72 岁（平均年龄 46 岁），发病高峰期为 40～60 岁。多数 NF2 患者 30 多岁时可出现双侧前庭神经鞘瘤
神经纤维瘤 **（图 1.72）**	**MRI 表现：孤立性神经纤维瘤：**局限性圆形或卵圆形病灶，或分叶状的脑外病灶，T1WI 上呈低信号，T2WI 上呈等高信号，增强后显著强化。病灶体积大时 T2WI 及增强后的信号不均。丛状神经纤维瘤因累及多个神经分支，呈曲线和多发结节样，T1WI 上呈低信号，T2WI 及 FS-T2WI 上呈稍高或高信号，伴或不伴条索状低信号，病灶增强后常见强化表现 **CT 表现：**等低密度的卵圆形或梭形病变，增强后可见强化。常伴邻近骨质侵蚀	良性神经鞘肿瘤，含有混杂施万细胞、神经周围细胞以及交织呈束的富含胶原蛋白的纤维母细胞。不同于神经鞘瘤，神经纤维瘤缺乏 Antoni A 和 B 区，病理学中无法与潜在的神经组织相区分。绝大多数神经纤维瘤为散发性、局限性、孤立性病变，较少呈弥散或丛状。多发性神经纤维瘤常见于神经纤维瘤病 1 型（NF1），该病为常染色体显性遗传性病（新生儿 1/2 500），由染色体 17q11.2 上神经纤维瘤蛋白基因突变导致的。NF1 是神经皮肤综合征最常见的类型，可伴有中枢神经系统和外周神经系统肿瘤（视神经胶质瘤、星形细胞瘤和孤立性或丛状神经纤维瘤）及皮肤（牛奶咖啡斑，腋窝和腹股沟雀斑），此外，也可伴有脑膜与颅骨发育不良以及虹膜错构瘤（Lisch 结节）

图 1.72 27 岁男性，神经纤维瘤病 2 型

轴位脂肪抑制 T1WI 示第 V、VII，和 VIII 神经鞘瘤明显强化。病灶旁的颅骨见慢性骨质侵蚀改变。

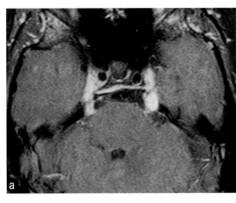
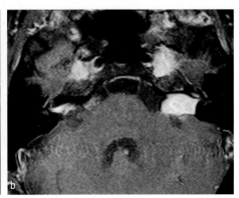

表 1.3(续) 颅骨多发性病变

病变	影像学表现	点评
肿瘤样病变		
多发性骨纤维性结构不良 （图 1.73）	**CT 表现**：累及颅骨的病变常伴随骨质膨胀。平片及 CT 上显示病灶内的密度往往不尽相同，其主要取决于病灶内部的骨化程度及针样骨的数量多寡。病灶的 CT 值多为 70～400 HU。平片上，骨纤维性结构不良呈磨玻璃影，由未成熟编织骨内的硬化针状骨所致。周围可见厚度不均骨质硬化环绕或部分环绕病灶 **MRI 表现**：影像表现取决于肿瘤内的针样骨、胶原蛋白、成纤维细胞、梭形细胞、出血和/或囊变的成分多寡。T1WI 上病变常为边界清楚的低或等低信号，T2WI 上为混杂性低、等和/或高信号，病灶周围常环绕一圈厚度不均的低信号边。少数内部可见分隔影及囊变区。骨质膨胀者常见。增强后，所有或部分病变强化呈不均匀、弥漫性或周边强化模式	良性的髓内纤维骨病灶，最常见散发、单发，即为单发性纤维结构不良（占 80%～85%），或多发的（累及多骨的骨纤维性发育不良） 由于原始骨重塑为成熟板层骨的进程中发育障碍，导致区域或多区域性的不成熟的骨小梁出现于发育不良的纤维组织内。病灶的骨化异常可导致颅孔狭窄性脑神经病变、面部畸形、鼻腔鼻窦引流障碍及鼻窦炎。McCune-Albright 综合征占骨纤维性结构不良的 3%，包括病变同侧的皮肤色素斑（有时称牛奶咖啡斑）伴不规则的锯齿状边缘、发育早熟和/或其他内分泌疾病，如肢端肥大症、甲状腺功能亢进、甲状旁腺功能亢进、库欣综合征。骨性狮面为罕见的累及颅面骨骼的多发性骨纤维结构不良，可致面部增大畸形。目前报道该病的年龄从<1 岁到 76 岁不等，75% 的患者于 30 岁前发病。单发性骨纤维性结构不良患者的中位年龄为 21 岁；累及多骨的该病患者的中位及平均年龄为 8 岁和 17 岁。多数病例在 3～20 岁确诊

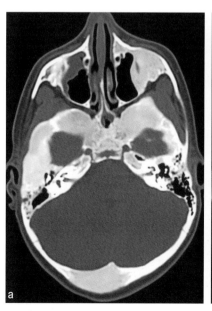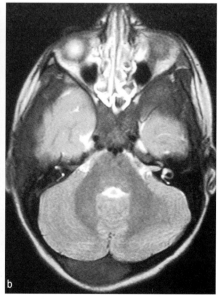

图 1.73 5 岁女孩，骨纤维性结构不良异常增殖症累及多个颅骨

a. 轴位 CT 示病灶呈广泛磨玻璃影；**b.** 轴位 T2WI 示病灶呈等低信号。

表 1.3(续) 颅骨多发性病变

病变	影像学表现	点评
囊性血管瘤/淋巴管瘤病	**MRI 表现**：局限性边界不清或弥漫性骨病灶，典型影像表现为 T1WI 混杂等低信号和/或高信号、T2WI 及 FS-T2WI 上高信号，此与增厚的垂直骨小梁相关，增强后强化 **CT 表现**：多发卵圆形、透亮膨胀性骨病灶，伴蜂窝或肥皂泡样改变，伴或不伴骨小梁呈向心性辐射状排列	罕见的累及多个骨或软组织的疾病，病变薄壁内有内皮细胞间隙，薄壁不被肿瘤或反应组织包绕
佩吉特病 （**图 1.84**，**图 1.105**）	**CT 表现**：病变常伴混杂中高密度。颅骨内外板与骨髓交界可不规则或边界不清 **MRI 表现**：累及颅骨的病例多数为晚期或非活动期。影像表现包括 T1EI 和 T2WI 上低信号的骨膨胀和骨皮质增厚。增厚的皮质内壁模糊不规则。T1WI 和 T2WI 上可见板障骨髓内的低信号区，此为增厚的骨小梁所致。晚期或非活动期的佩吉特病骨髓类似于正常骨髓，内含脂肪信号，T1WI 及 T2WI 上可见骨硬化低信号影，FS-T2WI 可见水肿或持续的纤维血管组织的高信号影	佩吉特病是一种慢性骨病，骨吸收紊乱和编织骨形成异常所导致的骨畸形。副粘病毒可能为其致病的病原体。高达 66% 的佩吉特病累及多个骨，而继发性肉瘤变的风险不到 1%。该病发生于 2.5%～5% 的 55 岁以上高加索人中，85 岁以上者占 10%。可致椎间孔狭窄、脑神经受压和颅底受压，伴或不伴脑干受压
额骨肥大 （**图 1.74**）	**CT 表现**：额骨髓腔扩张并延伸入颅内，伴颅骨内板皮质边缘清楚。 **MRI 表现**：骨髓信号通常在正常范围内	累及双侧额骨内板的良性过度增生，最常见于老年女性

图 1.74 83 岁女性，
轴位 CT 示额骨肥大额骨髓质向内扩张、边缘呈分叶状，伴边界清晰的骨皮质。

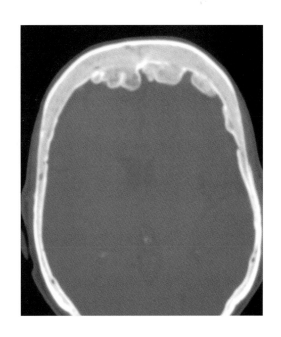

表 1.3(续) 颅骨多发性病变

病变	影像学表现	点评
炎性病变		
朗格汉斯细胞增生症（图 1.75）	发生于颅骨骨髓的单个或多个局限性软组织病变，伴局灶性骨质破坏/侵蚀，可扩展至颅外或颅内或颅内外均受累 **CT 表现：**病灶常呈等低密度，增强后强化，伴或不伴邻近硬脑膜强化 **MRI 表现：**典型表现为 T1WI 上等低信号，T2WI 和 FS-T2WI 上不均匀性稍高或高信号。骨髓及病灶周围软组织的继发性炎性反应于 T2WI 及 FS-T2WI 上表现为边界不清的呈高信号区，增强后可见骨髓及骨外软组织的明显强化	骨髓来源的树突状朗格汉斯细胞局灶或弥漫性浸润多种器官时引发的网状内皮系统紊乱。镜下表现为嗜酸性淡染的胞质，偏心性或卵圆细胞核。病灶通常由朗格汉斯细胞、巨噬细胞、浆细胞和嗜酸性粒细胞组成，免疫组化标记 S-100、CD1a、CD207、HLA-DR 和 β2 微球蛋白阳性。15 岁以下儿童的患病率为 2/100 000，仅有 1/3 该病发生于成年人。局灶性病变（嗜酸性肉芽肿）可单发或多发于颅骨，常在颅底。其中，单发病变中男性多于女性，20 岁以下患者多见。骨髓中的内皮细胞大量增殖致局部骨皮质破坏并浸润邻近软组织。多发病灶在小于 2 岁的儿童中与 Letterer-Siwe 病（淋巴结、肝脾肿大）相关，在 5～10 岁儿童中与 Hand-Schüller-Christian 病（淋巴结肿大、突眼、尿崩症）相关
黏液囊肿（图 1.76）	**CT 表现：**鼻窦窦腔膨胀、气化差，其内充满黏液（10～18 HU） **MRI 表现：**病灶可表现为 T1WI 上低信号、T2WI 上高信号，亦可因分泌物内的高蛋白质成分凝结或合并感染而 T1WI 上高信号、T2WI 上低信号	鼻旁窦炎症、感染可以导致窦口阻塞，从而导致窦腔内黏液及表皮脱落物累积。窦壁骨质进行性重塑膨胀，突入邻近的眼眶和颅骨间隔内。发生于额窦者 65%，筛窦气房者 25%，上颌窦者 10%

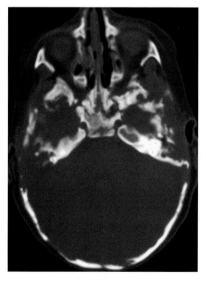

图 1.75　2 岁女孩，朗格汉斯细胞增生症

轴位 CT 示多发嗜酸性肉芽肿累及颅骨。

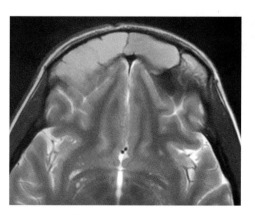

图 1.76　轴位 T2WI 示双侧额窦黏液囊肿

1.4　颅骨弥漫性病变

- Chiari Ⅱ型畸形/颅盖骨缺裂
- 软骨发育不全
- 颅骨锁骨发育不良(CCD)
- 先天性脑积水
- 骨硬化症

- 草酸过多症
- 成骨不全(OI)
- 肾性骨营养不良/继发性甲状旁腺功能亢进症
- 佩吉特病
- 造血障碍
- 转移瘤
- 白血病

表 1.4　颅骨弥漫性病变

病变	影像学表现	点评
Chiari Ⅱ型畸形/颅盖骨缺裂 **(图 1.77)**	小脑蚓部通过枕大孔疝出,与颈髓相连。几乎所有患者都伴有脊髓脊膜膨出,多位于腰骶部。常伴有脑积水和脊髓空洞症。可伴侧脑室后角扩张(空洞脑)。但常在发病 6 个月后消退,颅骨内板(颅盖缺裂)可见多灶性扇贝征	涉及大脑、小脑、脑干、脊髓、脑室、颅骨和硬脑膜的复杂畸形。胎儿神经褶皱发育不良,导致中枢神经系统多部位发育异常。由于胶原蛋白的异常发育和骨化,Chiari Ⅱ型畸形的膜颅/颅盖发育不良(简称颅盖缺裂,颅骨陷窝或颅陷窝)可伴随颅骨内板多发性骨质变薄
软骨发育不全 **(图 1.78)**	扩大的颅骨穹窿常伴小颅底和狭窄的枕骨大孔。狭窄的枕骨大孔导致颈椎髓内病变和/或脑积水。颅后窝较浅,基底孔发育不全。颈静脉孔狭小导致颈静脉血流受限。其他畸形包括肋骨短宽、方形髂骨、香槟杯状骨盆入口,以及多个椎骨椎弓根短小/先天性椎管狭窄	常染色体显性遗传性侏儒症导致软骨内成骨异常减少。最常见的非致死性骨发育不良和短肢侏儒症在活产婴儿中的发病率为 1/15 000。超过 80%～90%是编码染色体 4p16.3 上的成纤维细胞生长因子受体 3 基因(FGFR3)的自发突变。突变通常发生在父亲的染色体上,并与父亲年龄的增加有关。基因突变损害长骨软骨内成骨和纵向延长

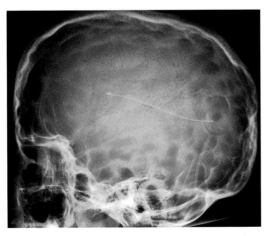

图 1.77 Chiari Ⅱ型畸形/颅盖缺裂

侧位片显示颅骨内板多灶性扇贝征。

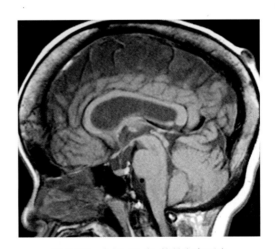

图 1.78 女性,48 岁,软骨发育不全

矢状面 T1 加权成像显示枕骨大孔变窄,颅底和颅后窝狭小,颅骨扩大、增厚。

表 1.4(续) 颅骨弥漫性病变

病变	影像学表现	点评
颅骨锁骨发育不良（CCD）（图 1.79）	**CT 表现**：小颅底、短头畸形、前额突出、枕骨大孔细长、眶距过宽、颧骨发育不良、外耳道狭窄、乳突气化不良、后鼻孔狭窄、弓形 V 形上腭、面中部和鼻窦发育不良	常染色体显性遗传。致病基因为染色体 6p21 上的 *RUNX2* 基因。突变导致单倍剂量不足，影响成骨细胞的前体细胞分化。一个功能基因丢失导致 CCD；当两个基因都异常时，会导致成骨细胞分化缺乏。CCD 影响膜内成骨和软骨内成骨的形成。包括：囟门扩大，颅缝闭合延迟，颅骨增宽，人字缝中出现缝间骨，听力损失（38%），锁骨发育不良或缺失，多发性脊柱异常，耻骨联合变宽，身材矮小，中段和远段指骨发育不全，多生牙
先天性脑积水（图 1.31）	**MRI 表现**：中脑导水管狭窄，侧脑室和第三脑室扩张，第四脑室大小正常，伴或不伴大脑导水管上部扩张，不涉及下部，伴或不伴中脑散在或边界不清的病灶，在 FLAIR 上可见室管膜下水肿	在活产婴儿中的发病率为 2/1 000。中脑小病灶或肿瘤出血产生的碎片、粘连或炎性病变引起的导水管狭窄是最常见的原因。MRI 可排除造成导水管阻塞的其他病变，如第三脑室后部或颅后窝的病变。先天性脑积水可也与 Chiari Ⅰ 型、Chiari Ⅱ 型和 Dandy-Walker 畸形有关
骨硬化症（图 1.80）	**CT 表现**：广泛的骨质硬化和增生，导致颅骨增厚，颅骨孔道和视神经管狭窄。**MRI 表现**：T1 和 T2 加权像在软骨内成骨（颅底和颈椎）的骨髓中出现低信号。颅骨板障扩大，在 T1 和 T2 加权成像中骨髓呈低中到中等信号	骨硬化症是一组破骨细胞功能障碍所导致的，原始松质骨和钙化软骨吸收不良性疾病。未成熟的编织骨无法转化为强大的板层骨。分为四个类型：**早熟型**：常染色体隐性遗传（通常继发于髓质过度增生，不成熟，硬化骨，导致贫血，血小板减少症，免疫功能紊乱）；**延迟型**：Albers Schonberg 描述的常染色体显性遗传，在病理性骨折或贫血出现之前通常无症状；**中间隐性型**：患者身材矮小，肝肿大，贫血；**肾小管酸中毒型**：常染色体隐性遗传，出现脑钙化以及肾小管酸中毒、精神发育迟滞、肌无力、肌张力低下
草酸过多症（图 1.81）	肾髓质、皮质钙质沉着伴肾功能衰竭。**CT 表现**：早期病变包括骨质硬化，骨量减少，长骨和颅骨内薄的、横行的硬化带。晚期包括骨硬化和骨内密集的硬化带。**MRI 表现**：T1 加权像和 T2 加权像显示骨髓信号减少	1 型原发性高草酸尿症是一种罕见的常染色体隐性遗传疾病（活产婴儿中的发病率为 1/120 000），由于 *AGXT* 基因的突变导致过氧化物酶丙氨酸乙醛酸转氨酶缺乏所致。草酸盐在全身多个器官中累积和沉淀（肾脏、肝脏、眼睛、心脏和骨骼），导致器官衰竭。50% 的患者在出生 15 年后出现终末期肾功能衰竭。治疗方法为肝肾联合移植

图 1.79 女性,35 岁,颅骨锁骨发育不良

轴位 CT 显示颅骨狭小、骨质增厚,枕骨大孔细长,乳突气化不良。

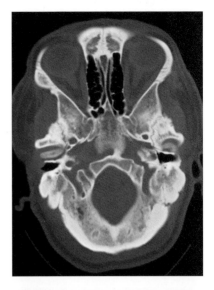

图 1.80 男孩,3 个月,骨硬化症

a. 轴位 CT 显示颅骨广泛性硬化和增厚;**b.** 轴位 T2 加权像显示扩大板障中的骨髓呈低中等信号。

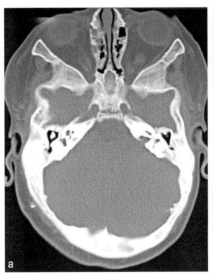 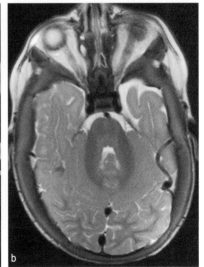

图 1.81 女孩,2 岁,草酸过多症

轴位 CT 显示颅骨弥漫性硬化,并可见髓腔内薄的骨硬化带。

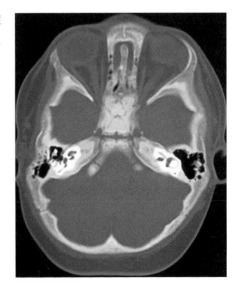

表1.4(续) 颅骨弥漫性病变

病变	影像学表现	点评
成骨不全(OI) (图1.82)	弥漫性骨质减少,颅底骨质减少伴骨折,包括枕骨髁,颅后窝抬高,齿状突上移至枕骨大孔,导致颅底凹陷症(继发性颅底凹陷症)	OI也被称为脆骨病,有4～7种类型。OI是一种遗传性疾病,染色体17q21.31～q22.05上的*COL1A1*基因和染色体7q22.1上的*COL1A2*基因突变,引起Ⅰ型胶原纤维蛋白产生异常和骨质疏松症,导致脆弱的骨质反复出现微小骨折和重塑。Ⅱ型是最严重的类型,继发于胶原蛋白数量和质量的不足。大多数Ⅱ型患者在第一年因脑内出血或呼吸衰竭而死亡。其他类型伴有骨折和畸形,巩膜变色,听力下降、脊柱侧弯,身材矮小,伴或不伴呼吸系统问题
肾性骨营养不良/继发性甲状旁腺功能亢进症 (图1.83)	**CT表现:** 一种表现为胡椒盐样骨,由骨溶解和骨硬化、囊性纤维性骨炎、皮质变薄、小梁增粗、溶骨性病变/棕色瘤等混合所致。另一种表现为毛玻璃样改变,皮层髓质边界不清。 **MRI表现:** 骨硬化区T1和T2加权像上呈低信号。T2加权像的高信号环区可能是溶骨性病变或棕色瘤	慢性终末期肾病,继发性甲状旁腺功能亢进(甲状旁腺增生)和骨软化症(维生素D代谢异常)引起成骨细胞和破骨细胞的变化,可导致病理性骨折。与继发性甲状旁腺功能亢进不同,病变很少发生弥漫性或斑片状硬化

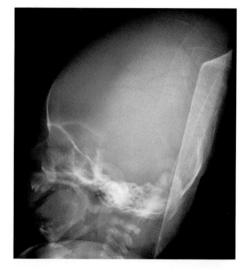

图1.82 新生儿,1天,新生儿型成骨不全(Ⅱ型)
侧位X线片显示明显的弥漫性骨质减少。

图1.83 肾性骨营养不良/继发性甲状旁腺功能亢进

a. 轴位CT显示混合骨质溶解和骨质硬化,皮质变薄,骨小梁增粗和溶骨性病变/棕色瘤。还可以见到磨玻璃样改变,皮层髓质边界不清;**b.** 轴位T2加权像显示骨髓呈不均匀混合低信号和中等信号,以及局限性卵圆形的高信号区。

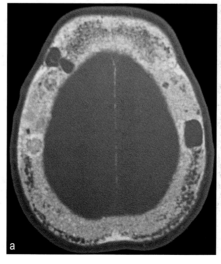

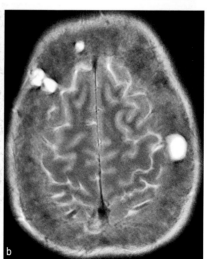

表 1.4(续) 颅骨弥漫性病变

病变	影像学表现	点评
佩吉特病 (图 1.84,图 1.105)	颅骨膨胀性硬化/溶解过程 **CT 表现**：病变常表现为中高混杂密度。骨髓与颅骨外、内板之间的边界不规则/不清晰 **MRI 表现**：佩吉特病的 MRI 特征根据疾病的阶段而不同。大多数涉及颅骨的病例为晚期或非活动阶段。骨质膨胀和皮质增厚在 T1 和 T2 加权像上呈低信号。皮层增厚的内缘可不规则,不清晰。增厚骨小梁的外周骨髓在 T1 和 T2 加权像上呈低信号。佩吉特病的晚期或非活动阶段可以有类似于正常骨髓的信号,包含脂肪信号区域,硬化区域在 T1 和 T2 加权像上呈低信号,在脂肪抑制 T2 加权像上高信号区域为水肿或血管组织,或者两者均存在	佩吉特病是一种慢性骨疾病,骨吸收紊乱和编织骨形成,导致骨畸形。副粘病毒可能是其病原体。佩吉特骨病中多达 66% 的患者病变是多发性的。佩吉特骨病有＜1% 风险发生继发性肉瘤。在 55 岁以上白种人中的发病率约 2.5%～5%,85 岁以上约 10% 可导致椎间孔狭窄、脑神经受压及颅底凹陷,伴或不伴脑干受压
造血障碍 (图 1.85,图 1.86)	**MRI 表现**：板障空间扩大,红骨髓增生,内外颅板变薄。病变骨髓 T1 加权像呈低中等信号(相对于脂肪信号轻到中度减低),T2 加权像呈中等至稍高信号(相对于肌肉呈中等稍高信号),脂肪抑制 T2 加权像上较脂肪信号高。骨髓空间的扩大导致了鼻窦气化腔缩小。慢性发绀型心脏病和粒细胞集落刺激因子(GCSF)治疗重度先天性中性粒细胞减少症的长期治疗可能导致相似的影像表现。骨梗死和髓外造血也可能发生 β 地中海贫血 **常规 X 线表现**：发病后 1 年可见致密的骨小梁垂直于变薄的颅骨内外板形成"头发竖立征",骨膜增厚,骨质减少	遗传性的贫血(镰状细胞贫血、地中海贫血、遗传性球形红细胞增多症)导致无效红细胞生成,导致红细胞生成素水平升高和正常红骨髓增生。骨髓膨胀最多可达 15～30 倍。在镰状细胞贫血(最常见的类型)中,异常血红蛋白 S 与自身或其他血红蛋白类型(C、D、E,或地中海贫血)结合在一起。血红蛋白 SS、SC 和 S 地中海贫血中镰状红细胞最严重。β 地中海贫血的特征在于血红蛋白 β 链的合成不足,α 链过量导致造血障碍和溶血 治疗方法为铁螯合疗法和输血
转移瘤 (图 1.87)	累及颅骨、硬脑膜、软脑膜、和/或脉络丛的多发病灶,边界清楚或不清。 **MRI 表现**：多个边界清楚或不明确病变累及颅骨、硬脑膜、软脑膜、和/或脉络丛,T1 加权像上呈低中等信号,T2 加权像上中等高信号,钆对比增强通常强化,伴或不伴骨质破坏及神经组织或血管的受压。软脑膜肿瘤通常在对比增强图像上显示更清晰 **CT 表现**：病变通常透亮,也可出现硬化,伴或不伴骨外肿瘤扩展,对比增强强化及神经组织或血管受压	转移性病变表现为肿瘤细胞在分离或远离的起源器官的部位或器官增殖。转移性病变可以通过动脉或静脉血行传播,沿脑脊液途径,沿外科通道及淋巴结传播。转移癌是最常见的累及骨的恶性肿瘤。在成人中,骨转移病灶最常发生于肺癌、乳腺癌、前列腺癌、肾癌和甲状腺癌,以及肉瘤。肺、乳腺和前列腺的原发恶性肿瘤占骨转移性肿瘤的 80%。转移性肿瘤可能导致不同程度的破坏或单个或多个部位的浸润性改变
白血病 (图 1.88)	**MRI 表现**：骨髓弥漫性异常信号,T1 加权像上低中等信号,T2 加权像上中等高信号,伴或不伴钆对比增强及骨破坏 **CT 表现**：骨破坏区	白血病为造血细胞恶性增生。髓系肉瘤(也被称为绿色瘤,粒细胞肉瘤)由肿瘤细胞和细胞前体细胞组成,2% 的急性髓性白血病患者可发生。病变可涉及颅骨骨髓、软脑膜和脑组织。颅内病变可单发或多发

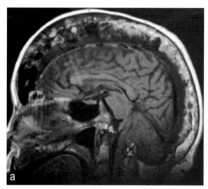
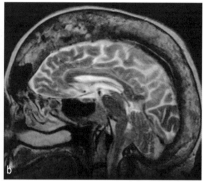
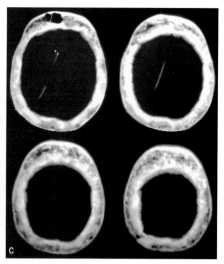

图 1.84　女性,81 岁,佩吉特病涉及颅骨,颅底凹陷症

骨髓与颅骨内、外板之间的边界不清晰,伴有骨质膨胀。**a.** 矢状位 T1 加权像和 **b.** 矢状位 T2 加权像,骨髓呈混合低信号、中等信号和高信号; **c.** 轴向 CT 显示膨胀的颅骨内呈混合性硬化。

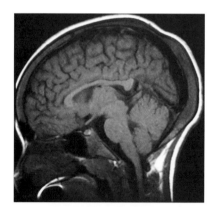

图 1.85　镰状细胞贫血

板障空间扩大,红骨髓增生,矢状 T1 加权像呈低中等信号。

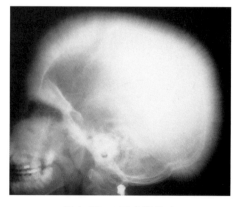

图 1.86　β地中海贫血

侧位 X 线平片显示颅骨扩大,致密的骨小梁垂直于变薄的颅骨内外板,形成"头发竖立征"。增生扩大骨质填充上颌窦腔。

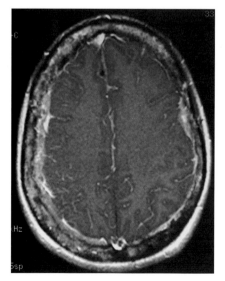

图 1.87　女性,33 岁,乳腺癌转移瘤

弥漫性累及颅骨骨髓,钆对比增强呈明显强化,颅骨内外板多发性破坏,颅内肿瘤累及硬脑膜。

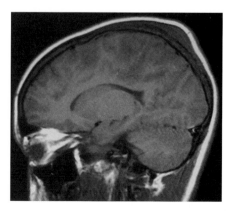

图 1.88　女性,12 岁,白血病(ALL)累及颅骨

矢状 T1 加权像显示骨髓内见低-中等信号,伴颅骨内外板破坏,肿瘤向颅外延伸。

1.5 颅颈交界区病变

颅颈交界区由枕骨、C1C2 椎骨及连接韧带组成。枕寰关节（C0 - C1）和寰枢关节（C1 - C2）与其下段颈椎结构不同。枕寰关节（C0 - C1）是由寰椎两侧块的上关节凹与相应的枕骨髁构成。这种结构允许 20 度屈曲和伸展，同时限制轴向旋转和侧屈。寰枢关节（C1 - C2）由位于 C1 前弓背侧的一个小圆面（齿突凹）与齿突前缘相连接。这种结构允许颅骨和寰椎在齿状突的垂直轴周围作横向旋转。颅颈交界处的韧带包括翼状韧带、横韧带和齿突尖韧带（**图 1.89，图 1.90**）。翼状韧带连接齿状突的侧缘与 C1 孔的内侧块、枕骨大孔的内侧缘。翼状韧带限制寰枢椎旋转。横韧带从 C1 两侧块的内侧突向内延伸至齿状突后缘。维持齿状突与 C1 前弓的稳定。横韧带是十字韧带的水平部分，有纵行纤维从横韧带向上延伸到斜坡，向下到齿状突后缘表面。齿突尖韧带（中齿突韧带）从齿状突的上缘延伸至枕骨大孔的前斜坡。覆膜从后纵韧带向上延伸，连接 C2 椎体与枕骨（颈静脉结节和颅底）。C2 水平以上，覆膜与硬脑膜是合并在一起的。前后寰枕膜是黄韧带向上的延伸。

- 先天性/发育性病变
  - 基枕骨发育不良
  - Chiari Ⅰ 型畸形
  - Chiari Ⅱ 型畸形
  - Chiari Ⅲ 型畸形
  - 第三枕骨髁
  - 寰椎分离障碍/寰枕融合
  - 寰椎异常
  - 齿突游离小骨
  - 软骨发育不全
  - 唐氏综合征（21 -三体综合征）
  - 埃勒斯-当洛综合征
  - 黏多糖贮积症（MPS）
  - 成骨不全（OI）
  - 神经肠源性囊肿
  - 颅内脊索瘤

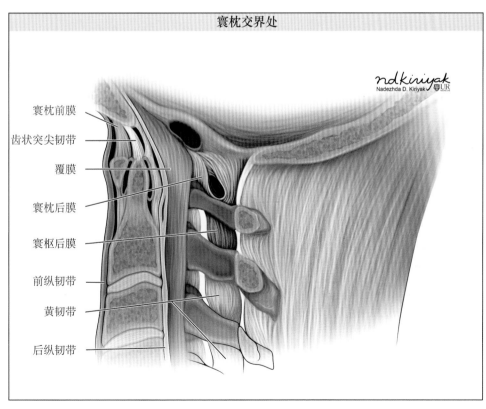

图 1.89 稳定颅颈交界区韧带的矢状面图

内部颅颈韧带

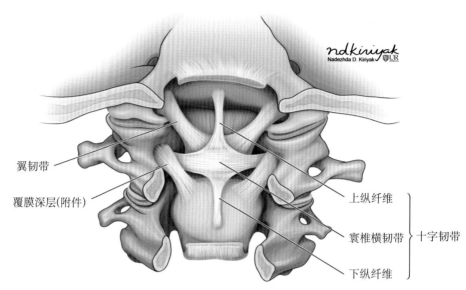

翼韧带

覆膜深层(附件)

上纵纤维

寰椎横韧带 } 十字韧带

下纵纤维

图 1.90 十字韧带，翼状韧带和盖膜背侧后视图

- 骨软化症
  - 肾性骨营养不良/继发性甲状旁腺功能亢进症
  - 佩吉特病
  - 骨纤维性结构不良
  - 造血障碍
- 创伤性病变
  - 颅底骨折
  - 寰枕关节脱位
  - 寰椎前后弓骨折(C1)
  - 枢椎椎弓根骨折(C2)
  - 齿状突骨折(C2)
- 炎症
  - 骨髓炎/硬膜外脓肿
  - 朗格汉斯细胞增生症
  - 类风湿关节炎
  - 焦磷酸钙(CPPD)沉积症

- 恶性肿瘤
  - 转移性疾病
  - 多发性骨髓瘤
  - 脊索瘤
  - 软骨肉瘤
  - 鳞状细胞癌
  - 鼻咽癌
  - 腺样囊性癌
  - 侵袭性垂体瘤
- 良性肿瘤
  - 脑膜瘤
  - 神经鞘瘤
  - 神经纤维瘤
- 肿瘤样病变
  - 表皮样囊肿
  - 蛛网膜囊肿
  - 大枕大池

表 1.5 颅颈交界区病变

病变	影像学表现	点评
先天性/发育性病变		
基枕骨发育不良（**图 1.91**）	斜坡底部发育不全导致原发性颅底凹陷症。导致齿突高于腭枕线（在矢状面 MRI 上，硬腭和枕骨大孔后缘的连线）5 mm 以上。也可能导致斜坡角异常减小，小于 150°～180° 的正常范围，伴或不伴脊髓空洞的形成	斜坡底部是枕骨的一部分（枕骨基底部），由四个融合的骨节组成。一个或一个以上的骨节形成失败，导致了斜坡缩短和原发性颅底凹陷症（齿突高于腭枕线 5 mm 以上）。可合并枕骨髁发育不良。枕骨髁由来自第四枕骨骨节的前寰椎腹段发育而成
Chiari Ⅰ型畸形（**图 1.92**）	小脑扁桃体下疝到成人枕骨大孔平面 5 mm 以上，10 岁以下儿童 6 mm 以上。脊髓空洞症的发生率为 20%～40%。脑积水 25%。颅底凹陷症 25%。少见的合并畸形有 Klippel-Feil 综合征（短颈畸形或先天性骨性斜颈或先天性颈椎融合畸形）和寰枕融合	小脑扁桃体异位。中枢神经系统最常见的异常。不伴有脊髓脊膜膨出
Chiari Ⅱ型畸形（**图 1.93**）	小脑蚓部通过枕大孔下疝，与颈髓相连。几乎所有患者具有脊髓脊膜膨出，通常位于腰骶部。脑积水和脊髓空洞症常见。侧脑室后角扩张（空洞脑）。发病 6 个月后，颅骨内板（颅盖缺裂）可见多灶性扇贝征	复杂性异常涉及大脑、小脑、脑干、脊髓、脑室、颅骨和硬脑膜。胎儿神经褶皱发育不良，导致中枢神经系统多发部位发育改变。由于胶原蛋白的异常发育和骨化，Chiari Ⅱ型膜状颅骨/颅骨发育不良（简称颅盖骨缺裂，颅骨陷窝或颅陷窝）可伴随颅骨内板多发性骨质变薄
Chiari Ⅲ型畸形	Chiari Ⅱ 的特征加上低枕或上颈段脑膨出	具有高死亡率的罕见异常

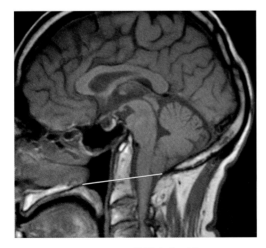

图 1.91 基枕骨发育不良

矢状 T1 加权像显示齿状突延伸至颅内，高于腭枕线 5 mm 以上。

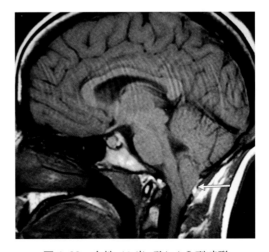

图 1.92 女性，19 岁，Chiari Ⅰ型畸形

矢状 T1 加权像显示小脑扁桃体（箭头）延伸至枕骨大孔下方，达 C1 椎体后弓水平。第四脑室形态正常（箭头）。

表 1.5(续) 颅颈交界区病变

病变	影像学表现	点评
第三枕骨髁 (**图 1.94,图 1.13**)	缩短的枕骨基底部下缘和齿突/寰椎之间的小骨片	第三枕骨髁是由于最下面的第四节(前寰椎)与相邻部分的斜坡缺乏融合所致。第三枕骨髁可以与 C1 前弓和/或齿突形成假性关节,造成运动范围减少
寰椎分离障碍/寰枕融合 (**图 1.95,图 1.14**)	常见到枕骨髁与 C1 的前弓,后弓,一个或两个侧块,或以上的组合相融合,20% 的病例合并先天性异常,如外耳畸形、腭裂、C2 - C3 融合,和/或颈肋	颅颈交界区最常见的先天性骨畸形。枕骨髁(枕骨第四节)与 C1 椎体(颈椎第一节)分割失败。可导致 C1 - C2 不稳定

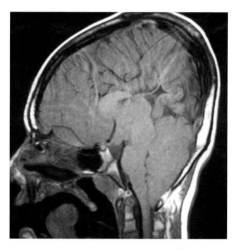

图 1.93 Chiari Ⅱ 型畸形

矢状 T1 加权像显示颅后窝狭小,小脑通过扩大的枕骨大孔向下延伸。第四脑室形态异常。胼胝体后部发育异常

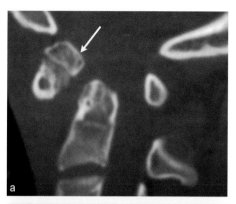

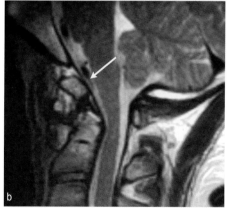

图 1.94 男性,16 岁,第三枕骨髁

矢状位 CT(**a**)和矢状 T2 加权像(**b**)显示缩短的枕骨基底部下缘和齿状突/寰椎之间可以见到小片骨质(第三枕骨髁)。

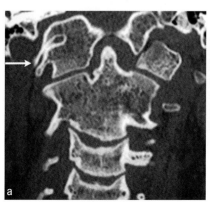

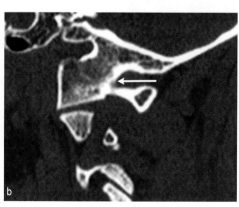

图 1.95 寰枕融合

冠状位(**a**)和矢状位 CT(**b**)显示右枕髁与 C1 椎体右侧块(箭头)的单侧融合(同化),合并 C2 - C3 椎体融合(Klippel-Feil 畸形)。

表 1.5(续) 颅颈交界区病变

病变	影像学表现	点评
寰椎异常 **(图 1.96, 图 1.97)**	C1 后弓单侧或双侧发育不良/发育不全。C1 可出现裂缝,最常见于后弓中线	第一脊椎骨节形成寰椎,前寰椎尾段形成侧块和后弓上部。异常包括 C1 发育不全,或部分后弓发育不全/发育不良,伴或不伴寰枢椎半脱位。另一个更常见的异常为软骨发育不全所造成的 C1 脊柱裂。裂缝通常发生在中线后弓(＞90%),其次是横向裂和前裂
齿突游离小骨 **(图 1.98, 图 1.99)**	游离的骨皮质结构位于颅底下方,C2 椎体上方的正常齿突窝内。其常合并 C1 前弓肥大(有时可能会大于相邻齿突游离小骨)。当游离小骨和 C2 椎体之间的间隙位于枢椎上关节面水平以上,横韧带以下,会导致寰枢关节不稳	游离的骨皮质结构位于 C2 椎体上方正常的齿突窝内,常合并 C1 前弓肥大,伴或不伴交叉韧带功能不全/不稳定(伴或不伴 T2 加权像脊髓内高信号区)。齿突游离小骨可以合并 Klippel-Feil 综合征(短颈畸形或先天性骨性斜颈或先天性颈椎融合畸形)、迟发性脊椎骨骺发育不良、唐氏综合征与莫基奥综合征(黏多糖贮积症 IV 型)。齿突游离小骨被认为是正常变异或儿童(1~4 岁)受伤,导致枢椎齿状突与椎体之间的软骨板骨折或分离

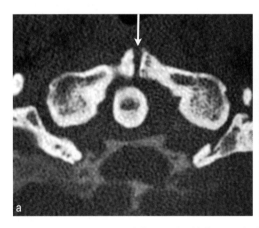
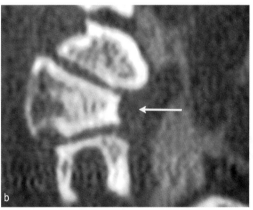

图 1.96 女性,58 岁,轴位**(a)**和矢状位**(b)**CT 显示 C1 后弓缺失(b 箭头)合并 C1 前裂(a 箭头)。

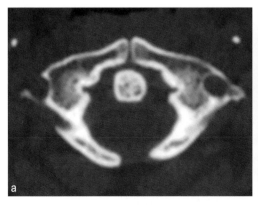
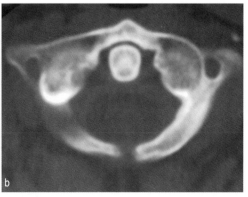

图 1.97 寰椎异常

a. 女,13 岁,轴位 CT 显示 C1 前后弓裂;**b.** 女,30 岁,轴位 CT 显示 C1 后裂。

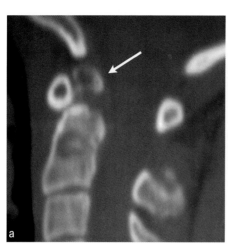

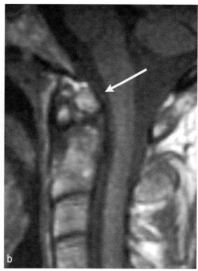

图 1.98 女，38 岁，齿突游离小骨

矢状位 CT(a)和矢状位 T1 加权像(b)显示游离骨皮质结构（箭头）位于颅底下方，C2 椎体上方的正常齿突窝内。其常合并 C1 前弓肥大（有时可能会大于相邻齿突游离小骨）。

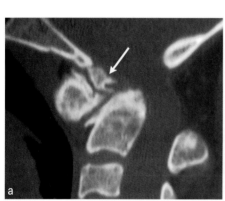

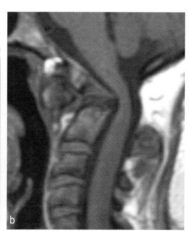

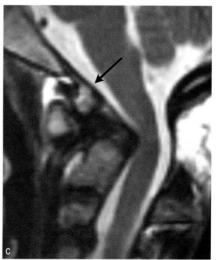

图 1.99 男性，16 岁，齿突游离小骨

矢状位 CT(a)、矢状 T1 加权像(b)和 T2 加权像(c)显示游离骨皮质结构（a、c 箭头）位于颅底下方，C2 椎体上方。C1 前弓肥大，大于相邻的齿突游离小骨。斜坡管角度异常减小。

表 1.5(续) 颅颈交界区病变

病变	影像学表现	点评
软骨发育不全 （图 1.100）	扩大的颅骨穹窿常伴小颅底和狭窄的枕骨大孔。狭窄的枕骨大孔导致颈椎脊髓内病变和/或脑积水。颅后窝较浅，基底孔发育不全。颈静脉孔狭小限制静脉从头部流出。其他征象包括肋骨短宽、方形髂骨、香槟杯状骨盆入口，以及多个椎骨椎弓根短小/先天性椎管狭窄	常染色体显性遗传性侏儒症导致软骨内成骨异常减少。最常见的非致死性骨发育不良和短肢侏儒症在活产婴儿中的发病率为 1/15 000。超过 80%～90% 是编码染色体 4p16.3 上的成纤维细胞生长因子受体 3 基因（FGFR3）的自发突变。突变通常发生在父亲的染色体上，并与父亲年龄的增加有关。基因突变损害长骨软骨内成骨和纵向延长

表 1.5(续) 颅颈交界区病变

病变	影像学表现	点评
唐氏综合征 （21-三体综合征） （**图 1.101**）	C1 前弓与上齿突前缘之间的间隙超过 5 mm，椎管狭窄，伴或不伴脊髓受压	最常见的遗传性疾病，在活产婴儿中的发病率为 1/733。可合并寰枕不稳定（60%）或寰枢椎不稳定（30%）。可以由韧带松弛，伴或不伴持续性的软骨结合，C1 后裂与齿突游离小骨（6%）所致。
埃勒斯-当洛综合征	C1 前弓与上齿突前缘之间的间隙超过 5 mm，椎管狭窄，伴或不伴脊髓受压	基因突变涉及胶原蛋白的形成或加工过程，导致寰枢关节韧带松弛

图 1.100 女，8 周，软骨发育不全
矢状位 T1 加权像显示枕骨大孔严重狭窄（箭头），压迫上颈髓。颅后窝较浅。

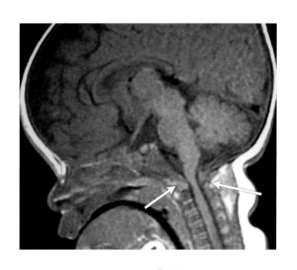

图 1.101 女，46 岁，唐氏综合征
侧位 X 线片（**a**）和矢状位 T1 加权像（**b**）显示 C1 前弓与上齿突前缘之间的间隙（箭头）超过 5 mm，导致椎管狭窄，脊髓腹侧凹陷。

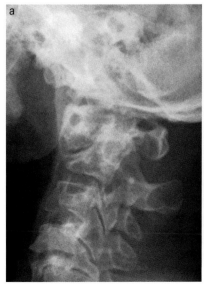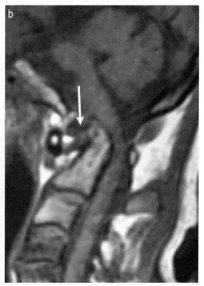

表 1.5(续) 颅颈交界区病变

病变	影像学表现	点评
黏多糖贮积症(MPS) (图 1.102)	**MRI 表现**:齿状突发育不全/不典型增生(高度减低,基底增宽尖部扁平),C1-C2 水平齿状突周围的软组织增厚,在 T1 和 T2 加权像中呈低-中等信号。常并发莫基奥综合征(Ⅳ型)和 Hurler 综合征(Ⅰ型)。可导致椎管狭窄。表现为椎体楔形变,前缘呈喙状突出(莫基奥综合征,位于中央;Hurler/Hunter 综合征,位于前下方),椎体高度变小、椎间盘增宽、椎管狭窄、锁骨增厚、桨状肋骨、耻骨联合扩大、髂骨外翻、股骨颈扩大、股骨头缺如、髋外翻、掌骨短、Madelung 畸形(马德隆畸形)及长骨骨干扩大 骨髓 MRI 信号可能在正常范围内,或 T1 加权像轻度减低,和/或 T2 加权像轻度增高	遗传性糖胺(GAG)分解代谢障碍疾病,由特定溶酶体酶缺陷引起。MPS Ⅰ(Hurler, Scheie 综合征)是缺乏 α-L-艾杜糖醛酸酶;MPS Ⅱ(Hunter 综合征)是 X-连锁,缺乏艾杜糖醛酸-2-硫酸酯酶;MPS Ⅲ(Sanfilippo A, B, C, D 综合征)是一种常染色体隐性遗传性疾病,缺乏分解硫酸肝素的酶;MPS Ⅳ(莫基奥综合征)是一种常染色体隐性遗传性疾病,缺乏 N-乙酰半乳糖胺-6-硫酸酯酶;MPS Ⅵ(Maroteaux-Lamy 综合征)缺乏 N-乙酰半乳糖胺-4-硫酸酯酶;MPS Ⅶ(Sly 综合征)是一种常染色体隐性遗传性疾病,缺乏 β 葡萄糖醛酸酶;MPS Ⅸ 是透明质酸酶缺乏症。疾病的特点是 GAGs(糖胺聚糖)在溶酶体、细胞外基质、关节液、结缔组织中沉积,导致轴突丧失和脱髓鞘。治疗方法包括酶替代和骨髓移植
成骨不全(OI) (图 1.103)	弥漫性骨质稀疏,颅底骨质疏松伴骨折,包括枕骨髁、颅后窝抬高,齿突上移至枕骨大孔,导致颅底凹陷症(继发性颅底凹陷症)	OI 也被称为脆骨病,有 4~7 种类型。OI 是一种遗传性疾病,染色体 17q21.31~q22.05 上的 *COL1A1* 基因和染色体 7q22.1 上的 *COL1A2* 基因突变,引起 Ⅰ 型纤维胶原蛋白产生异常和骨质疏松症。导致脆弱的骨质反复出现微小的骨裂和重塑。Ⅳ 型是最常见的伴有颅颈交界区异常的类型
神经肠源性囊肿 (图 1.104)	**MRI 表现**:界限清楚,呈类圆形,脑外硬膜内病变,T1 和 T2 加权像和 FLAIR 上呈低、中等或高信号,钆对比增强通常无强化 **CT 表现**:局限、脑外硬膜内病变,低中等密度。通常无强化	神经肠源性囊肿是畸形性病变,由于腹侧的内胚层与背侧外胚层始终相通,导致脊索和前肠分离失败所致。部分背侧肠窦闭塞可引起囊肿,囊肿可以衬以内皮结构、纤维束或形成窦道。常见于 40 岁以下患者,发病位置:胸椎>颈>颅后窝>颅颈交界区>腰椎。通常位于中线,脊髓或脑干的腹侧。可合并相邻椎骨和斜坡的异常
颅内脊索瘤	**MRI 表现**:局限性病变,大小约 1~3 cm,T1 加权像上呈低信号,FLAIR 上呈中等信号,T2 加权像上呈高信号。钆对比增强通常不强化 **CT 表现**:病变通常为低密度,伴或不伴邻近骨质侵蚀破坏或增生,可伴或不伴钙化骨嵴	先天性良性错构瘤,起源于异位残留的脊索组织,由胶状组织与空泡细胞巢组成。尸检发病率约 0.5%~5%。通常位于硬膜内,向背侧累及斜坡、鞍背及桥前池内,少数发生于上颈椎或骶骨。很少发生于硬膜外。起源于胚胎残余的异位脊索组织或斜坡背侧硬膜外脊索的延伸,通过邻近硬脑膜进入蛛网膜下腔。患者通常无症状,偶然发现,发病年龄约 20~60 岁

图 1.102 男，9 岁，黏多糖贮积症（Morquio 综合征）

a. 侧位片显示椎体楔形变，前缘呈喙状突出；**b.** 矢状 T2 加权像显示 C1 - C2 水平齿状突周围的软组织增厚，呈低中等信号。

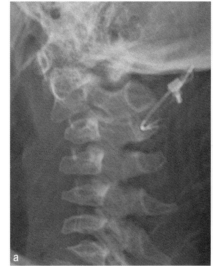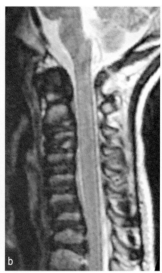

图 1.103 女，15 岁，成骨不全

a. 侧位片显示弥漫性骨质疏松和颅底凹陷症；**b.** 矢状位 T2 加权像显示齿状突向上延伸，进入延髓交界处。

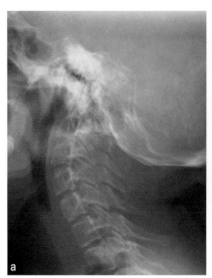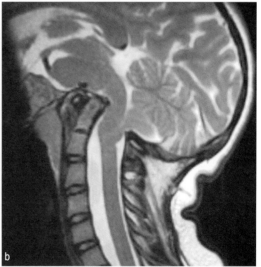

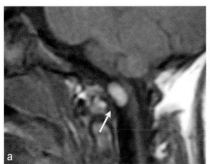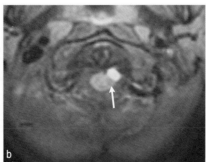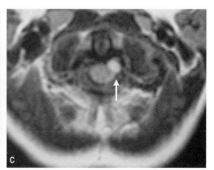

图 1.104 在 C1 - C2 水平，左侧硬膜囊内前方见神经肠源性囊肿

矢状位 T1 加权像（**a**）（箭头）、脂肪抑制 T1 加权像（**b**）（箭头）及轴位 FLAIR（箭头）（**c**）中囊肿均呈高信号。脂肪抑制 T1 加权像上呈高信号与囊性病变中液体的蛋白质含量升高有关。

表 1.5(续) 颅颈交界区病变

病变	影像学表现	点评
骨软化症		
肾性骨营养不良/继发性甲状旁腺功能亢进症 (**图 1.83**)	**CT 表现**:病变包括骨松质内骨质吸收和骨质硬化混合形成的"胡椒盐样"、囊性纤维性骨炎、皮质变薄、小梁增粗、溶骨性病变/棕色瘤。另一种表现为磨玻璃样改变,皮层髓质边界不清 **MRI 表现**:T1 和 T2 加权像上骨硬化区呈低信号。T2 加权像上高信号环区可能是由于溶骨性病变或棕色瘤	继发性甲状旁腺功能亢进症(与肾功能衰竭/终末肾有关)比原发性甲状旁腺功能亢进症更常见。继发性甲状旁腺功能亢进(慢性终末期肾病、维生素 D 代谢异常、血钙减低、继发性甲状旁腺增生)和原发性甲状旁腺功能亢进(甲状旁腺腺瘤或甲状旁腺增生引起的甲状旁腺素分泌过多)都能导致成骨细胞和破骨细胞的活动异常。骨软化可导致病理性骨折。与继发性甲状旁腺功能亢进不同,原发性甲状旁腺功能亢进很少发生弥漫性或斑片状骨质硬化。棕色瘤在原发性甲状旁腺功能亢进中更为常见
佩吉特病 (**图 1.105**)	颅骨膨胀性硬化/溶解过程 **CT 表现**:病变常为混杂等高密度。骨髓与颅骨外、内板之间的边界不规则/不清晰 **MRI 表现**:佩吉特病的 MRI 特征根据疾病的阶段而不同。大多数涉及颅骨的病例为晚期或非活动阶段。骨质膨胀和皮质增厚在 T1 和 T2 加权像上呈低信号。皮质增厚的内缘可能不规则,不清晰。增厚骨小梁的外周骨髓在 T1 和 T2 加权像上呈低信号。佩吉特病的晚期或非活动阶段可以有类似于正常骨髓的信号,包含脂肪信号区域,硬化区域在 T1 和 T2 加权像上呈低信号,在脂肪抑制 T2 加权像上高信号的区域为水肿或血管组织,或者两者均存在	佩吉特病是一种慢性骨疾病,其中骨吸收紊乱和编织骨形成,导致骨畸形。副黏病毒可能是其病原体。佩吉特病中多达 66% 的患者中是多发性的。佩吉特病有 < 1% 风险发生继发性肉瘤。在 55 岁以上白种人中的发病率约 2.5%~5%,85 岁以上约 10%。 可导致椎间孔狭窄、脑神经受压及颅底凹陷,伴或不伴脑干受压

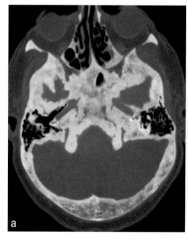
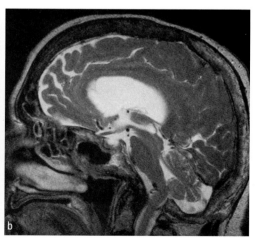

图 1.105 女,84 岁,佩吉特病累及颅骨

a. 轴位 CT 显示颅骨弥漫性膨胀,呈中高混杂密度,骨髓与颅骨内、外板之间的边界不规则/不清晰;b. 矢状位 T2 加权像显示骨质膨胀和皮质增厚呈低信号,骨髓呈不均匀低、中等信号。可见扁平颅底畸形(颅底扁平症),继发于重力对佩吉特病骨的影响。

表 1.5(续) 颅颈交界区病变

病变	影像学表现	点评
骨纤维性结构不良 (图 1.106)	**CT 表现**：累及颅骨的病变常伴随骨质膨胀。平片及 CT 上显示病灶内的密度往往不尽相同，其主要取决于病灶内部的骨化程度及针样骨的数量多寡。病灶的 CT 值多为 70～400 HU。平片上，骨纤维性结构不良呈磨玻璃密度影，由未成熟编织骨内的硬化针状骨所致。周围可见厚度不均骨质硬化环绕或部分环绕病灶 **MRI 表现**：影像表现取决于肿瘤内的针样骨、胶原蛋白、成纤维细胞、梭形细胞、出血和/或囊变的成分多少。T1WI 上病变常为边界清楚的低或等低信号，T2WI 上为混杂性低、等和/或高信号，病灶周围常环绕一圈厚度不均的低信号边。少数内部可见分隔影及囊变区。骨质膨胀者常见。增强后，所有或部分病变强化呈不均匀、弥漫性或周边强化模式	良性的髓内纤维骨病灶，散发、单发者最常见，即单发性纤维性结构不良(占 80%～85%)，或多发的(累及多骨的骨纤维发育不良) 由于原始骨重塑为成熟板层骨的进程中发育障碍，导致区域或多区域性的不成熟的骨小梁出现于发育不良的纤维组织内。病灶的骨化异常可导致颅孔狭窄性脑神经病变、面部畸形、鼻腔鼻窦引流障碍及鼻窦炎 目前报道该病的年龄从<1 岁到 76 岁不等，75% 的患者于 30 岁前发病。单发性骨纤维性结构不良患者的中位年龄为 21 岁；累及多骨的该病患者的中位及平均年龄为 8 和 17 岁。多数病例在 3～20 岁确诊
造血障碍 (图 1.85, 图 1.86)	**MRI 表现**：板障空间扩大，红骨髓增生，内外颅板变薄。T1 及 T2 加权像中，病变骨髓信号相对于脂肪呈轻到中度减低，脂肪抑制 T2 加权像中，相对于肌肉呈中等稍高信号，较脂肪信号增高	板障增厚与遗传性贫血引起的红系增生有关，如镰状细胞贫血，地中海贫血，遗传性球形红细胞增多症。镰状细胞贫血是最常见的血红蛋白病，其中异常血红蛋白 S 与自身或其他血红蛋白类型，如 C、D、E，或地中海贫血结合在一起。血红蛋白 SS、SC 和 S 地中海贫血中镰状红细胞最严重。镰状细胞病除骨髓增生外，还可以发生骨梗死和髓外造血。β 地中海贫血是一种血红蛋白 β 链的合成不足，α 链过量导致造血障碍和溶血的疾病。根据 β 链的减少，可分为重型(纯合子)，中间型(杂合子)，或轻型(杂合子)

图 1.106 矢状位 CT 显示骨纤维性结构不良引起斜坡弥漫性硬化(箭头)

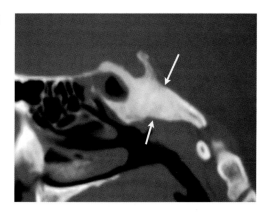

表 1.5(续) 颅颈交界区病变

病变	影像学表现	点评
外伤性病变		
颅底骨折 (图 1.107)	**CT 表现:** 骨折线,伴或不伴移位碎片,硬膜外或硬膜下血肿 **MRI 表现:** 骨折部位骨髓 T1 加权像上呈异常低信号,T2 加权像上呈高信号,伴或不伴脑干和/或脊髓 T2 加权像上异常高信号、帽状腱膜下血肿、硬膜外血肿、硬膜下血肿、蛛网膜下腔出血	外伤性颅骨(骨和/或颅底),枕髁,C1 和/或 C2 骨折可导致脑干和上脊髓损伤,硬膜外血肿、硬膜下血肿、蛛网膜下腔出血和脑脊液漏(鼻漏、耳漏)
寰枕关节脱位 (图 1.108)	**CT 表现:** 以 BAI 和/或 BDI 为标准,颅底斜坡到齿突尖的距离异常增加。BAI 是枕骨大孔前缘中点到枢椎体后侧皮质连线的距离(成人正常范围 4～12 mm,儿童 0～12 mm)。BDI 为枕骨大孔前缘中点到齿突尖的距离,仅适用于 13 岁以上的患者(正常范围是 2～12 mm) **MRI 表现:** 翼状韧带及覆膜破裂/撕裂,T2 异常高信号,包膜水肿	不稳定的创伤合并翼状韧带及枕骨与 C1 间的盖膜断裂,或合并脑干和/或上脊髓损伤。最常见于儿童
寰椎前后弓骨折(C1) (图 1.109)	**CT 表现:** C1 椎弓骨折,边缘粗糙,常伴有多发骨折	C1 椎弓的压缩性爆裂性骨折,通常是稳定的,当横韧带或后纵韧带断裂,或前弓粉碎性骨折时,可能是不稳定的。常合并其他颈椎骨折
枢椎弓根骨折(C2) (图 1.110)	双侧椎弓根骨折,引起 C2 椎弓环破坏,C2 椎体与后弓分离。颅骨、C1 和 C2 椎体相对于 C3 椎体前移	过伸及牵引导致外伤性双侧椎弓根不稳定骨折,合并 C2 椎体与后弓分离。骨折可涉及 C2 椎体和/或横突孔,伴椎动脉损伤/闭塞。常合并脊髓损伤
齿状突骨折(C2) (图 1.111,图 1.112)	**Ⅰ型:** 由于翼状韧带撕裂,横韧带上方的齿状突上部骨折(不稳定) **Ⅱ型:** 通过齿状突下部的横向骨折(可能是不稳定的) **Ⅲ型:** 累及 C2 齿突和椎体的斜行骨折(通常是稳定的)	累及齿状突上部、中部和/或下部的外伤性骨折

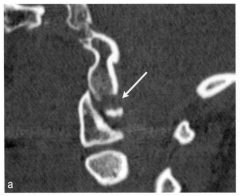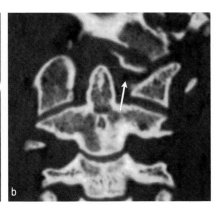

图 1.107 女,20 岁,矢状位(a)和冠状位(b)CT 图像显示左枕骨髁骨折(箭头),伴移位

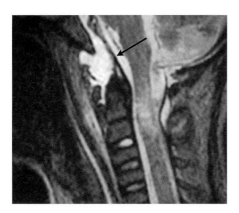

图 1.108 男,5 岁,寰枕脱位

矢状 T2 加权像显示翼状韧带及覆膜断裂(箭头),周围见异常高信号液性灶,邻近脊髓呈异常高信号,合并小脑严重损伤。

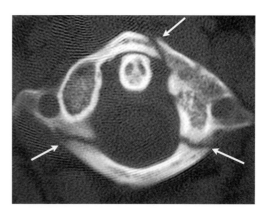

图 1.109 女,45 岁,寰椎前后弓骨折

轴位 CT 图像显示寰椎三个部位骨折(箭头)。

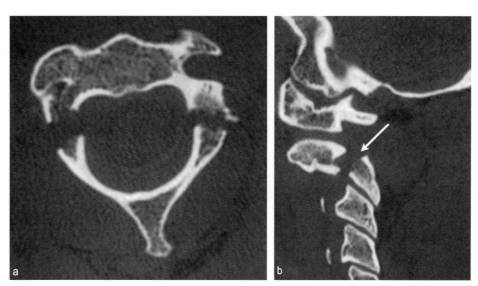

图 1.110 枢椎弓根骨折

轴向(a)和矢状(b)CT 图像显示双侧椎弓根骨折,C2 椎体与 C2 后弓分离(箭头)。

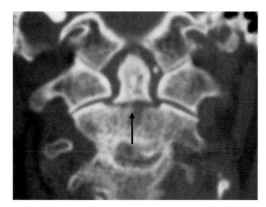

图 1.111 Ⅱ型齿状突骨折

冠状位 CT 显示齿状突下部横向骨折(箭头)。

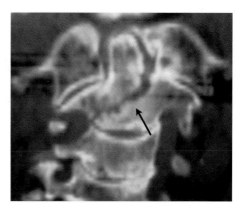

图 1.112 Ⅲ型齿状突骨折

冠状位 CT 显示 C2 齿状突和椎体的斜形骨折(箭头)。

表 1.5(续) 颅颈交界区病变

病变	影像学表现	点评
炎症		
骨髓炎/硬膜外脓肿 （**图 1.113**）	**CT 表现**：骨破坏部位的密度异常减低，伴或不伴并发症，包括帽状腱膜下积脓、硬膜外积脓、硬膜下积脓、脑膜炎、脑炎、脑内脓肿和静脉窦血栓形成 **MRI 表现**：T1 加权像上呈低信号，T2 加权像和脂肪抑制 T2 加权成像上呈高信号，伴或不伴扩散加权像上呈高信号和 ADC 成像上呈低信号。钆造影增强通常不均匀强化，伴或不伴邻近硬脑膜和/或软脑膜强化，伴或不伴脑组织/脓肿 T2 加权像上异常高信号伴强化	外科手术、创伤、其他感染源的血源性传播，或直接邻近感染传播，如鼻旁窦、鼻腔、岩尖气房和/或乳突气房及中耳，均可引起颅骨骨髓炎（骨感染）
朗格汉斯细胞组织细胞增生症 （**图 1.114**）	发生于颅骨骨髓的单个或多个局限性软组织病变，伴局灶性骨破坏/侵蚀，可扩展至颅外或颅内，或颅内外均受累 **CT 表现**：病灶常呈等低密度，增强后强化，伴或不伴邻近硬脑膜强化 **MRI 表现**：典型表现为 T1WI 上等低信号，T2WI 和 FS-T2WI 上不均匀性稍高或高信号。骨髓及病灶周围软组织的继发性炎症，在 T2WI 和 FS-T2WI 上表现为边界不清的高信号区，增强后可见骨髓及骨外软组织明显强化	骨髓来源的树突状朗格汉斯细胞局灶或弥漫性浸润多种器官时引发的网状内皮系统紊乱。镜下表现为嗜酸性淡染的胞质，偏心性或卵圆细胞核。病灶通常由朗格汉斯细胞、巨噬细胞、浆细胞和嗜酸性粒细胞组成，免疫组化标记 S - 100、CD1a、CD207、HLA - DR 和 β2 微球蛋白阳性。15 岁以下儿童的患病率为 2/100 000，仅 1/3 发生于成年人。局灶性病变（嗜酸性肉芽肿）可单发或多发于颅骨，常发生于颅底。其中，单发病变中男性多于女性，20 岁以下患者多见。骨髓中的内皮细胞大呈增殖致局部骨皮质破坏并浸润邻近软组织。多发病灶在小于 2 岁的儿童中，与 Letterer-Siwe 病（淋巴结、肝脾肿大）相关，在 5～10 岁儿童中与 Hand-Schüller-Christian 病（淋巴结肿大、突眼、尿崩症）相关
类风湿关节炎 （**图 1.115**,**图 1.116**）	**MRI 表现**：滑膜（血管翳）可以呈弥漫性、结节状和/或绒毛状肥厚，T1 加权像上通常呈低或中等信号。T2 加权像上，血管翳可以呈略低、中等或略高到高信号。纤维蛋白、含铁血黄素和纤维化程度的不同，导致 T2 加权像上肥厚滑膜组织信号的不均匀性。慢性纤维化的非血管性滑膜在 T1 和 T2 加权像上通常呈低信号。对比增强后，肥厚的滑膜组织呈均匀或不均匀性明显强化。可能导致齿状突侵蚀、横韧带破坏以及颅底凹陷症 **CT 表现**：齿状突及寰椎侵蚀和/或破坏，伴或不伴颅底凹陷/内陷	病因不明的慢性、以对称分布的外周关节炎性滑膜炎为主的系统性疾病。渐进性破坏软骨和骨组织，导致关节功能障碍。发病率约为世界人口的 1%。成人的发病年龄 80% 为 35～50 岁。幼年特发性关节炎的发病年龄为 5～16 岁（平均 10.2 岁）。最常见的炎性滑膜炎可导致软骨、韧带和骨组织的破坏性/侵蚀性改变。三分之二的患者（青少年和成人型）出现颈椎受累

图 1.113 男,59 岁,颅颈交界区的化脓性骨髓炎与硬膜外脓肿

a. 矢状脂肪抑制 T2 加权像显示 C1、C2 椎体和下斜坡骨髓内见异常高信号区;**b.** 脂肪抑制 T1 加权像对比度增强显示病灶强化。C1 - C2 水平脊髓腹侧见外周积液(硬膜外脓肿)。椎前软组织异常强化,显示蜂窝织炎。

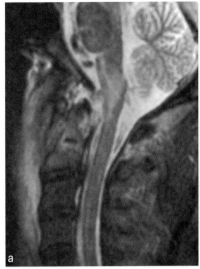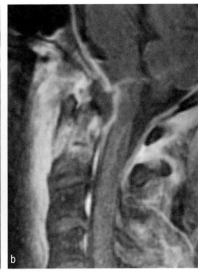

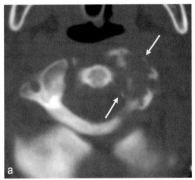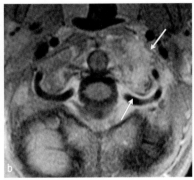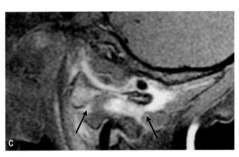

图 1.114 男,23 岁,左侧枕髁嗜酸性肉芽肿

a. 轴位 CT 显示溶骨性病变(箭头);**b、c.** 轴位脂肪抑制 T1 矢状位成像显示病灶(箭头)骨组织内明显强化,边界不清,并累及邻近软组织。

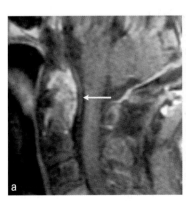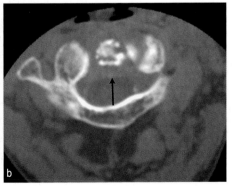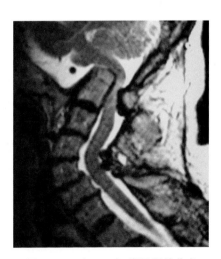

图 1.115 女,72 岁,类风湿关节炎

a. 矢状位脂肪抑制 T1 加权像显示 C1 齿状突关节的血管翳强化(箭头),侵蚀皮质边缘并延伸到骨髓;**b.** 轴位 CT 显示血管翳侵蚀齿状突(箭头)。

图 1.116 女,60 岁,类风湿关节炎

矢状位 T2 加权像显示横韧带受侵,导致齿状突向上移位入颅,延髓腹侧缘受压。

表 1.5(续) 颅颈交界区病变

病变	影像学表现	点评
焦磷酸钙(CPPD)沉积症(图 1.117)	**CT 表现**：C1-C2 滑膜增厚伴多发钙化 **MRI 表现**：C1 齿状突关节滑膜组织肥厚，T1 和 T2 加权像上呈低-中等信号。小片低信号区可能与 CT 所见的钙化区相一致。增强扫描轻度或无强化	CPPD 疾病是一种常见疾病，通常发生于老年人，CPPD 晶体沉积导致透明和纤维软骨钙化，合并软骨退变，软骨下囊肿和骨赘形成。由于 CPPD 疾病与痛风的临床特征重叠，被称为假性痛风。通常发生在膝关节、髋关节、肩关节、肘关节和腕关节，偶尔发生在 C1 齿状突关节
恶性肿瘤		
转移性疾病(图 1.118)	单一或多个边界清楚或不清楚的病变累及颅骨 **CT 表现**：病变通常透亮，也可出现硬化，伴或不伴骨外肿瘤浸润、对比增强强化、神经组织或血管受压 **MRI 表现**：多个边界清楚或不清楚的病变累及颅骨，T1 加权像上呈低中等信号，T2 加权像上等、高信号，钆对比增强扫描通常强化，伴或不伴骨质破坏及神经组织或血管的受压	转移性病变表现为肿瘤细胞在分离或远离的其起源器官的部位或器官增殖。转移癌是最常见的累及骨的恶性肿瘤。在成人中，骨转移病灶最常发生于肺癌、乳腺癌、前列腺癌、肾癌和甲状腺癌，以及肉瘤。肺、乳腺和前列腺的原发恶性肿瘤占骨转移性肿瘤的 80%。转移性肿瘤可能导致不同程度的破坏或单个或多个部位的浸润性改变
多发性骨髓瘤	浆细胞瘤(单发性骨髓瘤)或多发性骨髓瘤为累及骨和硬脑膜的边界清晰或不清的病变 **CT 表现**：病灶中央密度较低，增强后有强化，骨质破坏 **MRI 表现**：局限性或边界不清病变累及颅骨和硬脑膜，T1WI 上等、低信号，T2WI 上高信号，增强后强化，伴骨质破坏	多发性骨髓瘤是一种单克隆性分泌浆细胞增殖性抗体的恶性肿瘤，多发病灶主要累及骨髓。而罕见的单发性骨髓瘤或浆细胞瘤则由骨或软组织内某一处的浆细胞肿瘤变异而来。该病在美国每年新发病例约 14 600 起。作为成人最常见的原发骨肿瘤，多发性骨髓瘤患者平均年龄 60 岁，大多数大于 40 岁 **肿瘤发生部位**：椎骨＞肋骨＞股骨＞髂骨＞肱骨＞颅面骨＞骶骨＞锁骨＞胸骨＞耻骨＞胫骨
脊索瘤(图 1.119)	脊索瘤是界限清楚的分叶状肿块，沿斜坡、脊椎体或骶骨背面蔓延，伴局部骨质破坏 **CT 表现**：病变呈等低密度，伴或不伴局部骨破坏后残余骨嵴或钙化，增强后强化 **MRI 表现**：T1WI 上等、低信号，T2WI 上高信号，增强后不均匀强化。脊索瘤具有局部侵袭性，可致骨侵蚀破坏，包绕血管(通常无动脉狭窄)和神经 脊索瘤常见的发病位置在颅底斜坡(且多位于中线处)，占颅底脊索瘤的 80%。软骨样脊索瘤往往位于偏离中线近颅底的软骨结合处	脊索瘤是一种来源于异位脊索的残余轴向骨的罕见的中低度恶性肿瘤，其生长缓慢，有局部侵袭性。软骨样脊索瘤(占所有脊索瘤的 5%～15%)兼具脊索和软骨双重分化特性。如肿块内含有肉瘤成分则称为去分化脊索瘤或肉瘤样脊索瘤(占所有脊索瘤的 5%)。脊索瘤占原发恶性骨肿瘤的 2%～4%，占原发性骨肿瘤的 1%～3%，占颅内肿瘤的不到 1% 据报道，每年该病的发病率为 0.18～0.3 ppm。其中去分化脊索瘤或肉瘤样脊索瘤占不到 5%。颅内脊索瘤患者的平均年龄为 37～40 岁

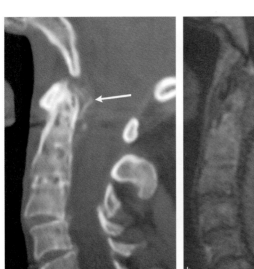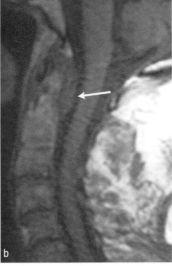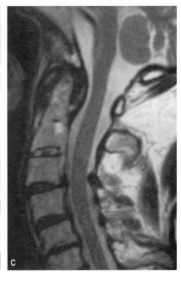

图 1.117 男，80 岁，枢椎齿状突焦磷酸钙（CPPD）沉积症

a. 矢状位 CT 显示滑膜增厚伴多发钙化（箭头）；**b.** 滑膜肥厚（箭头）在矢状位 T1 加权像上呈中等信号；**c.** 矢状位 T2 加权像上呈低中等信号。

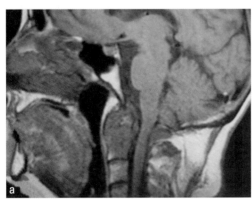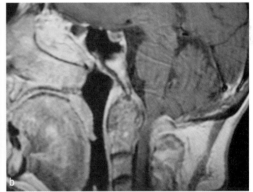

图 1.118 女，76 岁，转移性乳癌累及齿状突骨髓

a. 矢状位 T1 加权像上呈中等信号；**b.** 钆对比增强扫描病灶强化。肿瘤破坏骨皮质，并延伸至椎前硬膜外间隙，椎管受压。

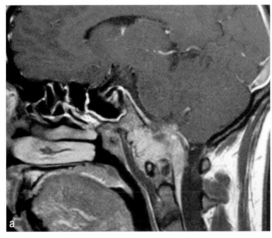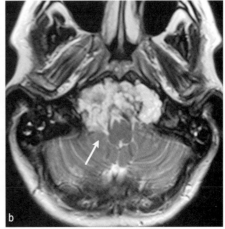

图 1.119 女，44 岁，脊索瘤破坏斜坡下缘

a. 矢状位 T1 加权像钆对比增强显示病灶强化；**b.** 轴位 T2 加权像上呈不均匀高信号（箭头）。肿瘤延伸到颅颈交界处腹侧及脊髓上腹侧部分。

表 1.5(续)　颅颈交界区病变

病变	影像学表现	点评
软骨肉瘤	在软骨联合处的分叶状肿瘤伴骨质破坏 **CT 表现：** 病灶呈等低密度，伴局部骨质破坏，伴或不伴软骨基质钙化，增强后强化 **MRI 表现：** 病灶在 T1WI 上呈等低信号，T2WI 上呈高信号，伴或不伴 T2WI 上基质钙化的低信号，增强后强化（通常强化不均匀） 肿瘤局部浸润伴骨侵蚀/破坏，包绕血管神经壁 常见发病部位在颅底岩枕软骨联合处，多偏离中线生长	软骨肉瘤是软骨内含有肉瘤间质的恶性肿瘤。可包含钙化/骨化区，黏液基质和/或骨化成分。软骨肉瘤很少出现在滑膜内 该病占恶性骨病变的 12%～21%，占骨原发肉瘤的 21%～26%，占所有骨肿瘤的 9%～14%，占颅底肿瘤的 6%，占颅内肿瘤的 0.15%
鳞状细胞癌 （图 1.44）	**MRI 表现：** 发生在鼻腔、鼻窦、鼻咽的破坏性病变，可通过骨质破坏或沿神经侵犯至颅内。病变 T1WI 上呈等信号，T2WI 上等稍高信号，增强后轻度强化，可伴有大面积病变（伴或不伴坏死和/或出血） **CT 表现：** 肿瘤呈等密度和轻度强化。可为较大病灶（伴或不伴坏死和/或出血）	鳞状细胞癌为一种恶性上皮性肿瘤，起源于副鼻窦黏膜上皮（60% 在上颌窦，14% 在筛窦，1% 在蝶窦和额窦）和鼻腔（25%）。鳞癌包括角化型和非角化型两种。占头颈部恶性肿瘤的 3%。成人的高发年龄常＞55 岁，男性多于女性。与职业因素或其他暴露因素有关，如接触烟草烟雾、镍、氯酚、铬、芥子气、镭和木制品加工等职业
鼻咽癌 （图 1.45）	**CT 表现：** 肿瘤呈等密度，增强后轻度强化，可伴大面积坏死和/或出血 **MRI 表现：** 发生于鼻咽（侧壁/咽隐窝和后顶壁）的浸润性病变，伴或不伴通过颅底的骨质破坏或神经传导浸入颅内。病灶在 T1WI 上呈等信号，T2WI 上呈等稍高信号，增强后有强化，可伴大面积坏死和/或出血	根据鼻咽上皮黏膜分化程度，分为鳞状细胞癌、非角化性癌（低分化和未分化）和基底样鳞状细胞癌。南亚洲和非洲的发病多于欧美。发病高峰年龄为 40～60 岁，男性为女性的 2～3 倍以上。该病与 EB 病毒感染、饮食中含亚硝胺成分以及长期接触烟草烟雾、甲醛、化学烟雾和灰尘有关
腺样囊性癌 （图 1.236）	**MRI 表现：** 病变呈侵袭性生长，可通过骨质破坏区或沿神经向颅内蔓延。病灶在 T1WI 上呈等信号，T2WI 上呈等高信号，增强后可呈轻度、中等或显著强化 **CT 表现：** 肿瘤呈等密度，增强后可见轻度、中度或显著的强化	由肿瘤上皮和肌上皮细胞构成的基底细胞样肿瘤。根据肿瘤形态特点分为管状、筛状、实体型。该病占上皮性涎腺肿瘤的 10%，最常累及腮腺、下颌腺和小涎腺。唾液腺（上腭、舌、颊黏膜、口底以及其他位置）。肿瘤常沿神经向周围侵犯，可伴有面瘫。好发于 30 岁以上的成年人。实体型预后差，90% 的患者在确诊该病后的 10～15 年内死亡
侵袭性垂体瘤 （图 1.43）	**MRI 表现：** T1WI 和 T2WI 上呈中等信号，与灰质信号相近，可伴有坏死、囊变、出血，常显著强化，通过鞍膈侵犯鞍上池，表现为"腰身征"，可侵犯海绵窦，偶尔侵犯颅底 **CT 表现：** 常为等密度，可伴有坏死、囊变、出血，通常有强化，通过鞍膈侵犯鞍上池，表现为"腰身征"，可侵犯海绵窦，也可以侵犯颅底	组织学上良性垂体大腺瘤或垂体癌少数呈侵袭性生长模式，侵犯到蝶骨斜坡、筛窦、眼眶和/或脚间池

表 1.5(续) 颅颈交界区病变

病变	影像学表现	点评
良性肿瘤		
脑膜瘤 **(图 1.120)**	基于硬脑膜的脑外病变,边界清楚,幕上＞幕下。部分脑膜瘤可侵犯骨质或主要发生于骨内 **MRI 表现:**肿瘤常在 T1WI 上呈等信号,T2WI 上呈等稍高信号,增强后显著强化,伴或不伴钙化、骨质肥大和/或邻近的颅骨侵蚀。部分脑膜瘤在 DWI 上呈高信号 **CT 表现:**肿瘤呈等密度,增强后显著强化,伴或不伴钙化及邻近的骨质增生肥大	脑膜瘤为累及脑和/或硬脊膜生长缓慢的良性肿瘤,由肿瘤性上皮(蛛网膜或蛛网膜帽)细胞组成。常孤立散在发病,在 2 型神经纤维瘤病患者中病灶可多发。脑膜瘤绝大多数是良性的,5％具有组织学上不典型特征。间变性脑膜瘤很少见(占脑膜瘤的 3％)。脑膜瘤占原发性颅内肿瘤的 26％。年发病率为 6/100 000。通常见于 40 岁以上成人,女性多于男性。可导致相邻脑实质、动脉管壁以及硬脑膜静脉窦受压
神经鞘瘤	**MRI 表现:**局限性卵圆形或圆形病变,T1WI 上呈等低信号,T2WI 及 FS-T2WI 上呈高信号,增强后显著强化。较大病灶因内部囊变和/或出血致 T2WI 及增强后信号不均 **CT 表现:**局限性卵圆形或圆形病变,中等密度,增强后强化。大病灶内可见囊变和/或出血,伴或不伴邻近骨侵蚀破坏	神经鞘瘤是一种含已分化施万细胞的良性肿瘤。多发性神经鞘瘤常与神经纤维瘤病 2 型(NF2)相关,后者为一种常染色体显性遗传病,累及 22q12 基因。除了神经鞘瘤,NF2 患者还可有多发性脑膜瘤和室管膜瘤 神经鞘瘤占 8％的原发性颅内肿瘤和 29％脊椎原发性肿瘤。新生儿 NF2 的发病率为 1/37 000～1/50 000。病例报道年龄在 22～72 岁(平均年龄 46 岁),发病高峰期为 40～60 岁。多数 NF2 患者 30 多岁时可出现双侧前庭神经鞘瘤
神经纤维瘤 **(图 1.121)**	**MRI 表现:**孤立性神经纤维瘤,为局限性圆形或卵圆形病灶,或分叶状的脑外病灶,T1WI 上呈低信号,T2WI 上呈等高信号,增强后显著强化。病灶体积大时 T2WI 及增强后的信号不均。丛状神经纤维瘤因累及多个神经分支,呈曲线和多发结节样,T1WI 上呈低信号,T2WI 及 FS-T2WI 上呈稍高或高信号,伴或不伴条索状低信号,增强后常见强化表现。 **CT 表现:**等低密度的卵圆形或梭形病变,增强后可见强化。常伴邻近骨质侵蚀	良性神经鞘肿瘤,由施万细胞、神经周围细胞和交织呈束的富含胶原蛋白的纤维母细胞混合组成。不同于神经鞘瘤,神经纤维瘤缺乏 Antoni A 和 B 区,病理学中无法与潜在的神经组织相区分。绝大多数神经纤维瘤为散发性、局限性、孤立性病变,少数呈弥漫或丛状。多发性神经纤维瘤常见于神经纤维瘤病 1 型(NF1),该病为常染色体显性遗传性病(新生儿 1/2 500),由染色体 17q11.2 上神经纤维瘤蛋白基因突变导致的
肿瘤样病变		
表皮样囊肿 **(图 1.122)**	**MRI 表现:**病灶边界清晰,T1WI 上等低信号,T2WI 以及 DWI 上呈高信号,FLAIR 呈高低混杂信号,增强后无明显强化 **CT 表现:**局限于颅骨的可透性病灶,可伴骨膨大或骨破坏。脑外病变通常呈低密度	表皮样囊肿是一种外胚层内衬包涵囊肿,内部只包含鳞状上皮、表皮脱落细胞和角蛋白。表皮样瘤起源于闭合神经管及骨缝闭合处残留的外胚层成分,为骨内或脑外病变

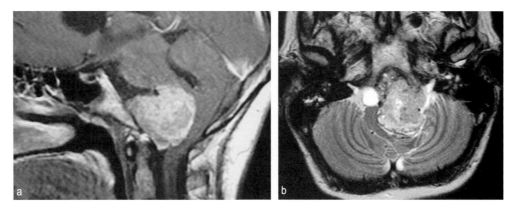

图 1.120　脑膜瘤

a. 矢状位 T1 加权成像显示斜坡颅侧面脑膜瘤(移行上皮细胞型),向后推压脑干和小脑,钆对比增强强化;**b.** 轴位 T2 加权像显示脑膜瘤呈混杂中等稍高信号。

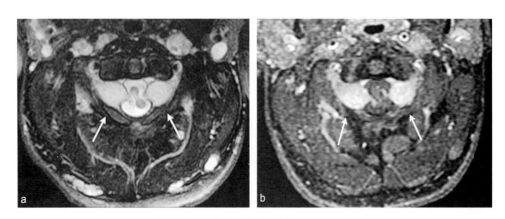

图 1.121　女,22 岁,神经纤维瘤病Ⅰ型

a. 多发性神经纤维瘤轴向 T2 加权像上呈高信号;**b.** 轴位脂肪抑制 T1 加权像钆对比增强病灶强化,可见双侧硬膜外神经纤维瘤(箭头)、硬膜囊和脊髓压缩变形。

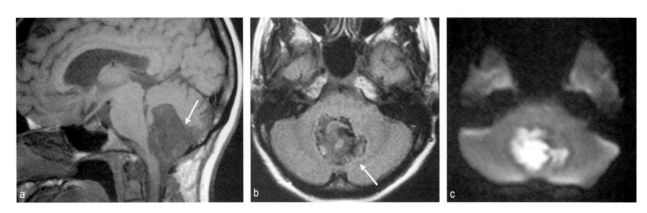

图 1.122　表皮样囊肿累及第四脑室下部、第四脑室孔和枕骨大孔

a. 矢状位 T1 加权像以不均匀的低信号为主(箭头);**b.** 轴位 FLAIR 上呈低、中等、略高混杂信号(箭头);**c.** 轴向扩散加权像显示病灶扩散受限。

表 1.5(续)　颅颈交界区病变

病变	影像学表现	点评
蛛网膜囊肿 （**图 1.123**）	**MRI 表现**：边界清楚的轴外病变，T1 加权像、FLAIR 及扩散加权像上呈低信号，T2 加权像上呈高信号，与脑脊液相似。钆对比增强无强化。常见部位：前颅中窝＞鞍上/四叠体＞前额凸＞颅后窝 **CT 表现**：局限性轴外病变，呈低信号，无强化	非肿瘤性病变，先天性、发育性或后天性的轴外脑脊液囊肿病变，通常有轻度的肿块占位效应，伴或不伴临床相关症状。发生部位：幕上＞幕下。男性多于女性
大枕大池 （**图 1.124**）	**MRI 与 CT 表现**：颅后窝扩大，枕大池突出。第四脑室和小脑蚓部的大小、位置正常。相对于枕骨大孔，小脑扁桃体的位置正常	枕大池扩大，颅后窝可有不同程度的扩大。当合并小脑下蚓部轻度发育不良时，可表现为轻度 Dandy-Walker 综合征

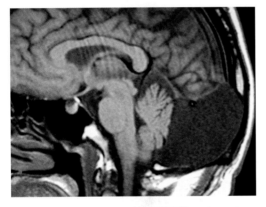

图 1.123　蛛网膜囊肿
矢状位 T1 加权像显示颅后窝内较大的蛛网膜囊肿，呈脑脊液信号，小脑蚓部受压前移，病变涉及枕骨内侧表面。

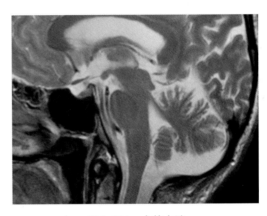

图 1.124　大枕大池
矢状位 T2 加权像显示颅后窝轻度扩大，枕大池突出，其内充满脑脊液，位于小脑和小脑扁桃体下方。

1.6　颞骨的先天性或发育性病变

在妊娠 3 周时，颞骨形成，起始于原始后脑表面的耳板。耳板内陷成凹形，形成耳囊。耳囊分裂形成耳蜗囊与前庭囊。耳蜗囊形成耳蜗导管和球囊。前庭囊形成前庭导管、椭圆囊及半规管。耳囊软骨化和气化形成外淋巴管间隙，最后骨化形成骨迷路。蜗管内发育形成 Corti 器，半规管内发育形成壶腹。

骨性解剖

颞骨由五个骨化中心发育形成，包括鳞部、乳突部、鼓部、岩部及茎突部，在出生后相互融合（**图 1.125**）。

鳞部位于颞骨的外侧部，形成颅骨表面的一部分，是颞肌和筋膜的附着处。部分结构呈曲面，从外下缘向前延伸，与颧骨融合形成颧弓。下缘形成颞下颌关节窝及外耳道的后上壁。前缘为蝶骨。后缘为枕骨。内缘为鼓室内侧壁。

乳突部位于颞骨的后部，上缘与顶骨的下部相连，下缘与枕骨相连。典型的乳突骨部分气化，含有不同数量的多个含气小腔隙（乳突气房）。乳突气房（乳突窦入口）的黏膜与中耳腔（鼓窦）黏膜相延续。鼓室上缘为厚度不等的骨质结构，简称鼓室盖，分隔中耳与颅中窝。沿乳突骨内缘走行的是硬脑膜静脉窦沟（乙状沟）。乙状沟与乳突气房间见薄层骨板分隔。

颞骨的鼓部位于乳突部前方、鳞部下方。鼓部形成骨性外耳道的大部分骨壁。内侧缘形成鼓膜沟，鼓膜的其他部分附着于此。

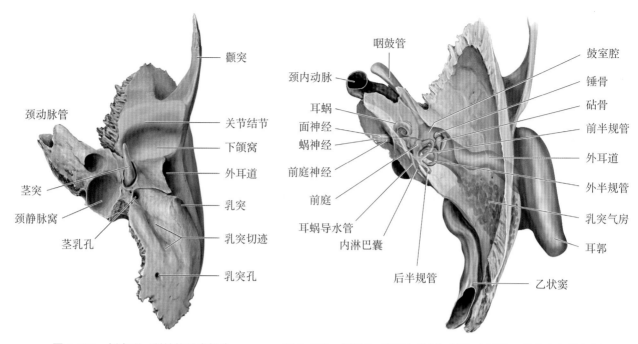

图 1.125 颅底观:颞骨的组成部分

(引自:THIEME Atlas of Anatomy:Head and Neuroanatomy,© Thieme 2007,Illustration by Karl Wesker.)

图 1.126 颅底观:颞骨与外耳、中耳、内耳及乙状窦之间的解剖关系

(引自:THIEME Atlas of Anatomy:Head and Neuroanatomy,© Thieme 2007,Illustration by Karl Wesker.)

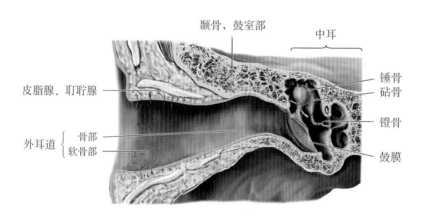

图 1.127 冠状位:外耳道及其与中耳、内耳结构的关系

(引自:THIEME Atlas of Anatomy:Head and Neuroanatomy,© Thieme 2007,Illustration by Karl Wesker.)

岩部呈楔形骨质结构,包含耳囊及内听道(**图 1.126**)。颞骨岩部前方为蝶骨大翼,后方为枕骨。横向上,岩部与鳞部及乳突部融合。前上缘形成颅中窝后缘,后缘形成颅后窝前缘。

茎突部是颞骨最小的组成部分,是位于颞骨下缘细长的骨性突起。茎突舌骨、茎突下颌韧带以及茎突舌骨肌,茎突咽肌和茎突舌肌附着于此。

外耳道

外耳道从耳郭延伸至鼓膜外缘,长度可达 25 mm。

外侧三分之一的外耳道壁由纤维软骨组织构成,内侧三分之二的外耳道壁主要由骨性组织构成(**图 1.127**)。

中耳

中耳从鼓膜内缘延伸至耳囊。根据与鼓膜和鼓环的相对位置,中耳腔被分为三个主要部分。鼓环上缘水平线以上为上鼓室,包含锤骨头部、砧骨体部,上鼓室通过鼓室入口与鼓室相连。鼓室上隐窝(蒲氏间隙)位于鼓膜嵴和松弛部的深面、锤骨头的外侧,是获得性胆脂瘤的常见部位。鼓膜上下缘水

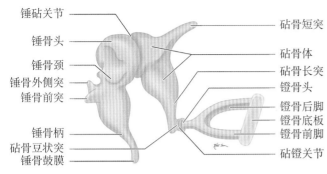

图 1.128 冠状切面图：中耳内听骨链的解剖关系

锤砧关节
锤骨头
锤骨颈
锤骨外侧突
锤骨前突
锤骨柄
砧骨豆状突
锤骨鼓膜

砧骨短突
砧骨体
砧骨长突
镫骨头
镫骨后脚
镫骨底板
镫骨前脚
砧镫关节

平之间为中鼓室，包含听骨链的其他部分。鼓膜下缘水平线以下的空间为下鼓室，为充气腔。中耳的外侧缘是鼓膜。鼓膜前上部附着于鼓膜嵴，其他部分附着在鼓膜环上。鼓膜上部薄而略松，被称为鼓膜松弛部。鼓膜下部更加坚韧，被称为紧张部。听骨链位于中耳腔内，由锤骨、砧骨和镫骨构成（**图 1.128**）。锤骨柄附着在鼓膜上，锤骨颈连接锤骨柄与头部，并与砧骨体形成关节。锤骨由锤骨上、前及外侧韧带固定。在砧镫关节中，砧骨长突与豆状突连接，并与镫骨头形成关节。镫骨头与前后弓邻接，附着于卵圆窗的镫骨足板上。镫骨肌由脑神经Ⅶ支配，附着稳定镫骨头。鼓膜张肌由脑神经Ⅴ支配，延伸至咽鼓管内侧，附着于锤骨颈。这些肌肉可以中

和强烈的声音，尽量减少耳蜗的损伤。中耳腔的后下壁为锥形隆起，包含面神经的垂直段。锥形隆起的内侧是鼓室窦，外侧是面神经隐窝。

咽鼓管（耳咽管）长约 40 mm，包括开口于中耳下部的骨性背侧部，及开口于鼻咽部咽鼓管圆枕前的软骨腹侧部。管腔内被覆假复层纤毛柱状上皮及施奈德细胞。管腔平时闭合，仅在吞咽、咀嚼或呵欠时暂时开放，以平衡中耳和鼻咽之间的气压。上皮纤毛活动，可以使中耳分泌物经咽鼓管引流至鼻咽，并可使管腔两端之间的压力均等。

内耳

内耳是由耳囊的致密骨质所构成的，包括耳蜗、耳蜗轴、前庭、半规管、前庭和耳蜗导水管、卵圆窗和圆窗、内听道。声波自外耳经外耳道传播，引起鼓膜振动，再经听骨链传递到卵圆窗（**图 1.129**）。卵圆窗的振动引起中央耳蜗内淋巴液（阶）压力的变化，作用于基底膜上耳蜗 Corti 器中的毛细胞，引发耳蜗神经细胞神经电位去极化（**图 1.130**）。神经冲动传递到耳蜗底部的螺旋神经节中，然后由蜗神经（CNⅧ）传递到脑桥背侧下部的耳蜗核、丘脑内侧膝状体、颞上回。

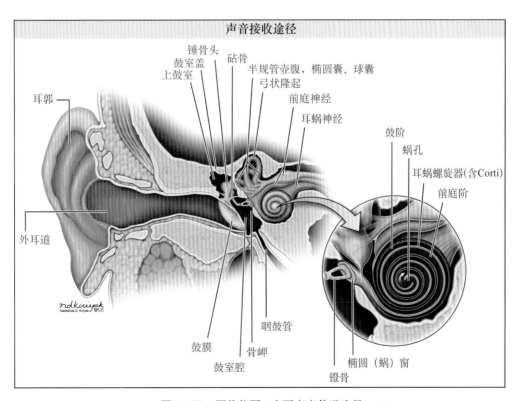

声音接收途径

锤骨头
鼓室盖
上鼓室
砧骨
半规管壶腹，椭圆囊、球囊
弓状隆起
前庭神经
耳蜗神经
耳郭
外耳道
鼓阶
蜗孔
耳蜗螺旋器(含Corti)
前庭阶
椭圆（蜗）窗
镫骨
咽鼓管
鼓膜
骨岬
鼓室腔

图 1.129 冠状位图：内耳声音传递途径

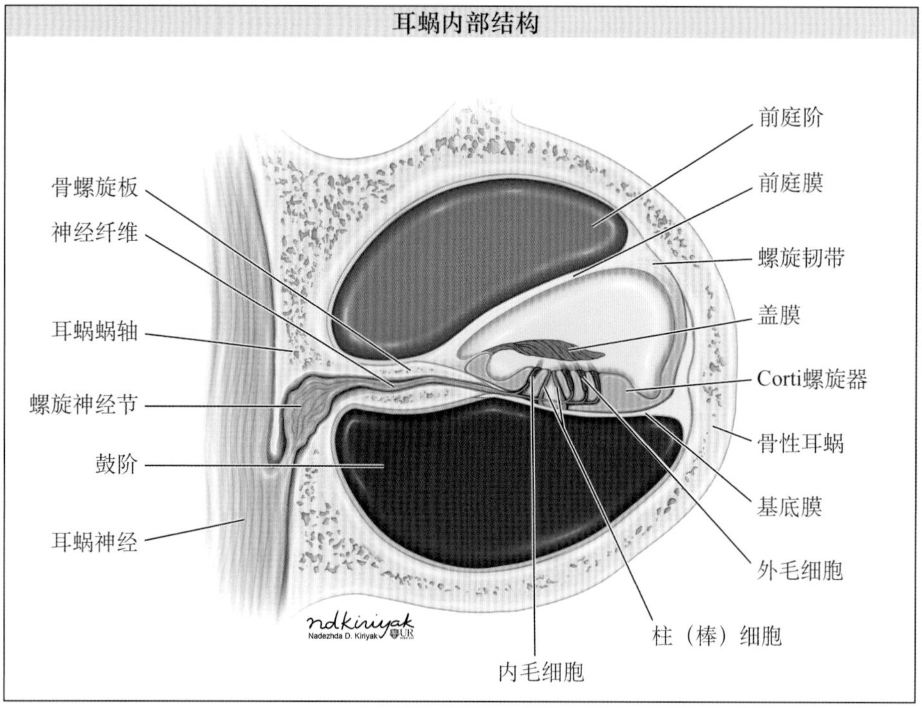

图 1.130 耳蜗冠状位图：前庭阶、鼓阶与 Corti 器的关系。

耳蜗是一个长度约为 30 mm 的螺旋结构，由两个半到不足三个螺旋环组成，分为底旋、中间旋和尖旋。底旋检测高频率声音，中间旋检测中频声音，尖旋检测低频声音。位于耳蜗中心的骨性结构（轴），包含螺旋神经节并与螺旋板连接，将耳蜗分为的前庭阶、蜗管和鼓阶。蜗管沿耳蜗轴旋转并与球囊相通，前庭膜分离蜗管与前庭阶，基底膜分离蜗管与鼓阶，前庭阶和鼓阶在蜗孔相通。圆窗位于卵圆窗的后面，在鼓阶和中耳之间。耳蜗导水管内含有外淋巴液，是一条长度约 10 mm、宽度约 0.1 mm 的细管道结构，其从鼓阶延伸到耳蜗底，然后转向颈静脉孔外侧缘。蜗管功能为调节外淋巴液和脑脊液压力。

内耳前庭系统功能在静态体位或具有线性和角加速度动态运动时，保持身体平衡和感知神经系统定位。前庭将膜迷路相互连接起来，膜迷路由前庭内含有内淋巴液的球囊、椭圆囊及骨半规管结构中的半规管所构成。球囊斑和椭圆囊斑感受平衡和线性加速度。上半规管、水平半规管和后半规管壶腹感受角加速度。半规管在总脚汇合，与椭圆囊相连。椭圆囊球囊管连接球囊球部与椭圆囊后部。球囊连接蜗管、耳蜗和前庭导水管中的内淋巴液。前庭导水管是含有内淋巴管的骨性通道，从前庭后上部向后下方延伸到内淋巴囊。前庭导水管的宽度通常小于 1.5 mm。在膜迷路的外边缘和骨半规管之间是耳蜗外淋巴液。内耳结构按照特定模式发育，外部和/或内部因素影响了内耳发育的正常顺序，将会导致各种异常（**图 1.131**）。

内听道

内听道为颞骨岩部内由后内侧向前外侧走行的管道结构，其颅内开口与岩骨的长轴呈 45°角。内侧开口部（耳门）比外侧部（基底）宽。面神经位于内听道的前上部，耳蜗神经位于前下部，前庭上、下神经位于后部。基底动脉的内听支也位于内听道内。内听道基底部内的水平骨板为镰状嵴，将内听道分为上下两个部分。基底部也可以被垂直骨板（Bill 嵴）分为前后两个部分。

面神经（第七对脑神经）从内听道前上部向前外侧延伸，通过颞骨岩部中较窄的通道到达膝状神经节。岩浅大神经走行于膝状神经节的内侧，含有支配泪腺的副交感节前促分泌纤维，这些纤维起源于脑桥下部的上泌涎核。面神经从膝状神经节后外侧延伸至水平半规管下缘为鼓室段，继续沿锥形隆起垂直下行至茎乳孔为乳突段。这一部分面神经来自脑桥被盖腹外侧的运动核发出的运动纤维，支配面部表情肌、二腹肌后腹、茎突舌骨肌和镫骨肌。面神

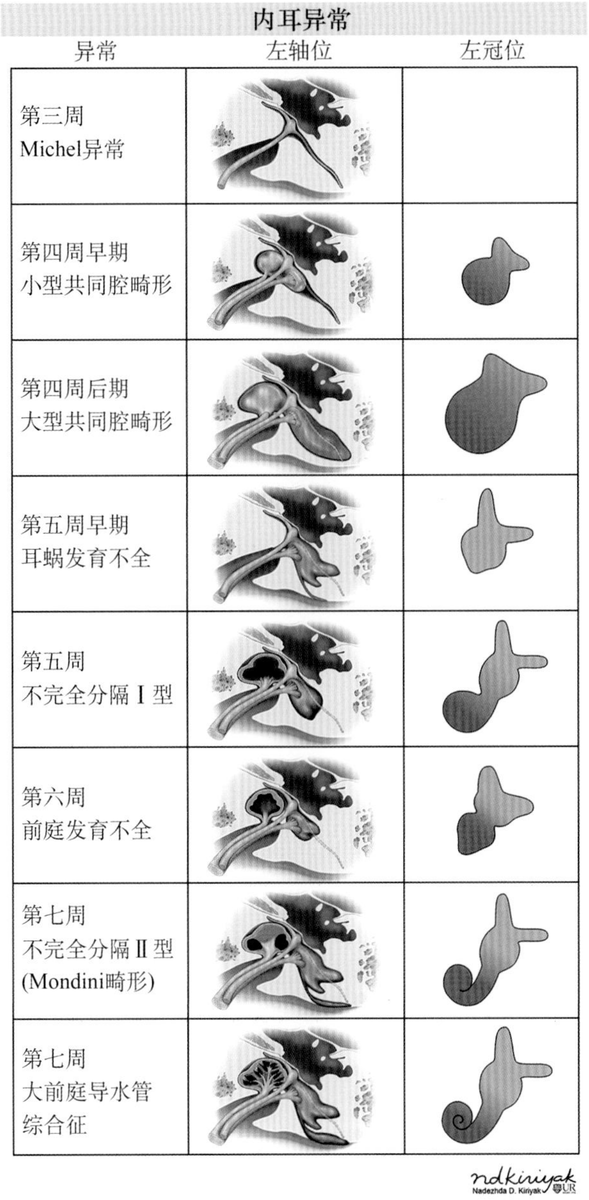

内耳异常		
异常	左轴位	左冠位
第三周 Michel 异常		
第四周早期 小型共同腔畸形		
第四周后期 大型共同腔畸形		
第五周早期 耳蜗发育不全		
第五周 不完全分隔 I 型		
第六周 前庭发育不全		
第七周 不完全分隔 II 型 (Mondini 畸形)		
第七周 大前庭导水管 综合征		

ndkiriyak
Nadezhda D. Kiriyak ©UR

图 1.131 内耳发育阶段与先天畸形关系的示意图（摘自参考文献 3 和 5）

经的运动神经从脑桥下部的面神经核发出，环绕在外展神经（第六对脑神经）核的背侧，出脑桥前外侧部之前在第四脑室的底部形成一个凸起（称为面神经丘）。鼓索神经是面神经的一个分支，含有舌头前三分之二的感官和味觉纤维，鼓索从茎乳孔上方的面神经乳突段分离出来，通过骨性管道向上延伸进入中耳，在锤骨和砧骨之间穿过，经岩鼓裂出颅，与舌神经在咀嚼肌间隙相连。鼓索含有支配下颌下腺和舌下腺的副交感神经分泌纤维，这些纤维起源于脑桥的上泌涎核。舌头前三分之二的味觉感受

由鼓索传导，经舌神经传递到膝状神经节和延髓上部的孤束核。

前庭蜗神经（第八对脑神经）参与听觉和平衡的特殊神经感觉。前庭蜗神经的耳蜗段传递听觉感受，自耳蜗至小脑下脚侧面（绳状体）的背侧腹侧蜗神经核。突触后纤维继续向上至脑桥后部的外侧丘系、中脑下丘和丘脑内侧膝状体，最终止于颞上回。

前庭蜗神经的前庭神经传递感受，自内听道后部至双侧脑干的中央前庭核，其具有连合纤维将双侧核团相连。

颈动脉管

颈内动脉经颈动脉孔入颅，在颈静脉球前部和岩锥颈内动脉管内走行。在耳蜗层面上，有薄层骨板覆盖管腔。

颈静脉孔

颈静脉孔位于乙状沟内，沿乳突段颅内表面走行，于岩骨与枕骨之间向前外侧及下方延伸。一个骨嵴（颈静脉嵴）将颈静脉孔分隔成前内侧的神经部与后外侧的血管部。血管部包含颈静脉球（排出乙状窦中大部分静脉血），以及第十对及第十一对脑神经。第十对脑神经的皮肤支（Arnold 神经）位于颈静脉孔外侧壁，在乳突小管中沿面神经的乳突段延伸。

神经部含有第九对脑神经和岩下窦（排出海绵窦中静脉血），岩下窦向下延伸到颅底以下，最终与颈静脉相连。第九对脑神经的鼓膜支（Jacobson 神经）毗邻颈静脉，与鼓室下动脉通过下鼓室小管延伸到中耳。Jacobson 神经和 Arnold 神经可发生神经鞘瘤和副神经节瘤。

- 外耳道（EAC）
  - 外耳道先天发育不良
  - 外耳道狭窄
- 中耳
  - 中耳发育不全
  - 单侧颈内动脉缺失、发育不全
  - 颈内动脉异位

- 永存镫骨动脉(PSA)
- 颈静脉球骨壁缺损
- 颈静脉球高位
- 听小骨
  - 听骨畸形
  - 骨性融合
- 内耳
  - 耳蜗前庭和半规管
  - Michel 畸形(迷路发育不全)
  - 耳蜗发育不全
  - 小型共同腔畸形
  - 共同腔畸形
  - 耳蜗发育不全
  - 耳蜗,不完全分隔Ⅰ型(IP-Ⅰ)
  - 耳蜗,不完全分隔Ⅱ型(IP-Ⅱ)-Mondini 畸形

- 大前庭导水管综合征
- X 连锁非综合征型耳聋
- 前庭和半规管
  - 球形前庭伴半规管扩张
  - 半规管缺失/发育不全
  - 上半规管裂
  - 卵圆窗闭锁/先天性缺失
- 内听道(IACS)
  - 内听道发育不全
  - 内听道扩张
- 颞骨发育异常综合征
  - 腮-耳-肾综合征
  - CHARGE 综合征
  - 半侧颜面短小(Goldenhar 综合征,眼-耳-脊柱发育不良综合征)

表 1.6　颞骨的先天性或发育性病变

病变	影像学表现	点评
外耳道(EAC)		
外耳道先天性发育不良 (**图 1.132,图 1.133**)	外耳道部分或完全闭锁,中耳和畸形的外耳之间存在骨性间隔,伴或不伴中耳较小、听小骨畸形(缺失或部分闭锁)或融合、面神经位置异常、鼓膜钙化、卵圆窗闭锁	第一鳃沟未能发育成正常的外耳道和中耳。可合并 Crouzon 综合征(遗传性家族性颅面骨发育不全)、Goldenhar 综合征(眼-耳-脊柱发育不良综合征)、颅骨锁骨发育不良和 Pierre Robin 综合征(腭裂-小颌畸形-舌下垂综合征)。合并内耳异常者<10%
外耳道狭窄 (**图 1.134**)	外耳道膜部和骨部狭窄	外耳道膜性和骨部的发育性狭窄,伴外耳轻度先天性发育不良。可合并 Crouzon 综合征、Goldenhar 综合征、颅骨锁骨发育不良、CHARGE 综合征和 Pierre Robin 综合征
内耳		
中耳发育不全 (**图 1.135**)	中耳较小,伴或不伴听小骨畸形	表现为单侧或双侧异常。可合并 Crouzon 综合征、Goldenhar 综合征、颅骨锁骨发育不良、CHARGE 综合征和 Pierre Robin 综合征
单侧颈内动脉缺失、发育不全 (**图 1.136**)	颈内动脉和岩部颈动脉管完全缺失或少量残存	累及颈内动脉的罕见先天性异常,包括颈内动脉完全缺失,少量残存或发育不全。发生率<0.1%

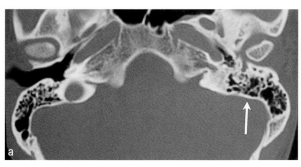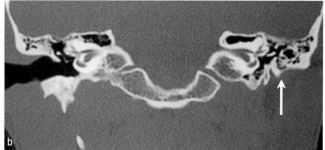

图 1.132　男,8 岁,外耳道先天性发育不良

轴位(**a**)和冠状位(**b**)CT 图像显示,与正常右侧颞骨相比,左侧外耳道骨部闭锁(箭头)。诊断为外耳道先天性发育不良(非综合征型),同侧下颌骨及颧弓大小、形状正常。

图 1.133　女,6 岁,外耳道先天性发育不良(非综合征型)

轴位(**a**)和冠状位(**b**)CT 图像显示右侧外耳道骨性段闭锁,锤骨和砧骨畸形并融合(箭头),有骨性结构连接到中耳壁(箭头 b)。

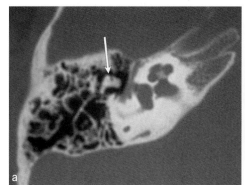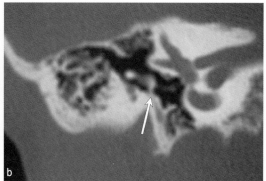

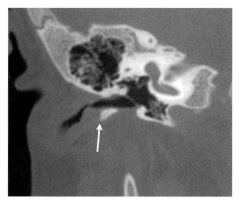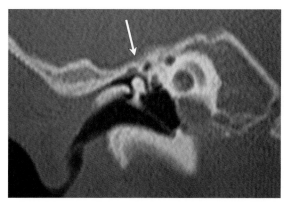

图 1.134　女,1 岁,冠状位 CT 图像显示右侧外耳道膜部狭窄/发育不全(箭头)

图 1.135　冠状位 CT 图像显示中耳上鼓室发育不全(箭头)

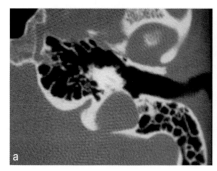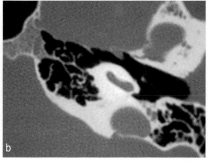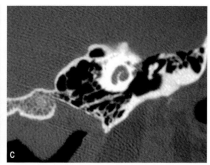

图 1.136　左侧颈内动脉单侧发育不全

轴位 CT 颈静脉孔(**a**)层面和耳蜗基底旋(**b**)层面、冠状 CT(**c**)耳蜗层面显示左侧颈内动脉缺失。

表 1.6(续)　颞骨的先天性或发育性病变

病变	影像学表现	点评
颈内动脉异位 （图 1.137）	颈内动脉（ICA）位置异常，异位的颈内动脉通过扩大的鼓室小管从后方进入中耳，位于正常颞骨岩部颈动脉管的外侧。异位的颈内动脉在耳蜗岬前方，通过颈动脉骨板的缺损与颈内动脉岩段外口相吻合。中耳内的异常 ICA 管径通常较对侧正常 ICA 小	先天性动脉变异，颈内动脉第一胚胎节段发育不全所致的颅外颈内动脉异常。一个并行的替代发育途径，ICA 近端起源于咽升动脉，与鼓室下动脉连接，通过下鼓室管向上延伸进入中耳，并与颈鼓动脉及颞骨岩部 ICA 吻合。ICA 走行于中耳腔的侧面，通常在外科手术中偶然发现，同时，当鼓室下动脉穿过颅底的下鼓室管时会出现一个特征性狭窄
永存镫骨动脉（PSA） （图 1.138）	常表现为异常小动脉，伴有颈内动脉（ICA）异常或孤立存在。影像学表现包括一侧棘孔缺失。永存镫骨动脉呈小管状起自颈内动脉，沿耳蜗岬走行，通过镫骨脚间，然后进入扩大的面神经管，与面神经鼓室段伴行，再向前上进入颅中窝，延续成脑膜中动脉	罕见的血管异常，常合并颈内动脉异常。胚胎期舌动脉（胚胎早期第二对主动脉弓）进化异常形成镫骨动脉，最终形成颈外动脉分支，供应眼眶、脑膜、面部下缘，以及小的颈鼓动脉和鼓室上动脉。镫骨动脉退化异常形成永存镫骨动脉，其起自颈内动脉，延伸到中耳，通过镫骨脚间，进入面神经管鼓室段，再向前上进入颅中窝，延续成脑膜中动脉。因此，脑膜中动脉不由正常情况下的颈外动脉及颌内动脉供血。患侧棘孔缺失
颈静脉球骨壁缺损（颈静脉球疝） （图 1.139）	由于颈静脉球窝骨壁不完整或缺如，颈静脉球经缺损骨壁突入中耳腔后下部	颈静脉球解剖变异，颈静脉球向上向外侧延伸，通过颈静脉球窝骨壁缺损进入中耳。可合并搏动性耳鸣、梅尼埃病和听力损失。对于有外科手术计划的病例，术前诊断非常重要
颈静脉球高位	颈静脉球的上部位于内听道底/耳蜗基底旋的上方。不突入中耳	静脉解剖变异，颈静脉球上部位于内听道底上方。通常为偶然发现
听小骨		
听骨畸形 （图 1.140，图 1.141）	一个或多个听小骨的形态异常或骨融合，可单侧独立或双侧同时发生，或合并各种畸形综合征	最常见的单独的听骨畸形为镫骨足板固定，通常为双侧异常。砧骨、锤骨异常通常为单侧。可合并 CHARGE 综合征、Branchio-oto-renal 综合征（腮-耳-肾综合征）、半侧颜面短小（Goldenhar 综合征、眼-耳-脊柱发育不良综合征）、Branchio-oculo-facial 综合征（鳃-眼-面综合征）、Treacher Collins 综合征（下颌-面发育不全综合征）
骨性融合 （图 1.142）	一个或多个听小骨与中耳壁之间经骨融合棒相连	先天性或发育性骨强直，连接听小骨（锤骨＞砧骨＞镫骨）至中耳壁。导致传导性耳聋。可合并外耳发育不良或慢性炎症性疾病/鼓室硬化

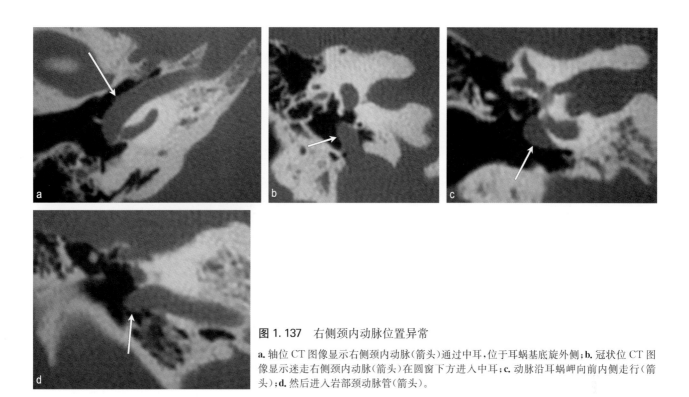

图 1. 137　右侧颈内动脉位置异常

a. 轴位 CT 图像显示右侧颈内动脉（箭头）通过中耳，位于耳蜗基底旋外侧；**b.** 冠状位 CT 图像显示迷走右侧颈内动脉（箭头）在圆窗下方进入中耳；**c.** 动脉沿耳蜗岬向前内侧走行（箭头）；**d.** 然后进入岩部颈动脉管（箭头）。

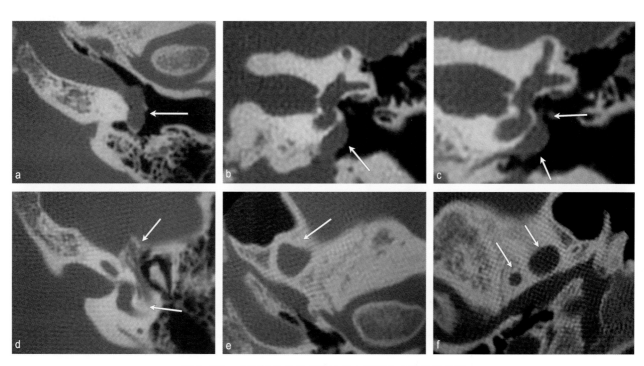

图 1. 138　永存镫骨动脉（PSA）伴左侧颈内动脉位置异常

a. 轴位 CT 图像显示左侧颈内动脉位置异常，位于中耳的外侧（箭头）；**b.** 冠状位 CT 图像显示动脉进入中耳后部（箭头）；**c.** 冠状位 CT 图像显示 PSA 是起自颈内动脉上部（下箭头）的一个小分支（上箭头）；**d.** 轴位 CT 图像显示 PSA 通过镫骨，在延续形成颅内脑膜中动脉前与面神经鼓室段（箭头）伴随走行；**e.** 由于脑膜中动脉来源于 PSA，位于卵圆孔（箭头）后外侧的棘孔缺失；**f.** 与对侧比较，正常的棘孔（左箭头）位于卵圆孔（右箭头）外侧。

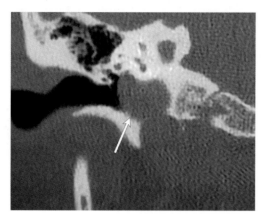

图 1.139　冠状位 CT 图像显示颈静脉球高位，突入中耳内，相应部位颈静脉球窝骨壁缺损（箭头）

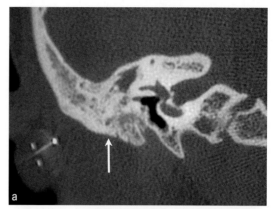

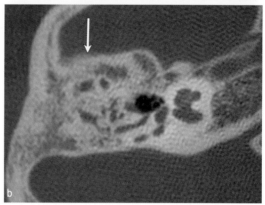

图 1.140　右侧外耳道闭锁，伴骨性隔板增厚（箭头）

冠状位（a）和轴位（b）CT 图像显示除部分镫骨外其余听小骨缺失。

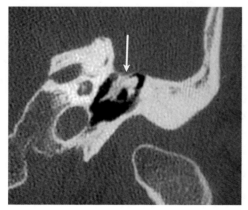

图 1.141　男，41 岁，Branchio-oto-renal 综合征（腮-耳-肾综合征）伴锤骨、砧骨严重畸形、融合

冠状位 CT 图像显示骨性融合与中耳顶壁相连（箭头）。

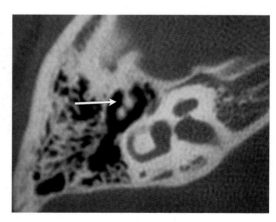

图 1.142　女，7 岁，传导性听力损失

轴位 CT 图像显示锤骨及中耳壁之间见骨融合棒（箭头）相连。

表 1.6(续) 颞骨的先天性或发育性病变

病变	影像学表现	点评
内耳		
耳蜗前庭和半规管		CT 可诊断的罕见先天性畸形,占感音神经性耳聋病因的 20%。其他 80% 的病因为内耳膜结构的异常,通过 CT 无法诊断。耳蜗畸形(以频率递减的顺序):耳蜗,不完全分隔 Ⅱ 型(IP-Ⅱ)-Mondini 畸形;耳蜗,不完全分隔 Ⅰ 型(IP-Ⅰ);共同腔畸形;不发育和发育不全;Michel 畸形 前庭畸形(以频率递减顺序):扩张,共同腔畸形和发育不全(图 1.131)
Michel 畸形(迷路发育不全) (图 1.143)	双侧或单侧耳囊缺失,包括耳蜗、前庭、半规管和前庭水管。常伴有岩尖、内听道发育不全和面神经发育异常	罕见异常(占耳蜗畸形的 6%)。单侧或双侧发生。由于妊娠第 3 周耳板未发育,导致内耳结构完全缺失。耳蜗和前庭神经缺失。主要原因为基因突变,如 FGF3 和 HOXA1 基因
耳蜗未发育 (图 1.144)	单侧或双侧耳蜗完全缺失,前庭和半规管扩张或发育不全。耳蜗岬扁平。耳蜗神经和耳蜗神经管缺失。内听道发育不全	罕见的畸形(占耳蜗畸形的 5%),导致耳聋。耳蜗未发育,可伴前庭、半规管发育不良或畸形,由妊娠第 3 周后期耳囊分化阻滞所致

图 1.143 迷路发育不全（Michel 畸形或发育不全）

冠状位(a)和轴位(b)CT 图像显示耳蜗、前庭和半规管(箭头)完全缺失。

(引自: Swartz JD, Loevner LA. Imaging of the Temporal Bone. New York: Thieme; 2008.)

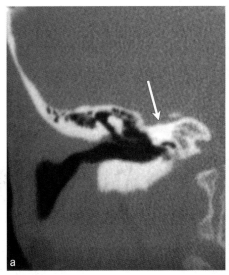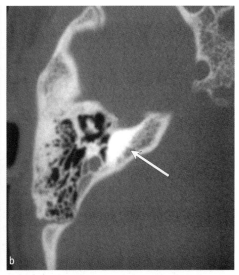

图 1.144 耳蜗未发育

轴位 CT 图像显示前庭和外侧半规管扩张,耳蜗缺失(箭头)。

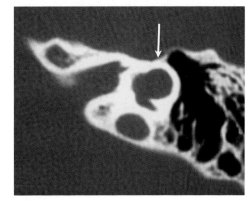

表 1.6(续) 颞骨的先天性或发育性病变

病变	影像学表现	点评
小型共同腔畸形 （**图 1.145**）	CT 图像显示耳蜗和前庭融合、未分化，呈较小的卵圆形囊状透亮区。T2 加权像呈高信号。伴或不伴后半规管和/或上半规管缺失或畸形	罕见畸形（占内耳畸形＜1%）。单侧或双侧发生。由妊娠第 4 周耳板早期形成时，耳囊分化阻滞所致。耳蜗和前庭未分化，呈透亮区，伴耳聋或重度感音神经性耳聋。特发性或 *HOXA1* 基因突变所致
共同腔畸形 （**图 1.146**）	CT 图像显示耳蜗和前庭融合、未分化，呈卵圆形透亮的共同腔。T2 加权像呈高信号。伴或不伴后半规管和/或上半规管缺失或畸形	罕见畸形（占耳蜗畸形的 8%）。由妊娠 4～5 周之间耳板形成后，耳囊分化阻滞所致。其共同腔大于早期发展受阻所致小型共同腔畸形。呈特发性或 *HOXA1* 基因突所致
耳蜗发育不全 （**图 1.147**）	耳蜗和前庭结构分开，但耳蜗尺寸小于正常标准。通常只有一个蜗旋，末端呈"蕾状"。前庭和半规管为正常大小或较小/发育不全	妊娠第 6 周，耳囊分化停滞所致（占耳蜗畸形的 12%）
耳蜗，不完全分隔Ⅰ型 （IP-Ⅰ） （**图 1.148**）	耳蜗和前庭尺寸正常或略大，但内部结构异常，分隔缺失。耳蜗轴及内部隔膜缺失。内听道与耳蜗基底旋之间的骨性隔板（筛板）变薄。耳蜗和前庭呈透亮的"8"形，伴或不伴水平半规管和前庭扩张。耳蜗神经缺失或发育不全。耳蜗神经管可增宽。前庭导水管不扩张。内听道常扩大	占耳蜗畸形的 20%。单侧或双侧囊性耳蜗前庭畸形，前庭导水管不扩张。由妊娠第五周耳囊分化停滞所致，常有感音神经性耳聋
耳蜗，不完全分隔Ⅱ型 （IP-Ⅱ）-Mondini 畸形 （**图 1.149，图 1.150**）	耳蜗和前庭的大小多数在正常范围内。耳蜗蜗轴部分形成，蜗旋只有 1.5 圈，顶旋与中旋融合，前庭轻度扩张，可合并前庭导水管异常扩大	单侧或双侧，占耳蜗畸形的 19%，比 IP-Ⅰ分化好。由妊娠第 7 周耳囊分化阻滞所致。蜗轴的基部存在，螺旋神经节和神经末梢基本形成。人工耳蜗治疗后的听力恢复较 IP-Ⅰ好

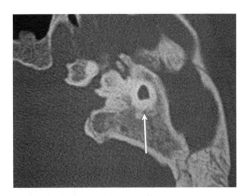

图 1.145 女，21 岁，小型共同腔（耳蜗前庭）畸形

轴位 CT 显示左侧颞骨内一个小型单腔（箭头）。

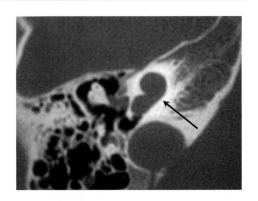

图 1.146 女，5 岁，共同腔畸形

轴位 CT 图像显示耳蜗、前庭和半规管扩张畸形，合并一个共同的空腔（箭头）。

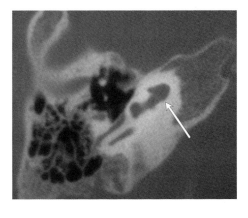

图 1.147 女，3 岁，耳蜗发育不全

轴位 CT 显示耳蜗基底旋末端呈"蕾状"（箭头）。

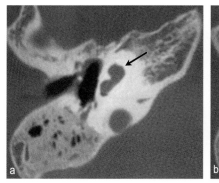
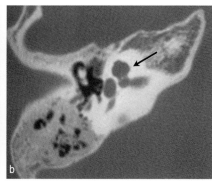
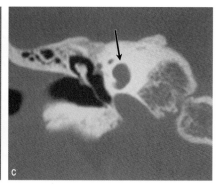

图1.148　女,9岁,耳蜗不完全分隔Ⅰ型

a、b. 轴位 CT 显示无蜗轴的囊性耳蜗(箭头)及囊性前庭。在耳蜗和前庭之间可见细小的骨性分隔,较共同腔畸形发育好；**c.** 冠状 CT 显示囊性耳蜗尖部(箭头)。前庭导水管无扩大。

图1.149　5岁,男,不完全分隔Ⅱ型(Mondini 畸形)

a. 轴位 CT 显示前庭导水管扩大(后箭头),蜗轴缺失(前箭头)及前庭扩张；**b.** 冠状 CT 显示耳蜗尖端呈球状(箭头)。

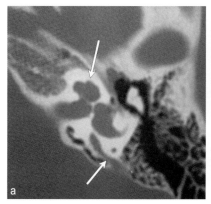
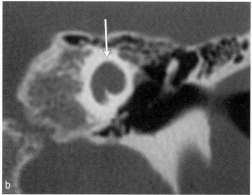

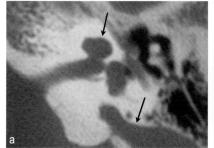
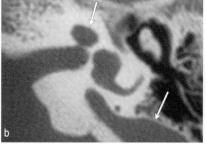
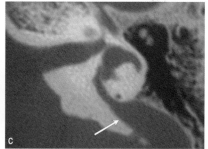
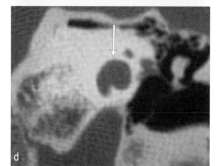

图1.150　女,41岁,不完全分隔Ⅱ型(Mondini 畸形)

a~c. 轴位 CT 图像显示前庭导水管扩大(后箭头),蜗轴缺失(前箭头)及前庭扩张；**d.** 显示耳蜗尖端呈球状(箭头)。

表 1.6(续)　颞骨的先天性或发育性病变

病变	影像学表现	点评
大前庭导水管综合征 （**图 1.151**）	双侧或单侧前庭导水管扩张，伴或不伴不同程度的蜗轴缺失。MRI 的 T2 加权像显示内淋巴囊扩张，呈高信号	前庭导水管扩张（直径大于 1.5 mm）相关的进行性感音神经性耳聋，起病于童年时期。CT 显示耳蜗、前庭和半规管多无畸形。前庭导水管可逐渐扩大提示后天病因。占耳蜗前庭畸形的 15%
X 连锁非综合征型耳聋 （**图 1.152**）	双侧内听道底扩张，内听道与耳蜗基底旋之间的骨性隔板（筛板）变薄或缺失，伴耳蜗神经管扩大。由于蜗轴和隔膜的缺失，耳蜗外观呈"螺丝锥"样。面神经迷路段增宽	罕见的，先天性的，X 连锁的严重的感音神经性耳聋，与 Xq13q21.1 区和 POU3F4 基因异常相关。约占耳蜗畸形的 2%。双侧内听道基底部畸形和扩张，内听道与耳蜗基底旋之间的骨性隔板（筛板）缺失，导致耳蜗内的外淋巴液与蛛网膜下腔的脑脊液相通。通常存在镫骨底板固定。在镫骨切除术时，发生外淋巴液漏的风险较高，导致感音神经性耳聋恶化
前庭和半规管		
球形前庭伴半规管扩张 （**图 1.153**）	球形前庭伴邻近半规管扩张，最常累及外侧半规管	前庭和半规管最常见的畸形。患者可出现眩晕和感音神经性耳聋

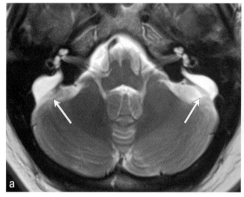
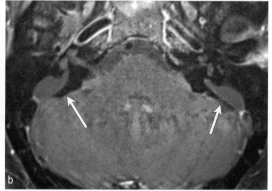

图 1.151　大前庭导水管综合征

a. 轴位 T2 加权像显示双侧前庭导水管（箭头）和内淋巴囊扩张；**b.** 轴位脂肪抑制 T1 加权像中增强后无强化。

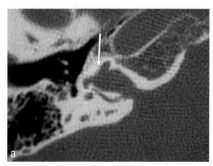
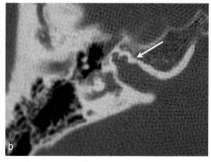
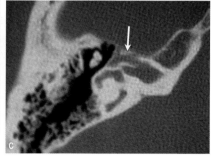

图 1.152　男，44 岁，X 连锁非综合征型耳聋

a、b. 轴位 CT 显示内听道底扩张（箭头），内听道与耳蜗基底旋之间的骨性隔板（筛板）缺失，伴耳蜗神经管扩大。由于蜗轴和隔膜的缺失，耳蜗外观呈螺丝锥样；**c.** 轴位 CT 显示面神经迷路段（箭头）增宽。

表 1.6(续)　颞骨的先天性或发育性病变

病变	影像学表现	点评
半规管缺失/发育不全 (**图1.154,图1.155**)	一个或多个半规管缺失或发育不全,伴或不伴前庭发育不全	畸形累及前庭和半规管。可以孤立发生或合并 CHARGE 综合征(前庭和半规管发育不全)或 Branchio-oto-renal 综合征(半规管发育不全,耳蜗顶旋和中间旋发育不全)

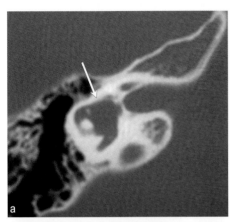

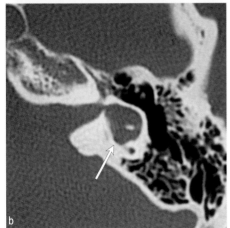

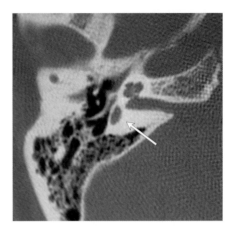

图 1.154　男,22 岁,半规管发育不全合并 CHARGE 综合征

轴位 CT 显示耳蜗、前庭正常,半规管缺失(箭头)。

图 1.153　球形前庭

a. 男,5 岁,轴位 CT 显示球形前庭(箭头);**b.** 另一个患者,左侧内耳轴位 CT 显示球形前庭(箭头)和扩张的外半规管(LSCC)。

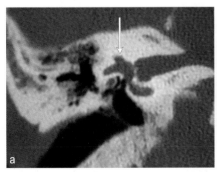

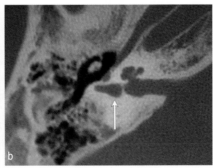

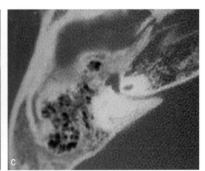

图 1.155　上半规管发育不全及后半规管缺失

男,20 岁,冠状位(**a**)(箭头)和轴位(**b**,**c**)CT 显示上半规管发育不全,伴后半规管缺失。耳蜗形态正常。上半规管(箭头)的高度较小(**a**),后半规管缺失(**b**)(箭头)。轴位 CT(**c**)显示面神经管迷路段水平,上半规管未见显示。

表 1.6(续)　颞骨的先天性或发育性病变

病变	影像学表现	点评
上半规管裂 （**图 1.156**）	高分辨率 CT 显示覆盖上半规管的骨皮质缺失	覆盖上半规管的骨皮质发育不全或严重变薄，导致半规管内淋巴液的血流动力学异常，产生平衡失调，振动幻视，和/或图利奥现象（由声音引起的眩晕，伴或不伴有眼球震颤）。骨裂也可累及外半规管和后半规管
卵圆窗闭锁/先天性缺失 （**图 1.157**）	卵圆窗被异常骨性结构覆盖。合并听骨链畸形，镫骨缺失或发育不全以及面神经鼓室段位于内下方	罕见的胚胎发育缺陷，表现为起始于出生或幼年时的严重传导性耳聋。伴面神经鼓室段位置异常
内听道(IACS)		
内听道发育不全 （**图 1.158**）	CT 和 MRI 显示单侧或双侧内听道较小	内听道发育不全可伴有迷路缺失、耳蜗缺失/发育不全、共同腔畸形、颅骨锁骨发育不良和半侧颜面短小/Goldenhar 综合征
内听道扩张 （**图 1.159**）	CT 和 MRI 显示单侧或双侧内听道增大/扩张	内听道异常扩大，可以是特发性或与 Branchio-oto-renal 综合征和 X 连锁非综合征型耳聋相关
颞骨发育异常综合征		
Branchio-oto-renal 综合征(腮–耳–肾综合征) （**图 1.160**）	CT 图像显示咽鼓管扩张、外耳道狭窄/变窄、中耳发育不全、听小骨畸形和/或融合、耳蜗和/或一个或多个半规管发育不全、前庭导水管扩大和内听道增宽、扩张	常染色体显性遗传疾病伴感音神经性和/或传导性耳聋。继发于染色体 8q13.3 上的 *EYA1* 基因或染色体 19q13.3 上的 SIX 基因突变。发病率：1/40 000。其他异常包括耳前凹、鳃裂囊肿及肾囊肿

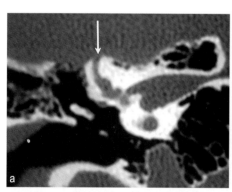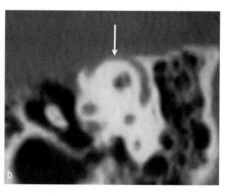

图 1.156　上半规管骨裂

冠状位 CT(**a**)和重建 CT(**b**)图像显示覆盖上半规管上部顶壁的骨皮质缺失（箭头）。

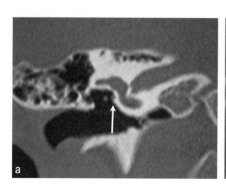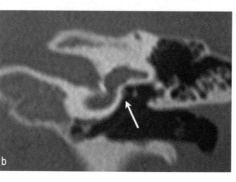

图 1.157　女，6 岁，卵圆窗闭锁/先天性缺失

右侧(**a**)和左侧(**b**)颞骨冠状位 CT 显示双侧卵圆窗被骨性结构覆盖（箭头）。双侧面神经鼓室段位置异常，位于闭锁、骨覆盖的卵圆窗内下方。

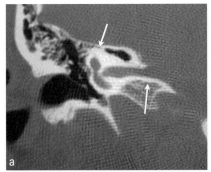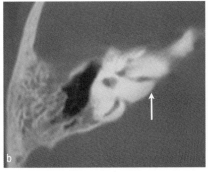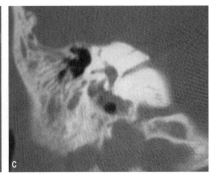

图 1. 158　内听道发育不全

a. 男，22 岁，右侧内听道发育不全伴 CHARGE 综合征（下箭头），半规管未发育（上箭头）；**b.、c.** 男，12 岁，半侧颜面短小（Goldenhar 综合征），轴位（**b**）和冠状位（**c**）CT 显示右侧内听道狭小（箭头）。

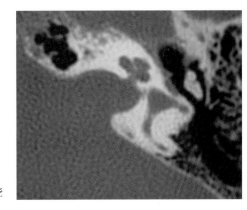

图 1. 159　女，56 岁，右侧内听道扩张，伴轻度传导性耳聋

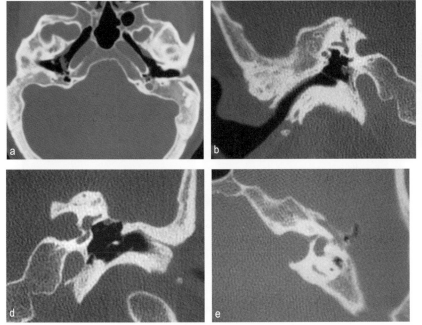

图 1. 160　男，41 岁，Branchio-oto-renal 综合征

a. 轴位 CT 图像显示双侧咽鼓管充气、扩张；**b.** 冠状位 CT 显示右侧外耳道狭窄；**c.** 冠状位 CT 显示左侧中耳发育不全，听小骨畸形融合；**d.、e.** 冠状位和轴位 CT 显示外半规管发育不全，左侧内听道呈喇叭状扩大。

表 1.6(续) 颞骨的先天性或发育性病变

病变	影像学表现	点评
CHARGE 综合征 (图 1.161)	CT 表现包括前庭发育不全、半规管缺失或发育不全、耳蜗畸形(IP-Ⅱ)、面神经(鼓室部)位置异常和卵圆窗狭窄或闭锁	综合征包括眼残缺、心脏异常、后鼻孔闭锁、发育迟缓、生殖器发育不全及耳畸形,继发于染色体 8q12.1 上的 CHD7 基因或在染色体 7q21.11 上的 SEMA3E 基因突变。发病率:1/12 000
半侧面部肢体发育不良(Goldenhar 综合征,眼-耳-脊柱发育不良综合征)(图 1.162)	包括面部结构不对称,单侧和/或双侧下颌骨及颧弓发育不全、外耳道闭锁或狭窄、中耳发育不全、听小骨的畸形和/或融合、卵圆窗闭锁及面神经位置异常	第一鳃弓和第二鳃弓不对称性的畸形发育,与常染色体 5q32 - q33.1 上的 TCOF1 基因显性突变有关。导致耳聋/听力减退和耳道狭窄

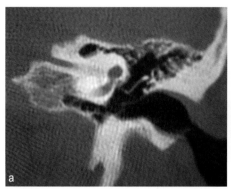
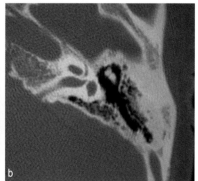

图 1.161 男,22 岁,CHARGE 综合征

左侧颞骨冠状位(a)和轴位(b)CT 图像显示前庭发育不全、半规管缺失及面神经(鼓室段)位置异常,位于闭锁、骨覆盖的卵圆窗上方。

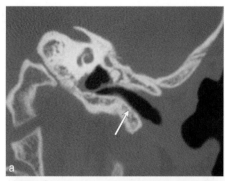
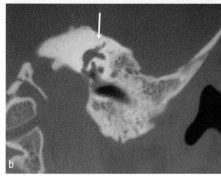
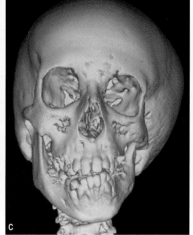
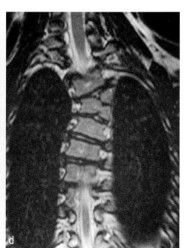

图 1.162 男,12 岁,半侧面部肢体发育不良(Goldenhar 综合征、眼-耳-脊柱发育不良综合征)

a、b. 冠状位 CT 显示左侧外耳道狭窄(箭头 a)、中耳发育不全伴听小骨畸形、面神经管位置异常及上半规管发育不全(箭头 b);c. 冠状位三维/容积显示 CT 显示面部不对称,左侧下颌骨和颧弓发育不全;d. 冠状位 T2 加权像显示该患者的胸椎椎体分段异常,导致胸椎侧凸。

1.7　外耳道(EAC)后天性病变

- 肿瘤样病变
  - 闭塞性角化病
  - 耳道内侧纤维化
  - 表皮样囊肿/胆脂瘤
  - 骨瘤
  - 外生骨疣
  - 骨纤维性结构不良

- 肿瘤
  - 鳞状细胞癌
  - 转移瘤
- 感染
  - 急性外耳炎
  - 坏死性(恶性)外耳道炎
- 炎症(非感染性)
  - 朗格汉斯细胞组织细胞增生症
  - 多发性血管炎性肉芽肿
  - 结节病

表 1.7　外耳道(EAC)后天性病变

病变	影像学表现	点评
肿瘤样病变		
闭塞性角化病 (**图 1.163**)	**CT 表现**：外耳道内中等密度软组织病灶,伴或不伴鼓膜内陷,邻近外耳道骨壁通常无侵蚀破坏 **MRI 表现**：T1 加权像呈低中等信号,T2 加权像呈不均匀的低中等信号,伴或不伴钆增强扫描边缘强化	角质栓及周围肉芽组织充填外耳道内侧,发病年龄通常为 40 岁以下。可双侧发病,伴疼痛,可合并慢性鼻窦炎或支气管扩张
耳道内侧纤维化 (**图 1.164**)	**CT 表现**：病灶位于外耳道的内侧部分,邻近鼓膜,呈低中等密度,邻近骨质无侵蚀 **MRI 表现**：T1 加权像呈低信号;T2 加权像及扩散加权像呈不均匀低中等信号,伴或不伴钆对比增强强化	外耳道内侧部分的慢性炎症,可导致局限性肉芽组织进行性纤维化。病变常发生于中年患者(平均年龄 50 岁),男性多于女性,50% 为双侧发病。如果有相关性耳漏或传导性聋通常需要手术治疗

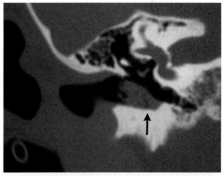

图 1.163　女,11 岁,闭塞性角化病
冠状位 CT 显示外耳道内侧低密度软组织病灶(箭头)。

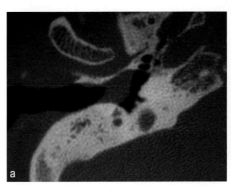
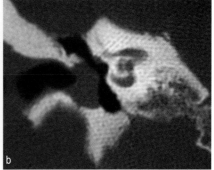

图 1.164　男,56 岁,耳道内侧纤维化

轴位(**a**)和冠状位(**b**)CT 图像显示邻近鼓膜外侧壁见低密度软组织影,其填充外耳道的内侧部分。病灶外缘呈新月形。

表 1.7(续)　外耳道(EAC)后天性病变

病变	影像学表现	点评
表皮样囊肿/胆脂瘤 (图 1.165)	**CT 表现**：病变呈低中等密度。通常伴有邻近骨质侵蚀或破坏,伴或不伴病变内骨碎片 **MRI 表现**：T1 加权像上呈低信号,FLAIR 成像呈不均匀中等信号,T2 加权像及扩散加权像上呈高信号,对比增强无强化	外耳道表皮样囊肿通常为单侧发生,伴有骨质侵蚀,伴或不伴窦道。常发生于 40 岁以上的患者
骨瘤 (图 1.166)	**CT 表现**：病变的典型表现为高密度灶,类似于致密骨皮质 **MRI 表现**：T1 和 T2 加权像上呈低信号,对比增强无强化	孤立、良性、致密、成熟的骨性病变,突入外耳道内,致外耳道狭窄
外生骨疣 (图 1.167)	**CT 表现**：骨性病变通常为高密度,类似于致密骨皮质,致外耳道骨性部分狭窄 **MRI 表现**：T1 和 T2 加权像上呈低信号,与骨皮质相似,钆对比增强无强化	成熟、致密的骨质增生,发生于多次长时间暴露在寒冷的温度中(深海潜水)、化学或机械刺激。典型为双侧发生,外耳道骨性部分狭窄
骨纤维性结构不良 (图 1.168)	**CT 表现**：骨质增厚呈磨砂玻璃样,可伴有透亮囊性改变,可合并动脉瘤样骨囊肿 **MR 表现**：病变特征取决于骨针、胶原蛋白、成纤维梭形细胞、出血和/或囊变以及相关病理性骨折出现的比例。病变通常边界清楚,T1 加权像及质子加权像上呈低或中低信号,T2 加权像上病变信号混杂呈低、中等和/或高信号,常被不同厚度的低信号边缘包围,少数病灶可见内部分隔和囊变,此外还可观察到骨质增厚及或厚或薄的骨皮质,增强后常有一定程度及形式的强化	良性的髓内纤维骨病变。可累及单个部位(单骨性骨纤维性结构不良),也可累及多个部位(多骨性骨纤维性结构不良)。由原始骨重塑为成熟板层骨的发育过程障碍所致,导致发育不良的纤维组织内出现单区域或多区域性的不成熟的骨小梁结构 在良性骨病变中占比约10%。发病年龄从 1 岁以内到 76 岁不等,75%的患者于 30 岁前发病
肿瘤		
鳞状细胞癌 (图 1.169)	**CT 表现**：外耳道内的低密度软组织肿瘤,伴骨质侵袭和破坏 **MRI 表现**：肿瘤 T1 加权像上呈低中等信号,T2 加权像上呈中等偏高信号,钆对比增强病灶强化	累及外耳道最常见的恶性肿瘤。常与耳部慢性感染有关。可以侵及中耳。女性发病更常见,肿瘤仅局限于外耳道时 5 年生存率为 50%,侵及中耳时 5 年生存率为27%。其他较少累及外耳道的肿瘤包括基底细胞癌、腺样囊性癌、黑色素瘤、耵聍腺癌和淋巴瘤

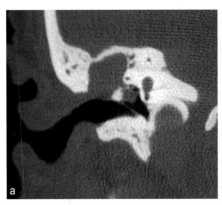
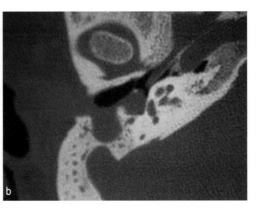

图 1.165　女,76 岁,中耳表皮样囊肿/胆脂瘤

病灶延伸至外耳道(EAC)上内侧骨壁内,伴自然根治腔形成,被侵蚀的听小骨受压推移至外耳道外。冠状位(a)和轴位(b)CT 显示中耳内听骨链缺失,残留胆脂瘤深达鼓膜,上鼓室及右侧外耳道上内侧壁的骨质侵蚀。

表 1.7(续) 外耳道(EAC)后天性病变

病变	影像学表现	点评
转移瘤 (图 1.170)	**CT 表现**：骨髓内单发或多发，边界清楚或不清的浸润性病变，伴骨皮质破坏和骨外肿瘤扩展 **MRI 表现**：病变 T1 加权像中呈低中等信号，T2 加权像和脂肪抑制 T1 加权像呈低、中和(或)高信号。常见皮质破坏和肿瘤延伸至骨外软组织	转移瘤通常通过血行传播发生于骨髓，常合并骨质破坏和骨外肿瘤扩展

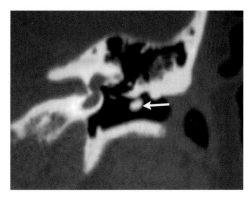

图 1.166 冠状位 CT 显示在左侧外耳道上缘的骨瘤(箭头)

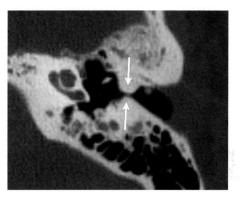

图 1.167 轴位 CT 显示双侧外生骨疣，致外耳道骨性部分狭窄(箭头)

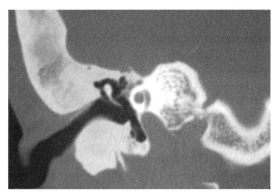

图 1.168 女,3 岁,骨纤维性结构不良累及外耳道(EAC)

冠状位 CT 显示骨质增厚，呈磨砂玻璃样外表，导致外耳道狭窄。

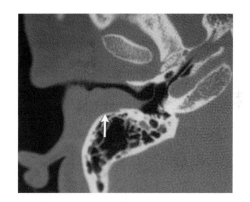

图 1.169 鳞状细胞癌

轴位 CT 显示肿瘤呈低密度软组织影，沿右侧外耳道骨性部分及鼓膜延伸(箭头)。

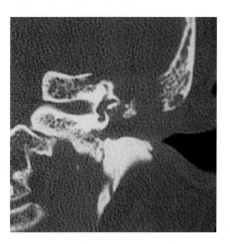

图 1.170 转移瘤

导致左侧颞骨骨质破坏，延伸并充填左侧外耳道及中耳。

表 1.7(续) 外耳道(EAC)后天性病变

病变	影像学表现	点评
感染		
急性外耳道炎 (图 1. 171)	**CT 表现**:外耳道内低密度软组织影 **MRI 表现**:外耳道内软组织增厚影,边界欠清,T1 加权像上呈低中等信号,T2 加权像上呈略高到高信号,钆对比增强强化	最常见的外耳感染(由铜绿假单胞菌、金黄色葡萄球菌和糖尿病患者的真菌感染所致)。患者常出现疼痛和肿胀,伴或不伴传导性耳聋
坏死性(恶性)外耳道炎 (图 1. 172)	**CT 表现**:外耳道内低密度软组织影,伴或不伴骨质破坏 **MRI 表现**:外耳道内软组织增厚影,边界欠清,T1 加权像上呈低到中等信号,T2 加权像上呈略高到高信号,钆对比增强强化 可伴有骨侵袭和破坏,可伴有颅底或颅内扩展,并累及硬脑膜、脑、静脉窦鼻咽和/或颞下窝	外耳道及邻近软组织的侵袭性感染,常发生于免疫功能低下和糖尿病患者。铜绿假单胞菌是最常见的病原体。患者表现为严重的耳痛、耳漏。感染可以从外耳道蔓延,通过外耳道软骨切迹进入颅底以下的软组织,涉及 CN Ⅶ和Ⅸ～Ⅻ,引起神经性病变。感染扩展可引发颅内感染,导致静脉窦血栓、积脓、脑膜炎和脑梗死形成。如果治疗不充分,发病率和死亡率较高
炎症(非传染性)		
朗格汉斯细胞增生症 (图 1. 173)	局灶性髓内骨性病变,合并骨小梁和骨皮质破坏 **CT 表现**:病变通常呈低中等密度,伴或不伴对比增强强化,邻近硬脑膜强化。 **MRI 表现**:T1 加权像上呈低中等信号,FLAIR、T2 加权像(T2WI)和脂肪抑制(FS)T2WI 上呈不均匀略高到高信号。T2WI、FS T2WI 显示病变周围骨髓和软组织中边界不清的高信号区,为继发于炎症性的改变。骨髓病变通过骨皮质破坏区延伸至邻近软组织较常见。钆对比增强扫描,骨髓和骨外软组织中的病变通常显著强化	良性瘤样病变由朗格汉斯细胞和可变数量的淋巴细胞、多形核细胞和嗜酸性粒细胞构成。约占原发性骨病变的 1%。约占瘤样病变的 8%。患者发病年龄的中位数=10 岁(平均年龄 13.5 岁)。峰值发病率在 5～10 岁;80%～85%发生于 30 岁以下患者
多血管炎性肉芽肿病	**CT 表现**:外耳道内低密度软组织影伴或不伴骨质破坏 **MRI 表现**:外耳道内软组织增厚影,边界欠清,T1 加权像上呈低到中等信号,T2 加权像上呈略高到高信号,钆对比增强强化,可伴有骨质侵犯与破坏,可延伸到颅底或颅内,侵及硬脑膜、脑组织、静脉窦、鼻咽部和/或颞下窝	多系统疾病合并呼吸道坏死性肉芽肿,各种组织内小动脉和小静脉的局灶性坏死性血管炎和肾小球肾炎。可累及鼻窦、眼眶,偶尔累及颞骨。通常细胞质抗中性粒细胞胞浆抗体(C-ANCA)阳性。治疗方法包括糖皮质激素、环磷酰胺和抗肿瘤坏死因子制剂
结节病	**CT 表现**:骨内病变通常表现为髓内透亮带,罕见硬化呈高密度 **MRI 表现**:T1 加权像上常呈低至中等信号。T2 加权像(T2WI)、脂肪抑制(FS)质子密度加权像和 FS T2WI 上呈略高到高信号。肉芽肿向骨外蔓延时,侵蚀和破坏邻近骨皮质。钆对比剂增强后,病变典型表现为中度至显著强化	病因不明的慢性系统性肉芽肿性疾病,非干酪样肉芽肿可发生于各组织和器官,包括骨

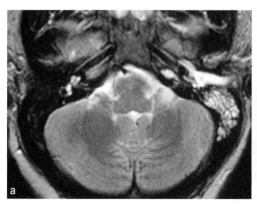
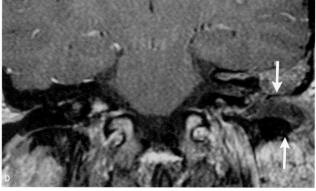

图 1.171 急性外耳道炎

a. 女,30 岁,急性外耳道炎。左侧外耳道、乳突气房、中耳和岩尖气房软组织影充填,T2 加权像上呈高信号;**b.** 冠状位脂肪抑制 T1 加权像上左侧外耳道周边轻度钆对比增强强化(箭头)。

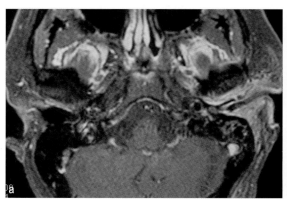
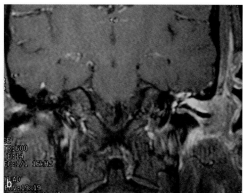

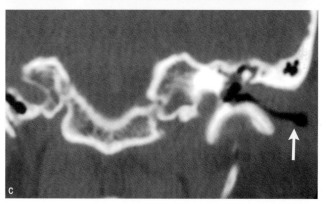

图 1.172 男,29 岁,坏死性(恶性)外耳道炎,合并糖尿病,控制不佳

a、b. 轴位和冠状位脂肪抑制 T1 加权像上左侧外耳道内见钆对比增强强化区,边界不清,侵及左侧中耳、颅底和表浅软组织;**c.** 冠状位 CT 示左侧外耳道内低密度软组织影(箭头)。

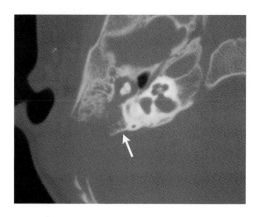

图 1.173 男,1 岁,朗格汉斯细胞组织细胞增生症

轴位 CT 显示嗜酸性肉芽肿累及右侧乳突,导致骨质破坏,并延伸至右侧鼓室上隐窝及外耳道(箭头)。

1.8　中耳病变

- 肿瘤样病变
  - 获得性胆脂瘤
  - 先天性胆脂瘤
  - 胆固醇肉芽肿
  - 骨纤维性结构不良
- 肿瘤
  - 神经鞘瘤
  - 副神经节瘤：鼓室球瘤、颈静脉球瘤
  - 腺瘤
  - 类癌
  - 腺癌
  - 鳞状细胞癌
  - (肿瘤)转移性疾病
  - 脑膜瘤

- 感染
  - 急性中耳炎
  - 慢性中耳炎/鼓室硬化
  - 病毒性感染
- 炎症(非传染性)
  - Bell 麻痹/神经炎
  - 朗格汉斯细胞组织细胞增生症
  - 多血管炎性肉芽肿病
- 创伤性病变
  - 纵行骨折
  - 横行骨折
  - 混合骨折
  - 脑膨出
- 血管病变
  - 颈内动脉异位(迷走颈内动脉)
  - 永存镫骨动脉(PSA)
  - 颈静脉球骨壁缺损(颈静脉球疝)

表 1.8　中耳病变

病变	影像学表现	点评
肿瘤样病变		
获得性胆脂瘤 （**图 1. 174**，**图 1. 175** 和 **图 1. 176**）	**CT 表现**：在 Prussak 间隙内可见软组织，伴或不伴鼓室盾板、听骨链和内耳骨质侵蚀(迷路瘘) **MRI 表现**：病变通常在 T1 加权像上呈中低信号，在 T2 加权像上呈中等或较高的信号，在弥散加权像中呈高信号。病变在钆增强扫描中无明显强化。MRI 显示鼓室上隐窝的骨质侵蚀累及硬膜外	中耳腔膨胀性病变，由角质化复层扁平上皮(角质瘤)和脱落的角质碎片积聚形成。该病变多见于男性。这些非肿瘤后天性病变可能是由于鼓膜松弛部形成的囊袋、穿孔引起，或由于外伤、气压的快速变化或感染造成鼓膜外层上皮细胞向内生长到邻近中耳内表面而引起。82%的病变发生在鼓膜松弛部的内表面，并渐进性充满 Prussak 间隙、鼓室上隐窝、乳突窦和中耳的其他部位。18%的病变涉及鼓膜紧张部。病变会侵蚀听骨链和内耳结构，并引起迷路瘘、鼓室盖骨质吸收和破坏以及鼓窦入口的扩大
先天性胆脂瘤 （**图 1. 177**）	**CT 表现**：在中耳内，软组织清晰可见，伴或不伴听骨链和内耳骨质侵蚀 **MRI 表现**：病变在 T1 加权像上通常呈中低信号，在 T2 加权像上呈中等或稍高信号，在弥散加权像上呈高信号。病变在钆增强扫描中无明显强化。MRI 显示鼓室上隐窝的骨质侵蚀累及硬膜外	少见型胆脂瘤(表皮样囊肿)占中耳胆脂瘤的 2%。病因学将先天性胆脂瘤归因于中耳内表皮样细胞的残留。通常鼓膜完整，无中耳炎、耳漏病史或外科手术史。渐进性膨胀会引起传导性耳聋，患儿多在 4~6 岁时出现临床症状。通常发生于毗邻锤骨柄的中鼓室的前上象限

表 1.8(续) 中耳病变

病变	影像学表现	点评
胆固醇肉芽肿	**CT 表现:** 病变为低密度软组织影 **MRI 表现:** 病变通常在 T1WI 和脂肪抑制 T1WI 上呈高信号,在 T2 加权像及脂肪抑制 T2WI 上呈高、等和/或较低的信号。由于含铁血黄素的存在,在 T2WI 上可观察到边缘呈低信号	病变常见于青壮年,由颞骨气房阻塞引起。出血和肉芽肿性反应的反复发作就会导致胆固醇颗粒、含有多核巨细胞的慢性炎性细胞、红细胞、含铁血黄素、纤维组织和碎片残骸的累积。病变中充满纤维性结缔组织。胆固醇肉芽肿发病率较低,作为中耳内的孤立病灶,与咽鼓管功能障碍有关,并会引起慢性中耳积液,积液常合并出血和血液分解产物。这是自发性鼓室积血的一个原因

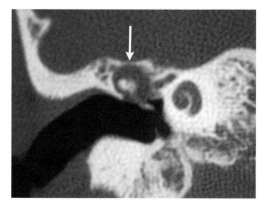

图 1.174 获得性胆脂瘤

男,37 岁,冠状位 CT 显示右侧中耳胆脂瘤(箭头处)充满 Prussak' 间隙和鼓室上隐窝。病变侵蚀破坏鼓室盾板。

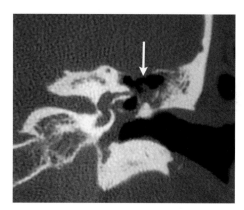

图 1.175 胆脂瘤

冠状位 CT 上可见胆脂瘤,表现为下鼓室、中鼓室、和鼓室上隐窝内软组织病变伴骨质破坏(涉及鼓室盖)(箭头处),也可见外半规管骨质边缘的骨质吸收。

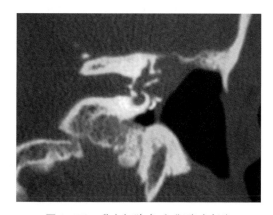

图 1.176 乳突切除术后,胆脂瘤复发

冠状位 CT 观察到中耳内软组织取代了人工听小骨。复发性胆脂瘤侵蚀外半规管,并引起迷路瘘。并见鼓室盖被侵蚀。

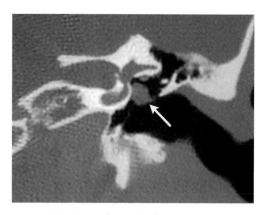

图 1.177 女,16 岁,先天性胆脂瘤

冠状位 CT 显示病变和软组织位于毗邻锤骨柄的中鼓室前上象限上的鼓膜深处(箭头处)。

表 1.8(续) 中耳病变

病变	影像学表现	点评
骨纤维性结构不良（图 1.178）	**CT 表现**：骨质膨胀性病变，骨质增生肥厚，呈中等密度和高密度混杂密度影，磨玻璃样改变。增强扫描有强化 **MRI 表现**：信号特点取决于骨纤维、胶原蛋白、成纤维细胞、出血性和/或囊性变化所占比例，并与病理性骨折有一定关系。病变通常边界清晰，并在 T1 加权像和质子密度加权像上呈等低信号或低信号。在 T2 加权像上病变呈等低信号和/或高信号混合。通常被不同厚度的低信号包围。少数病变中可见内部分隔和囊变。还可见骨质膨胀，伴有骨皮质增厚和/或皮质变薄。钆增强扫描，病变表现为不同程度和类型的强化	良性髓质纤维骨性病变，可涉及单个部位（单骨性）或多个部位（多骨性）。研究认为，该病由原始骨至成熟板层骨重塑过程的发育障碍，导致发育异常的纤维组织和未成熟骨小梁在一个或多个部位积聚形成。该病变在良性骨病变中占比约 10%。从 1 周岁以下婴儿到 76 周岁老年人均有发病，75% 的病例发生于 30 周岁之前
肿瘤		
神经鞘瘤（图 1.179，图 1.180 和图 1.181）	**CT 表现**：卵圆形或梭形低密度软组织病灶。增强扫描有强化。常侵蚀邻近的骨质 **MRI 表现**：局限性分叶状或梭形病变，T1 加权像上呈中低信号，T2 加权像上呈中高信号，钆对比增强扫描明显强化	中耳内的神经鞘瘤可以起源于鼓膜间隙或者从外部延伸而来（如起源于内耳的 CN Ⅷ 神经鞘瘤，或起源于颈静脉孔涉及 CN Ⅸ、Ⅹ 或 Ⅺ 的神经鞘瘤）。起源于中耳的神经鞘瘤包括 CN Ⅶ 面神经鼓索（将味觉传入到孤束核，和副交感传出神经-内脏运动纤维到下颌腺和舌下腺）；CN Ⅸ 的鼓室分支（Jacobson 神经），包括感觉运动纤维和内脏运动纤维；CN Ⅹ 的耳支，承载鼓膜上的感觉纤维。起自 CN Ⅶ 的神经鞘瘤（Arnold 神经）占中耳肿瘤的大部分。多发性神经鞘瘤见于神经纤维瘤病 2 型

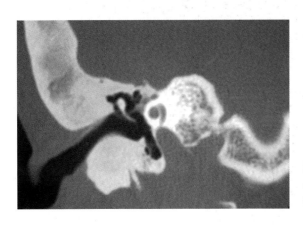

图 1.178 冠状位 CT 显示右侧颞骨内骨纤维性结构不良
伴随弥漫性骨质膨胀、骨密度减低呈现磨砂样变。引发外耳道和中耳变窄。

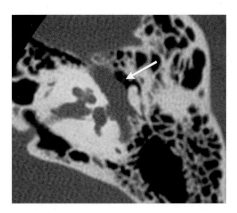

图 1.179 横断位 CT 显示梭形面神经鞘瘤（箭头处）从膝神经节通过锤骨内侧向后延伸至锤骨

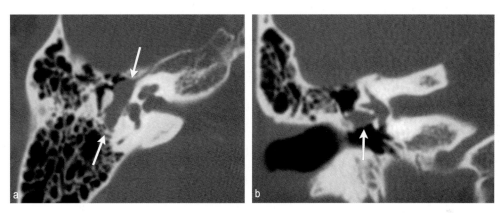

图 1.180 神经鞘瘤

横断位 CT(**a**)和冠状位 CT(**b**)显示梭形面神经鞘瘤（箭头处）位于锤骨内侧（a 箭头）、外半规管下（b 箭头）。

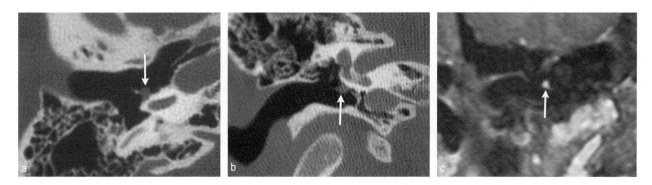

图 1.181 小神经鞘瘤

a、b. 横断位 CT 和冠状位 CT 示小的神经鞘瘤（箭头处），该小神经鞘瘤涉及位于毗邻耳蜗岬的 CN Ⅸ 鼓室分支（Jacobson 神经）；**c.** 冠状位 MR 脂肪抑制 T1 加权钆增强扫描显示小神经鞘瘤明显强化（箭头处）。

表 1.8(续) 中耳病变

病变	影像学表现	点评
副神经节瘤:鼓室球瘤、颈静脉球瘤 **(图 1.182,图 1.183)**	**CT 表现**:球形或卵圆形低密度病变。增强扫描明显强化。通常侵蚀毗邻的骨质。鼓室球瘤/副神经节瘤发生于有血管球的部位 在中耳,鼓室球瘤/副神经节瘤最常毗邻于耳蜗岬上 CN Ⅸ 的鼓室分支(Jacobson 神经)。颈静脉球瘤从颈静脉孔一直延伸到中耳 **MRI 表现**:局限性病变在 T1 加权像上呈等信号,在 T2 加权像上呈等或稍高信号,伴或不伴小血管流空,钆增强扫描可有强化,可伴有骨质侵蚀改变	包膜完整的良性神经内分泌瘤,起源于植物神经节(副神经节)的神经嵴细胞。副神经节细胞是化学受体,参与 O_2、CO_2 和 pH 值的检测。病变也被称之为化学感受器瘤,并进行相应的命名(中耳的鼓室球瘤、颈静脉孔的颈静脉球瘤等)。副神经节瘤是中耳最常见的肿瘤。通常对突触小泡蛋白、嗜铬粒蛋白和神经特异性烯醇具有免疫反应。肿瘤通常对细胞角蛋白 5 和 7、p63、SMA 和 S-100 蛋白不具有免疫反应性
腺瘤	**CT 表现**:中耳内的软组织灶 **MRI 表现**:肿瘤在 T1 加权像上通常呈等低信号,在 T2 加权像上呈等或稍高信号,钆增强扫描通常有强化	罕见的良性上皮肿瘤,起源于中耳呼吸道黏膜。罕见侵蚀并破坏骨质,且无转移性。亚型包括黏膜腺瘤、乳突腺瘤、内翻性乳头状瘤和耵聍腺瘤。黏膜腺瘤对于细胞角蛋白以及 p63 具有免疫反应性。耵聍腺瘤对于细胞角蛋白 5、6 和 7,S-100 蛋白,p63 和 SMA 具有免疫反应性
类癌	**CT 表现**:中耳内的软组织病灶 **MRI 表现**:肿瘤在 T1 加权像上通常呈等低信号,在 T2 加权像上呈等或稍高信号,钆增强扫描通常有强化	在中耳内较罕见的神经内分泌瘤。由具有胞浆粗颗粒和圆形/椭圆形核的嗜酸性细胞组成。肿瘤对细胞角蛋白 AE1-3、波形蛋白和突触小泡蛋白具有免疫反应性。肿瘤具有局部侵袭性,能够转移
腺癌 **(图 1.184)**	**CT 表现**:中耳内的软组织灶。可导致骨质侵蚀破坏 **MRI 表现**:肿瘤在 T1 加权像上通常呈等低信号,在 T2 加权像上呈等或稍高信号,钆增强扫描通常有强化。肿瘤会破坏毗邻骨质,导致骨外侵犯	非常罕见的局部侵袭性肿瘤,起源于中耳黏膜。肿瘤含有具有颗粒状嗜酸性细胞质的立方形细胞,伴或不伴腺体。对角蛋白、波形蛋白和 S-100 蛋白具有免疫反应活性。耵聍腺癌以腺样囊性癌的形式(对细胞角蛋白 7,S-100 蛋白、p63 和 SMA 具有免疫反应性)或以常规形式(对细胞角蛋白 7 具有免疫反应性,但对细胞角蛋白、S-100 蛋白、p63 和 SMA 缺乏反应活性)出现
鳞状细胞癌	**CT 表现**:发生于外耳道的软组织灶,伴有骨质侵蚀和骨质破坏 **MRI 表现**:肿瘤在 T1 加权像上通常呈等低信号,在 T2 加权像上呈等或稍高信号,钆增强扫描通常有强化	外耳道和中耳最常见的恶性肿瘤。通常与慢性耳部炎症有关。多发于女性,当肿瘤局限在外耳道时,5 年的生存率为 50%,如果发展至中耳,则 5 年的生存率为 27%

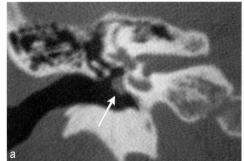
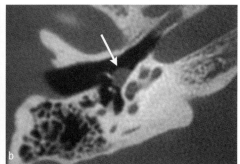

图 1.182 52 岁女性的冠状位 CT(**a**)和横断位 CT(**b**)显示位于耳蜗岬处的鼓室球瘤(箭头处)

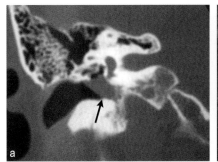
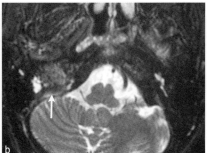
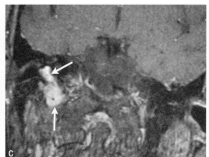

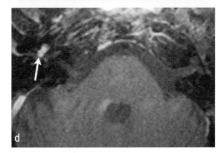

图 1.183 女性,54 岁,副神经节瘤/颈静脉球瘤

a. 冠状位 CT 显示右侧中耳毗邻颈静脉孔处的软组织灶伴有邻近骨质的侵蚀破坏(箭头处);**b.** 右侧颈静脉孔区的副神经节瘤蔓延至中耳,在横断位脂肪抑制 T2 加权像上呈等或稍高混杂信号(箭头处);**c、d.** 病变在(**c**)冠状位和(**d**)横断位脂肪抑制 T1 加权像上明显强化。

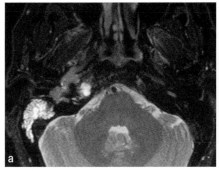
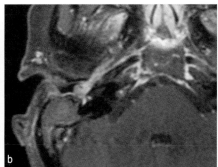
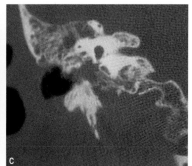

图 1.184 女性,61 岁,右侧颞骨腺癌

a. 横断位脂肪抑制 T2 加权像显示肿瘤充满了右侧中耳,呈等或稍高信号,毗邻的乳突气房和颞骨岩部气房内见高信号分泌物影;**b.** 中耳肿瘤在横断位脂肪抑制 T1 加权像上有强化;**c.** 冠状位 CT 显示中耳肿瘤伴有邻近骨质的破坏。

表 1.8(续) 中耳病变

病变	影像学表现	点评
(肿瘤)转移性疾病 (图 1.185)	**CT 表现**:单一或多个边界清晰或模糊的浸润性病变,这些病变涉及骨髓,伴有骨皮质破坏和骨外生长 **MRI 表现**:肿瘤在 T1 加权像上通常呈等低信号,在 T2 加权像上和脂肪抑制 T1 加权像上呈等、低或高信号,钆增强扫描通常有强化。会经常发生骨皮质破坏并蔓延至骨外	由于血行性播散,转移瘤通常发生在骨髓,伴有骨质破坏和骨外肿瘤的生长
脑膜瘤 (图 1.186)	轴外硬脑膜病变,边界清晰。发生部位:幕上＞幕下、矢状窦旁＞大脑凸面＞蝶骨嵴＞鞍旁＞颅后窝＞视神经鞘＞脑室内 **CT 表现**:肿瘤呈等密度,钆增强扫描呈明显强化,伴或不伴钙化及邻近骨质的增生肥厚 **MRI 表现**:肿瘤在 T1 加权像上通常呈等信号,在 T2 加权像上呈等或稍高信号,钆增强扫描明显强化。伴或不伴钙化、邻近骨质的增生肥厚及骨质破坏。部分脑膜瘤在弥散加权像上呈高信号	缓慢生长的良性肿瘤,涉及硬脑膜和/或硬脊膜,起源于脑膜上皮(蛛网膜或蛛网膜状帽)细胞。通常为单发或散发,但在Ⅱ型多发神经纤维瘤患者中也可表现为多发性病灶。大部分为良性的,大约 5% 的患者具有不典型性组织学特征。间变性脑膜瘤罕见,占脑膜瘤病例 3% 以下。脑膜瘤在颅内原发性肿瘤中占比高达 26%,年发病率为 6/100 000。该病常见于成年人(＞40 岁),女性的发病率高于男性。能够导致毗邻的脑实质、动脉、硬脑膜静脉窦受到压迫。侵袭性/恶性脑膜瘤较为罕见
感染		
急性中耳炎 (图 1.187,图 1.188)	**CT 表现**:中耳内积液和软组织灶 **MRI 表现**:肿瘤在 T1 加权像上通常呈边界不清等低信号,在 T2 加权像上呈稍高或高信号,钆增强扫描通常有强化	病原菌引起的中耳和乳突气房感染,常见病原体有肺炎链球菌、金黄色葡萄球菌和流感嗜血杆菌。大部分急性中耳炎病例是可以治愈的。症状包括面部和耳部疼痛。并发症包括脑膜炎、脑脓肿和颅内静脉窦血栓的形成

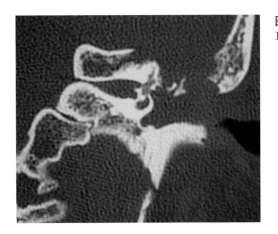

图 1.185　骨转移引起左侧颞骨的骨质破坏,并蔓延及充满左侧中耳和外耳道

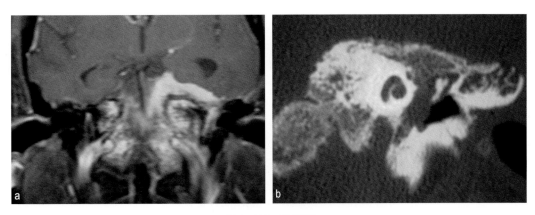

图 1.186　脑膜瘤

a. 女性,44 岁,冠状位脂肪抑制 T1 加权成像,左侧颅中窝下方脑膜瘤呈明显强化,左侧颞骨岩部和鼓室盖骨质有侵蚀破坏,并蔓延至中耳;**b.** 冠状位 CT 显示脑膜瘤侵蚀的鼓室盖增厚,瘤组织填充了中耳的大部分空间。

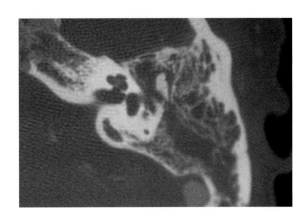

图 1.187　急性中耳炎

横断位 CT 显示软组织填充左侧中耳和乳突气房。

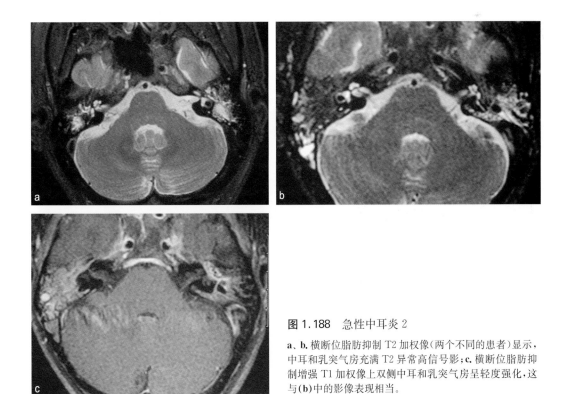

图 1.188　急性中耳炎 2

a、b. 横断位脂肪抑制 T2 加权像(两个不同的患者)显示,中耳和乳突气房充满 T2 异常高信号影;**c.** 横断位脂肪抑制增强 T1 加权像上双侧中耳和乳突气房呈轻度强化,这与(**b**)中的影像表现相当。

表 1.8(续) 中耳病变

病变	影像学表现	点评
慢性中耳炎/鼓室硬化 (图 1.189,图 1.190)	**CT 表现**:中耳内可见典型的软组织肉芽和碎片。乳突间隔的骨质破坏进一步发展为乳突内积脓症(融合性乳突炎)。中耳腔内肉芽组织和组织碎片可发生钙化(鼓室硬化) **MRI 表现**:增生的软组织在 T1 加权像上通常呈等低信号且边界模糊,在 T2 加权像上呈稍高或高信号,中耳和乳突气房增强扫描有强化	慢性中耳炎通常由咽鼓管的功能紊乱和/或感染反复发作引起,伴中耳黏膜骨膜的炎性细胞浸润、充血、水肿和肉芽组织导致的骨质破坏。肉芽组织的胶原蛋白透明样变和纤维骨质硬化引起钙化,导致鼓室硬化
病毒性感染 (图 1.191)	**MRI 表现**:钆(Gd)对比增强显示,面神经鼓室段、乳突段和膝部有强化,伴或不伴内听道内面神经和前庭蜗神经,以及前庭、耳蜗和/或半规管的增强(迷路炎)	膝状神经节中可见水痘-带状疱疹病毒的再生(临床上称之为带状疱疹),会导致涉及鼓膜、外耳道和耳郭的疱疹急性发作,剧痛。与面神经麻痹或继发性面神经炎麻痹有关,伴或不伴听力丧失和与前庭蜗神经相关的耳鸣
炎症(非传染性)		
Bell 面瘫/神经炎 (图 1.192)	**MRI 表现**:面神经的迷路段、膝部、鼓室段和/或乳突段可见钆(Gd)对比增强,无结节肿块,伴或不伴面神经内耳道基底段强化	急性特发性下运动神经元面神经瘫痪,无中枢神经系统、颞骨、腮腺或其他颞下区病变。其他症状包括味觉的变化、耳痛和面部麻木,可能继发于病毒性感染

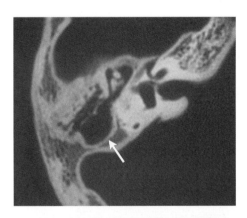

图 1.189 女性,12 岁,慢性中耳炎

横断位 CT 影像显示右侧中耳和乳突气房浑浊化。乳突较小,乳突间隔骨质破坏,乳突内积脓(指融合性乳突炎)(箭头处)。

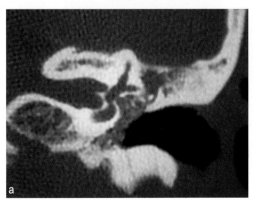
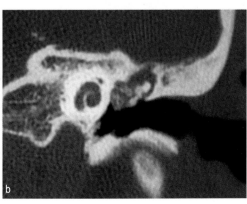

图 1.190 女性,21 岁,慢性中耳炎和/或鼓室硬化

冠状位 CT 影像显示左侧中耳肉芽组织中有不规则的钙化。

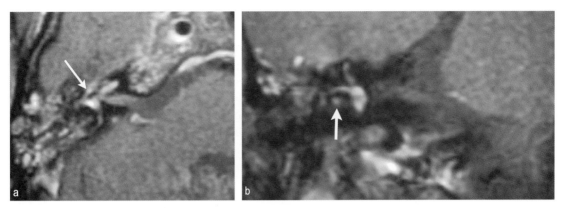

图 1.191 男，41 岁，膝状神经节中潜伏的水痘-带状疱疹病毒感染（Ramsay-Hunt 综合征，耳带状疱疹）
横断位(a)CT 位和冠状位(b)脂肪抑制 T1 加权像中显示膝状神经节(a箭头)、面神经鼓室段和乳突部(b箭头)，伴有迷路炎的耳蜗、前庭和半规管，以及内听道中面神经和前庭蜗神经在钆增强扫描中异常强化。合并炎症的中耳和乳突气房中也可见异常强化。

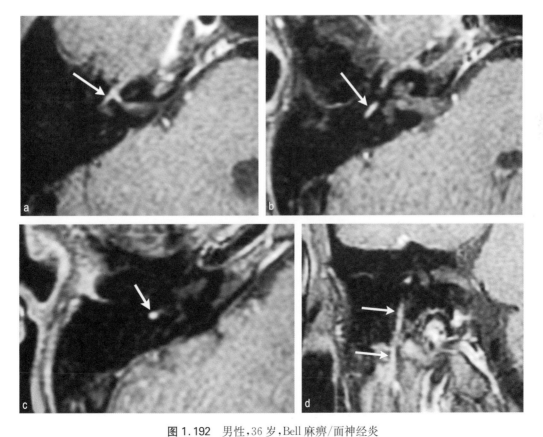

图 1.192 男性，36 岁，Bell 麻痹/面神经炎
横断位(a～c)和冠状位(d)脂肪抑制 T1 加权像（箭头）可见面神经迷路段、膝状神经节、鼓室段和乳突段异常强化。

表 1.8(续)　中耳病变

病变	影像学表现	点评
朗格汉斯细胞增生症 （图 1.193）	颅骨骨髓中单个或多个局限性软组织灶，侵蚀骨质，并向骨内、骨外或两者同时生长 **CT 表现**：病变通常呈等低密度，增强扫描有强化，伴或不伴邻近硬脑膜强化 **MRI 表现**：典型的病灶在 T1 加权像上通常呈等低信号，在 FLAIR、T2 加权像（T2WI）和脂肪抑制（FS）T2 加权像上呈不均匀稍高到高信号。在 T2 加权像和脂肪抑制 T2 加权像上，骨髓和病灶的软组织边缘通常可见呈高信号的模糊区域，并有继发性炎症性改变。病变常破坏骨皮质从骨髓延伸到毗邻的软组织。典型的病变在骨髓和骨外软组织中呈明显强化	单发病灶多发于男性，并且患者的年龄多小于 20 岁。髓内组织细胞增殖，局限性破坏骨皮质并蔓延至毗邻的软组织 多发性病灶与莱特勒-西韦病和韩-薛-柯病有关，勒-雪病多见于 2 岁以下儿童，主要病变为淋巴结病变和肝脾肿大，韩-薛-柯病主要发生在 5～10 岁的儿童，主要病变为淋巴结病变、眼球突出和尿崩症
多血管性肉芽肿病	**CT 表现**：软组织病灶伴或不伴骨质破坏 **MRI 表现**：病灶边界模糊，在 T1 加权像上呈等低信号，在 T2 加权像上呈稍高到高信号，增强扫描中耳和外耳道有强化，伴或不伴骨质侵蚀破坏，病变可累及颅底和颅内，涉及硬脑膜、大脑、静脉窦、鼻咽和/或颞下窝	涉及呼吸道内坏死性肉芽肿、小动脉和多种组织内动脉和静脉的局灶性坏死性血管炎和肾小球肾炎的多系统疾病。一般情况下，对细胞质抗中性粒细胞胞质抗体（c-ANCA）具有阳性免疫反应。一般涉及鼻旁窦，偶尔会涉及眼眶。40%～70%的病例会涉及颞骨。患病高峰为 50 多岁。治疗包括糖皮质激素、环磷酰胺和抗 TNF 药剂
外伤性病变		
纵行骨折 （图 1.194）	**CT 表现**：纵行骨折的前亚型骨折从颞骨鳞部延伸至颞骨岩部，伴或不伴鼓室盖、面神经管和关节窝的骨折及硬脑膜外血肿。中耳和乳突气房内有积液。纵行骨折的后亚型从鳞部/颞骨乳突部延伸到破裂孔，伴或不伴听骨链中断及鼓室积血。中耳和乳突气房内存在积液	骨折线平行于沿着岩鼓裂的颞骨岩部的长轴，通常由外部创伤导致。占到颞骨骨折的 90%。骨折面通常从前内侧延伸至岩尖，通常不累及骨迷路。可涉及听骨链（砧镫关节紊乱比锤砧关节紊乱更常见），造成传导性耳聋。最终发展为获得性胆脂瘤的风险增大
横行骨折 （图 1.195）	**CT 表现**：骨折线从枕骨大孔或颈静脉孔延伸至颅中窝，可涉及耳囊、前庭导水管、镫骨底板和内听道基底部。中耳和乳突气房内有积液	横行骨折方向垂直于颞骨岩部的长轴，多来自额部或枕部外伤。与纵行骨折相比较为罕见，占到颞骨骨折的 10%左右。可涉及内耳迷路，并导致感音神经性听力损失。外淋巴漏的风险增大
混合骨折	**CT 表现**：骨折线与颞骨岩部长轴平行、垂直和/或倾斜，可涉及听骨链、内耳和鼓室盖。中耳和乳突气房内存在积液（血）	骨折面与颞骨岩部长轴平行、垂直和/或倾斜，伴或不伴听骨链破坏导致的传导性耳聋、涉及内耳导致感音神经性耳聋，可伴有面部神经损伤，发生外淋巴瘘、胆脂瘤的风险升高
脑膨出 （图 1.196）	**CT 表现**：鼓室盖局部骨质缺陷，脑膨出引起中耳内软组织影，伴或不伴脑脊液耳漏。乳突气房常见积液 **MRI 表现**：脑膜下疝伴或不伴脑组织穿过鼓室盖的骨质缺损	颞骨骨质缺损处的脑膜下疝，可无脑组织（脑膜膨出）或有脑组织（脑膜脑膨出）。常由乳突手术、创伤性骨折、胆脂瘤、乳突炎、良性颅内高压症和先天性鼓室盖缺损造成的骨质缺损引起，可伴有脑膜炎和脑脊液耳漏

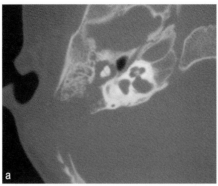
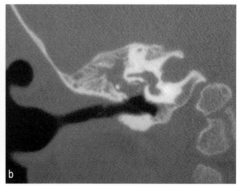

图1.193 男童,1岁,朗格汉斯细胞组织细胞增生症

横断位(a)和冠状位(b)CT可见右侧颞骨乳突部的嗜酸性肉芽肿引起骨质破坏,并延伸至右侧鼓室上隐窝和右侧外耳道。

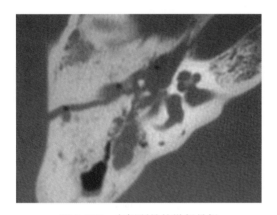

图1.194 右侧颞骨的纵行骨折

横断位CT显示断裂方向平行于沿着岩鼓裂的颞骨岩部的长轴。骨折面从前内侧延伸至颞骨岩部,不涉及内耳迷路。骨折涉及听骨链伴锤砧关节的脱位。

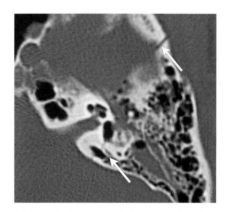

图1.195 横行骨折造成感音神经性听力损失

骨折沿着垂直于颞骨岩部的长轴方向,并贯穿前庭(箭头处),内耳有积气。中耳和乳突气房中有积液。

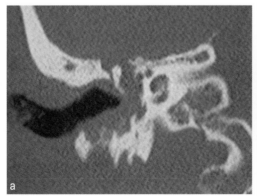
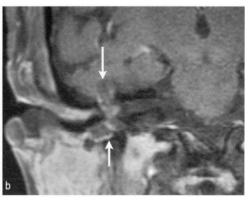

图1.196 创伤后脑膨出与脑脊液耳漏

a. 冠状位CT显示存在鼓室盖缺损,且有中耳和乳突气房积液;**b.** 钆对比剂注射之后冠状位T1加权像显示脑组织和脑膜下疝穿过颅骨缺损处(箭头处)。

表 1.8(续)　中耳病变

病变	影像学表现	点评
血管病变		
颈内动脉异位(迷走颈内动脉) （图 1.197）	颈内动脉(ICA)位置异常，异位的颈内动脉通过扩大的鼓室小管进入中耳，而正常颈内动脉是走行于颈内动脉管垂直段的。异位的颈内动脉在耳蜗岬前方，通过颈动脉骨板的缺损与颈内动脉岩段外口相吻合。相较于对侧正常的颈内动脉而言，异常的颈动脉直径通常更小	先天性动脉变异，与颅外颈内动脉发育异常有关，这是由于颈内动脉正常的第一胚胎期发育不全造成的。发生了另一种旁系发育途径，近端颈内动脉从咽升动脉延伸至鼓室下动脉，并穿过下鼓室管进入中耳，与颈鼓动脉接合，并连接到颈动脉的岩部。因此，颈动脉位于中耳腔内的侧面。并且，在其穿过颅底的下鼓室管时，会发生鼓室下动脉的典型变窄。通常在手术规划的过程中偶然发现
永存镫骨动脉(PSA) （图 1.138）	常伴有颈内动脉异位。患侧棘孔缺失。小管状残留的镫骨动脉从颈内动脉发出，沿着耳蜗岬，通过镫骨脚间，进入面神经鼓室段，与面神经伴行，再向上进入颅中窝，延续为脑膜中动脉	罕见的血管异常，常合并颈内动脉异常。胚胎期舌动脉(胚胎早期第二对主动脉弓)进化形成镫骨动脉，最终形成颈外动脉分支，供应眼眶、脑膜、面部下缘，以及小的颈鼓和鼓室上动脉。镫骨动脉退化异常形成永存镫骨动脉，其起自颈内动脉，延伸到中耳，通过镫骨脚间，进入面神经管鼓室段，再向前上进入颅中窝，延续成脑膜中动脉。因此，脑膜中动脉不由正常情况下的颈外动脉及颌内动脉供血。同侧棘孔缺失
颈静脉球骨壁缺损(颈静脉球疝) （图 1.198）	由于颈静脉球窝骨壁不完整或缺如，颈静脉球经缺损骨壁突入中耳腔后下部	颈静脉球解剖变异，颈静脉球向上向外侧延伸，通过颈静脉球窝骨壁缺损进入中耳。可合并搏动性耳鸣、梅尼埃病和听力损失。对于有外科手术计划的病例，术前诊断非常重要

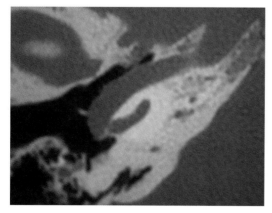

图 1.197　横断位 CT 显示右颈内动脉穿过中耳，位于耳蜗底旋外侧

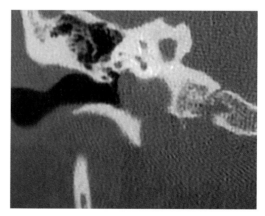

图 1.198　冠状位 CT 显示颈静脉球高位并延伸到中耳

颈静脉突出至右侧中耳的位置存在骨质开裂。

1.9 内耳后天性病变

- 瘤样病变
  胆脂瘤/迷路瘘管
  上半规管裂
  胆固醇肉芽肿
- 肿瘤
  神经鞘瘤
  颞骨良性血管瘤/海绵状血管瘤
  (肿瘤)转移性疾病
- 炎症性疾病
  急性/亚急性迷路炎

骨化性迷路炎
Bell 麻痹/面神经炎
朗格汉斯细胞增生症
多血管炎性肉芽肿病
- 创伤性病变
  横行骨折
  混合骨折
- 骨质异常
  耳硬化
  成骨不全(OI)
  骨纤维性结构不良
  佩吉特病
  肾性骨营养不良

表 1.9　内耳后天性病变

病变	影像学表现	点评
瘤样病变		
胆脂瘤/迷路瘘管（**图 1.199**）	**CT 表现**：中耳内可见软组织病灶,伴或不伴鼓室盾板、听骨链和内耳(迷路瘘管)骨质的侵蚀破坏 **MRI 表现**：病灶通常在 T1 加权像上呈等低信号,在 T2 加权像上呈等高信号,在弥散加权像上呈高信号。增强扫描无强化。MRI 显示病灶侵蚀、破坏上鼓室骨质,延伸至硬脑膜外	中耳内膨胀性病变,由角质化复层扁平上皮(角质瘤)和脱落的角质碎片积聚形成。病变会侵蚀听骨链和内耳结构,并引起迷路瘘、鼓室盖缺损和破坏以及乳突窦入口的扩大

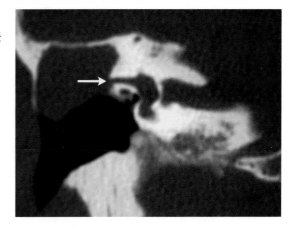

图 1.199　冠状面 CT 显示复发性胆脂瘤

在右乳突切开位点和鼓室上隐窝上伴随软组织灶。病灶导致外半规管骨质侵蚀破坏,出现迷路瘘(箭头)。

表 1.9(续)　内耳后天性病变

病变	影像学表现	点评
上半规管裂 (图 1.200)	在高分辨率 CT 上可见覆盖在上半规管的骨质缺失	覆盖在上半规管的骨质进行性缺失或严重变薄会引起半规管内淋巴液的流体动力学异常。会引起失衡、振动幻觉和/或 Tulio 现象(眩晕,伴或不伴因声音引起的眼球震颤)
胆固醇肉芽肿	**CT 表现**:病变通常表现为低密度软组织 **MRI 表现**:病变在 T1 加权像(T1W1)和脂肪抑制 T1W1 上通常呈高信号,在 T2 加权像(T2W1)及脂肪抑制 T2W1 上等、高或低信号。由于含铁血黄素的存在,T2W1 边缘可见低信号	病变常见于中青年,发生于颞骨气房被黏液阻塞时。出血和肉芽肿性反应的反复发作就会导致胆固醇颗粒、含有多核巨细胞的慢性炎性细胞、红细胞、含铁血黄素、纤维组织和碎片残骸的累积。病变中充满纤维性结缔组织。胆固醇肉芽肿会侵蚀内耳的边缘骨质
肿瘤		
神经鞘瘤 (图 1.201,图 1.202)	**MRI 表现**:局限性圆形、卵圆形或梭形病变,T1 加权像上呈等低信号,T2 加权像(T2WI)和脂肪抑制 T2 加权像上呈高信号,钆对比增强扫描呈明显强化。 **CT 表现**:卵圆形或梭形软组织病灶,增强扫描时强化。较大的病灶可有囊变和/或出血。伴或不伴骨质侵蚀破坏	神经鞘瘤是良性肿瘤,含有分化的施万细胞。多发神经鞘瘤通常与神经纤维瘤病有关,神经纤维瘤病是一种常染色体显性遗传疾病,涉及 22q12 染色体的一个基因。迷路内神经鞘瘤可同时累及内听道和耳蜗也可同时累及内听道和前庭,甚至同时累及内听道、内耳和中耳。神经鞘瘤可以孤立发生于内耳
颞骨良性血管瘤/海绵状血管瘤 (图 1.203)	**CT 表现**:发生于膝状神经节区域内的血管瘤,形成特征性的含有放射状小梁的透亮区,增强扫描呈明显强化 **MRI 表现**:病变在 T1 加权像上呈等信号,在 T2 加权像上呈稍高到高信号,增强后明显强化	由沿着面神经分布的颞骨内的毛细微血管和血管裂隙构成的良性病变,通常位于或靠近膝状神经节。病变生长在骨质内,形成含放射状小梁的透亮区。病变与缓慢进展或复发性面神经瘫有关
转移性疾病 (图 1.204)	**CT 表现**:涉及骨髓的单个或多个边界清晰或模糊的骨破坏透亮区,可破坏骨皮质并蔓延至骨外。 **MRI 表现**:病变在 T1 加权像(T1W1)上呈等低信号,在 T2 加权像和脂肪抑制 T1 加权像上呈等、低和/或高信号,增强扫描明显强化。常出现骨皮质破坏,肿瘤浸润到骨外软组织	由于血行性播散,转移性病灶通常发生在骨髓,常出现骨质破坏和肿瘤的骨外浸润

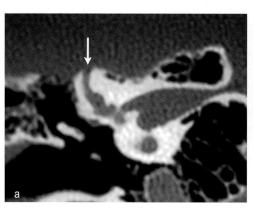
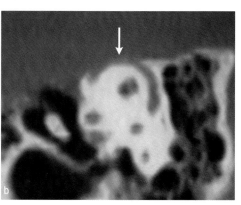

图 1.200　冠状位(a)和矢状位(b)CT 显示上半规管的骨质缺裂(箭头)

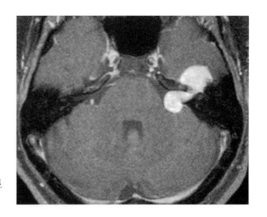

图 1.201　男性，54 岁，面神经鞘瘤

轴位 T1 脂肪抑制图像显示，左侧桥小脑角区、内听道和膝状神经节处神经鞘瘤明显强化，伴左侧颞骨岩部尖骨质侵蚀。

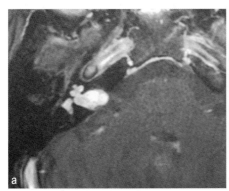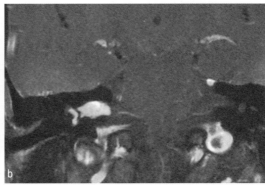

图 1.202　男性，49 岁，听神经鞘瘤

在横断位 (a) 和冠状位 (b) 脂肪抑制 T1 加权像中，可见位于右侧内听道并蔓延至耳蜗和前庭的听神经瘤，增强扫描呈明显强化。

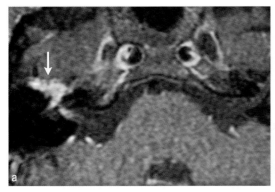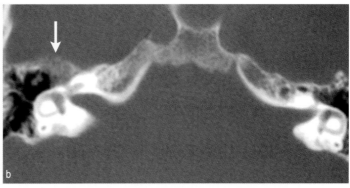

图 1.203　颞骨内良性血管瘤/海绵状血管瘤

a. 40 岁，横断位脂肪抑制 T1 加权像显示右侧面神经的膝状神经节（箭头），增强扫描有强化；**b.** 在横断位 CT 上，部分区域含有放射状小梁的透亮区。

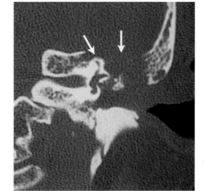

图 1.204　骨转移瘤

冠状位 CT 显示骨转移导致左侧颞骨骨质破坏并蔓延至骨外，充满左侧外耳道和左侧中耳（箭头）。

表 1.9(续)　内耳后天性病变

病变	影像学表现	点评
炎症性疾病		
急性/亚急性迷路炎 (**图 1.205**,**图 1.206**)	**MRI 表现**:典型表现包括耳蜗、前庭和/或半规管的异常强化。耳带状疱疹(Ramsay-Hunt 综合征)可见面神经迷路段明显强化。急性迷路炎治疗不及时会造成成纤维细胞和成骨细胞的增殖,T2 加权像上内耳的信号下降	内耳的炎症性病变,涉及膜迷路和外淋巴间隙。通常与感音神经性听力损失和眩晕有关。炎症通常是由于病毒或细菌感染造成,或以自身免疫性疾病的形式发生。病毒性迷路炎是最常见的一种类型,通常与上呼吸道感染有关,并血行播散到内耳。病毒性内耳炎的症状通常是暂时的。细菌性迷路炎通常是由于化脓性细菌(肺炎链球菌、流感嗜血杆菌等)的血源播散引起内耳感染,或作为中耳炎、脑膜炎、创伤、或外科手术的并发症。相较于病毒性内耳炎而言,面神经症状更常见于细菌性内耳炎。自身免疫性内耳炎并不常见,通常由阳性淋巴细胞转化实验确诊,对激素治疗有反应。Cogan 综合征包括自身免疫性内耳炎和间质性角膜炎、眼眶炎性假瘤、葡萄膜炎和/或主动脉炎
骨化性迷路炎 (**图 1.207**,**图 1.208**)	**CT 表现**:全部或部分内耳局灶性或弥漫性骨化。完全骨化与内耳炎闭塞症有关 **MRI 表现**:急性迷路炎治疗不及时会导致成纤维细胞和成骨化细胞增殖,并导致 T2 加权像上内耳信号下降,钆对比剂增强扫描可有增强	急性/亚急性迷路炎未能及时治疗会导致慢性迷路炎,并伴有成纤维细胞和成骨细胞增殖,导致内耳内成骨,严重损伤膜迷路
Bell 麻痹/面神经炎 (**图 1.209**)	**MRI 表现**:面神经颞内段、膝状神经节段、鼓室段和/或乳突段强化,伴或不伴内听道基底段强化	急性特发性下运动神经元面神经瘫痪,无中枢神经系统、颞骨、腮腺或其他颞下区病变。其他症状包括味觉的变化、耳部疼痛和面部麻木,可能继发于病毒性感染

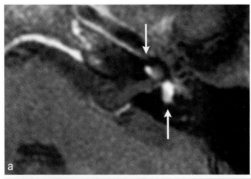
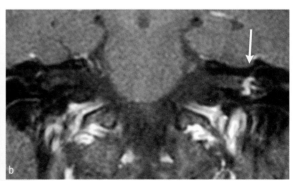
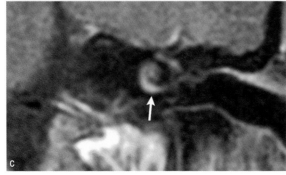

图 1.205　迷路炎

横断位(**a**)和冠状位(**b**,**c**)脂肪抑制 T1 加权像显示迷路炎患者的耳蜗、前庭和/或半规管(箭头处)有异常强化。

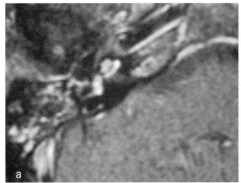
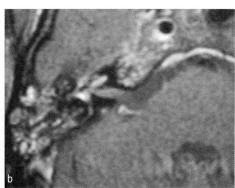

图 1.206 41 岁，Ramsay-Hunt 综合征

横断位脂肪抑制 T1 加权像上可见右侧内耳（耳蜗、前庭和半规管）、面神经、中耳和乳突气房明显强化。

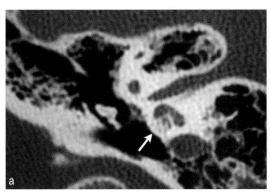
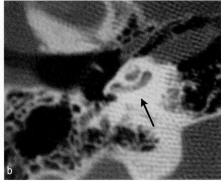

图 1.207 骨化性迷路炎

冠状位（a）和横断位（b）CT 显示右侧耳蜗骨化（箭头）。

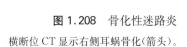

图 1.208 骨化性迷路炎

横断位 CT 显示右侧耳蜗骨化（箭头）。

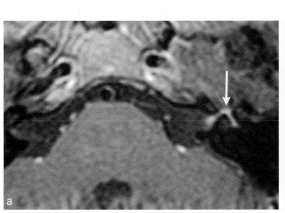
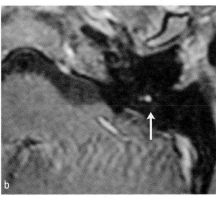

图 1.209 女性，25 岁，Bell 面瘫/面神经炎

横断位脂肪抑制 T1 加权像上左侧面神经（箭头）的迷路段及鼓室段（a 箭头）和乳突段（b 箭头）可见强化。

表 1.9(续)　内耳后天性病变

病变	影像学表现	点评
朗格汉斯细胞增生症	颅骨骨髓中单个或多个局限性软组织灶,侵蚀骨质,并向骨内和/骨外生长 **CT 表现**:病变通常呈等低密度,增强扫描有强化,伴或不伴邻近硬脑膜强化 **MRI 表现**:典型的病灶在 T1 加权像上通常呈等低信号,在 FLAIR、T2 加权像(T2WI)和脂肪抑制(FS)T2 加权像上呈不均匀稍高到高信号。在 T2 加权像和脂肪抑制 T2 加权像上,骨髓和病灶的软组织边缘通常可见呈高信号的模糊区域,并有继发性炎症性改变。病变常破坏骨皮质从骨髓延伸到毗邻的软组织。典型的病变在骨髓和骨外软组织中呈明显强化	单发病灶多发于男性,并且患者的年龄多小于 20 岁。髓内组织细胞增殖,局限性破坏骨皮质并蔓延至毗邻的软组织。 多发性病灶与莱特勒-西韦病和汉-许-克病有关,莱特勒-西韦病多见于 2 岁以下儿童,主要病变为淋巴结病和肝脾肿大,汉-许-克病主要发生在 5～10 岁的儿童,主要病变为淋巴结病、眼球突出和尿崩症。
多血管炎性肉芽肿病	**CT 表现**:软组织病灶伴或不伴骨质破坏 **MRI 表现**:在 T1 加权像上呈等低信号,且软组织增厚区域界限模糊,在 T2 加权像上呈稍高到高信号,在中耳和外耳道内通常有强化,伴或不伴骨质侵蚀和破坏及蔓延至颅底和颅内,涉及硬脑膜、大脑、静脉窦、鼻咽和/或颞下窝	包括呼吸道坏死性肉芽肿、局限性坏死性小动脉炎、静脉炎以及肾小球肾炎的多系统疾病。通常情况下,对抗中性粒细胞胞浆抗体(c-ANCA)表现为阳性免疫反应。通常涉及鼻旁窦,偶尔会涉及眼眶。40%的病例中会涉及颞骨。发病高峰为 50 多岁。治疗方案包括皮质类固醇、环磷酰胺和抗 TNF 药剂
外伤性病变		
横行骨折 (图 1.210)	**CT 表现**:骨折线从枕骨大孔或颈静脉孔一直延伸到颅中窝,伴或不伴内耳迷路、前庭导水管、镫骨底板和内耳道基底部的断裂。中耳和乳突气房内有积液	由正面或枕部创伤导致的横行骨折,其方向通常垂直于颞骨岩部的长轴。横行骨折并不常见,占颞骨骨折不到 10%。会损伤内耳引起感音神经性耳聋。并增加外淋巴漏的风险
混合骨折	**CT 表现**:骨折面横向、纵向和/或斜向,沿着颞骨岩部的长轴延伸,伴或不伴听骨链、内耳迷路和鼓室盖的骨折。中耳和乳突气房内有积液	骨折的方向可横向、纵向和/或斜向,于颞骨岩部的长轴延伸,损伤听骨链会导致传导性耳聋,内耳损伤会出现感音神经性耳聋,伴或不伴面神经损伤,可增加外淋巴瘘风险并伴发胆脂瘤
骨质异常		
耳硬化 (图 1.211,图 1.212 和图 1.213)	**CT 表现**:毗邻卵圆窗(窗型)的骨迷路区见密度减低透亮区。进一步发展并延伸至耳蜗(耳蜗型)附近,形成双环征 **MRI 表现**:病灶局部可见强化	病因不明,耳囊海绵状新骨改变,导致进行性传导听力损失或混合性听力损失。耳硬化常发生于双侧。窗型更为常见(85%),与镫骨底板固定引起的传导性听力损失有关。耳蜗型耳硬化发病率为 15%,常同时伴有传导性听力损失和感音神经性听力损失

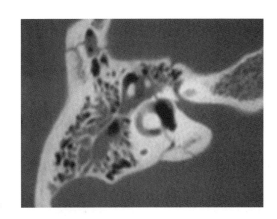

图 1.210 横断位 CT 显示右侧颞骨横行骨折，伴前庭积气

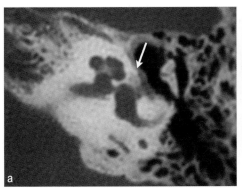
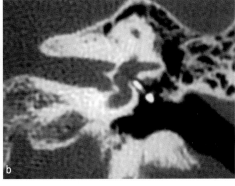

图 1.211 窗型耳硬化

a. 横断位 CT 影像显示在卵圆窗前（箭头）小片骨质稀疏区；**b.** 冠状位 CT 显示耳硬化引起镫骨固定后，进行的人工镫骨治疗。

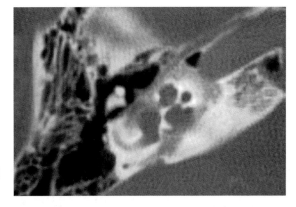

图 1.212 横断位 CT 显示耳硬化症引起的卵圆窗、前庭和耳蜗周围不规则骨质吸收、密度减低区

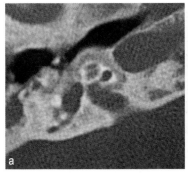
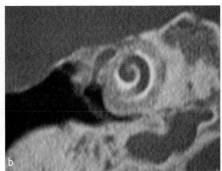
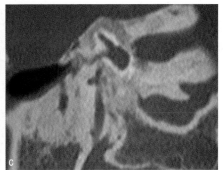

图 1.213 耳硬化

横断位(a)和冠状位(b，c)CT 显示卵圆窗、前庭、半规管和耳蜗（双环征）周围不规则骨质吸收、密度减低区。

表 1.9(续)　内耳后天性病变

病变	影像学表现	点评
成骨不全(OI) (图 1.241)	**CT 表现**:弥漫性骨化不全,内耳迷路周围出现增厚的骨质密度稀疏区。与耳硬化表现相似。 **MRI 表现**:对应于 CT 图像中骨密度减低区,磁共振上表现为耳蜗周围带状增强。	也被称为脆骨病,成骨不全有 4~7 种类型。成骨不全是一种遗传性疾病,具有 I 类纤维化胶原蛋白合成异常和骨质疏松,这类疾病是由于染色体 17q21.31 - q22.05 上的 *COL1A1* 基因和染色体 7q22.1 上的基因 *COL1A2* 发生突变造成的,并最终造成骨骼脆化,易发生微小骨折和重塑
骨纤维性结构不良 (图 1.237)	**CT 表现**:骨体膨大变形,呈等高混杂密度,通常呈磨玻璃状外观。增强扫描有强化 **MRI 表现**:图像特点取决于骨小梁、胶原蛋白、成纤维状细胞的比例、出血和/或囊变及相关的病理学特征有关。病变通常有明确的边界,并在 T1 加权像和 FLAIR 成像上呈低或等低信号,在 T2 加权像上,病灶呈等、低、高混杂信号。骨质膨胀伴随有皮质的增厚或变薄。病灶呈不同程度和形态的强化	良性骨髓纤维骨质病变,涉及单一部位(单骨性)或多部位(多骨性)。其是由于原始骨重塑为成熟的板层骨的过程中发育衰退造成的,在发育不良的纤维组织内含有不成熟的骨小梁。在良性骨骼病变中占比大约为 10%。患者发病的年龄段为 1~76 岁,75%病例的发病年龄在 30 岁之前
佩吉特病 (图 1.238)	**CT 表现**:病变通常呈等高混杂密度。骨髓与颅骨外表面和内表面之间的边界不规则或不清晰 **MRI 表现**:大部分涉及颅骨的病例都处于晚期或非活跃期。影像学表现包括骨质侵蚀和皮质增厚,在 T1 加权像和 T2 加权像上呈低信号。增厚的皮质内缘可以是不规则或模糊的。在 T1 加权像和 T2 加权像上,继发性增厚的骨小梁区呈较低信号。佩吉特病晚期阶段或非活跃期中骨髓的信号与正常的骨髓类似,含有脂肪信号的核心区域,继发性硬化区域在 T1 加权像和 T2 加权像上呈低信号,在脂肪抑制 T2 加权像上呈高信号的区域是由水肿组织或顽固性纤维血管造成的	佩吉特病是一种慢性骨骼疾病,在该疾病中,同时存在骨质吸收与骨质形成,导致骨骼畸形。副黏病毒可能是致病的病原体。佩吉特病是一种多骨性疾病,在患者中的患病率高达 66%。佩吉特病发展为继发性肉瘤变的可能性不到 1% 在 55 周岁以上人群中,白种人的发病率大约为 2.5%~5.0%,年龄在 85 周岁以上人群中的发病率约为 10%。会造成椎间孔狭窄,使脑神经受到压迫和颅底凹陷,伴或不伴脑干压迫
肾性骨营养不良 (图 1.239)	**CT 表现**:病变包括骨松质内骨质吸收和骨质硬化混合形成的"胡椒盐样"、囊性纤维性骨炎、皮质变薄、小梁增粗、溶骨性病变/棕色瘤。另一种表现为毛玻璃样改变,皮髓质分界不清 **MRI 表现**:T1 和 T2 加权像上骨硬化区呈低信号。T2 加权像上的高信号环可能是溶骨性病变或棕色瘤	与慢性终末肾相关的、继发性甲状腺功能亢进(继发性甲状旁腺增生)和骨软化(维生素 D 代谢异常),这些都能导致成骨细胞和破骨细胞活动异常,进而导致病理性骨折。与继发性甲状旁腺功能亢进不同,原发性甲状旁腺功能亢进很少发生弥漫性或斑片状骨质硬化

1.10　岩尖病变

- 后天性异常
  - 颞骨岩尖气房积液
  - 胆固醇肉芽肿
  - 表皮样囊肿/胆脂瘤
  - 岩尖黏液囊肿
  - 岩尖脑膨出
- 炎症性病变
  - 岩尖炎
  - 骨髓炎
  - 朗格汉斯细胞组织细胞增生症
  - 多血管炎性肉芽肿病
  - 结节病
- 血管异常
  - 颈动脉瘤/假性动脉瘤
- 良性肿瘤
  - 脑膜瘤
  - 神经鞘瘤
  - 副神经节瘤
  - 内淋巴囊腺瘤
  - 颞骨内良性血管肿瘤/血管瘤

- 恶性肿瘤
  - 转移瘤
  - 骨髓瘤/浆细胞瘤
  - 淋巴瘤
  - 脊索瘤
  - 软骨肉瘤
  - 骨肉瘤
  - 侵袭性垂体腺瘤或垂体腺癌
  - 鼻窦鳞状细胞癌
  - 鼻咽癌
  - 腺样囊性癌
  - 横纹肌肉瘤
- 骨质异常
  - 骨纤维性结构不良
  - 佩吉特病
  - 肾性骨营养不良
  - 耳硬化
  - 成骨不全(OI)
  - 骨硬化症
  - 颅骨锁骨发育不良(CCD)
- 创伤性损伤
  - 横形骨折
  - 混合骨折

表 1.10　岩尖病变

病变	影像学表现	点评
后天性异常		
颞骨岩尖气房积液 (**图 1.214**)	**CT 表现**：多个颞骨岩尖气房中存在低密度液体，伴或不伴中耳内和/或乳突气房内积液与炎症性改变。无骨质破坏或膨胀扩大 **MRI 表现**：在 T1 加权像上呈低信号，T2 加权像上呈高信号，增强扫描无强化	约 33% 的患者的颞骨岩尖含有气腔。岩尖气房积液可单独发生或与中耳炎或乳突炎同时发生。该病通常为无症状，偶然发现

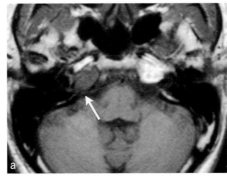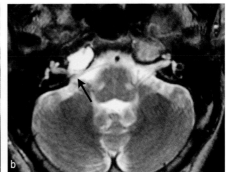

图 1.214 男性，48 岁，右侧颞骨岩尖气房积液

a. 横断位 T1 加权像上呈等低信号(箭头)；**b.** T2 加权像上呈高信号(箭头)。左侧颞骨岩尖内黄骨髓在 T1 加权像上呈较高信号，在横断位 T2 加权像上呈等信号。

表 1.10(续)　岩尖病变

病变	影像学表现	点评
胆固醇肉芽肿 (**图 1.215**)	颞骨岩尖骨髓中的病灶通常较局限,大小约 2～4 cm,通常伴有骨质的轻度膨胀 **CT 表现**:病灶常呈低密度 **MRI 表现**:病灶在 T1 加权像(T1WI)和脂肪抑制 T1 加权像上呈较高信号,在 T2 加权像上具有较低、中等和/或较高信号,增强扫描无强化。由于含铁血黄素的原因,T2 加权像上可见病灶边缘呈低信号	病变在颞骨岩尖最为常见。其他位置包括颞骨乳突部和中耳。该病变发生于中青年,且当颞骨岩尖中存在黏膜气室障碍时候容易发生该病变。(病理性)出血和肉芽肿反应的反复发生会导致胆固醇颗粒、慢性炎症细胞、红细胞、含铁血黄素、纤维性组织和残骸的堆积
表皮样囊肿/胆脂瘤 (**图 1.216**)	**CT 表现**:含有外胚层成分的边界清晰的球形囊性病灶,位于颅骨内或毗邻颅骨,可侵蚀骨质,呈等低密度,增强扫描无强化 **MRI 表现**:病灶在 T1 加权像和 ADC 上呈等低信号,在 T2 加权像、FLAIR 和弥散加权像上呈高信号,增强扫描无强化	占岩尖病变的 4%～9%,因胚胎形成期间外胚层受到限制而引起。非肿瘤性病变的复层鳞状上皮外周层包围着剥落的细胞和角化残骸。通常会出现骨质膨胀变薄。颅内髓外表皮样囊肿也会侵蚀到颞骨
岩部尖黏液囊肿 (**图 1.217**)	**CT 表现**:颞骨岩部内边界清晰的膨胀性病灶,由于黏液、浓缩黏液和留存液体中的蛋白质含量不同,病灶呈低、中等和/或较高密度。通常伴有颞骨岩部边缘骨质膨胀变薄 **MRI 表现**:病变通常在 T1 加权像(T1WI)和弥散加权像上呈等低信号,在 T2 加权像(T2WI)上呈较高信号。当积液中蛋白质含量增高时,在 T1 加权像上表现为信号强度升高,在 T2 加权像上表现为信号强度降低。增强扫描病变边缘强化	少见病变,由岩尖气房到乳突气房或到中耳腔的窦口慢性阻塞引起。黏膜分泌物的持续积聚导致岩骨质边缘变薄且向外扩展。黏液囊肿最常发生于额窦,然后是筛窦、上颌窦和蝶窦

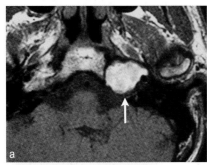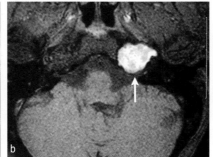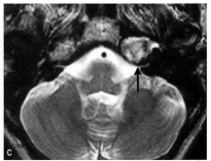

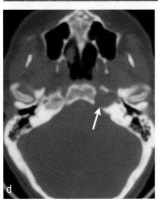

图 1.215　男,40 岁,左侧颞骨岩尖胆固醇肉芽肿

a、b. 横断位 T1 加权像(箭头)和脂肪抑制 T1 加权像(箭头 b)上呈较高信号;**c.** 在 T2 加权像上(箭头)具有等、高、低混杂信号;**d.** 横断位 CT(箭头)上病灶是透亮的伴骨质膨胀且边缘变薄。

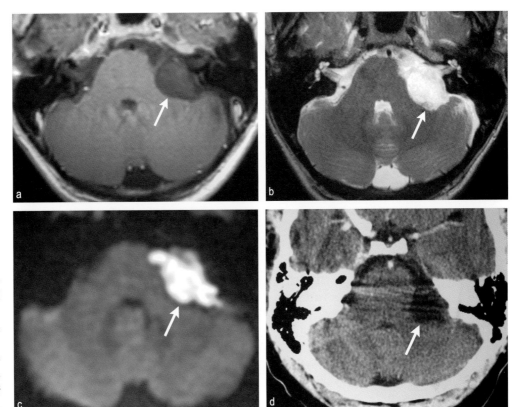

图 1.216 男,30 岁,左侧桥小脑角区脑外表皮样囊肿,侵蚀左侧颞骨岩尖的颅内面

a. 病变在 T1 加权像(箭头)上呈等低信号;**b.、c.** 在横断位 T2 加权像(箭头 b)和弥散加权像(箭头 c)上呈高信号;**d.** 在横断位 CT(箭头)上呈低密度。

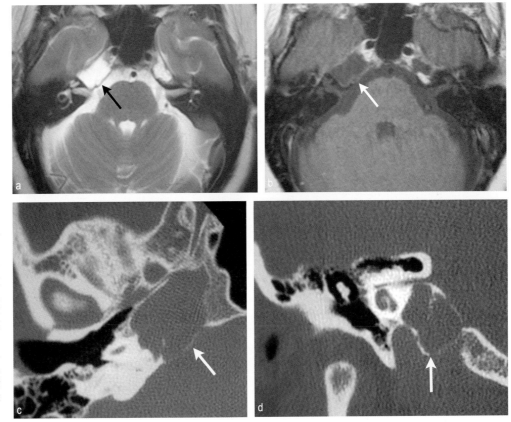

图 1.217 女,50 岁,右侧颞骨岩尖黏液囊肿

右侧颞骨岩尖边界清晰的膨胀性占位,**a.** 在横断位 T2 加权像(箭头处)上呈高信号;**b.** 在增强扫描横断位脂肪抑制 T1 加权像(箭头)上呈低信号;**c.、d.** 在横断位 CT(箭头 c)上和冠状位 CT(箭头 d)上显示,邻近骨质边缘受侵蚀、变薄,部分呈膨胀性改变。

表 1.10(续) 岩尖病变

病变	影像学表现	点评
岩尖脑膨出 (图1.218)	**CT 表现**:脑脊液充满扩大的三叉神经池/Meckel 腔,并压迫吸收周围骨质扩展至岩尖 **MRI 表现**:病灶 T1 加权成像、FLAIR、弥散加权像上呈低信号,T2 加权像上较高信号强度(与 CSF 信号类似),增强扫描病变无强化	一种罕见的病变,是硬膜和蛛网膜从三叉神经池/Meckel 腔突入岩尖形成的,通常发生于双侧。与慢性颅内压持续升高(假性脑瘤、Usher 综合征)和空蝶鞍有关
炎症性病变		
岩尖炎 (图1.219)	**CT 表现**:岩尖积液,伴或不伴骨小梁破坏 **MRI 表现**:T1 加权像上呈等低信号,T2 加权像(T2WI)、脂肪抑制 T2 加权像上呈高信号,在弥散加权像上高信号,ADC 上低信号。增强扫描呈不均匀强化,伴或不伴邻近脑膜的强化,脑脓肿形成时,脑组织会出现 T2WI 高信号和异常强化	颞骨岩部的感染可发生在含有气腔的颞骨岩部气室(岩尖炎)或无气腔的颞骨岩尖(颞骨岩部骨髓炎)中。岩尖炎通常由中耳炎蔓延引起,致病菌包括葡萄球菌、肺炎链球菌、金黄色葡萄球菌和流感嗜血杆菌等。岩尖炎会引发与第六脑神经有关的面部症状与耳部疼痛,这也被称之为三联征。其他并发症包括脑膜炎、脑脓肿和颅内静脉窦血栓形成
骨髓炎 (图1.220)	**CT 表现**:骨密度减低,局部骨质破坏,其并发症包括帽状腱膜下积脓、硬膜下积脓、硬膜外积脓、脑膜炎、脑炎、脑内脓肿和静脉窦血栓形成 **MRI 表现**:T1 加权像上呈等低信号,T2 加权像(T2WI)、脂肪抑制 T2 加权像上呈高信号,在弥散加权成像上呈高信号,ADC 上低信号。增强扫描有强化,伴或不伴邻近硬脑膜和/或软脑膜强化,脑脓肿形成时,脑组织会出现 T2WI 高信号和异常强化	外科手术、创伤、其他感染源的血行扩散或相邻区域(如鼻旁窦、鼻腔、颞骨岩尖气室和/或中耳乳突气房)感染的间接蔓延都会引起颅骨的骨髓炎(骨感染)
朗格汉斯细胞组织细胞增生症	颅骨骨髓中单个或多个局限性软组织灶,侵蚀骨质,并向骨内和/骨外生长 **CT 表现**:病变通常呈低密度,增强扫描有强化,伴或不伴邻近硬脑膜强化 **MRI 表现**:通常情况下,病变在 T1 加权像上通常呈等低信号,在 FLAIR、T2 加权像(T2WI)、脂肪抑制(FS)T2 加权像上呈稍高到高信号。在 T2 加权像和脂肪抑制 T2 加权像上骨髓和病变外周软组织的信号较高且轮廓模糊,继发于炎症改变。通常也能见到病灶破坏骨质从骨髓蔓延至毗邻的软组织。病灶通常在骨髓和骨外软组织中有强化	单发病灶多发于男性,并且患者的年龄多小于 20 岁。髓内组织细胞增殖,局限性破坏骨皮质并蔓延至毗邻的软组织 多发性病灶与莱特勒-西韦病和汉-许-克病有关,莱特勒-西韦病多见于 2 岁以下儿童,主要病变为淋巴结病和肝脾肿大,汉-许-克病主要发生在 5～10 岁的儿童,主要病变为淋巴结病、眼球突出和尿崩症

图 1.218 女性,25 岁,双侧颞骨岩部脑膨出(箭头)

脑脊液聚积在三叉神经池、Meckel 腔。病变在 T2 加权像上呈高信号。轻度侵蚀邻近岩尖骨质。

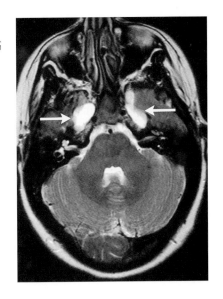

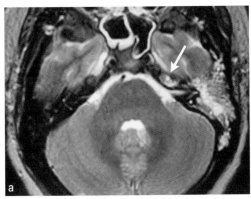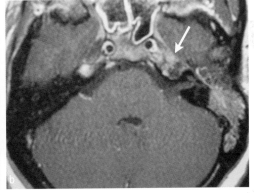

图 1.219 女性,30 岁,左侧岩尖炎

由于感染渗出,在左侧颞骨岩部(箭头)、左侧中耳和左侧乳突气房中可以观察到,横断位 T2 加权像(**a**)上呈高信号,增强后横断位脂肪抑制 T1 加权像(**b**)上不均匀强化。

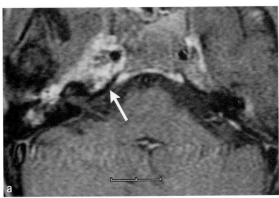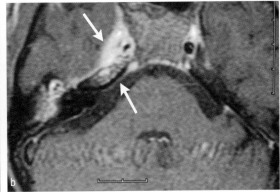

图 1.220 骨髓炎

在涉及右侧颞骨岩部的横断位脂肪抑制 T1 加权像上异常强化,并蔓延到右侧海绵窦(箭头),引起右侧颈内动脉变窄。同时右侧中耳内也可见异常强化。

表 1.10(续) 岩尖病变

病变	影像学表现	点评
多血管炎性肉芽肿病 (图 1.221)	**CT 表现**:外耳道内软组织灶,伴或不伴骨质破坏 **MRI 表现**:软组织增厚且边界模糊,在 T1 加权像上呈等低信号,在 T2 加权像上具有略高到较高信号,增强扫描外耳道内有强化,伴或不伴骨质侵蚀与破坏,可蔓延到颅底和颅内,涉及硬脑膜、大脑、静脉窦、鼻咽和/或颞下窝	多系统疾病,伴随有呼吸道坏死性肉芽肿、小动脉和多静脉病灶坏死性血管炎和肾小球肾炎。通常涉及鼻旁窦,偶尔会涉及眼眶。40%的病例中涉及颞骨。发病高峰为 40～50 岁,年发病率为 8/1 000 000。80%～90%的患者体内出现抗中性粒细胞胞质抗体(ANCA),并在发病中发挥着一定的作用。治疗手段包括皮质类固醇、环磷酰胺和抗 TNF 药
结节病 (图 1.222)	**CT 表现**:骨内病变通常表现为髓内低密度区,较少出现硬化灶 **MRI 表现**:病灶通常在 T1 加权像上呈等低信号,在 T2 加权像(T2WI)和脂肪抑制(FS)质子密度加权像以及脂肪抑制 T2 加权像上呈略高到较高信号。邻近骨皮质的侵蚀和破坏可以伴肉芽肿的骨外生长。增强扫描,病灶呈中等到明显强化	不明原因的多系统非干酪样肉芽肿性病变,约5%～15%的病例累及中枢神经系统,1%～15%的病例累及骨骼。如果中枢神经系统病变未治愈,会产生严重的神经症状。当神经系统并发症发生在其他系统性病变(肺部、淋巴结、皮肤、骨骼和/或眼睛)损害之前时,神经系统结节病的诊断可能比较困难

血管异常

颈动脉瘤/假性动脉瘤 (图 1.223)	**CT 表现**:病灶呈等低密度或高密度,轮廓清晰 **MRI 表现**:边界清楚的局限性血管流空影,与动脉相连,瘤内继发血栓在 T1 和 T2 加权像上呈等或高信号 CTA 和对比增强的 MRA 显示动脉瘤腔内非血栓部分明显强化	动脉异常扩张,继发于获得性/退行性原因、结缔组织疾病、动脉粥样硬化、创伤、感染(白念珠菌感染)、动静脉畸形、药物或结节性脉管炎

良性肿瘤

脑膜瘤 (图 1.224)	轴外硬脑膜病变,轮廓清晰。位置:幕上>幕下、矢状窦旁>大脑凸面>蝶骨嵴>蝶鞍旁>颅后窝>脑室内 **CT 表现**:肿瘤通常呈等密度,增强扫描有强化,伴或不伴钙化及邻近骨质的增生肥厚 **MRI 表现**:肿瘤在 T1 加权像上多呈等信号,在 T2 加权像上呈等或稍高信号,增强扫描明显强化,伴或不伴钙化、骨质增生及邻近骨质的侵蚀破坏。部分脑膜瘤在弥散加权像上呈高信号	涉及硬脑膜和/或硬脊膜的缓慢生长的良性肿瘤,起源于脑上皮(蛛网膜或蛛网状帽)细胞。通常为单发或散发,但在 2 型神经纤维瘤病患者中表现为多发病灶。大部分为良性,但是约 5%病例具有不典型性组织病理学特征。间变性脑膜瘤较为罕见,在脑膜瘤病例中占比不足 3% 在原发性颅内瘤中,脑膜瘤占比高达26%。年发病率为 6/100 000。通常发病于成年人(>40 岁),且女性发病率高于男性。可导致邻近脑实质、硬脑膜静脉窦受压、包绕动脉。恶性脑膜瘤较为罕见

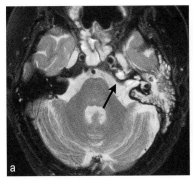
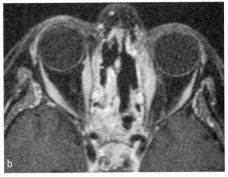
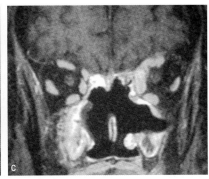

图 1.221　女性，65 岁，多血管炎性肉芽肿病

a. 横断位脂肪抑制 T2 加权像上，鼻咽、鼻窦和鼻腔内肉芽肿增强扫描有强化，病灶阻塞左侧咽鼓管，导致左侧乳突气房、中耳和颞骨岩部气房（箭头处）中可见异常高信号；**b、c.** 横断位脂肪抑制 T1 加权像和冠状面脂肪抑制加权像表现相似。

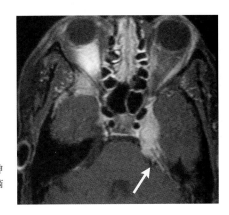

图 1.222　女性，5 岁，结节病

在横断位脂肪抑制 T1 加权像上可见明显强化的骨内病灶，涉及左侧颞骨岩部和左三叉神经池/Meckel 腔，并包绕左侧三叉神经（箭头）。可见沿左侧颞骨岩部颅内表面分布的硬脑膜有强化。右侧蝶骨大翼内也可见强化病灶。

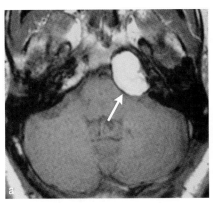
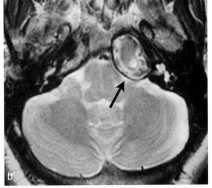

图 1.223　男性，35 岁，左侧颞骨岩尖颈动脉瘤

a. 动脉瘤在横断位 T1 加权像（箭头）上呈高信号；**b.** 在横断位 T2 加权像（箭头）上具有等、低、高混杂信号。

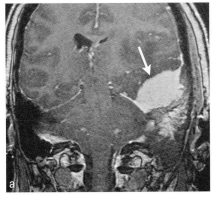
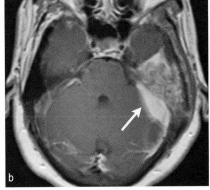
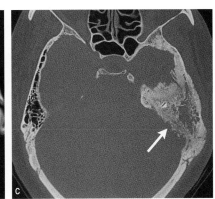

图 1.224　女性，46 岁，脑膜瘤

a、b. 冠状位 T1 加权像（箭头 a）和横断位 T1 加权像上可见箭头 b，肿瘤沿着左侧颅中窝底板分布，并侵入邻近的左侧颞骨，增强扫描有强化；**c.** 横断位 CT 显示涉及肿瘤的左侧颞骨弥散性骨质增生（箭头）。

表 1.10(续) 岩尖病变

病变	影像学表现	点评
神经鞘瘤 (图 1.225,图 1.226 和图 1.227)	**MRI 表现**:圆形或卵圆形病变,轮廓清晰,在 T1 加权像上呈等低信号,在 T2 加权像(T2WI)和脂肪抑制 T2 加权像上呈高信号,增强扫描有强化。较大病灶由于囊性变性和/或(病理性)出血的原因,在 T2 加权像上,增强后不均匀强化可见异常高信号和强化。涉及颅骨的神经鞘瘤包括三叉神经(三叉神经池/Meckel 腔)、外展神经(多勒洛管)、面神经和听神经(内耳道和桥小脑角池)、舌咽神经、迷走神经和副神经(颈静脉孔)上的肿瘤 **CT 表现**:圆形或卵圆形病变,轮廓清晰,密度中等,增强扫描有强化。较大病灶具有囊变和/或(病理性)出血,伴或不伴邻近骨质侵蚀破坏	神经鞘瘤是由分化的肿瘤性施万细胞构成的包膜完整的良性肿瘤。多发性神经鞘瘤通常与神经纤维瘤病 2 型(NF2)有关,这类肿瘤是常染色体显性疾病,涉及染色体 22q12 上的基因突变。除了神经鞘瘤之外,患有多发性神经纤维瘤病 2 型的患者也易发生多发性脑膜瘤和室管膜瘤 神经鞘瘤占原发性颅内肿瘤的 8%,占原发性脊髓肿瘤的 29%。新生儿中,多发性神经纤维瘤病 2 型的发病率为 1/50 000～1/37 000。该疾病的发病年龄在 22～72 岁(中位年龄为 46 岁)。发病高峰在 30～60 岁。在 20～30 岁时发现许多多发性神经纤维瘤病 2 型的患者患有双侧前庭神经鞘瘤
副神经节瘤 (图 1.228)	等低密度的卵圆形或纺锤形病灶 **CT 表现**:增强扫描有强化。可侵蚀邻近的骨质 **MRI 表现**:卵圆形或梭形病灶,在 T1 加权像(T1WI)上呈等信号,在 T2 加权像(T2WI)和脂肪抑制 T2 加权像上呈等高信号,可伴有血管流空影,增强扫描显著强化;由于黏蛋白或(病理性)出血病灶的存在,T1 加权像上可有高信号,由于含铁血黄素的沉积,T2 加权像上病灶外周边缘呈低信号	包膜完整的良性神经内分泌瘤,起源于自主神经节(副神经节)的神经嵴细胞,可发生于与全身自主神经节(副神经节)分布区。也称之为非嗜铬性副神经节瘤,根据发病位置(颈静脉球、鼓室、迷走神经体)命名。副神经节瘤占头颈肿瘤的 0.6%,占所有肿瘤的 0.03%
内淋巴囊腺瘤 (图 1.229)	迷路后方病灶,涉及颞骨岩部后方,可蔓延至桥小脑角池内 **CT 表现**:病变呈等低密度,增强扫描有强化。肿瘤可伴有出血 **MRI 表现**:病变边缘通常呈分叶状,由于出血导致高铁血红蛋白、含铁血黄素及胆固醇结晶沉积,在 T1 加权像和 T2 加权像上表现为等、高、低混杂信号。增强扫描强化方式多样	起源于沿着颞骨背面分布的内淋巴囊的实性和/或囊性良性或恶性乳头状腺瘤,肿瘤较罕见。通常发生于儿童和成年人。肿瘤生长缓慢,且转移罕见。可以散发或与视网膜血管瘤有关

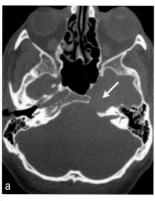
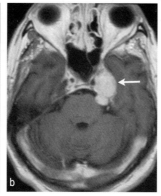

图 1.225 男性,70 岁,三叉神经神经鞘瘤

a. 横断位 CT 示左侧颞骨岩部骨质破坏(箭头);**b.** 横断位增强 T1 加权像上左侧三叉神经鞘瘤明显强化(箭头)。

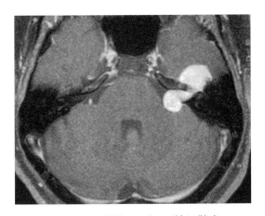

图 1.226　男性,54 岁,面神经鞘瘤

横断位脂肪抑制 T1 加权像示涉及左侧桥小脑角池、左侧内听道和左侧膝状神经节处面神经的神经鞘瘤,增强扫描有强化,左侧颞骨岩尖骨质侵蚀破坏。

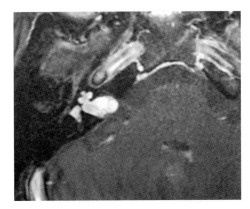

图 1.227　男性,49 岁,听神经鞘瘤

横断位脂肪抑制 T1 加权像可见,右侧面神经鞘瘤涉及右侧内听道,并蔓延至耳蜗和前庭,增强扫描有强化。

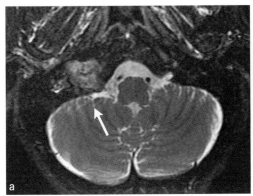
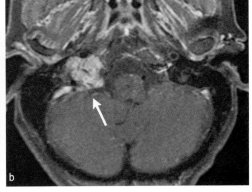

图 1.228　女性,55 岁,右侧颈静脉孔区颈静脉球瘤

a. 颈静脉球瘤在横断位脂肪抑制 T2 加权像(箭头)上呈中等到略高强度混杂信号,并可见多发弯曲及点状流空区域,表示肿瘤内流空血管;**b.** 肿瘤在横断位 T1 加权像上明显强化(箭头)。

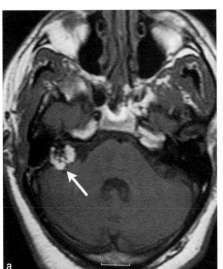
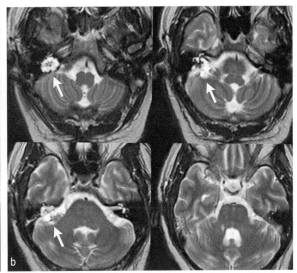

图 1.229　男性,46 岁,内淋巴囊腺瘤

病灶边缘呈分叶状,在横断位 T1 加权像(**a**)和 T2 加权像(**b**)上大部分呈高信号。

表 1. 10(续) 岩尖病变

病变	影像学表现	点评
颞骨内良性血管肿瘤/血管瘤 (图 1. 230)	**CT 表现**：膝状神经节附近颞骨内等低密度区。增强扫描有强化 **MRI 表现**：病变在 T1 加权像上呈等信号，在 T2 加权像上呈略高信号到高信号，增强扫描有强化	良性病变，由颞骨内的薄壁血管组成，并沿着面神经分布，通常位于膝状神经节上或膝状神经节附近。病变在骨质内生长，密度较低，含有骨针。病变与缓慢进行性或复发性面神经瘫痪有关
恶性肿瘤		
转移瘤 (图 1. 231)	单发或多发病灶，轮廓清晰或模糊，涉及颅骨、硬脑膜、软脑膜和/或脉络丛 **CT 表现**：骨内病变通常密度较低，也可有硬化，可伴有骨外侵犯，可有神经组织或血管受压，增强扫描有强化。软脑膜转移瘤在增强扫描时易于显示 **MRI 表现**：单发或多发病灶，轮廓清晰或模糊，涉及颅骨、硬脑膜、软脑膜和/或脉络丛。在 T1 加权像上呈等低信号，在 T2 加权像上呈等高信号，增强扫描有强化，可伴有骨外侵犯，可有神经组织或血管受压。软脑膜转移瘤在增强扫描时易于显示	转移瘤是由远离原发病灶的肿瘤细胞增殖形成的。转移瘤可以通过动静脉、脑脊液、手术、淋巴系统进行传播。转移瘤是最为常见的累及骨质的恶性肿瘤。在成年人中，涉及骨骼的转移瘤最常来源于肺癌、乳腺癌、前列腺癌、肾癌和甲状腺癌以及肉瘤。肺部、胸腺和前列腺的原发性恶性肿瘤骨转移占骨转移瘤的 80%。转移瘤会在单个或多个部位引起破坏性或浸润性改变
骨髓瘤/浆细胞瘤 (图 1. 232)	多发性骨髓瘤或单发性浆细胞瘤表现为轮廓清晰或模糊的病灶，涉及颅骨和硬脑膜 **CT 表现**：病灶通常呈等低密度，增强扫描有强化，并伴有骨质破坏 **MRI 表现**：轮廓清晰或模糊，涉及颅骨和硬脑膜，在 T1 加权像上呈等低信号，在 T2 加权像上呈等或稍高信号，增强扫描有强化，并伴骨质破坏	多发性骨髓瘤是恶性肿瘤，由分泌抗体的浆细胞克隆增生形成。多发性骨髓瘤主要位于骨髓中。单发性骨髓瘤或浆细胞瘤是一种罕见的变异型，发生在骨或软组织单一部位的浆细胞瘤。在美国，每年有 14 600 例新病例发生。在成年人中，多发性骨髓瘤是最为常见的原发性恶性骨肿瘤。发病的中位年龄为 60 周岁。大部分患者的年龄超过 40 周岁。肿瘤的发生概率：椎骨＞肋骨＞股骨＞髂骨＞肱骨＞颅面骨＞骶骨＞锁骨＞胸骨＞耻骨＞胫骨
淋巴瘤	单发或多发病灶，轮廓清晰或模糊，涉及颅骨、硬脑膜和/或软脑膜 **CT 表现**：病变呈等低密度，增强扫描有强化，并伴骨质破坏。发生于软脑膜肿瘤在增强扫描时显影清晰 **MRI 表现**：病变在 T1 加权像上呈等低信号，在 T2 加权像上呈等到稍高信号，增强扫描有强化。肿瘤可侵蚀破坏局部骨质，侵犯脑膜和颅内	淋巴瘤是淋巴造血系统肿瘤，起源于淋巴组织(淋巴结和网状内皮组织)细胞。与白血病不同，淋巴瘤通常表现为散发肿块。淋巴瘤分为霍奇金病(HD)和非霍奇金淋巴瘤(NHL)。由于临床表现、组织病理学特征以及治疗策略的不同，区分霍奇金病和非霍奇金淋巴瘤非常重要。霍奇金病通常出现在淋巴结，且通常沿着淋巴结链蔓延，而非霍奇金淋巴瘤通常起源于淋巴结外器官，且以不可预知的方式传播。几乎所有涉及骨质的原发性淋巴瘤都是非霍奇金 B 细胞淋巴瘤，可以单发或多发，引起骨质侵蚀或浸润性变化

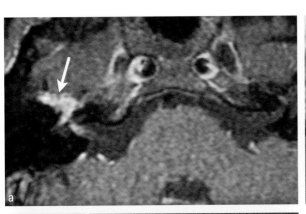
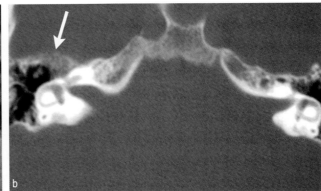
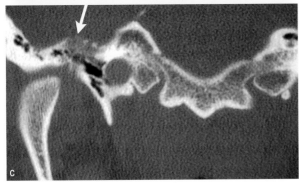

图 1.230 40 岁，男性，颞骨部良性血管肿瘤

a. 横断位脂肪抑制 T1 加权像显示右侧面神经的膝状神经节和邻近的骨质（箭头）有强化；**b、c.** 横断位 CT 和冠状位 CT 上，病变的骨内部分（箭头）密度较低，且含有骨针。

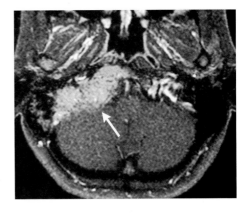

图 1.231 横断位脂肪抑制 T1 加权像上可见位于右侧颞骨和枕骨的转移瘤，增强扫描有强化（箭头）

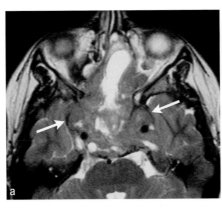
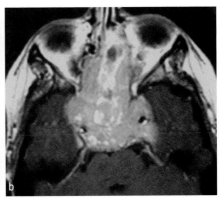

图 1.232 女性，28 岁，浆细胞瘤

浆细胞瘤充满鼻腔和鼻咽，并蔓延到蝶骨、海绵窦和左侧颞骨岩尖。**a.** 肿瘤在横断位脂肪抑制 T2 加权像（箭头）上呈等到稍高混杂信号；**b.** 在横断位 T1 加权像上有强化。

表 1.10(续) 岩尖病变

病变	影像学表现	点评
脊索瘤 (图 1.233)	病变轮廓清晰,且为分叶状,沿着斜坡、椎体或骶骨的背侧面生长,伴有局部骨质破坏 **CT 表现**:病灶呈等低密度,肿瘤侵蚀破坏骨质并出现钙化,增强扫描有强化 **MRI 表现**:病灶在 T1 加权像上呈等低信号,在 T2 加权像上呈较高信号,增强扫描强化不均。可以局部浸润,并侵蚀破坏骨质,包绕血管(通常无动脉变窄)和神经。颅底-斜坡是较为常见的发病位置,脊索瘤常发生在中线区,占颅底脊索的 80%。软骨样脊索瘤倾向位于远离中线靠近颅底软骨结合的部位	脊索瘤较为罕见,具有局部侵袭性,生长缓慢,低度到中度恶性肿瘤,源自中轴骨上的异常脊索残留组织。软骨样脊索瘤(占所有脊索瘤的 5%~15%)同时有脊索瘤和软骨瘤分化,含有肉瘤样成分的脊索瘤(在所有脊索瘤中占比 5%)被称为逆分化脊索瘤或肉瘤样脊索瘤。脊索瘤大约占到原发性恶性骨肿瘤的 2%~4%,占到所有原发性骨肿瘤的 1%~3%,在颅内肿瘤中占比低于 1%。报告的年发病率为(0.18~0.30)/1 000 000。逆分化脊索瘤或肉瘤样脊索瘤在所有脊索瘤中占比低于 5%。对于颅骨脊索瘤而言,患者的平均发病年龄为 37~40 岁
软骨肉瘤 (图 1.234)	分叶状肿瘤,表现为软骨结合处的骨质破坏病变 **CT 表现**:病变呈等低密度,伴有局部骨质破坏,伴或不伴软骨样基质钙化,增强扫描有强化 **MRI 表现**:病变在 T1 加权像上呈等低信号,在 T2 加权像(T2WI)上呈高信号,可有基质钙化并在 T2 加权像上呈低信号,增强扫描强化不均。可以局部浸润,并侵蚀破坏骨质,包绕血管(通常无动脉变窄)和神经。颅底岩枕结合处是较为常见的发病部位,通常远离中线区	软骨肉瘤是恶性肿瘤,肉瘤样基质中含有软骨成分。软骨肉瘤中可以含有钙化、黏液和/或骨质。滑膜组织上出现的软骨肉瘤较为罕见。软骨肉瘤占恶性骨病变的 12%~21%,占原发性恶性骨肿瘤的 21%~26%,占所有骨肿瘤的 9%~14%,占颅底肿瘤的 6%,在所有颅内肿瘤中占比为 0.15%
骨肉瘤	涉及颅底的破坏性病变 **CT 表现**:肿瘤呈等低密度,通常伴有基质的钙化或骨化,增强扫描强化不均 **MRI 表现**:肿瘤边缘模糊,且通常会通过被破坏的骨皮质从骨髓延伸到邻近的软组织。肿瘤在 T1 加权像上呈等低信号,低信号区通常是肿瘤钙化/骨化或坏死区。在 T2 加权像(T2WI)上呈高信号,钙化在 T2 加权像上呈低信号,增强扫描强化不均匀。可以局部浸润,并侵蚀破坏骨质,包绕血管(通常无动脉变窄)和神经。坏死区在 T2 加权像(T2WI)上通常呈高信号,而钙化区域在 T2 加权像上通常呈低信号。肿瘤在 T2 加权像和脂肪抑制 T2 加权像上由于钙化或骨化、软骨样、纤维样组织以及瘤内出血和坏死性等成分的比例、分布和位置不同,信号不同。肿瘤在 T2 加权像和脂肪抑制 T2 加权像上等信号、等低信号及等高信号。增强扫描骨肉瘤的非骨化/钙化区域明显强化	骨肉瘤是一类恶性肿瘤,由增生性梭形细胞组成,这些细胞会分泌骨样和/或不成熟的肿瘤样骨质。在儿童中以原发性肿瘤形式出现,在成年人当中,骨肉瘤与佩吉特病、受照射骨、慢性骨髓炎、成骨细胞瘤、骨巨细胞瘤和骨纤维性结构不良有关
侵袭性垂体腺瘤或垂体腺癌 (图 1.235)	**MRI 表现**:病变通常在 T1 加权像或 T2 加权像上呈等信号,与灰质类似,可有坏死、出血及囊变,增强扫描明显强化,并蔓延至鞍上池、海绵窦内,可有颅底和颞骨侵蚀破坏 **CT 表现**:病变通常呈等密度,可有坏死、出血及囊变,增强扫描明显强化,并蔓延至鞍上池、海绵窦内,可有颅骨侵蚀破坏	垂体腺瘤偶尔侵袭性生长,并蔓延至蝶骨、斜坡、筛窦、眼眶和/或大脑脚间池。垂体腺癌作为涉及腺垂体的恶性垂体肿瘤,较为罕见,在垂体腺瘤中占比为 0.5%。除了局部侵袭和蛛网膜下转移外,有报道还可血行转移扩散至骨骼、肝脏、肺部、淋巴结、胰腺、心脏、卵巢和子宫肌层

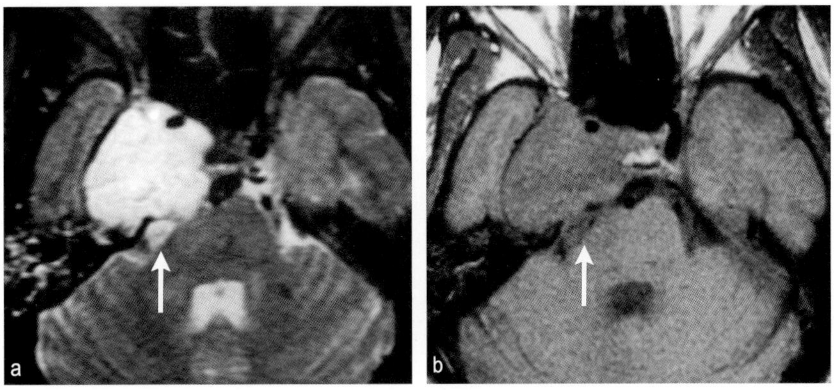

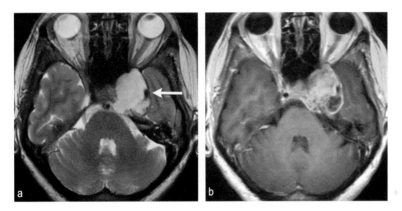

图 1.233　男性，21 岁，软骨样脊索瘤

肿瘤涉及右侧岩枕结合部，并蔓延至右侧颅中窝近中线部和右侧海绵窦，致右侧颈动脉前移。**a.** 肿瘤在横断位 T2 加权像（箭头）上呈高信号；**b.** 在横断位 T1 加权像（箭头）上呈等信号。

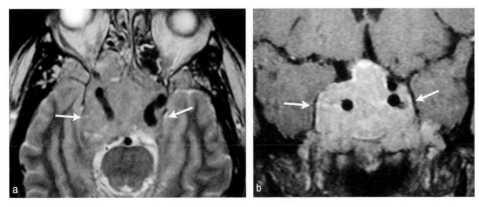

图 1.234　女性，53 岁，软骨肉瘤

肿瘤涉及左侧岩枕结合部，并蔓延至左侧颅中窝内侧，侵犯左侧海绵窦，左颈内动脉受压外移。**a.** 肿瘤在横断位 T2 加权像（箭头）上呈高信号；**b.** 在横断位 T1 加权像（箭头）上有强化。

图 1.235　男性，44 岁，脑垂体腺癌

脑垂体腺癌侵入到蝶骨、后组筛窦、海绵窦和左侧颞骨岩部。**a.** 肿瘤在 T2 加权像（箭头）上呈稍高信号；**b.** 在冠状位脂肪抑制 T1 加权像（箭头）上有强化。

表 1.10(续) 岩尖病变

病变	影像学表现	点评
鼻窦鳞状细胞癌 (图 1.44)	病灶出现在鼻腔和鼻窦,可伴骨质破坏或神经扩散蔓延至颅内 **CT 表现:**肿瘤呈等密度,增强扫描轻度强化。较大病灶可合并出血或坏死 **MRI 表现:**鼻腔、鼻窦和鼻咽的破坏性病变,可通过骨质破坏或神经扩散蔓延至颅内。在 T1 加权像上呈等信号,在 T2 加权像上呈等或稍高信号,增强扫描有强化。较大病灶可合并出血或坏死	恶性上皮细胞肿瘤,起源于鼻窦的黏膜上皮细胞(上颌窦,60%;筛窦,14%;蝶窦与额窦,1%)和鼻腔(25%)。包括角化型和非角化型。在头颈部恶性肿瘤中占比为3%。发病于成年人(通常年龄大于 55 岁,且男性多于女性)。与职业性暴露或其他环境的暴露有关,如接触烟草烟雾、镍、氯酚、铬、芥子气、镭和木材制品加工制造材料
鼻咽癌	**CT 表现:**病变通常呈等密度,增强扫描轻度强化。较大病灶可合并出血或坏死 **MRI 表现:**鼻咽(侧壁/咽隐窝和后顶壁)中的浸润性病变,可通过骨质破坏或神经扩散蔓延至颅内。在 T1 加权像上呈等信号,在 T2 加权像上呈等或稍高信号,增强扫描有强化。较大病灶可合并出血或坏死	癌组织起源于鼻咽黏膜,具有不同程度的鳞状分化。亚型包括鳞状细胞癌、非角化型鳞癌(分化型和未分化型)和基底细胞样鳞状细胞癌。南亚和非洲地区的发病率显著高于欧洲和美洲。高峰年龄段:40~60 周岁。男性中的发病率比女性高 2~3倍。与 EB 病毒、含有亚硝胺的饮食和持续性暴露在烟草烟雾、甲醛、化学烟雾和灰尘环境中有关
腺样囊性癌 (图 1.236)	**CT 表现:**肿瘤呈等密度,增强扫描呈中等、轻度或明显强化 **MRI 表现:**破坏性病变,通过骨质破坏或沿神经扩展蔓延至颅内,在 T1 加权像上呈等信号,在 T2 加权像上呈等到稍高信号,增强扫描呈中等、轻度或明显强化	基底细胞样肿瘤,由上皮细胞和肌上皮细胞组成。肿瘤形态包括管状、筛状和实体状,占涎腺上皮性肿瘤的 10%。最常见涉及腮腺、颌下腺和小涎腺(上颚、舌头、颊黏膜和口腔基底以及其他部位)。肿瘤沿神经侵犯较为常见,可伴有面神经麻痹。通常发病于 30 岁以上成年人。实性肿瘤的预后最差。90%的患者会在发病后的10~15 年之内死亡
横纹肌肉瘤	**CT 表现:**肿瘤呈软组织密度,边界清楚或模糊。钙化少见。由于软组织实性区域、囊变、坏死及偶发性(病理性)出血区的存在,肿瘤可呈混杂密度 **MRI 表现:**肿瘤通常为卵圆形和/或分叶状,边界清晰或不清晰。肿瘤通常在 T1 加权像(T1WI)和脂肪抑制(FS)T1 加权像上呈等低信号。(病理性)出血区域在 T1 加权像上呈高信号。病变通常在 T2 加权像(T2WI)和脂肪抑制 T2 加权像上呈混杂信号(中等、略高和或较高的信号)。肿瘤边缘软组织由于水肿常轮廓模糊。肿瘤常导致邻近骨质的破坏。增强扫描强化程度不同	具有横纹肌分化的恶性间叶组织肿瘤,主要发生在软组织,发生在骨骼内的较为罕见。横纹肌肉瘤有三种亚型(胚胎性,50%~70%;腺泡状,18%~45%;多形性5%~10%)。胚胎性和腺泡状横纹肌肉瘤主要发病于儿童,多形性横纹肌肉瘤主要发病于成年人。胚胎性横纹肌肉瘤具有胚胎性肌肉的表型特征和生物学特征。腺泡状横纹肌肉瘤为圆形细胞肿瘤,呈部分骨骼肌分化。多形性横纹肌肉瘤中含有异形细胞、球形细胞和梭形细胞,呈部分骨骼肌分化。在原发性恶性软组织瘤中占比约为 2%,在所有原发性软组织瘤中占比不足 1%。儿童软组织瘤中占比为19%。发病年龄为 2~40 岁,中位年龄为18 岁

表 1.10(续)　岩尖病变

病变	影像学表现	点评
骨质异常		
骨纤维性结构不良 （**图 1.237**）	**CT 表现**：膨胀性骨质变化，混杂等高密度，通常为磨玻璃影。增强扫描有强化 **MRI 表现**：影像表现取决于骨针、胶原蛋白、成纤维细胞、出血和囊变等成分的比例，可伴有病理性骨折。病变通常边界清楚，在 T1 加权像和 FLAIR 影像上呈低信号或等低信号。在 T2 加权像上，病变呈低、等、高混杂信号，通常被厚度不等的低信号边缘包绕。少数病变可见内部间隔和囊变。增强扫描强化模式及程度不同	良性骨髓纤维骨质病变，涉及单一部位（单骨性）或多部位（多骨性）。其是由于原始骨重塑为成熟的板层骨的正常的过程中发育衰退造成的，在发育不良的纤维组织内含有不成熟的骨小梁。在良性骨骼病变中占比大约为 10%。患者发病的年龄段为不足 1 周岁到 76 岁，75% 的病例的发病年龄小于 30 岁

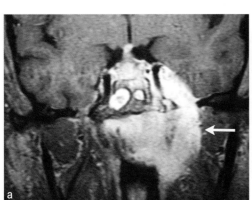
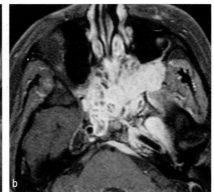

图 1.236　女，46 岁，腺样囊性癌

肿瘤在冠状位(**a**)和横断位脂肪抑制 T1 加权像(**b**)上有强化（箭头），并沿着左侧三叉神经第三支，从鼻咽（箭头）穿过扩大的卵圆孔蔓延至左侧三叉神经池/Meckel 腔、左侧颞骨岩部和颅内硬脑膜。

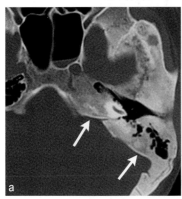
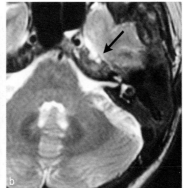
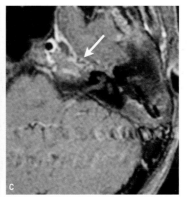

图 1.237　女，37 岁，骨纤维性结构不良

a. 横断位 CT 显示左侧颞骨弥漫膨胀，伴随骨质磨玻璃样变（箭头）；**b.** 涉及的骨骼在横断位 T2 加权像（箭头）上呈等低混杂信号；**c.** 在横断位脂肪抑制 T1 加权像（箭头处）上强化不均。

表 1.10(续) 岩尖病变

病变	影像学表现	点评
佩吉特病 (图 1.238)	颅骨的膨胀性硬化及吸收病变 **CT 表现**:病变通常呈等高混杂密度。颅骨内板和外板的内缘与骨髓之间边缘模糊或不规则 **MRI 表现**:佩吉特病的 MRI 特征多样化,根据疾病的发展阶段而定。大部分涉及颅骨的病例都是晚期或非活跃期。影像学表现包括骨质膨胀和骨皮质增厚,在 T1 和 T2 加权像上呈低信号。皮质增厚的内缘可以是不规则的或是模糊的。骨髓中增生的骨小梁在 T1 和 T2 加权像上表现为低信号区。晚期或非活跃期佩吉特病的骨髓信号类似于含有脂肪信号的正常骨髓,其中硬化区域在 T1 和 T2 加权像上呈低信号,水肿或纤维血管在脂肪抑制 T2 加权像上呈高信号	佩吉特病是一种慢性骨骼疾病,该疾病存在骨吸收异常,且有编织骨形成,会导致骨骼畸形。副粘病毒可能是致病病原体。高达 66% 的佩吉特病是多骨性的。佩吉特病发展为继发性肉瘤变的可能性不到 1% 在 55 岁以上人群中,白种人的发病率大约为 2.5%～5.0%,年龄在 85 岁以上人群中的发病率约为 10%。会造成椎间孔狭窄,使颅脑神经受到压迫和颅底凹陷,伴或不伴脑干压迫
肾性骨营养不良 (图 1.239)	**CT 表现**:病变包括骨松质内骨质吸收和骨质硬化混合形成的"胡椒盐征",囊性纤维性骨炎,皮质变薄,小梁增粗,溶骨性病变/棕色瘤。另一种表现为磨玻璃样改变,皮髓质分界不清 **MRI 表现**:T1 和 T2 加权像上骨硬化区呈低信号。T2 加权像上的高信号环可能是由于溶骨性病变或棕色瘤	与慢性终末肾相关的、继发性甲状腺功能亢进(继发性甲状旁腺增生)和骨软化(维生素 D 代谢异常),这些都能导致成骨细胞和破骨细胞活动异常,进而导致病理性骨折。与继发性甲状旁腺功能亢进不同,原发性甲状旁腺功能亢进很少发生弥漫性或斑片状骨质硬化
耳硬化 (图 1.240)	**CT 表现**:毗邻卵圆窗(窗型)的骨迷路区见密度减低透亮区。进一步发展并延伸至耳蜗(耳蜗型)附近,形成双环征 **MRI 表现**:病灶局部可见强化	成人病因不明的内耳骨迷路的骨质海绵样变,导致的进行性传导听力损失或混合性听力损失。耳硬化常发生于双侧。窗型更为常见(85%),与镫骨底板固定引起的传导性听力损失有关。耳蜗型耳硬化发病概率为 15%,常同时伴有传导性听力损失和感音神经性听力损失

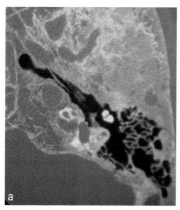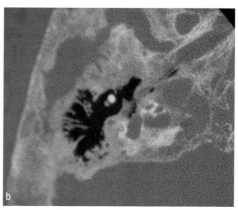

图 1.238 男,84 岁,涉及颅骨的佩吉特病

横断位 CT 显示骨质增厚,骨髓腔的内骨板和外骨板之间的轮廓模糊,骨质硬化和骨质稀疏区域混杂。

表 1.10(续)　岩尖病变

病变	影像学表现	点评
成骨不全(OI) (图 1.241)	**CT 表现**：弥漫性骨质缺乏,内耳迷路周围出现增厚的骨质密度稀疏区。与耳硬化表现相似 **MRI 表现**：对应于 CT 图像中骨密度减低区,MRI 上表现为耳蜗周围带状增强	也称为脆骨症,成骨不全有 4～7 种类型,是一种遗传性疾病,是由于染色体 17q21.31 - q22.05 上 *COL1A1* 基因的突变和染色体 7q22.1 上的 *COL1A2* 基因的突变导致异常的 I 类纤维状胶原蛋白的生成和骨质疏松。会导致骨质脆弱,并反复发生微小骨折和重塑

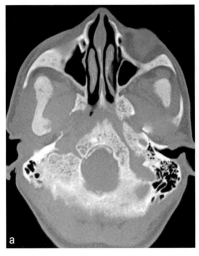
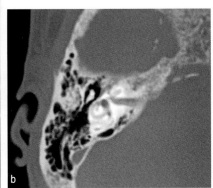
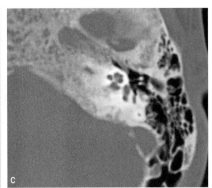

图 1.239　男性,28 岁,肾性骨营养不良

横断位 CT 显示颅底骨质稀疏以及下颌骨骨质弥漫性硬化。

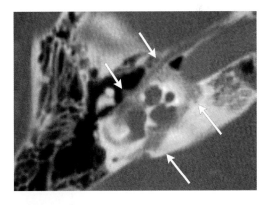

图 1.240　男性,12 岁,耳硬化

横断位 CT 显示邻近耳蜗、卵圆窗、前庭和前庭导水管的耳软骨囊骨质密度减低(箭头)。

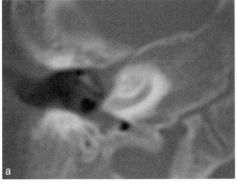
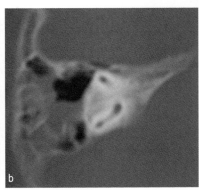

图 1.241　男性,2 岁,成骨不全

横断位 CT 显示右侧耳软骨囊和颅骨的去钙化。

表 1.10(续) 岩尖病变

病变	影像学表现	点评
骨硬化症 (图 1.242)	影像学表现包括广泛的骨质硬化和骨质增生,导致颅骨增厚以及颅底孔道和视神经管变窄 **CT 表现**:可见骨质硬化,涉及颅底和眼眶,接下来是颅盖,伴随有骨骼变厚和硬化。视神经管和颅底孔道变窄导致失明和脑神经受损。其他表现包括软骨结合的硬化和鼻窦的气化不良 **MRI 表现**:增厚的骨质内含有膨胀的骨髓质,在 T1 加权像和 T2 加权像上呈等信号	骨硬化症是与遗传有关的一组骨骼疾病,伴随有破骨细胞缺陷和受损骨质的吸收,也被称为大理石骨病。典型的致命性婴儿骨硬化症或恶性骨硬化症是常染色体隐性遗传,涉及染色体 6q21、11q13.4 - 13.5 和 16p13 上 *OSTM1* 基因、*TCIRG1* 基因和 *GCN7* 基因的突变,在患者出生时候就有表现。基因突变会影响三磷酸腺苷酶 a3 亚基的功能,三磷酸腺苷酶 a3 亚基的功能是调节骨骼-破骨细胞之间的酸化作用。其他类型包括出现在 10 岁前的中间型常染色体隐形性状和出现在成年人中的常染色体显性性状。原发性骨松质的再吸收障碍和破骨细胞功能紊乱引起的软骨骨化障碍,导致不成熟的编织骨无法转化为强壮的板层骨。在严重的常染色体隐性遗传中,不成熟的硬化骨中骨髓聚集会导致贫血、血小板减少和免疫功能紊乱,导致死亡
颅骨锁骨发育不良(CCD) (图 1.243)	**CT 表现**:膜内化骨骨化延迟>软骨内化骨。颅底和颅盖骨质增厚,密度增高。乳突气房和鼻旁窦缺失或发育不良。异常表现包括颅缝和囟门持续开放、缝间骨、多生牙	涉及染色体 6p21 上的 *RUNX2* 基因突变的常染色体显性遗传病。基因突变导致单倍型不足,从而影响成骨前体细胞的分化。一种功能性基因的缺失导致 CCD;当两种基因同时异常时,成骨细胞分化缺失。涉及膜状和软骨内骨质形成。患者在出生时有异常增大且完全开放的囟门、头颅短缩、身材短小、面中部发育不全、牙列异常、锁骨发育不良或发育不全以及短指症。患者智力正常
创伤性损伤		
横行骨折 (图 1.244)	**CT 表现**:骨折线从枕骨大孔或颈静脉孔延伸至颅中窝,可涉及内耳骨迷路、前庭导水管、镫骨底板和内听道基底部。中耳和乳突气房内有积液	由正面或枕部创伤导致的横行骨折,其方向通常垂直于颞骨岩部的长轴。横行骨折并不常见,占到颞骨骨折的 10% 不到。会损伤内耳引起感音神经性听力损失。并增加外淋巴漏的风险
混合骨折	**CT 表现**:骨折面沿着垂直、平行、和/或斜向颞骨岩部长轴方向延伸,伴或不伴听骨链、内耳迷路和鼓室盖的骨折。中耳和乳突气房内有积液	骨折的方向包括垂直、平行,和/或斜向于颞骨岩部长轴方向,涉及听骨链损伤会导致传导性耳聋,涉及耳软骨囊损伤会出现感音神经性听力损失,伴或不伴面神经损伤,可增加外淋巴瘘风险并伴发胆脂瘤

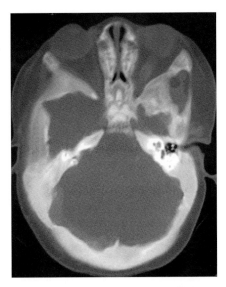

图 1.242　男孩，5 个月，骨硬化症

横断位 CT 显示颅骨弥漫性增厚和硬化。

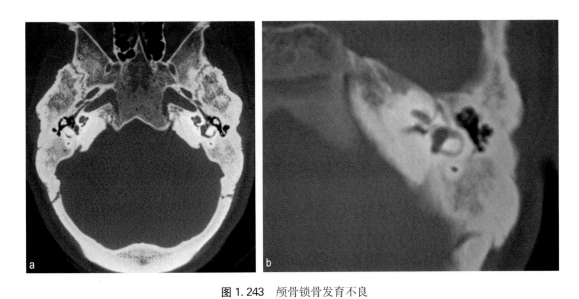

图 1.243　颅骨锁骨发育不良

a. 横断位 CT 显示颅盖和颅底骨质增厚，密度减低；**b.** 放大的横断位 CT 与左侧颞骨影像学表现相似。

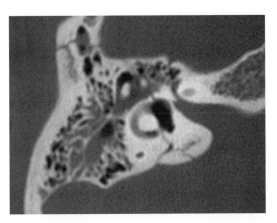

图 1.244　横断位 CT 显示右侧颞骨岩尖、乳突骨折，涉及内耳迷路伴前庭和外半规管积气

1.11 桥小脑角(CPA)和内听道病变

- 肿瘤-轴外
  - 神经鞘瘤
  - 脑膜瘤
  - 血管外皮细胞瘤
  - 副神经节瘤/颈静脉球瘤
  - 脉络丛乳头状瘤
  - 脉络丛癌
  - 转移瘤
  - 骨髓瘤
  - 淋巴瘤
  - 内淋巴囊腺瘤/腺癌
  - 脊索瘤
  - 软骨肉瘤
  - 腺样囊性癌
- 肿瘤-轴内
  - 室管膜瘤
  - 脑干或小脑胶质瘤
  - 血管母细胞瘤
  - 髓母细胞瘤
  - 非典型畸胎瘤/横纹肌瘤
- 肿瘤样病变
  - 表皮样囊肿(先天性胆脂瘤)
  - 皮样囊肿
  - 胆固醇肉芽肿
  - 脂肪瘤
  - 蛛网膜囊肿
- 血管异常
  - 椎基底动脉扩张症
  - 动脉瘤——基底动脉/分支,椎动脉
  - 动静脉畸形(AVMs)
  - 硬膜外血肿
  - 硬膜下血肿
  - 蛛网膜下腔出血
- 炎症
  - 脑干/小脑脓肿
  - 硬膜下/硬脑膜外脓肿-积脓
  - 软脑膜感染
  - 硬脑膜和/或软脑膜非感染性炎症
  - 朗格汉斯细胞组织细胞增生症
- 感染
  - 莱姆病——螺旋体感染

表 1.11 桥小脑角(CPA)和内听道病变

病变	影像学表现	点评
肿瘤-轴外		
神经鞘瘤 (图 1.245,图 1.246,图 1.247,图 1.248)	**CT 表现**:等低密度卵圆形或梭形病灶。增强扫描有强化。常侵蚀邻近的骨质 **MRI 表现**:轮廓清晰的分叶状或梭形轴外病变,在 T1 加权像上呈等低信号,在 T2 加权像和脂肪抑制加权像上呈高信号,增强扫描有强化。较大病灶增强扫描强化不均,在 T2 加权像上呈混杂高信号	神经鞘瘤是有包膜的良性肿瘤,含有分化的施万细胞。听神经(前庭神经)鞘瘤占到颅内神经鞘瘤的 90%,占桥小脑角区病变的 75%。三叉神经鞘瘤是第二常见的颅内神经鞘瘤,之后是面神经鞘瘤。神经纤维瘤病 2 型中可见多发性神经鞘瘤

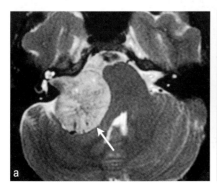
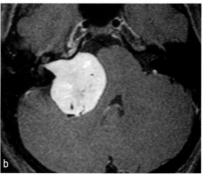

图 1.245 女性,28 岁,听神经鞘瘤

a. 肿瘤位于右侧桥小脑角,并延伸到内听道,导致内听道扩大,在横断位 T2 加权像(箭头)上呈稍高到高混杂信号;**b.** 增强扫描,肿瘤在横断位脂肪抑制 T1 加权像上有强化。

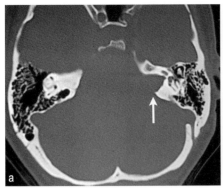
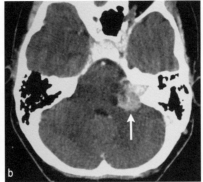
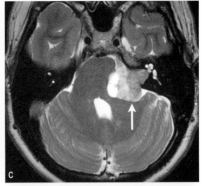
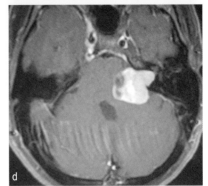

图 1.246 女性,46 岁,听神经鞘瘤

a. 横断位 CT 显示左侧内听道变宽;**b.** 左桥小脑角区肿瘤(箭头处)增强扫描明显强化;**c.** 肿瘤在横断位 T2 加权像(箭头)上呈稍高到高混杂信号;**d.** 增强扫描后,在横断位脂肪抑制 T1 加权像上肿瘤明显强化。

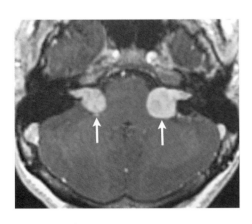

图 1.247 女性,25 岁,神经纤维瘤病 2 型和听神经瘤

增强扫描后,双侧神经鞘瘤在横断位 T1 加权像上有强化。

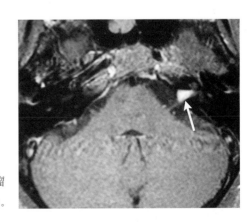

图 1.248 女性,38 岁,神经鞘瘤

横断位脂肪抑制 T1 加权像示左侧面神经管内神经鞘瘤增强扫描有强化。

表 1.11(续)　桥小脑角(CPA)和内听道病变

病变	影像学表现	点评
脑膜瘤 (图 1.249)	轴外硬脑膜病变,轮廓清晰。发生部位幕上＞幕下 **CT 表现**:肿瘤呈等密度,伴或不伴钙化及骨质增生,增强扫描明显强化 **MRI 表现**:肿瘤在 T1 加权像上呈等信号,在 T2 加权像上呈等或稍高信号,增强扫描明显强化,伴或不伴钙化	脑膜瘤是最为常见的轴外肿瘤,在原发性颅内肿瘤中占比高达 26%。年发病率为 6/100 000,该病常见于成年人(＞40 岁),女性的发病率高于男性。由脑膜(蛛网膜或蛛网膜状帽)上皮细胞组成。在 Ⅱ 型神经纤维瘤病中可见多发性脑膜瘤,导致邻近的脑实质受压,动脉被包裹以及硬脑膜静脉窦受压。侵袭性/恶性脑膜瘤较为罕见
血管外皮细胞瘤	**CT 表现**:肿瘤呈等密度,伴或不伴钙化及骨质增生,增强扫描明显强化 **MRI 表现**:轴外病灶,通常较大,轮廓清晰,在 T1 加权像上呈等信号,在 T2 加权像上呈等或稍高信号,增强扫描明显强化(类似于脑膜瘤),可有邻近骨质侵蚀破坏	一种罕见肿瘤(WHO Ⅱ级),在原发性颅内肿瘤中占比为 0.4%,发病率是脑膜瘤的 1/50。肿瘤由紧密堆积的细胞组成,细胞中缺乏胞质,细胞中有圆形、卵圆形或细长的细胞核和中等密度的染色质。肿瘤中可见许多裂缝样的血管沟,血管沟内衬有扁平的内皮细胞,瘤内可有坏死区。常发病于青壮年(男性＞女性)。有时候也被称为成血管细胞型脑膜瘤或脑膜血管外皮瘤,这种肿瘤起源于血管细胞(周细胞)。肿瘤的转移比脑膜瘤更为常见
副神经节瘤/颈静脉球瘤 (图 1.250)	**CT 表现**:轴外病灶,通常较大,位于颈静脉孔区,轮廓清晰,等密度,增强扫描有强化。可侵蚀骨质并导致颈静脉孔扩大 **MRI 表现**:轴外病灶,通常较大,位于颈静脉孔区,轮廓清晰,在 T1 加权像上呈等信号,在 T2 加权像上呈等或稍高混杂信号,可有瘤内血管流空影,增强扫描有强化。可侵蚀骨质并导致颈静脉孔扩大	此病变也被称为化学感受器瘤,通常发生在神经节处,并根据发生部位不同,命名为颈静脉球瘤、鼓室球瘤、迷走神经瘤等。副神经节瘤通常是分化良好的肿瘤,由巢状或小片状(器官样结构)排列的主细胞(Ⅰ类)组成,被单层柱状细胞(Ⅱ类)包绕。该肿瘤发病于 24～70 岁的患者(中位年龄 47 岁)
脉络丛乳头状瘤 (图 1.251)	**CT 表现**:轮廓清晰的分叶状病变,密度中等,增强扫描明显强化,可有钙化 **MRI 表现**:肿瘤通常具有轮廓清晰的、分叶状的边缘,在 T1 加权像上呈等信号,在 T2 加权像上呈等或稍高信号,可有钙化。增强扫描明显强化	发生于脉络丛的颅内肿瘤(WHO Ⅰ级),较为罕见,由覆盖在纤维血管结缔组织上的单层立方上皮细胞或柱状上皮细胞(具有圆形或椭圆形单形态细胞核,具有极低的核分裂能力)组成。发生部位:儿童,侧脑室＞第四脑室;成年人,第四脑室＞侧脑室,其他位置少见,如第三和第四脑室以及桥小脑角(CPA) 　可以引起脑积水。侧脑室和第三脑室病变发病的中位年龄为 1.5 岁;第四脑室病变中位年龄为 22.5 岁;桥小脑角病变的中位年龄为 35.5 岁 　非典型脉络丛乳头状瘤(WHO Ⅰ级)的特征类似于脉络丛乳头状瘤,但是每高倍视野下有两个或多个有丝分裂

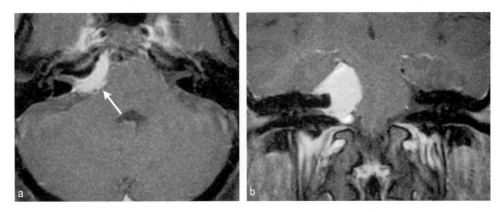

图 1.249 女性，42 岁，脑膜瘤

在横断位(**a**)和冠状位(**b**)脂肪抑制 T1 加权像中，沿右侧颞骨岩尖颅内表面分布并延伸至内听道的脑膜瘤增强扫描有强化。

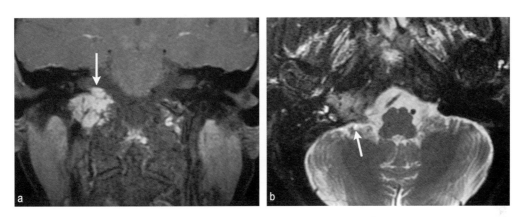

图 1.250 女性，65 岁，副神经节瘤(颈静脉球瘤)

副神经节瘤位于右侧颈静脉孔，侵蚀邻近骨质，并延伸到右侧内听道下部。**a.** 在冠状位脂肪抑制 T1 加权像(箭头)上，增强扫描肿瘤有强化；**b.** 在横断位脂肪抑制 T2 加权像上肿瘤呈等或稍高信号(箭头)，内有血管流空影。

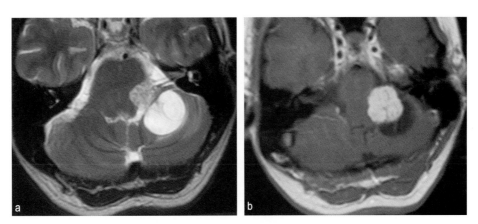

图 1.251 女性，46 岁，脉络丛乳头状瘤

脉络丛乳头状瘤位于左侧第四脑室外侧孔和左侧桥小脑角。**a.** 囊实性肿瘤在横断位 T2 加权像上呈略高到稍高信号；**b.** 肿瘤的实性部分在横断位 T1 加权像上有强化。

表 1.11(续)　桥小脑角(CPA)和内听道病变

病变	影像学表现	点评
脉络丛癌 (图 1.252)	**CT 表现**:脑室内的较大病灶,中等密度,增强扫描明显强化,可伴有钙化、出血、邻近脑组织侵犯和转移 **MRI 表现**:较大的脑室内肿瘤,在 T1 加权像上通常呈等信号,由于出血其内可有高信号区域。肿瘤在 T2 加权像上通常呈不均匀等到稍高信号,肿瘤内(病理性)出血、钙化和/或坏死区呈较低和较高信号。增强扫描有强化,肿瘤播散可导致软脑膜强化	罕见的恶性颅内肿瘤(WHO Ⅲ级),肿瘤细胞有分化不良(核多形性),每个高倍视野下>5 个有丝分裂。通常发生在少年儿童(中位年龄 1.8 岁)。常侵犯邻近的脑组织,并沿着脑脊液播散。相较于乳头状瘤而言,这种癌灶通常更大,且更易发生(病理性)出血和坏死
转移瘤 (图 1.253,图 1.254)	**CT 表现**:大脑内的球形病灶,可发生在多个部位,常见于灰质-白质交界区,通常呈等低密度,可有(病理性)出血、钙化和囊肿,增强扫描强化方式多样,强化结节周边低密度代表轴索水肿。转移瘤可涉及脑膜,表现为蛛网膜下腔异常强化灶 **MRI 表现**:可发生于大脑各处的局限性球形病灶,常见于灰质-白质交界区,在 T1 加权像上通常呈等低信号,在 T2 加权像上呈等高信号,可伴有(病理性)出血、钙化和囊变。增强扫描强化方式多样,强化结节周边高信号代表轴索水肿。转移瘤可涉及脑膜,表现为蛛网膜下腔异常强化灶	转移瘤占到颅内肿瘤的 33%,40 岁以上成年人发生的转移瘤通常来自于颅外原发性恶性肿瘤。原发性肿瘤来源:肺部>胸部>胃肠道>泌尿生殖系统>黑色素瘤。小脑中的转移瘤可并发阻塞性脑积水及神经外科急症
骨髓瘤	多发性骨髓瘤或单发性浆细胞瘤是涉及颅骨和硬脑膜的轮廓清晰或模糊的病变 **CT 表现**:病变呈等低密度,增强扫描有强化,伴骨质侵蚀破坏 **MRI 表现**:轮廓清晰或模糊的病变,涉及颅骨和硬脑膜,在 T1 加权像上呈等低信号,在 T2 加权像上呈等高信号,增强扫描有强化,伴骨质侵蚀破坏	多发性骨髓瘤是恶性肿瘤,由分泌抗体的浆细胞单克隆增殖形成。多发性骨髓瘤主要位于骨髓中。单发性骨髓瘤或浆细胞瘤是一种罕见的变体型,其浆细胞的增殖发生在骨质或软组织的单一位点。在美国,每年有 14 600 例新病例发生。在成年人当中,多发性骨髓瘤是最为常见的原发性恶性骨质肿瘤。发病的中位年龄为 60 岁。大部分患者的年龄>40 岁
淋巴瘤	原发性中枢神经系统恶性淋巴瘤,局限性病灶或浸润性病灶,位于基底节、颅后窝/脑干 **CT 表现**:病变呈等低密度,免疫功能低下患者易出现(病理性)出血/坏死,增强扫描有强化 **MRI 表现**:病变在 T1 加权像上呈等低信号,在 T2 加权像上呈等或稍高信号,免疫功能低下患者易出现(病理性)出血/坏死,增强扫描有强化。弥漫性软脑膜增强是颅内淋巴瘤的另一种类型	淋巴瘤是起于淋巴组织(淋巴结和网状内皮组织)细胞的淋巴造血系统肿瘤。原发性中枢恶性淋巴瘤较继发性中枢恶性淋巴瘤更为常见,通常发生在 40 岁以上的成年人,在原发性脑肿瘤中占比 5%。发病率目前为原发性颅内肿瘤的 0.8%~1.5%。先前 AIDS 患者中高达 6%的发病率在经过有效的抗病毒治疗之后已经有所下降。B 细胞淋巴瘤相较于 T 细胞淋巴瘤而言更为常见。大脑的原发性淋巴瘤和继发性淋巴瘤的 MRI 特征相似。颅内继发性淋巴瘤比原发性淋巴瘤更易累及硬脑膜

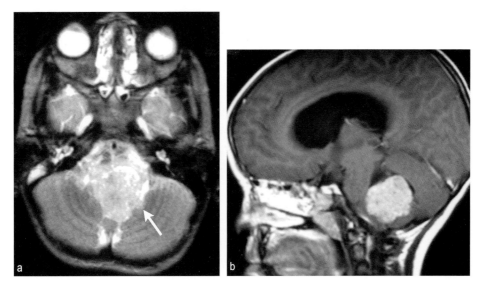

图 1.252 男性,3 岁,第四脑室脉络丛癌

脉络丛癌蔓延到左侧第四脑室外侧孔和左侧桥小脑角。**a.** 肿瘤(箭头)在横断位 T2 加权像上呈稍高到高信号;**b.** 矢状面 T1 加权像示肿瘤增强扫描明显强化。

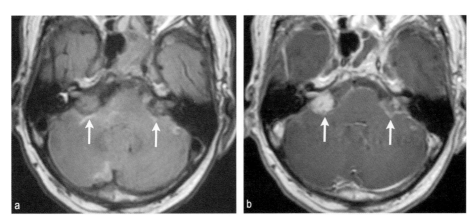

图 1.253 男性,71 岁,黑色素瘤

双侧桥小脑角和内听道内黑色素瘤累及软脑膜。**a.** 肿瘤(箭头)在横断位 FLAIR 上呈等信号;**b.** 横断位 T1 加权像示肿瘤增强扫描有强化(箭头)。

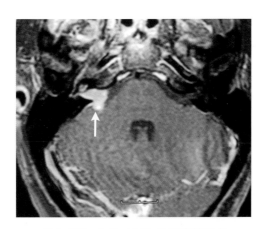

图 1.254 女性,42 岁,乳腺癌转移瘤

横断位脂肪抑制 T1 加权像示右侧桥小脑角和内听道中软脑膜瘤增强扫描有强化(箭头)。

表 1.11（续） 桥小脑角（CPA）和内听道病变

病变	影像学表现	点评
内淋巴囊腺瘤/腺癌（**图 1.255**）	迷路后方病灶,涉及颞骨岩部后方,可蔓延至桥小脑角池内 **CT 表现**：病变呈等低密度,增强扫描有强化。肿瘤可伴有出血 **MRI 表现**：病变边缘通常呈分叶状,由于出血导致高铁血红蛋白、含铁血黄素及胆固醇结晶沉积,在 T1 加权像和 T2 加权像上表现为等、高、低混杂信号。增强扫描强化方式多样	起源于内淋巴囊的实性或囊性良性或恶性乳头状腺瘤,肿瘤较罕见。通常发生于儿童和成年人。肿瘤生长缓慢,且转移罕见。可以散发,或与 VHL 病有关
脊索瘤（**图 1.256**）	病变轮廓清晰,且为分叶状,沿着斜坡、椎体或骶骨的背侧面生长,伴有局部骨质破坏 **CT 表现**：病灶呈等低密度,肿瘤侵蚀破坏骨质并出现钙化,增强扫描有强化 **MRI 表现**：病灶在 T1 加权像上呈等低信号,在 T2 加权像上呈较高信号,增强扫描强化不均。可以局部浸润,并侵蚀破坏骨质,包绕血管（通常无动脉变窄）和神经。颅底-斜坡是较为常见的发病位置,脊索瘤常发生在中线区,占颅底脊索瘤的 80%。软骨样脊索瘤倾向位于远离中线靠近颅底软骨结合的部位	脊索瘤较为罕见,具有局部侵袭性,生长缓慢,低度到中度恶性,源自中轴骨上的异常脊索残留组织。软骨样脊索瘤（占所有脊索瘤的 5%～15%）同时有脊索瘤和软骨瘤分化,含有肉瘤样成分的脊索瘤（在所有脊索瘤中占比 5%）被称为逆分化脊索瘤或肉瘤样脊索瘤。脊索瘤大约占到原发性恶性骨肿瘤的 2%～4%,占到所有原发性骨肿瘤的 1%～3%,在颅内肿瘤中占比低于 1%。报告的年发病率为（0.18～0.30）/1 000 000。逆分化脊索瘤或肉瘤样脊索瘤在所有脊索瘤中占比低于 5%。对于颅骨脊索瘤而言,患者的平均发病年龄为 37～40 岁
软骨肉瘤	**CT 表现**：分叶状病变呈等低密度,伴有局部骨质破坏,伴或不伴软骨样基质钙化,增强扫描有强化（常不均匀） **MRI 表现**：病变在 T1 加权像上呈等低信号,在 T2 加权像（T2WI）上呈高信号,可有基质钙化并在 T2 加权像上呈低信号,增强扫描强化不均。可以局部浸润,并侵蚀破坏骨质,包绕血管（通常无动脉变窄）和神经。颅底岩枕结合处是较为常见的发病部位,通常远离中线区	涉及颅底的软骨肉瘤较为罕见,生长缓慢,软骨肉瘤是恶性肿瘤,肉瘤样基质中含有软骨成分。软骨肉瘤中可以含有钙化、黏液和/或骨质。滑膜组织上出现的软骨肉瘤较为罕见。软骨肉瘤占到恶性骨病变的 12%～21%,占原发性恶性骨肿瘤的 21%～26%,占所有骨肿瘤的 9%～14%,占颅底肿瘤的 6%,在所有颅内肿瘤中占比为 0.15%
腺样囊性癌（**图 1.257**）	**CT 表现**：肿瘤呈等密度,增强扫描呈中等、轻度或明显强化 **MRI 表现**：破坏性病变,通过骨质破坏或沿神经扩展蔓延至颅内,在 T1 加权像上呈等信号,在 T2 加权像上呈等到稍高信号,增强扫描呈中等、轻度或明显强化	基底细胞样肿瘤,由上皮细胞和肌上皮细胞组成。肿瘤形态包括管状、筛状和实心状。在上皮唾液腺肿瘤中,该病占比为 10%。最常见涉及腮腺、颌下腺和小涎腺（上颚、舌头、颊黏膜和口腔基底以及其他部位）。肿瘤沿神经侵犯较为常见,可伴有面神经麻痹。通常发病于 30 岁以上成年人。实性肿瘤的预后最差。90% 的患者会在发病后的 10～15 年之内死亡

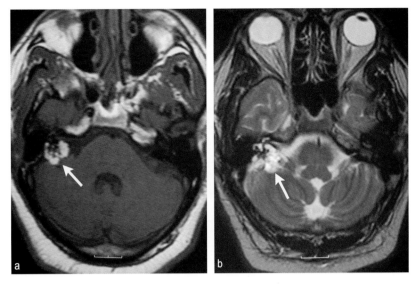

图 1.255 男性,46 岁,内淋巴囊腺瘤

肿瘤沿着右侧颞骨颅内表面扩展,具有分叶状边缘,在横断位 T1 加权像(箭头 a)和横断位 T2 加权像(箭头 b)上呈高信号。

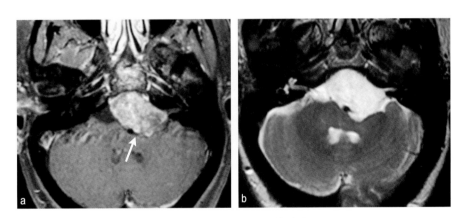

图 1.256 女性,55 岁,脊索瘤

a. 脊索瘤沿着斜坡侵犯,在 T1 加权像上可见肿块强化(箭头);**b.** 肿瘤在横断位 T2 加权像上呈高信号。

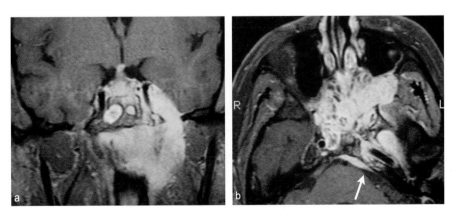

图 1.257 女性,46 岁,腺样囊性癌

冠状位(**a**)和横断位脂肪抑制 T1 加权像(**b**)显示钆对比增强的肿瘤沿着左侧三叉神经第三分支,从鼻咽穿过扩大的卵圆孔蔓延至左侧三叉神经池/Meckel 腔、左侧颞骨岩部和左侧桥小脑角中的颅内硬脑膜(b 箭头)。

表 1.11(续) 桥小脑角（CPA）和内听道病变

病变	影像学表现	点评
肿瘤-轴内		
室管膜瘤 （图 1.258，图 1.259）	**CT 表现**：边界清晰的圆形或分叶状幕下病变，常见于第四脑室内，可伴有囊变和钙化，呈较低密度到中等密度，可有不同程度的强化 **MRI 表现**：边界清晰的圆形或分叶状幕下病变，常见于第四脑室内，可伴有囊变和钙化，在 T1 加权像上呈等低信号，在 T2 加权像上呈等高信号，可有不同程度的强化	缓慢生长的肿瘤（WHO Ⅱ级），由单形态的具有圆形/椭圆形细胞核的肿瘤细胞组成，细胞核含有斑点状的核染色质、血管周假菊形团和室管膜菊形团。肿瘤内会发生黏液退行性变，血管透明样变，（病理性）出血和钙化。占颅内肿瘤的 6%～12%，发病率为 (0.22～0.29)/100 000。儿童相较成人更为常见，1/3 为幕上，2/3 为幕下。儿童幕下室管膜瘤发病年龄在 2 个月到 16 岁之间（中位年龄 6.4 岁）
脑干或小脑胶质瘤 （图 1.260，图 1.261）	**低级星形细胞瘤** **CT 表现**：局灶性病变，呈等低密度，一般强化显著。病变位于小脑、脑桥或脑干 **MRI 表现**：局灶性或弥漫性肿块，多位于小脑白质或脑干中，在 T1 加权像呈等低信号，在 T2 加权像呈较高信号，增强扫描可强化。肿瘤占位效应小 **青少年毛细胞型星形细胞瘤** **CT 表现**：实性/囊性局灶性病变，呈等低密度，一般强化显著。病变位于小脑、脑桥或脑干 **MRI 表现**：局灶性或弥漫性肿块，在 T1 加权像上呈等低信号，在 T2 加权像呈较高信号，增强扫描可强化。病变位于小脑和脑干 **脑神经胶质瘤** **CT 表现**：白质浸润性病变，轮廓边缘模糊，有占位效应，呈等低密度，一般无强化，病变晚期可有强化 **MRI 表现**：白质浸润性病变，轮廓边缘模糊，有占位效应，T1 加权像呈等低信号，在 T2 加权像呈较高信号，一般无强化，病变晚期可有强化 **间变型星形细胞瘤/恶性胶质瘤** **CT 表现**：白质病变，边缘模糊，有占位效应，平扫呈等低密度，增强后可有不同程度的强化 **MRI 表现**：白质浸润性病变，边缘模糊，有占位效应，T1 加权像呈等低信号，在 T2 加权像呈较高信号，增强后可有不同程度的强化 **MRS 表现**：胆碱峰值升高，N-乙酰天冬氨酸峰值下降，可有较高的乳酸峰值	**低级星形细胞瘤**：通常发生在儿童和成人（20～40 岁）。肿瘤由高度分化的星形胶质细胞组成 与神经纤维瘤病 1 型有关，平均生存期为 6～8 年，可以发生恶变 **青少年毛细胞型星形细胞瘤**：常见于儿童，肿瘤完全切除者，一般预后良好 **脑神经胶质瘤**：弥散浸润性星形细胞瘤，生存期大约 2 年 **间变型星形细胞瘤**：介于低级星形细胞瘤和多形性成胶质细胞瘤之间，生存期大约为 2 年

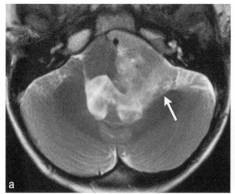
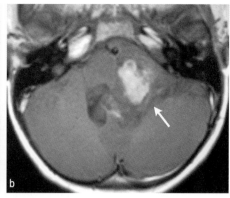

图 1.258　男性,5 岁,室管膜瘤

左侧卢施卡孔(第四脑室外侧孔)中的室管膜瘤发展到了第四脑室和左侧桥小脑角。**a.** 肿瘤在横断位 T2 加权像上呈不均匀略高信号(箭头);**b.** 肿瘤(箭头)在横断位 T1 加权像上表现为钆对比增强。

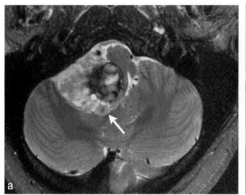
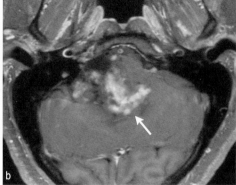

图 1.259　男性,34 岁,室管膜瘤

a. 第四脑室中的室管膜瘤发展到了右侧卢施卡孔和右侧桥小脑角,在横断位 T2 加权像上呈较低、中等、略高和较高的混合信号(箭头)。T2 加权像上较低信号,继发于亚急性出血;**b.** 肿瘤在横断位脂肪抑制 T1 加权像上呈不均匀强化(箭头)。

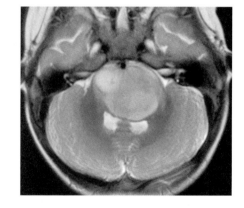

图 1.260　女婴,15 个月,脑桥星形细胞瘤

星形细胞瘤在横断位 T2 加权像上呈弥漫高信号,具有占位效应,累及左侧桥小脑角区。

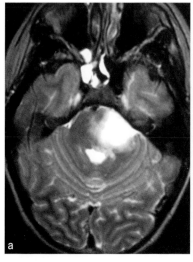
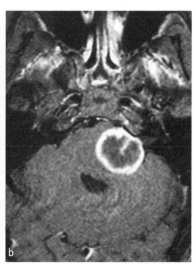

图 1.261　男性,11 岁,间变型星形细胞瘤

a. 间变型星形细胞瘤涉及脑桥和左侧小脑中脚,在横断位 T2 加权像上具有较高强度的信号;**b.** 肿瘤在横断位脂肪抑制 T1 加权像上表现为不规则的外周钆对比增强。

表 1.11(续) 桥小脑角(CPA)和内听道病变

病变	影像学表现	点评
血管母细胞瘤（图 1.262）	肿瘤边界清晰，通常位于小脑、脑干和/或脊髓 **CT 表现：**呈强化小结节，可伴有囊变，或是明显强化的较大肿块，可有（病理性）出血 **MRI 表现：**呈强化小结节，可伴有囊变，或是明显强化的较大肿块，可有（病理性）出血。肿块内或外周可见血管流空影。在 T1 加权像中等信号，在 T2 加权像上呈中等到较高信号，病变偶尔会有新鲜出血或陈旧性出血	血管性肿瘤，生长缓慢，WHO Ⅰ 级肿瘤，由大的含脂液泡性肿瘤基质细胞和毛细血管内皮细胞排列的薄壁血管组成。肿瘤中常存在硬化和病理性出血。肿瘤好发于小脑、脑干和脊髓中。发病于青少年和中青年人群。病变可以是散发性和单独病变。典型的多发性病变见于 Hippel-Lindau 病患者
髓母细胞瘤	**CT 表现：**局限性或弥漫性肿块，平扫呈中等稍高密度，可有不同程度的强化，常播散到软脑膜 **MRI 表现：**局限性或弥漫性肿块，在 T1 加权像上呈等低信号，在 T2 加权像上呈等高强度的信号，可伴有囊变或坏死。肿瘤实性部分弥散受限，可有不同程度的强化，常播散到软脑膜	高度恶性的原始神经外胚层瘤（WHO Ⅳ 级），位于小脑，常沿脑脊液播散。肿瘤由分化不良或未分化的细胞组成。通常发病于 4 个月到 20 岁的患者（平均年龄 5.5 岁）
非典型畸胎样/横纹肌样瘤（图 1.263）	**CT 表现：**局限性或弥漫性肿块，平扫呈等低密度，可有不同程度的强化，常播散到软脑膜 **MRI 表现：**局限性肿块，在 T1 加权像上呈中等信号，可伴有出血，在 T1 加权像上呈高信号，T2 加权像上呈低信号、中等信号和高信号混杂信号。肿瘤实性部分弥散受限。常播散到软脑膜	中枢神经系统罕见恶性肿瘤，通常发生于 10 岁以内，多数<3 岁。Ki-67/MIB-1 表达增高，且>50%。与染色体 22q11.2 上的 INI1（hSNF5/SMARCB1）基因突变有关。在组织结构学方面以实体瘤形式存在，可伴有坏死，类似于肾脏的恶性横纹肌样瘤。预后较差

肿瘤样病变

病变	影像学表现	点评
表皮样囊肿(先天性胆脂瘤)（图 1.264）	**CT 表现：**病变呈低密度，增强扫描无强化，可伴有骨质吸收破坏 **MRI 表现：**边界清楚的圆形或分叶状囊性病变。在 T1 加权像上呈等低信号，在 T2 加权像上呈较高信号，类似于脑脊液的信号。在 FLAIR 上呈高低混杂信号，增强扫描无强化。常沿着脑脊液腔隙生长，邻近的脑组织（脑干、脑实质）受压，会出现慢性变形，一般无阻塞性脑积水。常见部位颅后窝（桥小脑角池）>蝶鞍旁/颅中窝	非肿瘤先天性或获得性轴外病变，远离中线，病变内充满剥落的细胞和角质残骸，通常占位效应较轻，对邻近脑组织轻度推压，伴或不伴相关临床症状，幕下病变较幕上多见。发生于成人，男性和女性发病率相当

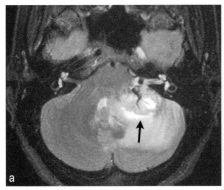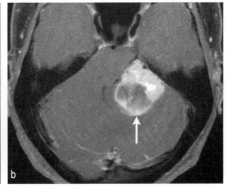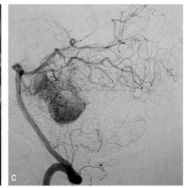

图 1.262 女性，41 岁，血管母细胞瘤

a. 血管母细胞瘤涉及左侧小脑中脚，在 T2 加权像上具有略高到较高强度的信号以及流空（箭头）；**b.** 肿瘤在横断位脂肪抑制 T1 加权像（箭头）上表现为不规则的外周钆对比增强；**c.** 常规动脉造影的侧面图显示这种血管性病变的早期显著强化。

图 1.263 女性，2 岁，非典型性畸胎样/横纹肌瘤

位于第四脑室内，并穿过左侧卢施卡孔蔓延至左侧桥小脑角。**a.** 肿瘤在横断位 T2 加权像（箭头）上具有略高到较高强度的信号；**b.** 肿瘤在横断位 T1 加权像（箭头）上呈不均匀强化。

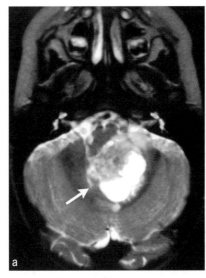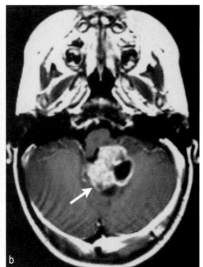

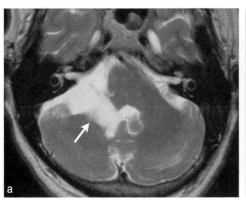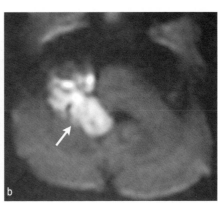

图 1.264 男性，66 岁，右侧第四脑室外侧孔表皮样囊肿

表皮样囊肿蔓延至右侧桥小脑角，且由于弥散受限，在横断位 T2 加权像（**a** 箭头）和横断位弥散加权像（**b** 箭头）上具有较高强度的信号。

表 1.11(续)　桥小脑角(CPA)和内听道病变

病变	影像学表现	点评
皮样囊肿	**CT 表现:** 局限性的圆形或分叶状髓外病变,平扫可呈低密度、等密度或高密度,可见液-液平或脂-液平 **MRI 表现:** 局限性的圆形或分叶状轴外病变,通常在 T1 加权像呈较高信号,在 T2 加权像上可呈低信号、等信号和较高信号。增强扫描无强化。可见液-液平或脂-液平。如果皮样囊肿破裂进入蛛网膜下腔,会引起化学性脑膜炎。通常位于中线上或中线附近,幕上>幕上	先天性或获得性非肿瘤外胚层病变,病变内充满了脂类物质、胆固醇、剥落的细胞和角质碎片。通常占位效应较轻,对邻近脑组织轻度推压,伴或不伴相关临床症状。发生于成人,男性发病率略高于女性
胆固醇肉芽肿 (**图 1.66**)	**CT 表现:** 病变通常密度较低,可伴有骨质膨胀性吸收破坏 **MRI 表现:** 病变在 T1 加权像(T1W1)和脂肪抑制(FS)T1 加权像上多呈高信号。病变在 T2 加权像(T2W1)和脂肪抑制 T2 加权像上呈高信号、中等信号或低信号。由于含铁血黄素的原因,T2 加权像上病变周边可见低信号环	病变发生于青年和中年人,由颞骨气房阻塞引起。反复(病理性)出血和肉芽肿反应会导致胆固醇颗粒、慢性炎症细胞(包括多核巨细胞、红细胞、含铁血黄素、纤维组织和碎片)的积聚。病变中充满了纤维结缔组织
脂肪瘤 (**图 1.265**)	**CT 表现:** 脂肪瘤表现为与脂肪类似的低密度灶 **MRI 表现:** 脂肪瘤在 T1 加权像和 T2 加权像上表现为与皮下脂肪层同等强度的高信号,采用频率选择性脂肪饱和技术或短时间的翻转恢复序列(STIR),能将肿瘤内脂肪信号抑制,呈低信号影。增强扫描无强化,无周围水肿	良性脂肪组织,由先天性畸形导致,通常位于中线上中线附近,可能会含有钙化和/或穿过血管
蛛网膜囊肿 (**图 1.266**)	**CT 表现:** 局限性轴外病变,具有与 CSF 相同的低密度,增强扫描无强化。常见部位:颅前、中窝>鞍上/四叠体>前额凸>颅后窝 **MRI 表现:** 局限性轴外病变,在 T1 加权像和 FLAIR 上呈低信号,在 T2 加权像上具有与脑脊液信号类似的高信号,增强扫描无强化。蛛网膜囊肿弥散不受限。常见部位:颅前、中窝>鞍上/四叠体>前额凸>颅后窝	非肿瘤性、先天性、发育性或获得性病变,病变内充满了脑脊液,通常占位效应较轻,对邻近的脑组织可有轻度推压,伴或不伴相关临床症状,幕上>幕下。多发于男性
血管异常		
椎基底动脉扩张症 (**图 1.267**)	**CT/CTA 表现:** 椎动脉和基底动脉扩张、伸长和弯曲,可伴管壁钙化,邻近的脑干可有受压 **MRI/MRA 表现:** 椎动脉和基底动脉扩张、伸长,管腔内 MR 信号多变,与湍流或缓慢的血液流动及部分/完全的血栓形成有关	椎基底动脉异常的纺锤形膨胀,继发于获得性/退行性病因、多囊性疾病、结缔组织疾病、动脉粥样硬化、慢性高血压、创伤、感染(白念珠菌感染)、肿胀、动静脉畸形、血管炎和药物

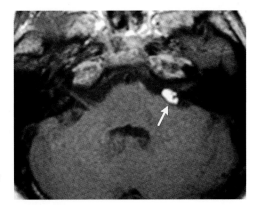

图 1.265　女性,52 岁,小脂肪瘤

在横断位 T1 加权像(箭头)上具有较高强度的信号,且小脂肪瘤位于左侧小脑中脚的软膜表面。

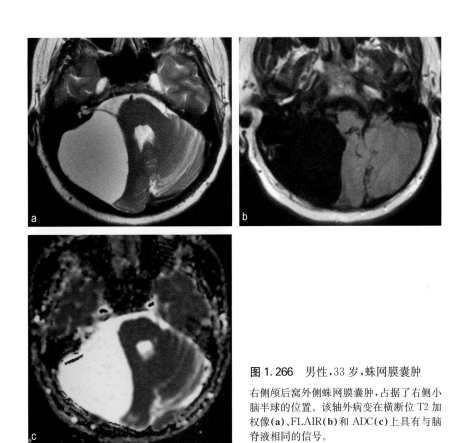

图 1.266　男性,33 岁,蛛网膜囊肿

右侧颅后窝外侧蛛网膜囊肿,占据了右侧小脑半球的位置。该轴外病变在横断位 T2 加权像(a)、FLAIR(b) 和 ADC(c)上具有与脑脊液相同的信号。

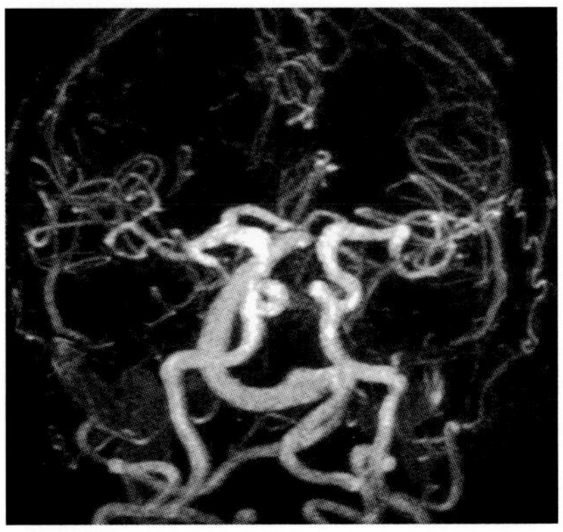

图 1.267　男性,61 岁,椎基底动脉扩张症

在冠状位钆增强的 MRA 上可见扩张扭曲的基底动脉。

表 1.11(续)　桥小脑角(CPA)和内听道病变

病变	影像学表现	点评
动脉瘤——基底动脉/分支,椎动脉 (图 1.268)	**囊状动脉瘤** 　**MRI/MRA 表现**:T1 加权像和 T2 加权像上局限性流空信号影,边界清晰,如果合并血栓形成,病变信号混杂多变。MRA 显示不合并血栓的动脉瘤呈椭圆形血液流空信号影 　**CT/CTA 表现**:边界清晰的局限性高密度病变,CTA 能清晰显示动脉瘤的非血栓区域呈显著强化 **巨大动脉瘤** 　**MRI/MRA 表现**:轮廓清晰的局灶性病变,根据血栓时期不同,血栓在 T2 加权像可以呈低信号、中等信号和高信号,周围血流(如果存在的话)呈流空信号。在 T1 加权像上,血栓可呈等高信号,周围可见流空信号影。MRA 显示动脉瘤内腔中有血流信号 　**CT/CTA 表现**:轮廓清晰的局灶性病变,根据血栓时期不同,血栓可呈低密度、中等或较高密度,周围血流(如果存在的话)呈明显强化,可伴有管壁钙化	动脉的局限性异常扩张,继发于获得性/退行性病因、多囊性疾病、结缔组织疾病、动脉粥样硬化、创伤、感染(白念珠菌感染)、肿胀、动静脉畸形、血管炎和药物。巨大动脉瘤直径>2 cm
动静脉畸形(AVMs) (图 1.269)	不规则的病变,可以位于脑实质/脑干、硬脑膜或上述两个位置 　**CT/CTA 表现**:CTA 显示有较多迂曲强化的血管影,包括静脉和动脉,可伴有钙化和出血 　**MRI/MRA 表现**:在 T1 加权像和 T2 加权像上,AVMs 的高流速血管表现为多发的、迂曲的管状流空信号影,合并血栓时,病变信号多变,与血栓不同时期、钙化和胶质细胞增生有关。静脉部分通常表现为钆对比增强。梯度回波序列 MRI/MRA 显示 AVM 中的动脉和静脉增强(高信号)。一般无占位效应,除非近期有(病理性)出血或静脉闭塞	幕上 AVMs 的发病较幕下 AVMs 更为常见。出血风险增高。AVMs 可以是散发性的、先天性的,或与创伤史有关

表 1. 11(续)　桥小脑角(CPA)和内听道病变

病变	影像学表现	点评
硬膜外血肿	轴外(病理性)双凸面形(梭形)血肿,位于颅骨和硬脑膜之间,硬脑膜在 T2 加权像上的低信号被取代。血肿信号取决于血肿时期、大小、血细胞比容和氧含量,可伴有脑水肿(T2 加权像上受累脑实质呈高信号影),可伴有大脑镰下疝和钩回疝 **超急性硬膜外血肿** **CT 表现**：双凸面血肿,呈高密度,或等高混杂密度 **MRI 表现**：在 T1 加权像上中等信号,在 T2 加权像上呈中等信号到高信号 **急性硬膜外血肿** **CT 表现**：高密度,或等高混杂密度 **MRI 表现**：在 T1 加权像上等低信号,在 T2 加权像上呈高信号 **亚急性硬膜外血肿** **CT 表现**：高密度,或等低、高低混杂密度 **MRI 表现**：在 T1 加权像和 T2 加权像上均呈高信号	硬脑膜外血肿通常起因于硬脑膜外动脉或硬脑膜静脉窦的创伤/撕裂,可伴有颅骨骨折。硬脑膜外血肿不跨越颅缝

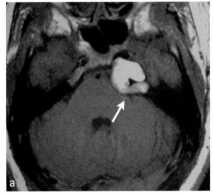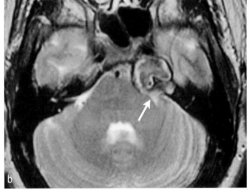

图 1. 268　男性,35 岁,左侧颞骨岩部颈动脉瘤

a. 在横断位 T1 加权像(箭头)上呈较高信号；**b.** 横断位 T2 加权像上具有较低、中等和较高信号的混合信号。

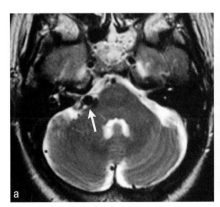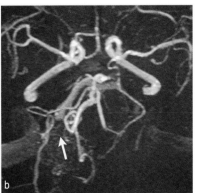

图 1. 269　女性,64 岁,右侧桥小脑角内动静脉畸形

a. 在横断位 T2 加权像上可见异常的流空(箭头)；**b.** 在横断位 3D TOF MRA 上可见许多异常的血管(箭头)。

表 1.11(续)　桥小脑角(CPA)和内听道病变

病变	影像学表现	点评
硬膜下血肿 (图 1.270)	轴外新月形血肿,位于硬脑膜内缘和蛛网膜外缘之间 **超急性硬膜下血肿** **CT 表现**:呈高密度,或等高混杂密度 **MRI 表现**:在 T1 加权像上中等信号,在 T2 加权像上呈等高信号 **急性硬膜下血肿** **CT 表现**:高密度,或等高混杂密度 **MRI 表现**:在 T1 加权像上等低信号,在 T2 加权像上呈高信号 **亚急性硬膜下血肿** **CT 表现**:中等密度,可与脑实质相等 **MRI 表现**:在 T1 加权像和 T2 加权像均呈高信号 **慢性硬膜下血肿** **CT 表现**:信号不定,多呈等低密度 **MRI 表现**:信号不定,通常在 T1 加权像上等低信号,在 T2 加权像上呈高信号,可伴有假膜强化。慢性血肿内如果再次出血,血肿信号会比较混杂	硬脑膜下血肿通常起因于软脑膜静脉的创伤、拉伸、撕裂,血液进入硬膜下腔流入硬脑膜静脉窦,可伴颅骨骨折。硬脑膜下血肿可跨越颅缝
蛛网膜下腔出血 (图 1.271)	**CT 表现**:急性蛛网膜下出血的典型表现为在脑沟和基底池的软脑膜上高密度影,边界模糊。通常在 1 周之后变成等密度线或低密度影,除非再次出血 **MRI 表现**:在 T1 和 T2 加权像上可能无异常信号改变,FLAIR 上呈等信号或略高信号	蛛网膜下腔出血起因于动脉瘤或硬脑膜静脉窦破裂、血管畸形、高血压脑出血、创伤、脑梗死、凝血障碍等等
炎症		
脑干/小脑脓肿 (图 1.272)	**CT 表现**:局限性病变,中央区域呈低密度(可伴有气-液平面),被中等密度薄壁环绕,外周是稍等密度的水肿区,环形强化脓肿壁厚度可不均匀,灰质侧较厚 **MRI 表现**:局限性病变,在 T1 加权像上呈较低信号,中心区域在 T2 加权像上呈明显高信号(可伴有气-液平面),被薄壁环绕,环形强化脓肿壁厚度可不均匀,灰质侧较厚。T2 加权像上外周高信号为(病理性)水肿。脓肿弥散受限。脓肿的平均 ADC 值[$(0.63\sim1.12)\times10^{-3}$ mm²]显著低于(病理性)坏死或囊性肿瘤(2.45×10^{-3} mm²) 磁共振波谱成像显示神经元破坏导致的 N-乙酰天冬氨酸浓度逐渐下降,乳酸盐浓度升高,在 0.9 ppm 的氨基酸峰值(缬氨酸、亮氨酸和异亮氨酸)增高	脑炎之后 2 周形成脑脓肿,液化和中心坏死被外周水肿环绕。脓肿弥散受限与高浓度蛋白、脓液黏度、坏死的残骸和细菌有关。可以是多发性的,但是 50% 以上的病例是单发病例。为脑膜炎和/或窦炎、败血症、创伤、外科手术和心脏分流术的并发症。在发达国家和发展中国家轴内占位病变中占比分别为 2% 和 8%

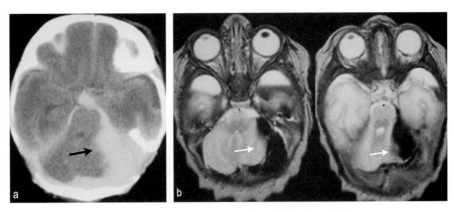

图 1. 270 女婴,3 天,急性创伤性硬膜下出血(箭头)

在横断位 CT(箭头 a)上高密度的血液沿着小脑幕分布,且在横断位 T2 加权像(箭头 b)上呈较低信号。

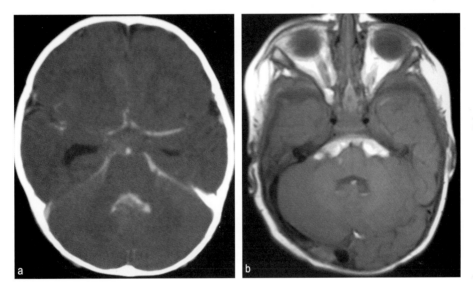

图 1. 271 基底池和第四脑室内蛛网膜下腔出血

横断位 CT(**a**)上出血呈较高密度,在横断位 T1 加权像(**b**)上呈高信号。

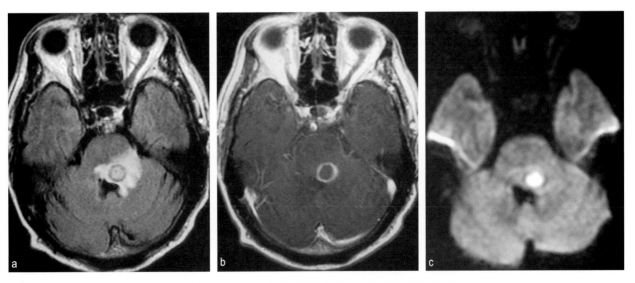

图 1. 272 男性,70 岁,脓肿,涉及脑桥和左侧小脑中脚

a. 在横断位 FLAIR 上,脓肿壁呈等低信号,环绕中央高信号区。脓肿壁周围也见边缘模糊的高信号包绕,为外周脑水肿;**b.** 薄薄的脓肿壁在横断位 T1 加权像上显示有钆对比增强;**c.** 脓肿在横断位弥散加权像上弥散受限。

表 1.11(续)　桥小脑角(CPA)和内听道病变

病变	影像学表现	点评
硬膜下/硬脑膜外脓肿-积脓	**CT 表现**:硬脑膜外或硬脑膜下低密度病变,周壁强化 **MRI 表现**:硬脑膜外或硬脑膜下病变,在 T1 加权像上呈低信号,在 T2 加权像上呈较高信号,增强扫描呈薄壁环形强化	通常起因于鼻窦炎(通常是额窦)、脑膜炎、中耳炎、脑室分流术或外科手术并发症。与静脉窦血栓形成、大脑或小脑静脉栓塞、大脑炎或脑脓肿有关。死亡率为 30%
软脑膜感染 (**图 1.273**)	**CT 表现**:单发或多发强化结节,局限性或弥漫性蛛网膜下异常强化灶 **MRI 表现**:单发或多发强化结节,局限性或弥漫性蛛网膜下异常强化灶。在 T1 加权像上呈等低信号,T2 加权像上呈等高信号。软脑膜感染在增强扫描图像上更容易观察到	颅内蛛网膜下腔(软脑膜)异常强化,与病理学(炎症和/或感染与肿瘤)有关。引起软脑膜感染的病原体包括化脓性细菌、真菌、寄生虫以及结核
硬脑膜和/或软脑膜非感染性炎症 (**图 1.274,图 1.275**)	**MRI 表现**:单发或多发强化结节,局限性或弥漫性蛛网膜下异常强化灶。在 T1 加权像上呈等低信号,T2 加权像和 FLAIR 上呈等高信号。软脑膜感染在增强扫描图像上更容易观察到 **CT 表现**:单发或多发强化结节,局限性或弥漫性蛛网膜下异常强化灶	神经系统结节病和朗格汉斯细胞组织细胞增生症会在软脑膜中引起非传染性肉芽肿疾病,出现蛛网膜下异常强化灶,影像学表现与感染相似
朗格汉斯细胞组织细胞增生症	**CT 表现**:颅骨骨髓中单发或多发局灶性透亮区伴软组织病灶,伴有病灶内骨小梁和皮质破坏,可向颅外或颅内生长,或二者兼有 **MRI 表现**:病变在 T1 加权像上通常呈等低信号,在 T2 加权像上呈中等信号与略高信号的混杂信号。增强扫描可强化,可伴有邻近硬脑膜的强化	良性瘤样病变,含有朗格汉斯细胞(组织细胞)和数量不等的淋巴细胞、多形核细胞和嗜酸性粒细胞 单发病灶多发于男性,并且患者的年龄多小于 20 岁。髓内组织细胞增殖,局限性破坏骨皮质并蔓延至毗邻的软组织 多发性病灶与莱特勒-西韦病和汉-许-克病有关,莱特勒-西韦病多见于 2 岁以下儿童,主要病变为淋巴结病和肝脾肿大,汉-许-克病主要发生在 5～10 岁的儿童,主要病变为淋巴结病、眼球突出和尿崩症
感染		
莱姆病——螺旋体感染	**CT 表现**:大脑和/或小脑白质中低密度病灶,增强扫描可强化 **MRI 表现**:大脑和/或小脑白质中小病灶(2～8 mm),在 T2 加权像和 FLAIR 上呈高信号,可有弥散受限,可伴有轴内病变、软脑膜与 CN Ⅲ、Ⅴ 和/或 Ⅶ 的异常强化	研究假说认为该病是莱姆病引起的中枢神经系统发生的免疫相关的脱髓鞘病变。已被螺旋体感染的硬蜱[第一宿主(老鼠和鹿)]通过咬伤传播莱姆病给人类(螺旋体感染,伯氏疏螺旋体感染)。在美国,大部分病例发生在中大西洋区域。患者会表现为头痛、心神不安、发烧、肌肉疼痛、游走性红斑和/或面神经炎导致的面瘫

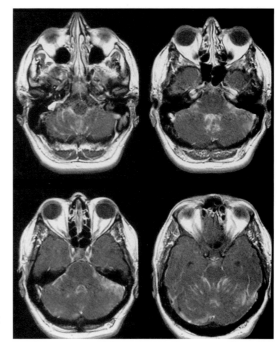

图 1.273 男性,40 岁,HIV 感染导致免疫功能不全

患者患有隐球菌性脑膜炎,横断位 T1 加权像上显示软脑膜和第四脑室内弥漫强化。

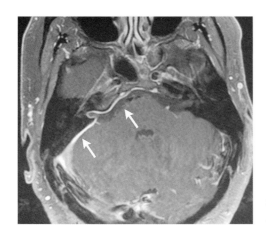

图 1.274 神经系统肉芽肿

横断位脂肪抑制 T1 加权像上可见硬脑膜(箭头)的异常强化,病变沿着右侧颞骨岩尖颅内表面和斜坡分布,并蔓延至右侧内听道。

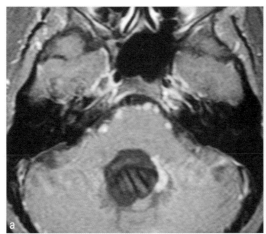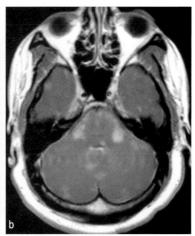

图 1.275 神经系统结节病

横断位脂肪抑制 T1 加权像(a)和横断位 T1 加权像(b)上可见涉及软脑膜和第四脑室异常强化灶。

2. 眼眶

概述

眶骨

眶骨是一个四棱锥形的结构,其内有眼球、脂肪、眼外肌、神经及血管。眶内侧壁由上颌骨额突、泪骨、筛骨纸板及蝶骨体组成(**图2.1**);眶外侧壁由颧骨、额骨及蝶骨大翼构成(**图2.2**);眶底由颧骨和上颌骨的眶板组成;眶底的后外侧部分为眶下裂,三叉神经第二支(上颌支)经此穿行;V2(上颌支)从翼腭窝入眶,走形于后眶底的神经沟内,最终进入眶下管并开口于眶下孔。其他经过眶下裂的结构有眼下静脉、上颌动脉眶下支及翼腭神经节的自主神经分支。眶顶大部由额骨及后部的蝶骨小翼构成。

眶上裂

眶上裂位于蝶骨大翼及蝶骨小翼之间(**图2.3**),是走行于海绵窦(**图2.4**)内神经入眶的一个通道,其内通过的结构包括三叉神经眼支(V1)、滑车神经(CN Ⅳ)、动眼神经(CN Ⅲ)、外展神经(CN Ⅵ)及交感神经纤维。秦氏环(总腱环),是位于眶上裂上部的一个纤维环,眼外肌附着于此。眼上静脉也经眶上裂穿行。

眶尖

眶尖位于眼眶后部,它包括了眶外侧壁及顶壁间的眶上裂,蝶骨小翼内的视神经管,以及眶下裂(**图2.5**)。

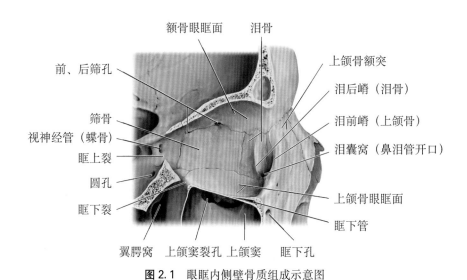

图2.1 眼眶内侧壁骨质组成示意图

(引自:THIEME Atlas of Anatomy:Head and Neuro-anatomy,© Thieme 2007,Illustration by Karl Wesker.)

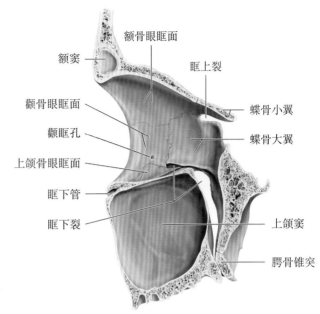

图 2.2　眼眶外侧壁骨质组成示意图

（引自：THIEME Atlas of Anatomy：Head and Neuro-anatomy，© Thieme 2007，Illustration by Karl Wesker.）

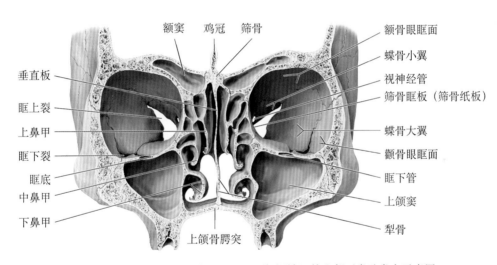

图 2.3　眼眶后部骨质组成，以及眶上裂、视神经管和邻近鼻腔鼻窦示意图

（引自：THIEME Atlas of Anatomy：Head and Neuro-anatomy，© Thieme 2007，Illustration by Karl Wesker.）

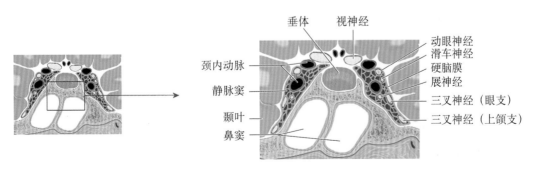

图 2.4　海绵窦内容物及邻近解剖结构冠状面观

（引自：THIEME Atlas of Anatomy：Head and Neuro-anatomy，© Thieme 2007，Illustration by Karl Wesker.）

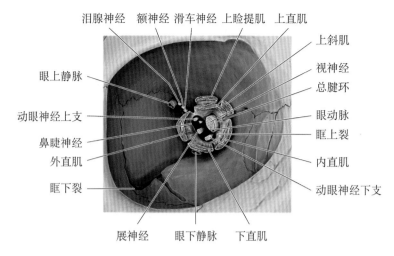

泪腺神经　额神经　滑车神经　上睑提肌　上直肌

上斜肌
视神经
总腱环
眼动脉
眶上裂
内直肌
动眼神经下支

眼上静脉
动眼神经上支
鼻睫神经
外直肌
眶下裂

展神经　眼下静脉　下直肌

图2.5　眶尖各结构的解剖关系冠状面观

（引自：THIEME Atlas of Anatomy：Head and Neuroanatomy，© Thieme 2007，Illustration by Karl Wesker.）

视神经管

视神经管位于蝶骨小翼内，位于前床突内侧和眶上裂内上方，与眶上裂之间以薄骨片相隔。视神经管内包含视神经和眼动脉。

眼外肌

眼外肌包括内直肌、外直肌、上直肌和下直肌，均起自总腱环，然后穿过眶内脂肪并附着于眼球相应位置（**图2.6**）。上斜肌也起自总腱环，向前走行至滑车，肌腱在此附着于眼球的后外侧。下斜肌在眼球内下方起自眶骨膜并向前走行，肌腱附着于眼球外下方。第七条眼外肌——提上睑肌，起自蝶骨小翼并向前延伸成为腱膜附着于睑板及眼睑皮肤。

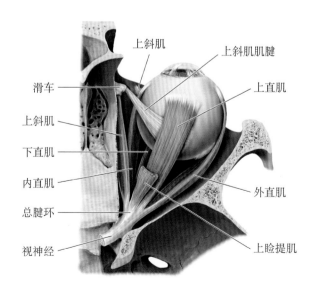

上斜肌
滑车
上斜肌
下直肌
内直肌
总腱环
视神经

上斜肌肌腱
上直肌
外直肌
上睑提肌

图2.6　眼外肌及其与邻近结构解剖关系的轴面观

（引自：THIEME Atlas of Anatomy：Head and Neuroanatomy，© Thieme 2007，Illustration by Karl Wesker.）

CN Ⅲ（动眼神经）支配提上睑肌、下斜肌及内、上、下直肌。动眼神经的运动核位于中脑背侧，中脑导水管周围灰质腹侧上丘水平。CN Ⅵ（展神经）支配外直肌，CN Ⅳ（滑车神经）支配上斜肌。

感觉神经

三叉神经眼支在海绵窦外侧壁分为三支（泪腺支、额支、鼻睫支），然后经眶上裂进眶。泪腺的节后促分泌纤维和结膜及皮肤的感觉纤维由泪腺支发出；额支位于眶上的上睑提肌与眶骨膜之间，传导前额和眼睑的感觉传入；鼻睫支通过上斜肌和内直肌之间，并分为筛前神经、筛后神经、睫状神经节分支及滑车下神经，接收来自眼球、内上眼睑和前额的感觉。

三叉神经上颌支从翼上颌窝进入眶下裂，并向前于眶下管内穿过眼眶，接受来自下眼睑、结膜、面颊部及上唇的感觉传入。上牙槽神经为眶下神经的一支，接收上前牙的感觉传入。三叉神经V2支的颧支进入眶下裂，接收来自眶外侧皮肤的感觉传入，并发出额外的促分泌纤维进入泪腺。

眶骨膜，Tenon 囊，眶内脂肪

沿着眶骨壁内侧的是一纤维内衬即眶骨膜，它在眼眶前界（眶隔）、骨缝、裂及前泪嵴处紧贴骨质。Tenon 囊是包绕眼球的筋膜鞘，将眼球与周围脂肪分隔开来。这一筋膜鞘融合了前方巩-角膜联合处的巩膜与球结膜。通过 Tenon 囊的结构有眼外肌、视神经、睫神经以及脉络膜和巩膜的静脉（涡静脉）。巩膜与 Tenon 囊之间的潜在间隙称为巩膜外间隙或 Tenon 间隙，是感染、炎症、肿瘤的好发位置。眶内

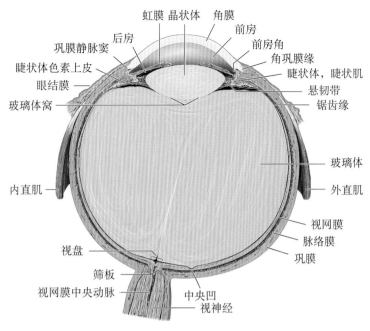

虹膜 晶状体 角膜
后房
巩膜静脉窦
睫状体色素上皮
眼结膜
玻璃体窝
前房
前房角
角巩膜缘
睫状体，睫状肌
悬韧带
锯齿缘

内直肌

视盘
筛板
视网膜中央动脉
中央凹
视神经

玻璃体
外直肌

视网膜
脉络膜
巩膜

图 2.7　眼的解剖结构

(引自：THIEME Atlas of Anatomy：Head and Neuro-anatomy，© Thieme 2007，Illustration by Karl Wesker.)

脂肪包绕眼球、眼外肌和视神经，结缔组织隔膜分隔了肌锥内脂肪和肌锥外脂肪。

眼

眼球分为三层，巩膜、葡萄膜和视网膜（**图 2.7**）。

巩膜为最外层，它由前部的透明角膜及后部的纤维部分组成，纤维部分向后延伸与视神经的硬脑膜相融合。

葡萄膜是巩膜与视网膜间的色素血管层，包括了虹膜、睫状体和脉络膜。脉络膜从视神经延伸至锯齿缘（视网膜的最前缘），于前方锯齿缘/睫状体处和后方涡静脉出眼球处紧紧附着于邻近巩膜。脉络膜与视网膜间的非细胞层称为 Bruch 膜。虹膜是有收缩性的色素层结构，由平滑肌组成（瞳孔括约肌和瞳孔开大肌），中央的开口即瞳孔，分隔含有房水的前房和包含玻璃体的后房。瞳孔开大肌受颈上神经节的交感神经纤维支配；瞳孔括约肌则由动眼神经的副交感神经纤维所支配，连接中脑上丘水平后部动眼神经运动核的腹中侧动眼神经副核。虹膜的后外缘附着于环形睫状体的基底部。睫状体在其周边后方于锯齿缘处与脉络膜相融合，内侧缘通过悬韧带附着于晶状体。

视网膜厚度约 250 μm，位于脉络膜深层，包含 9 层解剖结构，包括内层的感光层（初级、次级神经元

和神经胶质成分）和外层的细胞薄层（脉络膜的 Bruch 膜边界）。视网膜与前方锯齿缘和后方视盘紧贴。视网膜中央（黄斑）为最薄处，位于视盘外侧 3.5 mm 处。视盘因为缺少视杆、视锥细胞的光接收器而被称作盲点。中央视网膜由眼动脉的视网膜中央动脉分支供血，视杆、视锥细胞则由脉络膜毛细血管供血。

视路

光透过角膜、晶状体及玻璃体，并与视网膜相互作用，产生的动作电位传至视神经和视路（**图 2.8**）。视神经起自间脑，包含有视网膜神经节细胞、少突胶质细胞和星形胶质细胞。视神经也是中枢神经系统的一部分，因为它是由少突胶质细胞形成髓鞘，而不是像周围神经髓鞘那样由施万细胞形成。视神经被覆与颅内脑膜相连续的硬脑膜和蛛网膜。视神经可分为四段（球内段、眶内段、管内段、颅内段）。管内段穿过视神经管延伸为颅内段，直至鞍上池的视交叉。在视交叉，来自内侧（鼻侧）一半的视网膜神经纤维束交叉至对侧，而外侧（颞侧）的另一半继续走行延伸为同侧视束。视束指的是视交叉至丘脑外侧膝状体的后视路部分。外侧膝状体的突触后轴突延伸至初级视觉皮层，并于枕叶内侧形成视放射。

视路组成轴面观

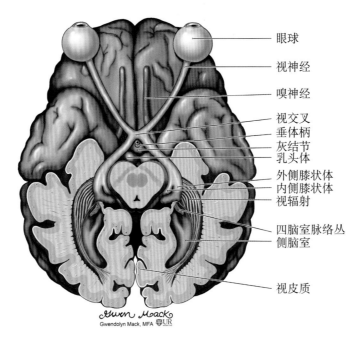

眼球
视神经
嗅神经
视交叉
垂体柄
灰结节
乳头体
外侧膝状体
内侧膝状体
视辐射
四脑室脉络丛
侧脑室
视皮质

Gwendolyn Mack, MFA

图 2.8 视路组成轴面观

2.1 先天性和发育性病变

眼的发育

妊娠 3 周时,神经沟外侧间脑(前脑)的外胚层形成两个压迹(憩室),这些憩室于 4 周时发育成视泡。每个视泡表层入鞘形成视杯,内层最终形成视网膜,外层最终形成视网膜色素上皮层。视泡的外胚层增厚形成晶状体,每个视泡的内部逐渐收缩形成视柄,间充质细胞便通过视柄伴随着玻璃体动脉进入脉络膜裂。

视杯边缘的间充质细胞形成睫状肌、晶状体悬韧带、脉络膜、玻璃体动脉、眼外肌和眶骨;表面外胚层则形成角膜、泪腺和泪小管。眼睑和玻璃体由间充质细胞和外胚层共同发育而来。

- 无眼/小眼
- 永存原始玻璃体增生症
- Norrie 病(诺氏病)
- 早产儿视网膜病变
- 眼组织缺损

- 牵牛花盘
- 葡萄肿
- Coats 病(原发性视网膜血管扩张)
- 马方综合征
- 脑膨出
- 前脑无裂畸形
- 视-隔发育不良(de Morsier 综合征)
- 颅缝早闭
- 半侧面部肢体发育不良(Goldenhar 综合征,眼-耳-脊椎畸形)
- 神经纤维瘤病 1 型(NF1)
- Von Hippel-Lindau 病(视神经血管母细胞瘤)
- 结节性硬化症
- Sturge-Weber 综合征(脑颜面血管瘤综合征)
- 视乳头玻璃疣
- 小儿眼眶血管瘤
- 先天性血管瘤
- 眼眶静脉淋巴管畸形
- 眼眶表皮样囊肿
- 眼眶皮样囊肿

表 2.1　先天性和发育性病变

病变	影像学表现	点评
无眼/小眼 （图 2.9）	**原发性无眼畸形**：眼球、眼外肌和视神经均缺如，通常为双侧 **继发性无眼畸形**：眼球缺如，视神经及眼外肌尚存，可单侧或双侧 **小眼畸形**：小而畸形的眼球可伴有永存原始玻璃体增生症	眼眶内眼组织的完全缺如（无眼）或部分缺如（小眼）。双侧眼球和视神经的缺如可能是由于妊娠 4 周基因突变导致眼泡发育缺失所造成的（原发型）；更多的是继发性，由妊娠 4 周时的发育退化（感染、毒素、创伤或缺血）造成。在继发性无眼畸形中，视神经和眼外肌可存在
永存原始玻璃体增生症 （图 2.10）	**CT 表现**：小眼球，玻璃体密度增高 **MRI 表现**：晶状体扁平、畸形，且前房狭窄。视网膜下的渗出液在 T1WI 上呈高信号，T2WI 呈稍高至高信号。眼内中央可见 T2WI 低信号柄，柄的前方晶体后方为扇形改变，玻璃体、晶状体后软组织及前房内伴或不伴有管状、柱状、三角形强化灶	原始玻璃体和晶状体周围毛细血管网的胚胎透明血管系统发育异常会导致小眼球、白瞳症。正常情况下，次级玻璃体代替原始玻璃体发生于妊娠第 6 个月时。PHPV 在散发病例中 80% 为单侧，在 Norrie 病中可能为双侧。该病的治疗方案包括玻璃体切除术和晶状体切除术，代之以眼内人工晶状体
Norrie 病 （图 2.11）	**CT 表现**：双侧小眼畸形、玻璃体视网膜出血（轻度高-高密度）、视网膜脱离、白内障、小而密的晶状体、眼球萎缩 **MRI 表现**：双侧小眼畸形、小或畸形晶状体、视网膜部分或完全脱离、永存原始玻璃体增生症、慢性视网膜下或玻璃体出血（T1WI、T2WI 高信号）、视神经萎缩	X 连锁隐性遗传病（通常也指眼-耳-脑先天性退行性变）。主要临床表现为视网膜畸形、智力迟钝、感音神经性听力下降和耳聋。眼部的畸形常发生在婴幼儿，典型的可进展为双目失明
早产儿视网膜病变	双侧小眼畸形、前房浅、视网膜脱离、偶尔有钙化，伴或不伴有永存透明血管系统	发生于接受氧疗的低出生体重早产儿，过度的氧疗将导致异常血管的改变

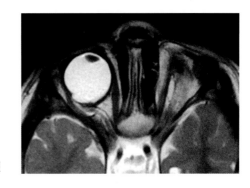

图 2.9　5 岁女童，左侧无眼，继发型

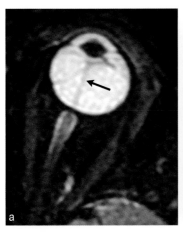

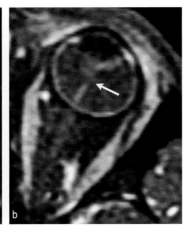

图 2.10　9 岁男性，左眼永存原始玻璃体增生症（PHPV）

a. 轴位脂肪抑制图像示高信号的玻璃体内中央低信号柄（箭头）；**b.** 轴位脂肪抑制增强 T1WI 图像显示柄（箭头）及前方晶状体后的扇形区有强化。

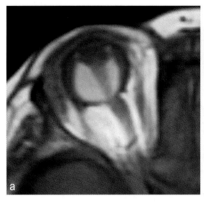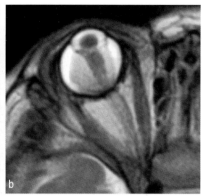

图 2.11　18 个月女婴,Norrie 病

轴位 T1WI(**a**)和轴位 T2WI(**b**)示小眼球,永存原始玻璃体增生症和玻璃体出血(T1WI 高信号,T2WI 中-高信号)。

表 2.1(续)　先天性和发育性病变

病变	影像学表现	点评
眼组织缺损 （图 2.12,图 2.13,图 2.14）	**MRI 和 CT 表现:** **正常大小眼球:**局限性的明显缺陷常发生在眼球鼻下侧,但也可发生于胚胎视裂路径上的任何位置(包括视盘和视神经)。缺损腔内的液体在 T1WI 和 Flair 上呈低信号,T2WI 上呈类似于玻璃体的高信号 **小眼畸形:**小而发育不良的眼球伴有巩膜缺损,发育不良的神经上皮组织疝出形成一眼外囊肿,形态大小可较眼球更大。MRI 或 CT 或许可以(也可能无法)显示这一囊肿与发育不良眼球间明显的连接。囊内容物在 CT 和 MRI 上的表现类似脑脊液	眼组织缺损由妊娠 5～6 周时胚胎眼裂闭合不全造成。胚胎眼裂由视盘内陷而产生,并通常从虹膜延伸至视神经。缺损可发生于眼裂的任何位置,高达 50% 的病例可表现为双侧。患眼可正常大小或小眼畸形,伴有视力下降、斜视和眼球震颤。可以伴有 CHARGE 综合征、VATER 综合征、Aicardi 综合征、Warburg 综合征、腮裂-眼-面综合征、13 -三体综合征、18 -三体综合征、眼-脑-皮肤综合征和局灶性真皮发育不良
牵牛花盘 （图 2.15,图 2.16）	**MRI 表现:**眼底视盘视神经水平的漏斗状缺损,伴或不伴邻近视网膜组织的抬高、远端视神经/视乳头直径变大、视神经前段 T1WI 高信号及强化。其他表现包括:腭裂、基底脑膜膨出、颅咽管扩大、胼胝体发育不良、动脉狭窄和血管畸形	散发的先天性视神经异常,眼球后底部(包括视盘)漏斗状缺损,被视网膜脉络膜色素沉积和放射状血管包围。缺损的视盘用眼底镜检查时看上去像牵牛花,通常为单侧,女性发生率是男性 2 倍,通常伴有颅面中线区和颅底缺损(腭裂、基底脑膜膨出、颅咽管扩大)、血管异常(动脉发育不全、动脉狭窄)、胼胝体发育不良。患者可表现为内分泌功能缺失(垂体功能减退)、癫痫和脑缺血

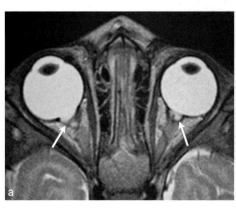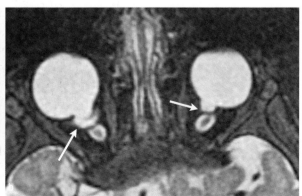

图 2.12　8 个月男婴,双侧眼组织缺损

a. 轴位 T2WI(箭头);**b.** 轴位 STIR 脂肪抑制。

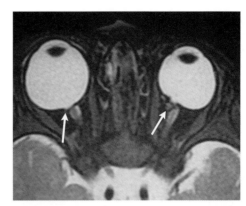

图 2.13 15 个月男婴，CHARGE 综合征
轴位脂肪抑制 T2WI 呈现双侧少量眼组织缺损（箭头）。

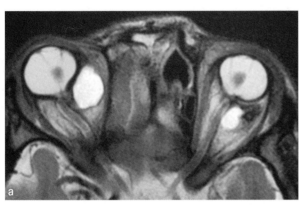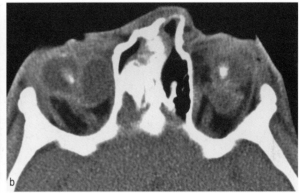

图 2.14 腮裂-眼-面综合征

轴位 T2WI 示发育不良小眼球和发育不良的神经上皮组织因巩膜缺损而疝出形成的眼外囊肿（**a**）；这些缺损的囊肿在 CT（**b**）或 MRI 上未见与发育不良的眼球之间有明显连接，囊内容物在 CT 和 MRI 上的表现类似脑脊液，钙化或发育不良的晶状体则位置异常，位于前房背侧。

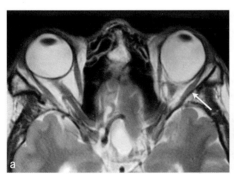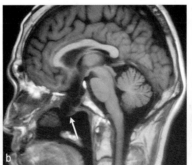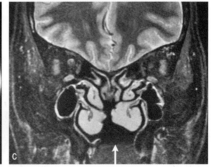

图 2.15 40 岁男性，左眼牵牛花盘

a. 轴位 T2WI 示眼底视盘和视神经水平漏斗样缺损（箭头）；**b.** T1WI 矢状位示颅底缺损，基底脑膜膨出；**c.** 冠状位 T2WI 示颅面中线区异常——腭裂（箭头）。

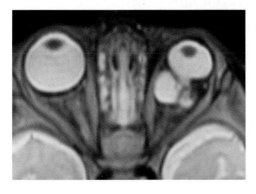

图 2.16 6 个月女婴，牵牛花盘异常

轴位 T2WI 示左眼形态小，眼底视盘和视神经水平漏斗样缺损，眼外背侧假性囊肿。

表 2.1(续)　先天性和发育性病变

病变	影像学表现	点评
葡萄肿 （**图 2.17**）	眼球对称性增大，球壁无缺损	完整无缺损的巩膜和眼色素层的膨大与变薄，病因可能是退行性变、青光眼、创伤、既往感染、炎症、放疗和手术
Coats 病（原发性视网膜血管扩张） （**图 2.18**）	**CT 表现**：视网膜下的均质渗出液，较玻璃体密度稍高，伴或不伴渗出液前缘线性强化，通常无钙化表现 **MRI 表现**：视网膜下渗出液常含有脂肪和胆固醇，在 T1WI 和 T2WI 上呈稍高至高信号。视网膜下渗出液通常无强化，这可作为与视网膜母细胞瘤的鉴别点。由于异位/脱离视网膜的血管异常，渗出液与玻璃体之间可以看到一层薄的强化区	进展性的先天毛细血管扩张型和动脉瘤样视网膜血管异常，伴有视网膜下渗出液和渗出脂蛋白，并导致视网膜脱离。常发病于 20 岁以下男性（高峰年龄 6～8 岁），90% 病例为单侧，表现为白瞳症、斜视、痛性青光眼。治疗方法有手术、冷冻疗法或透热疗法
马方综合征 （**图 2.19**）	**MRI 和 CT 表现**：50%～80% 的马方综合征患者晶状体异位，轻微的创伤可致晶状体脱位	由 15q21.1 染色体上 *FBN1* 基因常染色体显性突变引起，该基因正常编码细胞外基质蛋白——原纤维蛋白 1。原纤维蛋白 1 的缺陷常伴有主动脉根动脉瘤/夹层、有创伤性晶状体脱位倾向的晶状体异位、高身材、脊柱侧弯、蜘蛛脚样指、自发性气胸。新生儿中发病率为(1～3)/10 000

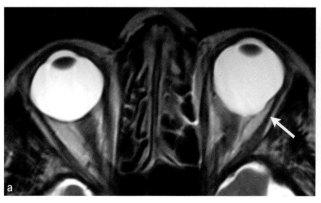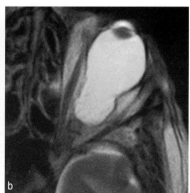

图 2.17　葡萄肿

a. 70 岁女性(箭头)；**b.** 83 岁女性，轴位 T2WI 示葡萄肿，左眼球增大，无中央球壁的缺损。

表 2.1(续) 先天性和发育性病变

病变	影像学表现	点评
脑膨出 (图 2.15b)	颅骨缺损致脑膜和脑脊液膨出(脑脊膜膨出)或脑膜、脑脊液和脑组织膨出(脑膜脑膨出)	先天畸形涉及神经外胚层和表皮外胚层叶间隔缺损,导致局部骨形成障碍。西方患者的最好发部位在枕骨,东南亚患者为额筛窦,其他位置包括顶骨、蝶骨以及额骨和鼻骨间;创伤或手术也可导致脑膨出

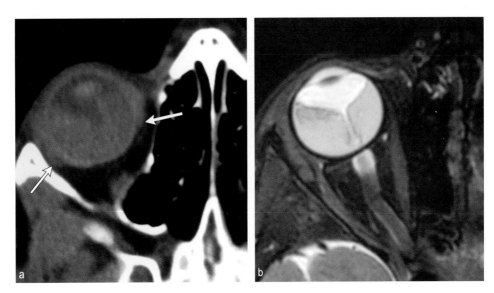

图 2.18 6 岁女性,Coats 病

a. CT 轴位示视网膜下均质渗出液,密度较玻璃体高(箭头);**b.** T2WI 上视网膜下渗出呈稍高至高信号。

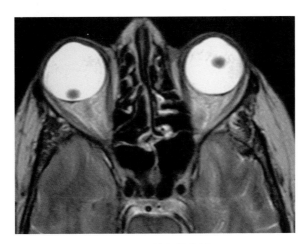

图 2.19 马方综合征

轴位 T2WI 示双侧晶状体异位。

表 2.1(续)　先天性和发育性病变

病变	影像学表现	点评
前脑无裂畸形 (图 2.20)	**无脑叶型:** 大的单脑室,同时伴有后部中线囊肿,半球结构缺失(大脑镰、胼胝体、透明隔),丘脑融合,可伴有面部畸形(面裂、无鼻、眼距过窄、独眼) **半脑叶型:** 大脑前额部穿过中线融合,前部半球间裂缺损,后部半球间裂和侧脑室枕角、颞角有部分形成,以及部分融合的丘脑,胼胝体前部缺失但压部仍在,透明隔缺失,伴有轻度颅面部畸形 **脑叶型:** 几乎完整的半球间裂和脑室结构,额叶下部融合,发育不良的胼胝体后部结构尚在而前部缺失,侧脑室额角畸形,透明隔、各丘脑缺失以及神经元移行异常 **共端脑畸形(半球间中部变异型):** 半球间裂的前、后部结构部分形成,与上部的额叶和/或顶叶的部分结构融合,可见胼胝体膝部和压部,胼胝体体部局部缺失/缺陷,透明隔通常缺失	前脑无裂畸形(HPE)是妊娠 4～6 周时的分化异常谱系疾病,主要特点为卵裂缺失或部分分裂,胚胎前脑大脑(前脑)分化为半球及脑叶。病因包括糖尿病孕妇、致畸因子以及胎儿基因异常,如 16 三体综合征(Patau 综合征)和 18 三体综合征(Edwards 综合征)。家族性 HPE 可由染色体上基因突变所致(21q22.3 - HPE1、2p21 - HPE2、7q36 - HPE3、18p - HPE4、13q32 - HPE5、2q37 - HPE6、9q22.3 - HPE7、14q13 - HPE8、2q14 - HPE9),这些基因与前脑的腹背侧诱发相关,ZIC2 突变也与 HPE 相关。临床表现取决于畸形的严重程度,包括夭折、癫痫、智力迟钝、面部畸形、发育迟缓。共端脑畸形患者通常有轻中度先天性功能紊乱、痉挛状态和轻度视觉缺陷
视 - 隔发育不良(de Morsier 综合征) (图 2.21)	透明隔发育不全或缺如、视神经发育不良、方形额角,50% 的病例伴有脑裂畸形,视神经管通常狭小,可伴有灰质异位和多小脑回畸形	患者有眼球震颤、视敏度下降、下丘脑-垂体功能紊乱(促甲状腺激素和/或生长激素的降低)。临床检查示小视盘,散发型,由妊娠期损伤造成,也可由基底前脑形成过程中的基因表达异常(染色体 3p21.1 - 3p1.2 上的 HESX1 基因,占所有病例的不到 1%)造成,部分表现和轻度脑叶型前脑无裂畸形相同
颅缝早闭 (图 2.22,图 2.23)	**冠状缝:** 过早闭合,约 10% 的病例导致颅骨纵向拉长,前后不对称(短头畸形)和眼距过宽 **单侧冠状缝:** 过早闭合导致大脑左右不对称(斜头畸形)和眼眶不对称	子宫内或产后创伤、毒素、药物(氨蝶呤、苯妥英钠、维甲酸、丙戊酸)、代谢异常(甲状腺功能亢进、高钙血症、低磷酸酯酶症、佝偻病、黏多糖贮积症、脑积水等)或脑生长缺陷/头小畸形,这些因素都会导致发育畸形(原发性骨性结合),引起颅缝早闭。矢状缝早闭最为常见(60%),其次为单侧或双侧冠状缝闭合(25%)。15% 为额缝早闭,导致三角头畸形,仅仅 2%～3% 为人字缝早闭,大多数病例为散发。8% 的冠状缝早闭和 2% 的矢状缝早闭与 X 染色体相关低磷佝偻病相关。颅缝早闭也可由染色体异常导致(Apert 综合征——10 号染色体上突变、Saethre-Chotzen 综合征——7p21.2 染色体上突变、Pfeiffer 综合征——10 号染色体上突变、Crouzon 综合征——10 号染色体上突变)

图 2.20　5 岁女童，前脑无裂畸形

a. 冠状位 T2WI 示前脑无裂畸形；**b.** 轴位 T2WI 示眼距狭窄和右侧小眼伴缺损性囊肿。

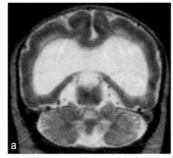
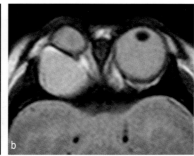

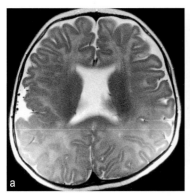
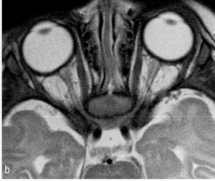
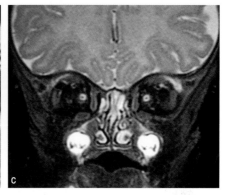

图 2.21　5 个月男婴，视-隔发育不良

a. 轴位 T2WI 示透明隔缺如和右侧大脑半球多脑回畸形；**b、c.** 轴位 T2WI 和冠状位 STIR 示双侧视神经细小。

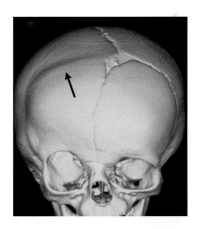

图 2.22　容积再现 CT 示右侧冠状缝（箭头）过早融合所致的颅缝早闭，导致斜头畸形和眼眶不对称

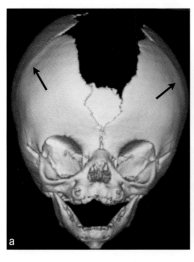
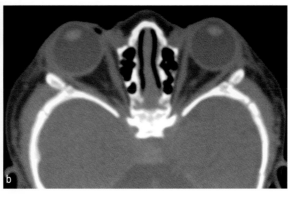

图 2.23　5 个月大婴儿，Apert 综合征

a. 冠状位容积再现 CT 双侧冠状缝（箭头）的颅缝早闭，矢状缝增宽，且面部发育不全；**b.** 轴位 CT 示眼距过宽。

表 2.1(续)　先天性和发育性病变

病变	影像学表现	点评
半侧面部发育不良 (Goldenhar 综合征,眼-耳-脊椎畸形) (图 2.24)	表现包括单/双侧下颌骨和颧弓发育异常所致的面、眶部不对称、外耳道闭锁或狭窄、中耳发育不良、听骨链畸形和/或融合、卵圆窗闭锁、面神经(Ⅶ)位置异常	第1、2鳃弓的不对称异常发育与染色体 5q32 - q33.1 上 TCOF1 基因常染色体显性突变相关,导致了耳聋/听力下降和气道狭窄
神经纤维瘤病 1 型 (NF1) (图 2.25,图 2.26,图 2.27)	NF1 与颅内硬脑膜局部扩张相关,脑膜和额、颞叶通过骨质缺损、蝶骨大翼发育不良、丛状神经纤维瘤或视神经胶质瘤所致的骨畸形或骨侵蚀区突入眼眶	染色体 17q11.2 上神经纤维瘤基因突变所引起的常染色体显性遗传病(1/2 500 新生儿),是神经皮肤综合征的最常见类型。神经纤维素蛋白是一种 GTP 酶激活蛋白(Ras - GTP),抑制激活细胞内 p21 - ras 蛋白信号(Ras),NF1 时该蛋白的单倍剂量不足或完全缺少导致 Ras 活性提高,将改变细胞增殖和不同类型细胞的分化。临床特征包括有牛奶咖啡斑(皮肤)、腋窝雀斑、皮肤神经纤维瘤。骨性病变包括蝶骨畸形(蝶骨大翼发育不良,通常单侧)、椎骨和长骨(胫、腓骨)的畸形,超过 50% 的蝶骨大翼畸形与 NF1 相关,骨缺损也可发生于人字缝和矢状缝
视神经血管母细胞瘤 (VHL 病) (图 2.28)	局限性肿瘤常位于小脑和/或脑干,小病灶可累及视神经或视网膜 **MRI 表现**:强化小结节灶伴或不伴囊肿,T1WI 中等信号、T2WI 中高信号,病灶偶尔也会伴有近期或陈旧性出血 **CT 表现**:强化小结节灶伴或不伴囊肿、出血	生长缓慢的血管瘤(血管母细胞瘤)(WHO Ⅰ级),累及小脑、脑干、脊髓、视神经和视网膜,肿瘤内含有大量薄壁血管、含脂泡状基质细胞(有大小不等的深染细胞核),有丝分裂罕见。散发的 VHL 基因突变或 3p25 - 26 上 VHL 基因常染色体显性突变都可导致 VHL 病。在 VHL 病中,可发生多发性中枢神经系统血管母细胞瘤、肾透明细胞癌、嗜铬细胞瘤、内淋巴囊肿瘤、神经内分泌肿瘤、胰腺腺瘤、附睾囊腺瘤。VHL 病好发于青少年、青年和中年人

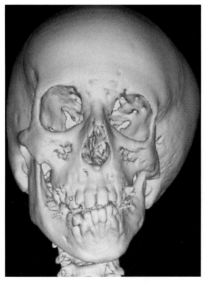

图 2.24　12 岁男性,半侧面部肢体发育不良 (Goldenhar 综合征,眼-耳-脊椎畸形谱)

冠状位容积再现 CT 示左侧上颌骨、颧弓、下颌骨发育异常所致的面、眶部不对称,导致左眶畸形。

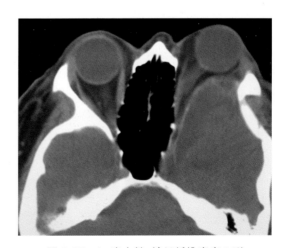

图 2.25　10 岁女性,神经纤维瘤病 1 型

轴位 CT 示左侧蝶骨大翼缺损,脑膜和颞叶通过缺损的骨质突向左侧眼眶。

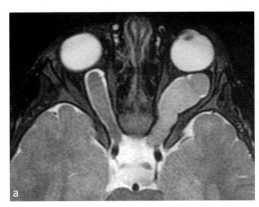
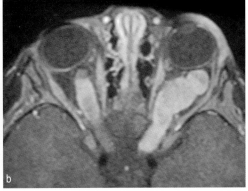

图 2.26 3 岁女性,神经纤维瘤病 1 型

a. 轴位脂肪抑制 T2WI 示双侧视神经胶质瘤,信号稍高;**b.** 胶质瘤在轴位脂肪抑制 T1WI 增强上表现为强化。

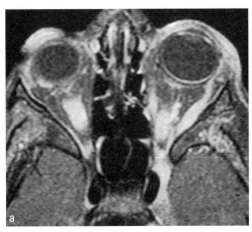
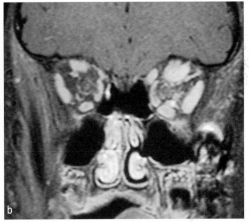

图 2.27 7 岁男性,神经纤维瘤病 1 型

轴位(**a**)和冠状位(**b**)脂肪抑制 T1WI 示左眶及眶上裂、眶下裂由于丛状神经纤维瘤导致的不规则强化区。

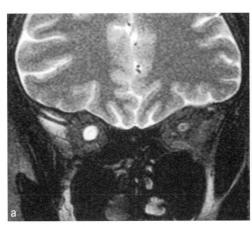
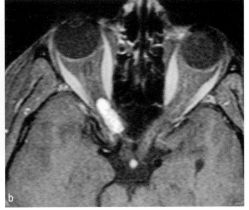

图 2.28 43 岁女性,VHL 病

a. 冠状位脂肪抑制 T2WI 示高信号的右侧视神经血管母细胞瘤;**b.** 轴位脂肪抑制 T1WI 显示肿瘤强化。

表 2.1(续) 先天性和发育性病变

病变	影像学表现	点评
结节性硬化症	**MRI 表现**：视网膜巨细胞星形细胞瘤，T1WI、T2WI 和 FLAIR 上呈中等信号，钙化和强化常见。视网膜星形细胞错构瘤表现为沿视网膜分布的小的增厚区	结节性硬化症是常染色体显性遗传病，伴有多器官的错构瘤。在大脑，与结节性硬化症相关的非恶性病灶有皮层错构瘤（tubers）、皮层下胶质错构瘤、室管膜下胶质错构瘤（nodules）、室管膜下巨细胞星形细胞瘤。在眼部，可发生多发性视网膜结节状星形细胞错构瘤，及罕见的巨细胞星形细胞瘤；颅外病灶有视网膜星形细胞错构瘤、皮肤血管纤维瘤（皮脂腺瘤）、甲下纤维瘤、脏器囊肿、肾血管纤维瘤、肠息肉、心脏横纹肌肉瘤、肺淋巴管平滑肌瘤。由 9q 上 *TSC1* 基因或 16p 上 *TSC2* 基因突变所致，新生儿发病率为 1/6 000
脑颜面血管瘤综合征（图 2.29）	**MRI 表现**：单侧局部软脑膜显著强化，儿童通常在顶和/或枕部，伴或不伴脑回强化。软脑膜血管瘤旁轻度的局部脑萎缩，T2 信号减低，伴或不伴显著的脊髓和/或室管膜下静脉明显，伴或不伴脉络丛显示。弥漫性脉络膜血管瘤通常表现为强化的软脑膜血管瘤同侧的眼球后内侧壁明显增厚强化 **CT 表现**：脑回钙化旁局部脑软化＞2 年，软脑膜血管瘤区进行性脑萎缩	也被称作脑三叉神经血管病；脑面血管瘤病是一种神经皮肤综合征，伴有同侧的葡萄酒样皮肤病变和癫痫发作；它由原始脑膜静脉持续引流（软脑膜血管瘤）和正常皮层静脉发育缺失引起的慢性静脉充血和缺血所导致。有强化的软脑膜血管瘤患者中高达 50% 可见到同侧的弥漫性脉络膜血管瘤；脉络膜血管瘤与引起视网膜或脉络膜脱离的渗出液有关；临床表现有视力下降、视野缺损、青光眼、结膜和巩膜外层血管畸形
视乳头玻璃疣（图 2.30）	**CT 表现**：视乳头上不连续的、局灶的、圆形的高密度区或钙化	在视乳头，蛋白质非细胞性沉积可发生并最终钙化，可能是由于退化的视网膜神经纤维轴浆衍生物聚集所致。双侧发病，眼底镜表现与视乳头水肿相似，通常无症状
婴儿眼眶血管瘤（图 2.31）	**MRI 表现**：在增殖期，病灶在 T1WI 上呈中等信号，T2WI 上呈稍高信号且病灶内可见流空影，通常强化明显，消退期血管瘤在 T1WI、T2WI 上信号不均，不均匀强化，无流空影 **CT 表现**：增殖期病灶呈中等密度且强化，伴或不伴病灶内脂肪变	血管瘤病灶包含大小、形态各异的血管腔，可根据血管腔大小分为毛细血管瘤和海绵状血管瘤。血管瘤可发生于软组织或骨组织，形态可大可小、孤立局限性或浸润性，婴儿血管瘤（也称为婴儿期血管瘤、婴儿常见血管瘤、青少年血管瘤）是头颈部最常见的先天性病灶。婴儿/青少年血管瘤含有小血管腔，内衬以小而圆形的内皮细胞和周细胞簇，可表现为出生时小病灶，但通常在出生后 1 年内出现。典型的在出生 10 个月内增大（增殖期），在随后 6～10 年内消退。通常采用保守治疗，除非病灶过大引起相应临床症状，可伴发于 PHACE 综合征（颅后窝异常、新生儿血管瘤、动脉异常、主动脉狭窄、心脏和眼睛异常）或 LUMBAR 综合征（下半身血管瘤、泌尿生殖异常、溃疡、脊髓病、骨畸形、肛门直肠畸形、动脉和肾功能异常）

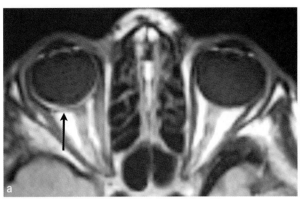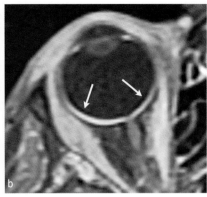

图 2.29　5 岁男性，脑颜面血管瘤综合征

轴位 T1WI(a)和薄层脂肪抑制 T1WI(b)示右眼弥漫性脉络膜血管瘤，表现为强化的软脑膜血管瘤（未显示）和同侧的眼球后内侧壁明显增厚强化（箭头）。

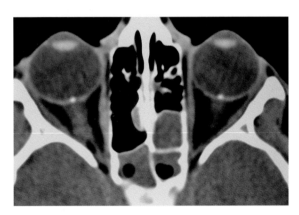

图 2.30　双侧视乳头玻璃疣

轴位 CT 示双侧视乳头局灶性小圆形钙化区。

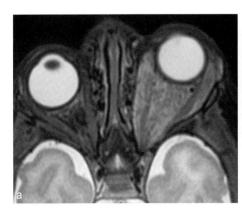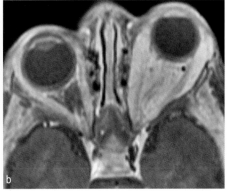

图 2.31　6 周女性，左眼小儿血管瘤

a. 脂肪抑制 T2WI 示弥漫稍高信号，伴有少许流空影；**b.** 轴位脂肪抑制 T1WI 示弥漫性强化；左侧眼球受压前突。

表2.1(续) 先天性和发育性病变

病变	影像学表现	点评
先天性血管瘤	**MRI 表现**:病灶在 T1WI 上呈中等信号,T2WI 上呈稍高-高信号,通常强化明显。消退期血管瘤在 T1WI、T2WI 上信号不均,无流空影,不均匀强化 **CT 表现**:病灶呈中等密度且强化,伴或不伴病灶内脂肪变	不常见,孤立性。血管性病灶在出生时即有,出生后不再明显增大。先天性血管瘤分为 2 类,快速消退型的先天性血管瘤在 14 个月内或更早逐渐消退,非快速消退型随身体其他部位成比例增大。治疗方法可行经皮硬化剂注射
眼眶静脉淋巴管畸形 (图 2.32)	可呈局限性病灶或在软组织内与肌肉间浸润性生长 **MRI 表现**:可有单发或多发的囊变区,囊变区或大(大囊型)或小(微囊型),T1WI 上低信号为主,T2WI 和脂肪抑制 T2WI 上呈高信号,病灶内的液-液平面、T1WI 上高信号区以及 T2WI 上的不同信号为病灶内的出血囊变、高蛋白凝集和/或坏死的碎片物所致。囊变区的间隔厚薄不一且有强化,病灶中的结节状区域有不同程度的强化,微囊型通常较大囊型显示出更多的强化 **CT 表现**:大囊型通常囊变区呈低密度(10~25 HU),并以薄壁分隔,伴或不伴中或高密度(出血或感染所致),伴或不伴液-液平	良性血管性异常(也称为淋巴管瘤或囊状水瘤),主要是由于淋巴管生成异常所致,高达 75% 的病灶发生于头颈部。在出生时(50%~65%)或头 5 年内,MRI 或超声检查可发现病灶位于子宫,约 85% 病例于 2 岁时发现。病灶由散在结缔组织基质间内衬血管内皮的淋巴管(伴或不伴静脉)组成;该病占软组织良性肿瘤不到 1%,占婴幼儿及儿童良性病灶 5.6%,可伴发于 Turner 综合征和 Ptoteus 综合征
眼眶表皮样囊肿 (图 2.33)	**MRI 表现**:边界清楚,球状或分叶状轴外外胚层包囊性病灶,T1WI 上呈中低信号,T2WI 及 DWI 上呈高信号,FLAIR 上呈低、中、高混杂信号,无强化 **CT 表现**:边界清楚,球状或分叶状轴外外胚层包囊性病灶,呈中低密度,可伴有骨破坏	非肿瘤性、先天性或获得性外胚层囊肿,其内充满脱落细胞和角质碎片,通常对邻近眼眶结构有轻度占位效应,伴或不伴相关临床症状,男女发病率一致,通常毗邻额颧、额筛缝

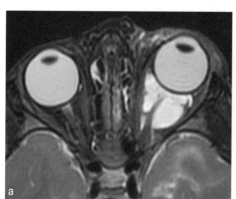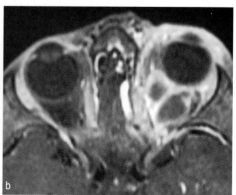

图 2.32　2 岁男性,左眼静脉淋巴管畸形
a. 轴位脂肪抑制 T2WI 示多发囊变高信号区;**b.** 轴位脂肪抑制 T1WI 增强示囊变间隔强化。

表 2.1(续)　先天性和发育性病变

病变	影像学表现	点评
眼眶皮样囊肿 （图 2.34）	**MRI 表现**：边界清楚，球状或分叶状轴外病灶，T1WI 上呈高信号，T2WI 上呈变化不定的低、等信号，和/或高信号，无强化，伴或不伴液-液平或液-碎片平 **CT 表现**：边界清楚，球状或分叶状轴外病灶，低密度，伴或不伴液-液平或液-碎片平，可伴有骨破坏	非肿瘤性、先天性或获得性外胚层囊肿病灶，其内充满脂质、胆固醇、脱落细胞、角质碎片、皮肤附属物（毛囊、皮脂腺、汗腺），对邻近脑组织有轻度占位效应，伴或不伴相关临床症状。成人好发，男性较女性稍多，通常毗邻额颧、额筛缝

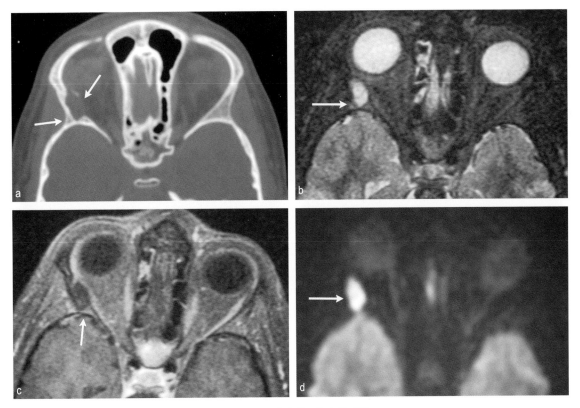

图 2.33　9 岁女性，表皮样囊肿

a. 轴位 CT 示右眼后外侧表皮样囊肿（箭头），呈低密度且伴有骨破坏；**b.** 脂肪抑制 T2WI（箭头）上呈高信号；**c.** 轴位脂肪抑制 T1WI 增强呈低信号；**d.** 轴位弥散加权像示弥散受限（箭头）。

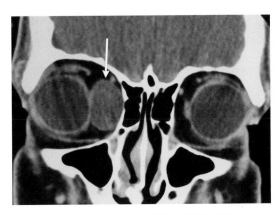

图 2.34　冠状位 CT 示右眶内侧局限性皮样囊肿（箭头），呈中低密度

2.2　眼部获得性病变

- 恶性肿瘤
  - 视网膜母细胞瘤
  - 眼黑色素瘤
  - 眼转移瘤
  - 髓上皮瘤
  - 眼内淋巴瘤
  - 眼内白血病
- 良性肿瘤
  - 脉络膜血管瘤
  - 视网膜星形细胞瘤
  - 脉络膜骨瘤
- 感染

- 眼内炎
- 弓蛔虫眼内炎
- 感染性葡萄膜炎
- 结膜炎
- 炎症
  - 眼眶特发性炎性假瘤
  - 非感染性葡萄膜炎
  - 后巩膜炎
- 创伤性异常
  - 眼球创伤
  - 视网膜脱离
  - 脉络膜脱离
- 退变
  - 眼球痨
  - 白内障

表 2.2　眼部获得性病变

病变	影像学表现	点评
恶性肿瘤		
视网膜母细胞瘤 （**图 2.35,图 2.36**）	**CT 表现**：眼内软组织密度灶,高达 95% 有大小不一的与肿瘤细胞坏死相关的钙化,肿瘤通常有强化 **MRI 表现**：眼内病灶可起自视网膜内层并长向玻璃体(内生型),伴或不伴有分离肿瘤细胞团(玻璃体播种),也可起自视网膜外层并长入视网膜下间隙(外生型),通常伴有视网膜脱离和含有肿瘤细胞的视网膜下渗出液。内生型和外生型的混合型也可发生,极少数的肿瘤可呈弥漫性、浸润性、斑块型生长。肿瘤在 T1WI 上呈中稍高信号,T2WI 上呈中低信号,可伴弥散受限,通常明显强化。增强 MRI 可显示肿瘤侵犯脉络膜、巩膜、视盘(板前部受累)、和/或视神经(板后部受累)。转移性疾病常伴巩膜外肿瘤侵犯和筛板(视神经穿过巩膜的位置)后视神经肿瘤	儿童最常见的眼内恶性肿瘤,由胞浆少、嗜碱性的低黏性原始肿瘤细胞组成。肿瘤通常增殖分裂活跃、有缺血坏死区和营养不良性钙化。儿童发病率为 1.2/100 000,年龄 0～4 岁,占出生后第 1 年儿童癌症的 11%,占 5 年内癌症的 6%。70% 病例为单侧,确诊平均年龄为 2 岁,其余为双侧发病,确诊为双侧(25%)或多灶性(5%)(三侧性或四侧性)的平均年龄为 1 岁,常伴有中线区肿瘤,如松果体母细胞瘤、松果体和/或鞍上 PNET。所有双侧及多灶型病例均有染色体 13q14 上 *RB1* 基因突变,高达 15% 的单侧型病例也有类似的 RB1 突变。眼底镜示苍白视乳头反射/白瞳症。由于肿瘤侵犯黄斑,阻碍了感觉传入,导致眼球无法正确定位,患者可表现为斜视。对于单侧肿瘤,小的肿瘤可用激光、冷冻消融、化疗或短距离放疗治疗,较大肿瘤可用手术下的化学减容治疗,肿瘤占据眼球过半时可采用摘除术,五年生存率高达 99%,而三侧性肿瘤则预后很差

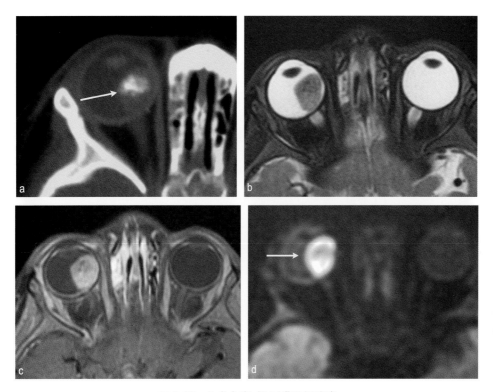

图 2.35　5 岁女童，视网膜母细胞瘤

a. 轴位 CT 示右眼内软组织密度灶伴钙化（箭头）；**b.** 肿瘤侵入玻璃体（内生型），脂肪抑制 T2WI 示中低信号；**c.** 轴位脂肪抑制 T1WI 增强可见强化；**d.** 轴位 DWI 示弥散受限（箭头）。

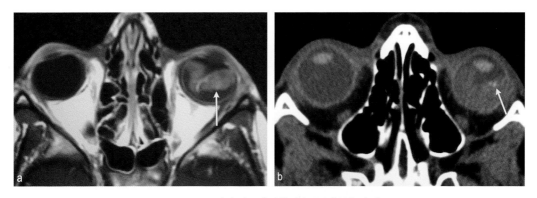

图 2.36　6 岁女童，玻璃体内视网膜母细胞瘤

a. 轴位 T1WI 增强可见强化（箭头）；**b.** 轴位 CT 示中等密度软组织灶伴小钙化（箭头）。

表 2.2(续)　眼部获得性病变

病变	影像学表现	点评
眼黑色素瘤 (图 2.37,图 2.38)	**MRI 表现**：病灶起自脉络膜并通过 Bruch 膜侵入玻璃体,肿瘤呈领扣状,也可呈新月形涉及脉络膜。肿瘤 T1WI 上呈稍高至高信号,T2WI 上呈中低信号,有强化,MRI 亦可显示出伴随的视网膜脱离和巩膜浸润/侵犯 **CT 表现**：肿瘤中等密度,中等强化,通常无钙化	葡萄膜黑色素瘤是成人(40～60 岁)最常见的眼内肿瘤,发病率为(5～6)/1 000 000,患者表现为视野缺损、视力下降、闪光幻觉。肿瘤起自脉络膜外层,引起局部增厚,最后又经 Bruch 膜(非细胞结构/视网膜与脉络膜之间的屏障)进入视网膜下间隙,使肿瘤呈"蘑菇"或"领口"状。在葡萄膜内,90％的黑色素瘤发生于脉络膜,7％发生于睫状体,3％发生于虹膜。虹膜黑色素瘤可早期发现并早期治疗,故生存率高,高达 50％的睫状体和脉络膜黑色素瘤与转移性疾病相关(90％为来自肝脏,也有来自肺、骨、肾和脑)。厚度<10 mm 的小葡萄膜黑色素瘤可以行敷贴照射、质子束放疗或温热疗法治疗,厚度>10 mm 的可以行摘除术治疗。五年生存率为 47％(大脉络膜黑色素瘤)～84％(大肿瘤)
眼转移瘤 (图 2.39)	**MRI 表现**：病灶一般发生于脉络膜,T1WI 上呈中等信号,T2WI 上呈中低或稍高信号,伴强化,MRI 亦可显示出巩膜浸润/侵犯 **CT 表现**：肿瘤呈中等密度、中等强化,伴或不伴钙化	常见于成人。眼转移瘤最常来源于乳腺、肺和肾恶性肿瘤。患者表现为视力下降,有或无疼痛。大部分眼转移是通过血道转移至葡萄膜
髓上皮瘤	**MRI 表现**：肿瘤常发生于睫状体,极少位于视网膜。肿瘤实性部分 T1WI 上呈中等信号,T2WI 上呈中低或稍高信号,有强化,囊性区 T2WI 上呈高信号。畸胎样亚型瘤内钙化 T2WI 上呈低信号,肿瘤实质部分增强后强化,MRI 可显示出巩膜浸润/侵犯 **CT 表现**：肿瘤常累及睫状体,中等密度,在大病灶可见囊变低密度区。肿瘤实性部分呈中重度强化。非畸胎样亚型通常无钙化,30％的畸胎样亚型可见钙化,畸胎型可见软骨样低密度区	罕见的眼内胚胎性原始神经外胚层肿瘤,来自睫状体的非色素上皮。通常为单侧,好发于儿童(平均年龄 5 岁),患者可表现为视力差、白瞳症、斜视和/或眼球颜色改变。分为非畸胎样和畸胎样两个亚型,两者都包含处于松散透明质酸间质中的低分化神经上皮细胞。畸胎样的变异型(30％～50％)也含有软骨和骨骼肌。高达 66％病例具有恶性特征。治疗方法通常为摘除术。转移不常见,局限于眼球内的肿瘤经摘除术后 5 年生存率为 95％
眼内淋巴瘤	**MRI 表现**：边缘不清或局限性病灶,T1WI 上呈中等信号,T2WI 上呈中低或稍高信号,伴强化 **CT 表现**：中等密度病灶	原发性眼内淋巴瘤(PIOL)是原发性中枢神经系统淋巴瘤(PCNSL)涉及脑部的一种。高达 33％的 PIOL 同时有 PCNSL,且高达 90％会在 29 个月内最终发展为 PCNSL。PIOL 好发于 30～80 岁,大多数 PIOL 为 B 细胞型,可发生于免疫功能正常和免疫功能不全者,症状可表现为视力下降、复视、慢性玻璃体炎或后葡萄膜炎。治疗方法包括放疗、经静脉或玻璃体内甲氨蝶呤或利妥昔单抗治疗

表2.2(续) 眼部获得性病变

病变	影像学表现	点评
眼内白血病 （图2.40）	**MRI表现**：发生于眼内的边缘不清或局限性病灶，T1WI上呈中等信号，T2WI上呈中低或稍高信号，伴强化，伴或不伴浆液性或出血性视网膜脱离。可累及视网膜、脉络膜和/或视神经 **CT表现**：中等密度病灶	来源于骨髓及血液中的造血干细胞的恶性肿瘤，可侵及葡萄膜、前段、视网膜和/或视神经。急性白血病较慢性更易累及眼和眼眶，颅内恶性肿瘤细胞可扩散至视神经鞘膜而侵犯视神经

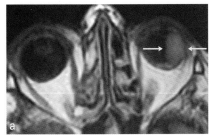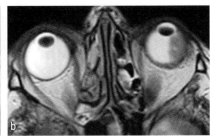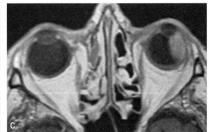

图2.37 74岁女性，眼内黑色素瘤

a. 轴位T1WI上呈稍高信号；**b.** 轴位T2WI上呈中低信号；**c.** 轴位T1WI增强可见强化。

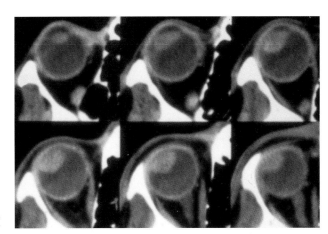

图2.38 轴位CT示右眼黑色素瘤，中等密度

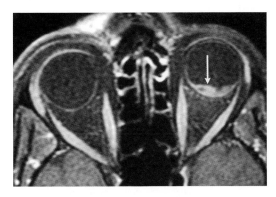

图2.39 52岁女性，乳腺癌

轴位脂肪抑制T1WI示左眼强化的转移瘤（箭头），累及脉络膜。

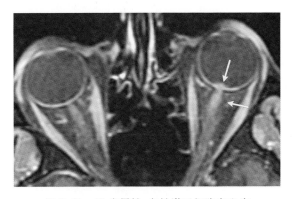

图2.40 27岁男性，急性淋巴细胞白血病

累及视神经鞘前部和视乳头（箭头），轴位脂肪抑制T1WI示强化。

表 2.2(续) 眼部获得性病变

病变	影像学表现	点评
良性肿瘤		
脉络膜血管瘤 (图 2.41,图 2.42)	**MRI 表现:**脉络膜局限性小病灶,T1WI 上呈中等信号,T2WI 上呈稍高至高信号,有强化 **CT 表现:**病灶呈中等密度,伴强化,无钙化 **超声表现:**脉络膜局部增厚,回声与邻近正常脉络膜相似	脉络膜血管瘤是罕见的良性错构瘤性血管病灶,可局限性发病,也可在 Sturge-Weber 综合征时呈弥漫性的病灶。病灶由内衬的血管内皮细胞构成,确诊时的年龄通常为 20～40 岁。眼底检查时,局限性脉络膜血管瘤通常位于后极,表现为孤立的橘红色病灶,厚达 6 mm。通常无症状,极少情况下由于渗出性视网膜脱离会引起视觉症状。伴有症状病例的治疗方法有光能疗法、激光术和/或经瞳孔热疗
视网膜星形细胞瘤	**MRI 表现:**视神经旁小病灶,T1WI 上呈中等信号,T2WI 上呈中低或稍高信号,伴或不伴视网膜脱离 **CT 表现:**中等密度小病灶,伴或不伴钙化	视网膜缓慢生长良性肿瘤,通常伴有神经纤维瘤病 1 型或结核病,可能伴有渗出性视网膜脱离
脉络膜骨瘤 (图 2.43)	**CT 表现:**脉络膜上钙化/骨化的致密结节影,直径范围为 2～22 mm,可厚达 25 mm	脉络膜上黄斑与近视乳头区生长缓慢的良性小病灶,由成熟骨质组成。75% 为单侧发病,可发生于儿童和成年人(中位年龄 35 岁),女性好发。眼底检查可见黄白或橘红病灶,视网膜变薄,可无症状或伴有浆液性视网膜脱离,可伴有视网膜下新生血管膜。视网膜下新生血管可行激光消融治疗
感染		
眼内炎 (图 2.44,图 2.45)	**CT 表现:**玻璃体密度增高,巩膜和葡萄膜增厚,伴强化 **MRI 表现:**T1WI 和 FLAIR 示玻璃体信号增高,玻璃体、前房和/或脉络膜弥散受限,巩膜和脉络膜异常增厚。玻璃体、前房、巩膜和/或葡萄膜可见强化,可出现脉络膜下或视网膜下感染	眼内炎(玻璃体腔感染)通常作为其他病理状态下的并发症,如白内障手术、角膜溃疡、眼周感染(外生型),少数(<10%)因血源性扩散至脉络膜所致内生型。患者可表现为眼痛、视力下降、复视、球结膜水肿和/或突眼 常见的病原体包括细菌(如金黄色葡萄球菌、肺炎克雷伯菌、B 族链球菌)和真菌(如白念珠菌、曲霉和组织胞浆菌属) 紧急静脉注射抗生素是很有必要的治疗手段

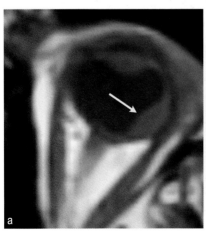
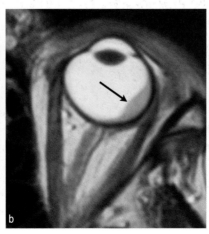
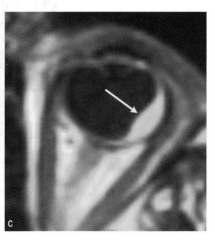

图 2.41　脉络膜血管瘤

a. T1WI 中等信号(箭头);**b.** T2WI 稍高信号(箭头);**c.** 轴位 T1WI 示强化。

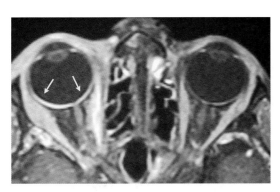

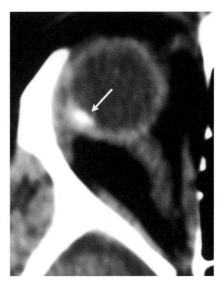

图 2.42 5 岁男性，Sturge-Weber 综合征

右眼弥漫性脉络膜血管瘤（箭头），轴位脂肪抑制 T1WI 示眼球后部的球内侧壁明显增厚强化。

图 2.43 56 岁女性，脉络膜骨瘤

轴位 CT 示脉络膜上钙化/骨化的致密结节影（箭头）。

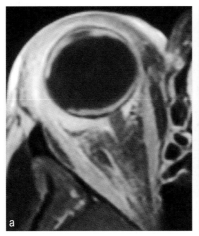
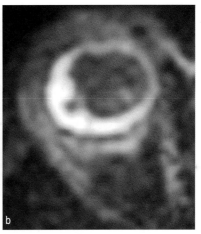

图 2.44 52 岁男性，眼内炎

a. 轴位脂肪抑制 T1WI 示葡萄膜、玻璃体、前房、巩膜和眼外组织异常强化；**b.** 轴位弥散加权像示葡萄膜、玻璃体和前房弥散受限。

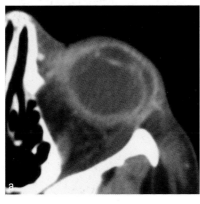
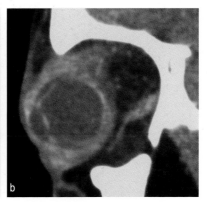

图 2.45 79 岁男性，肠球菌性眼内炎

轴位（**a**）和矢状位（**b**）图像示巩膜和葡萄膜增厚，伴脉络膜和视网膜下炎性积液。

表 2.2(续) 眼部获得性病变

病变	影像学表现	点评
弓蛔虫眼内炎	**CT 表现**:眼球大小正常,视网膜下渗出液呈中等至稍高密度,无钙化,脉络膜后极的肉芽肿可钙化,伴或不伴巩膜增厚 **MRI 表现**:玻璃体中央病灶,T1WI 上呈中低信号,T2WI 上呈稍高至高信号,后极的肉芽肿 T2WI 上呈低信号,并可见强化。伴或不伴视网膜脱离及视网膜下渗出液,T1WI 和 T2WI 上信号多变	经粪-口途径传播的犬弓蛔虫(终宿主=狗)和猫弓蛔虫(终宿主=猫)的死亡幼虫引起超敏免疫反应和 T 细胞肉芽肿性反应,并伴随嗜酸性炎症反应,累及人的玻璃体和/或葡萄膜。幼虫穿透肠壁。进入血液,血行播散至各个组织,如肝脏、肺、大脑和眼脉络膜,导致硬化性脉络膜炎、弥漫性眼内炎和后极肉芽肿,伴或不伴有牵引型视网膜脱离。大多数病例通常发生于儿童(5~10 岁)。患者可表现为单侧视觉受损、斜视、眼部发红和疼痛。治疗方法有驱虫药物,可行玻璃体切除术,缺乏治疗可致盲
感染性葡萄膜炎 **(图 2.46)**	**CT 表现**:葡萄膜全部或部分增厚及强化 **MRI 表现**:脉络膜和巩膜增厚,葡萄膜全部或部分强化,伴或不伴前葡萄膜炎。伴有后葡萄膜炎时,巩膜外层的背侧软组织及 Tenon 囊可见强化	葡萄膜由脉络膜、睫状体和虹膜组成。葡萄膜炎根据部位分类。前葡萄膜炎涉及前房,包括虹膜(虹膜炎)和/或睫状体(睫状体炎);中葡萄膜炎涉及玻璃体和前视网膜(后睫状体炎、玻璃体炎);后葡萄膜炎涉及脉络膜和视网膜(脉络膜视网膜炎)。与前葡萄膜炎相关的病毒包括单纯疱疹病毒-1(HSV)、水痘-带状疱疹病毒(VZV)、巨细胞病毒(CMV)、风疹病毒;中葡萄膜炎发生于莱姆病和弓蛔虫病;后葡萄膜炎可由 HSV、VZV、CMV、弓形虫病、结核病、梅毒、细菌或真菌感染所致。前葡萄膜炎可导致白内障和/或肉芽肿,HSV/VZV 可选择阿昔洛韦治疗,CMV 可选择更昔洛韦治疗
结膜炎 **(图 2.47)**	**CT 表现**:眼睑和结膜不规则增厚,伴不均匀强化 **MRI 表现**:眼睑和结膜软组织不规则增厚,T2WI、脂肪抑制 T2WI 及增强呈高信号	红眼的常见原因。其最常见的病因为感染。在儿童,细菌感染较病毒感染更常见;在成人,病毒感染最常见,其次为细菌、过敏原、真菌、毒素。细菌性感染的病原菌常为链球菌、葡萄球菌和假单胞菌。新生儿的淋病奈瑟菌和衣原体感染需要立即处理治疗,以免造成永久性的眼损伤。细菌性感染的治疗包括合适的抗生素;病毒性结膜炎具有自限性,可用局部抗组胺药和非抗生素性润滑滴治疗;过敏性结膜炎可用抗组胺性润滑剂治疗
炎症		
眼眶特发性炎性假瘤 **(图 2.48)**	**CT 表现**:葡萄膜和巩膜增厚,伴有强化,与视神经接合处模糊不清 **MRI 表现**:葡萄膜、巩膜和 Tenon 囊增厚且强化	眼眶软组织多形性的炎症细胞、淋巴细胞、组织细胞、浆细胞和嗜酸性粒细胞聚集,导致病因不明的非特异性的良性增生性异常。通常突发,可局限性或弥漫性,可涉及眼眶前部(眼球,包括葡萄膜)、泪腺(特发性泪腺炎)、眼外肌(肌炎性假瘤)和/或眼眶后部/眶尖。男女发病率一致,发病高峰年龄为 14~15 岁,可单侧或双侧发病。治疗可选择糖皮质激素或其他免疫抑制类药物。前部眼病通常累及眼球、葡萄膜、Tenon 囊、巩膜和周围软组织,患者表现为突眼、眼痛、复视和视力下降

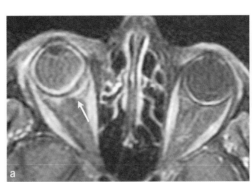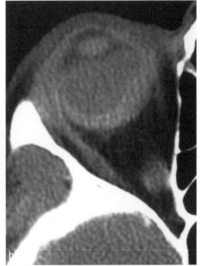

图 2.46　感染性葡萄膜炎

a. 轴位脂肪抑制 T1WI 示脉络膜和巩膜增厚,伴全部或部分葡萄膜、巩膜外层的背侧软组织及 Tenon 囊强化(箭头);**b.** 轴位 CT 示巩膜和脉络膜增厚,玻璃体密度稍增高。

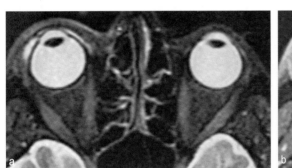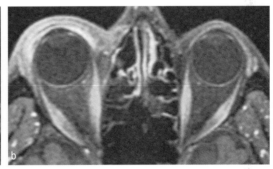

图 2.47　47 岁男性,结膜炎

a. 轴位 STIR 示右侧眼睑和结膜增厚,边界不清;**b.** 相应的轴位脂肪抑制 T1WI 示强化。

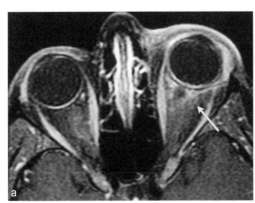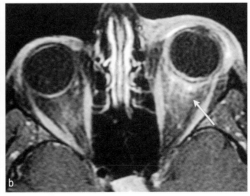

图 2.48　眼眶特发性炎性假瘤

37 岁男性患者,轴位脂肪抑制 T1WI 示左眶巩膜后外层及眶内脂肪不规则异常强化区(箭头)。

表 2.2(续) 眼部获得性病变

病变	影像学表现	点评
非感染性葡萄膜炎 (图 2.49,图 2.50)	**CT 表现**：葡萄膜和巩膜增厚,伴有强化,与视神经接合处模糊不清 **MRI 表现**：葡萄膜、巩膜,伴或不伴 Tenon 囊增厚强化	前葡萄膜炎涉及前房,包括虹膜和/或睫状体,可伴发强直性脊柱炎、反应性关节炎(以往被称作 Reiter 综合征)、炎症性肠病、幼年特发性关节炎、多发性硬化、Behçet 病、Fuch 病和结节病;中葡萄膜炎涉及玻璃体和前视网膜,可伴发结节病、多发性硬化和 Behçet 病;后葡萄膜炎涉及脉络膜和视网膜,可伴发结节病、Behçet 病和 Vogt-Koyanagi-Harada 综合征(慢性肉芽肿性葡萄膜炎,伴有渗出性脉络膜积液,病因不明的非血源性视网膜脱离伴发烧、头痛、眩晕、脑膜炎、耳鸣、听力下降非血源性视网膜脱离)。其他报道的伴有葡萄膜炎的其他炎症或自发免疫性疾病包括多发关节炎性动脉炎、类风湿关节炎、Sjögren 综合征、系统性红斑狼疮、多发动脉炎性肉芽肿。治疗方法包括糖皮质激素、手术类固醇植入、免疫抑制性药物
后巩膜炎 (图 2.51)	**CT 表现**：后葡萄膜和巩膜弥漫性或结节状增厚,有不同程度强化,伴或不伴视神经接合处模糊不清 **MRI 表现**：葡萄膜和巩膜弥漫性或结节状增厚伴强化,可伴或不伴 Tenon 囊累及,伴或不伴视网膜或脉络膜脱离	不常见的肉芽肿性炎症,涉及锯齿缘后方巩膜(脉络膜最前部,感觉性视网膜末端)、巩膜旁软组织;可与类风湿关节炎、多发动脉炎性肉芽肿、系统性红斑狼疮相关,或为特发性。女性较男性多发,通常为双侧发病(70%),可进一步累及前部巩膜。临床表现包括眼痛、视力下降、面部疼痛、可伴或不伴渗出性视网膜或脉络膜脱离
创伤性病变		
眼球创伤 (图 2.52 和图 2.53)	**CT 和 MRI 表现**：眼球形状改变、大小变小,巩膜不连续、玻璃体或前房的眼内出血(创伤性前房积血),伴或不伴晶状体脱位或异位、眼内积气、眼内异物、视网膜或脉络膜脱离	穿透伤会导致撞击处的眼破裂;钝性伤常导致眼外肌附着处后方巩膜最薄弱处。眼球破裂是眼科急症,最终的并发症可能有视力下降、交感性眼炎、眼内炎和/或脑膜炎。眼内异物可分为无机的(金属合金、玻璃、塑料)和有机的(木材、植物、土壤),它们在 CT 上密度不一

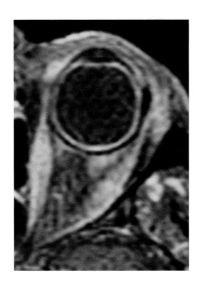

图 2.49 89 岁男性,左眼非感染性葡萄膜炎
轴位脂肪抑制 T1WI 示轻度增厚的葡萄膜弥漫性强化。

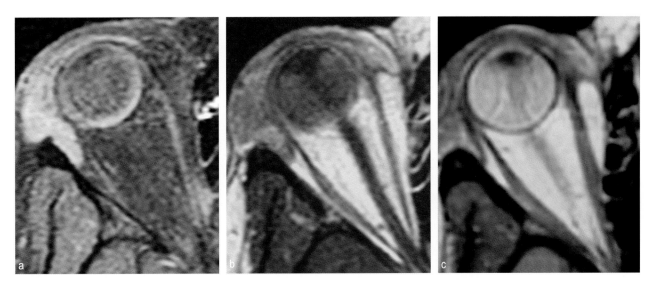

图 2.50 Vogt-Koyanagi-Harada 综合征（慢性肉芽肿性葡萄膜炎，伴有渗出性脉络膜积液，病因不明的非血源性视网膜脱离）
a. 轴位脂肪抑制 T1WI 示葡萄膜明显增厚伴强化，视神经接合处模糊不清，可见视网膜脱离伴视网膜下渗出积液；**b.** T1WI 上呈稍高信号；**c.** T2WI 上呈高信号。

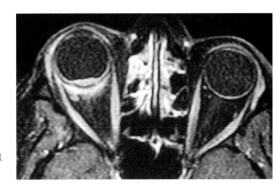

图 2.51 36 岁女性，后巩膜炎
葡萄膜的背侧脉络膜部分及邻近巩膜、Tenon 囊，巩膜外后边缘软组织可见增厚并强化。

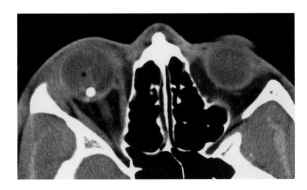

图 2.52 轴位 CT 示右眼球小金属物穿透伤，异物呈高密度，伴有眼内积气和出血

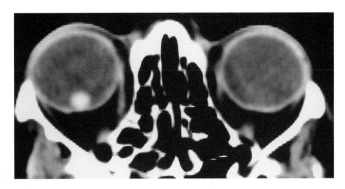

图 2.53 轴位 CT 示右眼晶状体脱位，呈高密度

表 2.2(续)　眼部获得性病变

病变	影像学表现	点评
视网膜脱离 （图 2.54，图 2.55）	液体和/或血出现在抬高、变薄、线性的感觉视网膜下，视网膜前方仍附着于锯齿缘，后方附着于视盘，呈 V 形，尖端位于视盘。视网膜下积液在 CT 上可呈低、中、或高密度；MRI 上信号多变，取决于蛋白质或血液含量	视网膜脱离可由创伤、肿瘤、炎症或感染造成。视网膜与锯齿缘、血管及视盘仍牢牢附着，其余地方则附着松弛。积液或积血发生在视网膜和脉络膜下的潜在间隙。玻璃体的液体通过视网膜裂孔进入视网膜下间隙将导致孔源性视网膜脱离，创伤或炎症引起的新生血管形成或纤维血管组织会导致感觉视网膜和视网膜色素上皮的分离，造成牵引型视网膜脱离
脉络膜脱离 （图 2.56）	**CT 表现**：积液或积血发生在脉络膜叶下，脉络膜仍在前方附着于锯齿缘，在后方附着于涡静脉，呈双面凸或透镜状结构。脱离的脉络膜叶不延伸至视乳头，呈 U 形。浆液性脉络膜下积液呈低密度，而积血则呈高密度 **MRI 表现**：浆液性脉络膜下积液 T1WI 上呈低信号，T2WI 上呈高信号，而积血则信号多变，取决于蛋白质和铁含量	脉络膜（眼球中层）于后方的视乳头延伸至前方的锯齿缘，脉络膜在前方牢牢附着于锯齿缘/睫状体邻近的巩膜，向后附着于涡静脉出眼处。创伤可导致低眼压（眼压降低），脉络膜和巩膜间的潜在间隙可有浆液性积液、渗出和/或出血的积聚
退化		
眼球痨 （图 2.57，图 2.58）	**CT 和 MRI 表现**：缩小、畸形的眼球，可伴钙化，内容物的 CT 密度及 MRI 信号多变	非功能性的眼继发于炎症、感染或创伤所致的终末期退化性改变

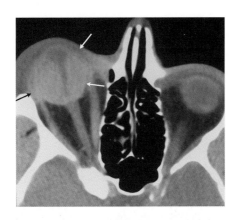

图 2.54　轴位 CT 示右眼视网膜脱离
在抬高、变薄及线性感觉视网膜叶下可见高密度积血（箭头），后方仍附着于视盘。

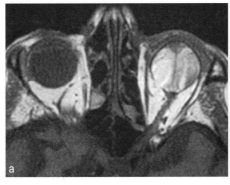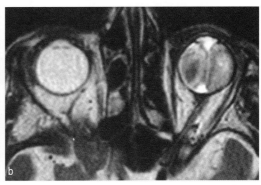

图 2.55　左眼视网膜脱离伴视网膜下出血
a. 轴位 T1WI 上呈高信号；**b.** T2WI 上呈低稍高混杂信号。

表 2.2(续) 眼部获得性病变

病变	影像学表现	点评
白内障 (图 2.59)	CT 表现：自身晶状体密度增高	细胞内透明蛋白聚集致使晶状体混浊。白内障的主要原因是衰老(老年型)，也可由射线暴露、创伤、或先天性所致。治疗方法主要是手术摘除和晶状体植入

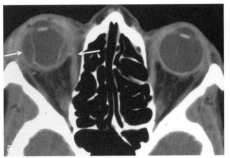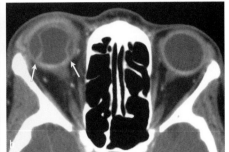

图 2.56　右眼脉络膜脱离

a、b. 轴位 CT 示脉络膜叶下浆液性积液呈低密度，脉络膜仍在前方附着于锯齿缘，在后方附着于涡静脉，呈双面凸结构(箭头)。脱离的脉络膜叶不延伸至视乳头，呈 U 形。

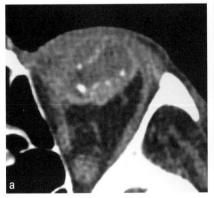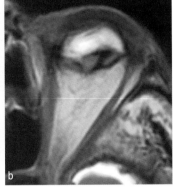

图 2.57　80 岁女性，左侧眼球痨

a. 轴位 CT 示左眼缩小、畸形，伴有不规则积液区、软组织密度灶、营养不良性钙化；b. 畸形的眼球在轴位 T2WI 上呈低、中、高混杂信号。

图 2.58　50 岁男性，双侧眼球痨

a. 轴位 CT 示缩小畸形的眼球包含营养不良性钙化；b. 轴位 T2WI 上呈低、中、高混杂信号。

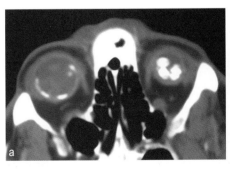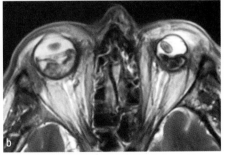

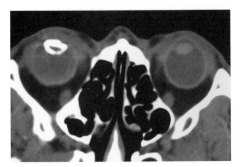

图 2.59　80 岁男性，轴位 CT 示右眼高密度白内障

2.3　眼外病变涉及眼眶

- 恶性肿瘤
  - 转移瘤
  - 骨髓瘤
  - 淋巴瘤
  - 白血病
  - 鳞状细胞癌
  - 鼻腔神经胶质瘤(嗅神经母细胞瘤)
  - 鼻腔鼻窦未分化癌
  - 横纹肌肉瘤
  - 骨肉瘤
  - 尤因肉瘤
  - 软骨肉瘤
  - 泪腺腺样囊性癌
  - 泪道恶性肿瘤
- 良性肿瘤
  - 视神经鞘脑膜瘤
  - 骨内脑膜瘤
  - 视神经胶质瘤
  - 视神经血管母细胞瘤(von Hippel-Lindau 病)
  - 神经鞘瘤
  - 神经纤维瘤
  - 泪腺多形性腺瘤
- 骨肿瘤样病变
  - 骨瘤
  - 骨纤维异常增殖症
  - 佩吉特病
  - 蛛网膜囊肿
  - 表皮样囊肿
  - 皮样囊肿
- 感染
  - 眶隔前蜂窝织炎
  - 眶隔后眶蜂窝织炎
  - 黏液囊肿/脓囊肿
- 炎症
  - 视神经炎
  - 眼眶特发性炎症(炎性假瘤)
  - Tolosa-Hunt 综合征
  - IgG4 相关性疾病
  - 甲状腺相关性眼病(Graves 病)
  - 结节病
  - 朗格汉斯细胞组织细胞增生症
  - Erdheim-Chester 病
  - Sjögren 综合征
  - 多血管性肉芽肿病
- 血管病变
  - 海绵状血管瘤
  - 小儿眼眶血管瘤
  - 眼眶静脉淋巴管畸形
  - 眼静脉曲张
  - 硬脑膜动静脉畸形
  - 颈动脉海绵窦瘘
- 创伤性病变
  - 眶骨骨折
  - 眶内异物
  - 视网膜脱离
  - 脉络膜脱离
- 退化
  - 眼球痨
  - 假性脑瘤(特发性颅高压)

表 2.3　眼外病变涉及眼眶

病变	影像学表现	点评
恶性肿瘤		
转移瘤 (图 2.60,图 2.61 和图 2.62)	**MRI 表现:**病灶通常 T1WI 上中等信号,T2WI 上低或稍高信号,有强化。MRI 可显示巩膜的浸润/侵犯 **CT 表现:**肿瘤中等密度、中等强化,伴或不伴钙化、骨破坏	转移性疾病通常发生于成人。转移至眼眶、眶骨和眼球的最常见的恶性肿瘤有乳腺癌、肺癌、肾癌。在儿童,神经母细胞瘤转移至眼眶最常见。患者可表现为复视、视力下降和/或疼痛。大多数的眼转移都是由血行转移至葡萄膜

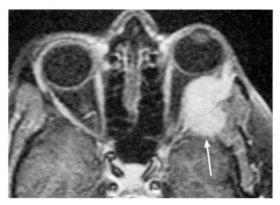

图 2.60 44 岁女性,乳腺癌

轴位脂肪抑制 T1WI 增强示左眶外侧壁破坏性转移强化灶
(箭头),伴有眶内和颅内肿瘤侵犯。

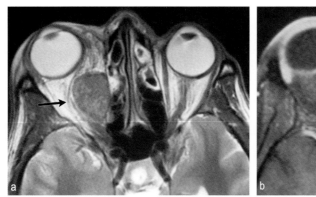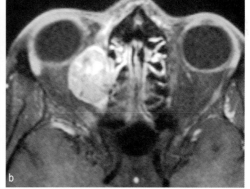

图 2.61 44 岁男性,肺癌

右眶内侧见转移灶:**a.** 轴位 T2WI 示不均匀中等信号(箭头);**b.** 轴位脂肪抑制增强 T1WI 示强化。

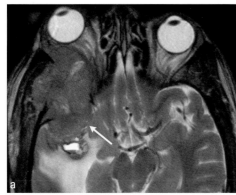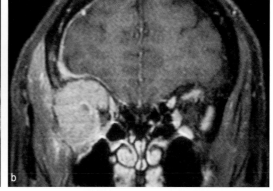

图 2.62 7 岁男性,神经母细胞瘤伴骨破坏性转移灶侵犯眶内和颅内

a. 转移灶在 T2WI 上呈不均匀中等信号(箭头);**b.** 冠状位脂肪抑制增强 T1WI 示强化。

表 2.3(续) 眼外病变涉及眼眶

病变	影像学表现	点评
骨髓瘤 （图 2.63）	多发性骨髓瘤或单发性浆细胞瘤为边界清楚或不清楚的病灶，涉及颅骨、硬脑膜和/或眼眶软组织 **CT 表现**：病灶呈中低密度，通常有强化和骨质破坏 **MRI 表现**：边界清楚或不清楚的病灶涉及颅骨和硬脑膜，T1WI 上呈中低信号，T2WI 上呈中高信号；骨髓瘤通常可强化伴骨质破坏	多发性骨髓瘤由来源于单克隆抗体的增殖抗体分泌浆细胞组成。多发性骨髓瘤原发于骨髓。孤立性骨髓瘤或浆细胞瘤为不常见的变异型，浆细胞肿块发生于骨或软组织的单一位置。在美国，每年有 14 600 新发病例。多发性骨髓瘤是成人最常见的原发性骨肿瘤，中位年龄 60 岁，大多数病人超过 40 岁 肿瘤发生部位椎骨＞肋骨＞股骨＞髂骨＞肱骨＞颅面骨＞骶骨＞锁骨＞胸骨＞耻骨＞胫骨
淋巴瘤 （图 2.64，图 2.65）	单发或多发、边界清楚或不清楚的病灶，累及颅骨、硬脑膜、眼眶软组织和/或泪腺 **CT 表现**：病灶呈中低密度，伴强化，伴或不伴骨质破坏 **MRI 表现**：病灶 T1WI 上呈中低信号，T2WI 上呈中高信号，伴强化，伴或不伴骨质侵蚀/破坏和颅内脑膜侵犯	淋巴瘤代表了一组淋巴系统肿瘤，它们的肿瘤细胞通常来源于淋巴组织（淋巴结和网状内皮系统）。累及眼眶的淋巴瘤可起自骨髓内病灶。几乎所有的骨原发性淋巴瘤为 B 细胞非霍奇金淋巴瘤。非霍奇金淋巴瘤的 MALT（黏膜相关淋巴组织）亚型是最常见的原发眼眶淋巴瘤。淋巴瘤也可仅发生于眼眶软组织，通常累及泪腺，泪腺淋巴瘤常发生于老年人（平均年龄 62～69 岁），可与 Sjögren 综合征相关
白血病 （图 2.66，图 2.67）	**MRI 表现：** **软组织**：软组织内粒细胞性白血病细胞的聚集（绿色瘤、粒细胞肉瘤）在 MRI 上表现多样。相比于慢性髓系白血病，绿色瘤更常见于急性髓系白血病。病灶可边界清楚或不清。T1WI 上呈中低信号，T2WI 及脂肪抑制 T2WI 上呈中高信号，并可见中等-明显强化。绿色瘤可原发于软组织或起自骨髓 **骨质侵犯**：骨髓局部或弥漫性的信号异常，T1WI 上呈中低信号，T2WI 上呈中高信号，伴或不伴强化、骨质破坏 **CT 表现**：可有骨质破坏区	白血病是造血细胞的肿瘤性增殖。髓样肉瘤（也称绿色瘤、粒细胞肉瘤）为局灶性肿瘤，由原始粒细胞和肿瘤性粒细胞前体细胞组成，发生于 2% 的急性髓系白血病患者。病灶可累及颅骨骨髓、软脑膜和/或脑实质，颅内病灶可孤立性或多发

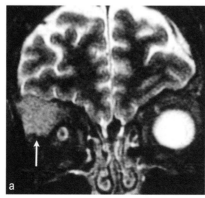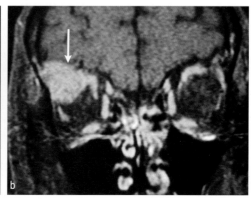

图 2.63　右眶上部骨髓瘤

a. 冠状位脂肪抑制 T2WI 上呈稍高信号（箭头）；**b.** 冠状位脂肪抑制 T1WI 增强可见强化（箭头）。

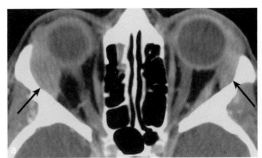

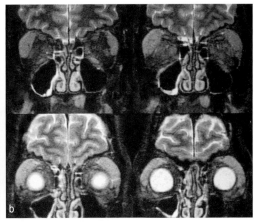

图 2.64 65 岁男性，非霍奇金淋巴瘤

泪腺可见肿瘤浸润和增大。**a.** 轴位 CT 呈中等密度（箭头）；**b.** 冠状位 STIR 呈稍高信号。

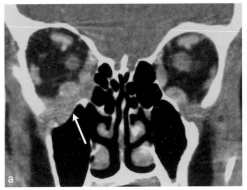

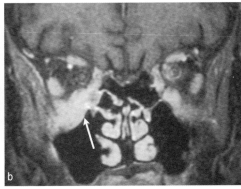

图 2.65 82 岁女性，非霍奇金淋巴瘤

a. 冠状位 CT 示右眶底部浸润性肿瘤灶，中等密度（箭头）；**b.** 冠状位脂肪抑制 T1WI 增强示肿瘤强化（箭头）。肿瘤累及下、内直肌，经破坏的骨质侵犯右侧上颌窦。

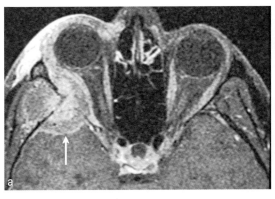

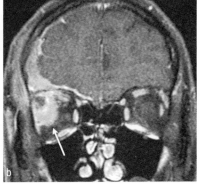

图 2.66 轴位 **(a)** 和冠状位 **(b)** 脂肪抑制 T1WI 示强化的急性淋巴细胞性白血病

右侧蝶骨破坏，病灶涉及眶内、颅内和颅外，且脑膜受累（箭头）。

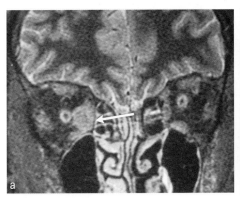

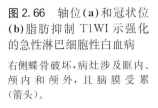

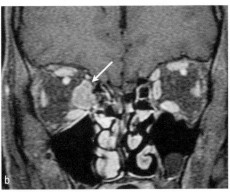

图 2.67 44 岁男性，右眶内侧可见急性髓系白血病引起的病灶

a. 冠状位 STIR 示稍高信号（箭头）；**b.** 冠状位脂肪抑制 T1WI 增强示强化。

表 2.3(续) 眼外病变涉及眼眶

病变	影像学表现	点评
鳞状细胞癌 (图 1.44)	鼻腔、鼻窦和鼻咽部的破坏性病灶,可有经破坏骨质或周围神经的颅内和/或眶内侵犯。病灶 T1WI 上呈中等信号,T2WI 上呈中稍高信号,轻度强化,病灶较大时,伴或不伴坏死和/或出血 **CT 表现**:肿瘤呈中等密度,轻度强化,病灶较大时,伴或不伴坏死和/或出血	恶性上皮源性肿瘤起源于鼻窦(60% 上颌窦、14% 筛窦、1% 蝶窦和额窦)和鼻腔(25%)的黏膜上皮,可分为角化型和非角化型。鳞癌占头颈部恶性肿瘤的 3%,好发于成人(>55 岁),男性好发,与职业或其他暴露史(烟草烟雾、镍、氯酚、铬、芥子气、镭、木制品材料)有关
鼻腔神经胶质瘤 (图 2.68,图 1.45)	**MRI 表现**:局部破坏性病灶,T1WI 上呈中低信号,T2WI 上呈中高信号,伴或不伴显著强化。常被发现于上鼻腔和筛窦气房,偶可侵犯至其他鼻窦、眼眶、颅前窝、海绵窦 **CT 表现**:肿瘤呈中等密度,可有轻度、中等或显著强化 **PET/CT 表现**:FDG 有助于疾病的分级和转移的检测	也称为嗅神经母细胞瘤,这些神经外胚层恶性肿瘤起自上鼻腔和筛状区的嗅上皮,肿瘤由不成熟的神经母细胞组成,伴不同的核多形性、核分裂和坏死。肿瘤细胞发生于神经元细胞间质,两个发病高峰,青少年(11~20 岁)和成人(50~60 岁),男性较女性高发
鼻腔鼻窦未分化癌 (SNUC) (图 1.46)	**MRI 表现**:局部破坏性病灶,通常大于 4 cm,T1WI 上呈中低信号,T2WI 上呈中高信号,显著强化。常被发现于上鼻腔和筛窦气房,偶可侵犯至其他鼻窦、眼眶、颅前窝、海绵窦 **CT 表现**:肿瘤呈中等密度,可有轻度、中等或显著强化	恶性肿瘤由多形性肿瘤细胞组成,细胞核中-大型,核仁明显,还有少量嗜酸性粒细胞,通常有丝分裂活跃,且坏死常见。对于 CK7、CK8、CK19、±p53、上皮膜抗原和神经元特异性烯醇化酶具有免疫反应。预后差,5 年生存率不足 20%
横纹肌肉瘤 (图 2.69,图 2.70)	**MRI 表现**:肿瘤呈局限性,和/或边界不清,通常 T1WI 上呈中低信号,T2WI 和脂肪抑制 T2WI 上呈不均质信号(中、稍高和/或高信号混杂),有不同程度的强化,伴或不伴骨破坏和浸润 **CT 表现**:局限性或边缘不规则的软组织灶,钙化不常见;肿瘤密度不均,有呈软组织密度的实质区、囊变和/或坏死区,偶尔有出血灶,伴或不伴骨侵蚀和破坏	有横纹肌母细胞分化型的间叶性恶性肿瘤,常原发于软组织,罕见发生于骨。可分为三型:胚胎型(50%~70%)、腺泡型(18%~45%)、多形性型(5%~10%)。胚胎型和腺泡型常原发于小于 10 岁的儿童,多形性型大多数发生于成人(中位年龄 60 岁),腺泡型和多形性型常发生于四肢,胚胎型则大多数发生于头颈部
骨肉瘤 (图 2.71)	破坏性病灶涉及颅骨 **CT 表现**:肿瘤呈中低密度,通常有基质钙化/骨化,有强化(通常不均匀) **MRI 表现**:肿瘤边界不清,常常通过破坏的骨皮质从骨髓侵犯至邻近软组织;肿瘤通常在 T1WI 上呈中低信号,低信号区通常为钙化和/或坏死。坏死区在 T2WI 上通常呈高信号,而钙化区 T2WI 上常呈低信号。肿瘤在 T2WI 和脂肪抑制 T2WI 上信号多变,主要取决于钙化骨质、软骨、纤维、出血和坏死的成分,因此肿瘤在 T2WI 和脂肪抑制 T2WI 上可呈低、中低或中高信号。增强扫描后,骨肉瘤的非钙化部分通常有显著强化	骨肉瘤由增殖的梭形肿瘤细胞组成,该细胞可生成骨质和/或不成熟的肿瘤骨。发生于儿童时为原发肿瘤,发生于成人时,常与佩吉特病、辐照骨、慢性骨髓炎、骨母细胞瘤、巨细胞瘤和纤维性结构不良相关

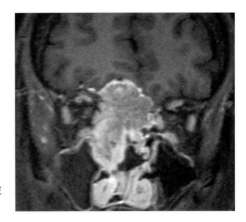

图 2.68 30 岁女性，鼻腔神经胶质瘤

冠状位脂肪抑制 T1WI 示鼻腔、右侧上颌窦及筛窦强化，病灶累及右眶内侧，并通过骨破坏侵入颅内。

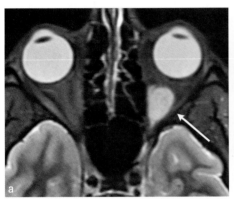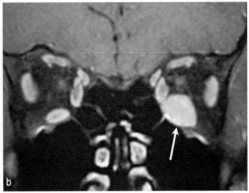

图 2.69 22 岁男性，左眶横纹肌肉瘤

涉及下直肌。**a.** 轴位脂肪抑制 T2WI 上呈高信号（箭头）；**b.** 冠状位脂肪抑制 T1WI 增强示强化（箭头）。

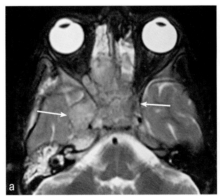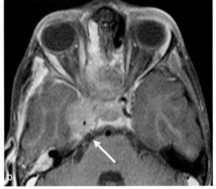

图 2.70 5 岁男童，蝶窦、筛窦横纹肌肉瘤，累及右侧眼眶、海绵窦和颅中窝内侧

a. 肿瘤在脂肪抑制 T2WI 上呈中等不均匀信号（箭头）；**b.** 轴位脂肪抑制 T1WI 增强示肿瘤强化（箭头）。

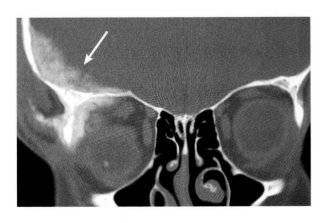

图 2.71 10 岁女性，右侧额骨骨肉瘤

冠状位 CT 示右眶顶和颅前窝底的恶性肿瘤的钙化骨质部分（箭头）。

表 2.3(续) 眼外病变涉及眼眶

病变	影像学表现	点评
尤因肉瘤 (图 2.72)	**MRI 表现**:破坏性病灶累及颅骨,T1WI 上呈中低信号,T2WI 上呈低、中、高混杂信号,强化(通常不均匀) **CT 表现**:破坏性病灶累及颅骨,中低密度,有强化(通常不均匀)	骨原发性恶性肿瘤,由未分化的圆形核小细胞组成。尤因肉瘤占原发性恶性骨肿瘤 6%～11%,原发性骨肿瘤的 5%～7%。好发年龄 5～30 岁,男性好发。尤因肉瘤通常存在染色体 11 和 22: t(11;22)(q24;q12)易位,导致了的 11q24 上 *FL1 - 1* 基因和 22q12 上 *EWS* 基因的融合。病灶极少累及颅底并局部侵犯,易转移
软骨肉瘤 (图 2.73)	软骨结合处的分叶状病灶,伴骨质破坏 **CT 表现**:病灶呈中低密度,局部骨质破坏,伴或不伴软骨基质钙化及强化 **MRI 表现**:病灶 T1WI 上呈中低信号,T2WI 上呈高信号,伴或不伴 T2WI 上基质钙化的低信号,伴或不伴强化(通常不均匀)。软骨肉瘤局部侵犯伴有骨质侵蚀和神经血管包裹,常发生于偏中线区	软骨肉瘤的肉瘤样基质中含有软骨样物,肿瘤内含有钙化、黏液样物质和/或骨化。软骨肉瘤极少起自滑膜内。软骨肉瘤占骨恶性病变的 12%～21%,骨原发性肉瘤的 21%～26%,所有骨肿瘤的 9%～14%,颅底肿瘤的 6%,颅内肿瘤的 0.15%
泪腺腺样囊性癌 (图 2.74)	**MRI 表现**:病灶边界不清,T1WI 上呈中等信号,T2WI 上呈中稍高信号,且通常有强化 **CT 表现**:病灶大部分呈中等密度,通常有强化,伴或不伴邻近骨质侵蚀或破坏	泪腺最常见的恶性肿瘤,占原发性眼眶肿瘤的 5%。肿瘤包含呈巢状和条索状的肿瘤上皮细胞,肿瘤呈浸润生长模式,可伴周围神经侵犯。发病高峰在 40 岁。治疗方式有手术和放疗,10 年生存率仅 20%
泪道恶性肿瘤 (图 2.75)	**MRI 表现**:病灶 T1WI 上呈中等信号,T2WI 上呈中稍高信号,且通常有强化 **CT 表现**:病灶大部分呈中等密度,通常有强化,伴或不伴邻近骨质侵蚀或破坏	泪道系统的恶性上皮源性肿瘤,包括鳞癌(最常见)、腺癌、黏液表皮样癌、未分化癌、腺样囊性癌和小汗腺癌

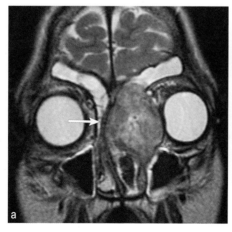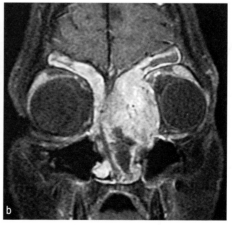

图 2.72 12 岁女性,左侧鼻腔上部、筛窦、额窦尤因肉瘤,伴有骨质破坏,并侵犯左眼眶内侧

a. 肿瘤在冠状位 T2WI 上呈中等和稍高混杂信号(箭头);**b.** 冠状位脂肪抑制 T1WI 增强示强化。

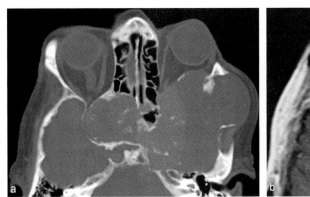
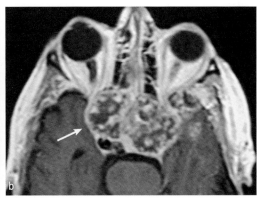

图 2.73　81 岁男性,巨大软骨肉瘤累及双侧颅中窝、鞍上池、蝶窦、筛窦和左侧眼眶

肿瘤伴有骨质破坏。**a.** 轴位 CT 示中、低混杂密度,并见软骨钙化灶;**b.** 轴位 T1WI 示肿瘤周边分叶状(箭头),并见不规则曲线样、花环状强化。

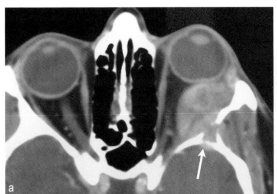
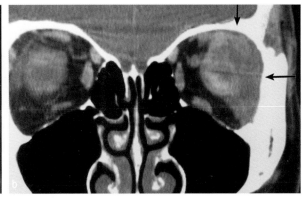

图 2.74　51 岁女性,左眶上外方较大病灶,来源于泪腺的腺样囊性癌

累及左侧上、外直肌和眶内脂肪,伴有骨质破坏。轴位(**a**)和冠状位(**b**)CT 示不规则强化(箭头)。

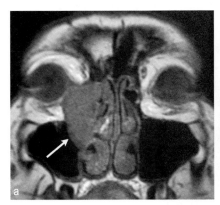
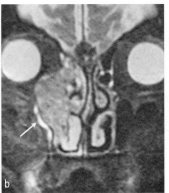
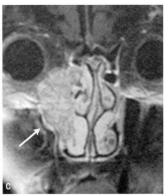

图 2.75　87 岁女性,鳞癌,涉及右侧泪道,破坏邻近骨质,并侵犯右侧眼眶和上颌窦

a. 冠状位 T1WI 上呈中等信号(箭头);**b.** 冠状位脂肪抑制 T2WI 上呈稍高-高信号(箭头);**c.** 冠状位脂肪抑制 T1WI 增强示强化(箭头)。

表2.3(续) 眼外病变涉及眼眶

病变	影像学表现	点评
良性肿瘤		
视神经鞘脑膜瘤 （**图2.76**,**图2.77**和**图2.78**）	基于脑膜的病灶累及视神经鞘,表现为延伸至视神经鞘外的结节灶,或包绕视神经呈"轨道征"。也可是颅内的脑膜瘤经视神经管侵犯硬脑膜鞘 **MRI表现:** 肿瘤T1WI上呈中等信号,T2WI上呈中稍高信号,通常强化 **CT表现:** 肿瘤呈中等密度伴强化	良性生长缓慢的肿瘤,涉及视神经鞘的硬脑膜,由肿瘤性脑膜上皮(蛛网膜或蛛网膜帽)细胞组成。颅内脑膜瘤可通过视神经管侵犯至眼眶,或原发于视神经鞘。通常为孤立性和散发,但在神经纤维瘤病2型患者中可多发。尽管约5%有不典型组织学特性,但大多数为良性。间变性脑膜瘤罕见,占脑膜瘤不足3%
骨内脑膜瘤 （**图2.79**）	**CT表现:** 骨内脑膜瘤通常伴有骨质肥大,呈高密度,可见周围强化 **MRI表现:** T1WI上呈中低信号,T2WI上呈中等信号,骨旁软组织强化	脑膜瘤可侵犯骨质,引起骨质增生,或偶尔病灶主要发生在骨内

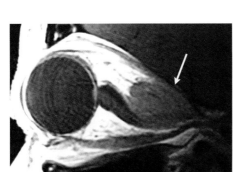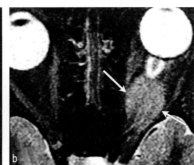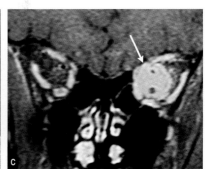

图2.76 35岁女性,左眶视神经鞘脑膜瘤

a. 矢状位T1WI上呈中等信号(箭头);**b.** 轴位STIR上呈稍高信号(箭头);**c.** 冠状位脂肪抑制T1WI示围绕视神经周围环形强化(箭头)。

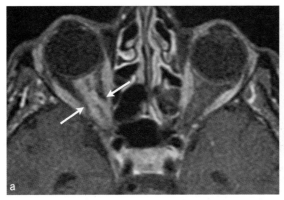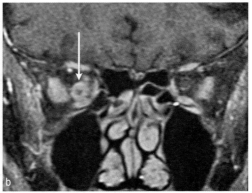

图2.77 77岁女性,视神经鞘脑膜瘤

轴位(**a**)和冠状位(**b**)脂肪抑制T1WI增强示视神经周围环形强化,呈"轨道征"(箭头)。

表2.3(续) 眼外病变涉及眼眶

病变	影像学表现	点评
视神经胶质瘤 （图2.80）	**MRI表现**：视交叉和/或视神经呈梭形和/或结节状增大，通常T1WI上呈中低信号，T2WI上呈中高信号，有不同程度的强化，伴或不伴囊变（大病灶） **CT表现**：通常呈中等密度，不同程度强化或不强化，伴或不伴囊变（大病灶）	视神经最常见的原发性肿瘤。在儿童，通常与神经纤维瘤病1型有关（约10％的病人伴有NF1）。大多数为缓慢生长的星形细胞瘤I级（通常为毛细胞型），包含有梭形的星形胶质细胞，伴有细丝状结构（毛细胞）和线性嗜酸性纤维（Rosenthal）。T2WI上的异常高信号可通过肿瘤浸润沿视放射侵犯

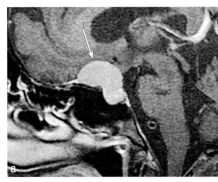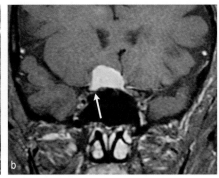

图2.78 强化脑膜瘤

48岁女性，矢状位(a)和冠状位(b)脂肪抑制T1WI示沿着蝶骨平板的强化脑膜瘤，涉及右侧视神经管和鞍上池（箭头）。

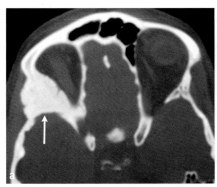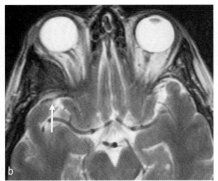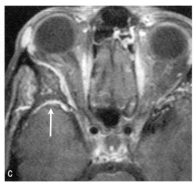

图2.79 52岁女性，骨内脑膜瘤

a. 轴位CT示右眶后外侧壁骨质增生增厚（箭头）；**b.** T2WI显示骨内脑膜瘤大部分呈低信号及少许骨外的稍高信号（箭头）；**c.** 眼眶外侧和前颅中窝的骨外肿瘤区在轴位脂肪抑制T1WI增强上可见强化（箭头）。

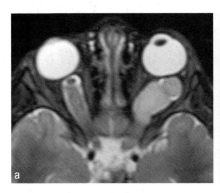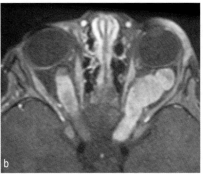

图2.80 3岁女童，神经纤维瘤病1型

a. 轴位脂肪抑制T2WI示双侧视神经胶质瘤，呈稍高信号；**b.** 轴位脂肪抑制T1WI增强示强化。

表 2.3(续)　眼外病变涉及眼眶

病变	影像学表现	点评
视神经血管母细胞瘤 （von Hippel-Lindau 病） （**图 2.81**）	局限性肿瘤通常位于小脑、脑干,极少位于视神经 **MRI 表现:**累及视神经的强化病灶,呈梭形增大;T1WI 上呈中等信号,T2WI 上呈中高信号,脂肪抑制 T2WI 和 STIR 上呈高信号 **CT 表现:**视神经梭形增大	缓慢生长的血管性肿瘤(WHO Ⅰ级),涉及小脑、脑干、脊髓,累及视神经罕见。肿瘤有大量薄壁血管,以及大的液泡状基质细胞(含脂质且大小不等的深染细胞核),有丝分裂像罕见。基质细胞对 VEGF、波形蛋白、CXCR4、水通道蛋白 1、碳酸酐酶、S-100、CD56、神经元特异性烯醇化酶和 D2-40 有免疫反应。血管通常表现出网状纤维染色。散发的 *VHL* 基因突变或 3p25-26 上 *VHL* 基因常染色体显性生殖系突变可导致 von Hippel-Lindau (VHL)病。在 VHL 病时,可发生 CNS 多发血管母细胞瘤,以及肾透明细胞癌、嗜铬细胞瘤、内淋巴囊肿瘤、神经内分泌肿瘤、胰腺腺瘤、附睾囊腺瘤。VHL 病好发于青少年、青年和中年人
神经鞘瘤 （**图 2.82**）	**MRI 表现:**局限性的球形、椭圆形或梭形病灶,T1WI 上呈中低信号,T2WI 及脂肪抑制 T2WI 上呈高信号,明显强化。由于大病灶中的囊变和/或出血,T2WI 上的高信号和强化都不均匀。来源于 CN Ⅲ、CN Ⅳ、CN Ⅴ(三叉神经脑池段/Meckel 腔)和 CN Ⅵ(Dorello 管)的神经鞘瘤可累及眼眶 **CT 表现:**局限性的球形、椭圆形或梭形病灶,中等密度,伴强化;病灶较大时,可有囊变和/或出血,伴或不伴邻近骨质侵蚀	神经鞘瘤为有包膜的良性肿瘤,包含有分化的施万细胞;多发性神经鞘瘤通常与神经纤维瘤病 2 型相关(NF2),NF2 是一种涉及 22q12 上基因突变的常染色体显性遗传病。除了神经鞘瘤,NF2 患者也可能有多发脑膜瘤和室管膜瘤 神经鞘瘤占原发颅内肿瘤的 8%,原发脊髓肿瘤的 29% NF2 的新生儿发病率为 1/37 000~1/50 000,发病年龄在 22~72 岁(平均年龄 46 岁),发病高峰在 40~60 岁。患有 NF2 时,许多患者在 30 岁时表现为双侧前庭神经鞘瘤
神经纤维瘤 （**图 2.83**）	**MRI 表现:**孤立性神经纤维瘤为球形、椭圆形或分叶状轴外病灶,T1WI 上呈中低信号,T2WI 上呈中高信号,有明显强化。病灶较大时,T2WI 上的高信号和强化可能都不均匀。丛状神经纤维瘤表现为曲线和多发结节状病灶,并涉及多个神经支。T1WI 上呈中低信号,T2WI 和脂肪抑制 T2WI 上呈中等或稍高-高信号,伴或不伴带状低信号,病灶通常可显示出强化 **CT 表现:**椭圆形或梭形病灶,呈中低密度,有强化,通常伴有邻近骨质侵蚀	良性神经鞘膜肿瘤,含有施万细胞、神经样细胞、有丰富胶原的交错的纤维细胞束。和神经鞘瘤不同的是,神经纤维瘤没有 Antoni A 和 B 区,病理上也无法与潜在的神经分隔开来,大多数通常为散发、局部的、孤立性病灶,较少呈弥漫性或丛状病灶。多发性神经纤维瘤通常发生在神经纤维瘤病 1 型(NF1),NF1 是由 17q11.2 上神经纤维瘤基因突变引起的常染色体显性遗传病(1/2 500 新生儿)。NF1 是神经皮肤综合征的最常见类型,并且伴有中枢和周围神经系统肿瘤(视神经胶质瘤、星形细胞瘤、丛状和孤立性神经纤维瘤)和皮肤病变(牛奶咖啡斑、腋窝腹股沟斑)有关。NF1 通常也伴有脑膜和颅骨发育异常,以及虹膜错构瘤(Lisch 结节)

表 2.3(续)　眼外病变涉及眼眶

病变	影像学表现	点评
泪腺多形性腺瘤	**MRI 表现**：病灶边缘清晰，T1WI 上呈中低信号，T2WI 上呈稍高-高信号，伴强化，大的病灶可有囊变和/或出血区 **CT 表现**：病灶边缘清晰，呈中低密度，有强化，可伴有邻近骨质侵蚀	泪腺最常见的良性肿瘤，多形性腺瘤通常发生于 40～50 岁。肿瘤生长缓慢，呈管状或巢状的低级别间叶性或上皮性细胞位于基质内，基质内也含有黏液物质，可伴骨或软骨样成分。完全切除后，预后良好

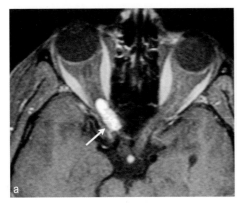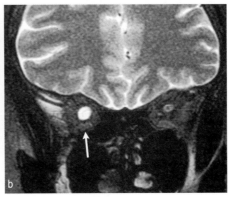

图 2.81　43 岁女性，von Hippel-Lindau 病

右侧视神经血管母细胞瘤。**a.** 轴位脂肪抑制 T1WI 增强示强化（箭头）；**b.** 肿瘤在冠状位脂肪抑制 T2WI 上呈高信号。

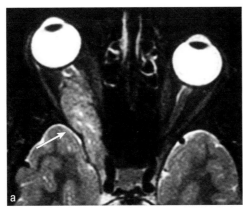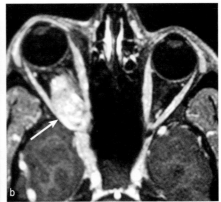

图 2.82　28 岁男性，右侧眼眶和眶上裂神经鞘瘤

a. 轴位 STIR 示不均匀稍高信号（箭头）；**b.** 轴位 T1WI 增强示强化（箭头）。

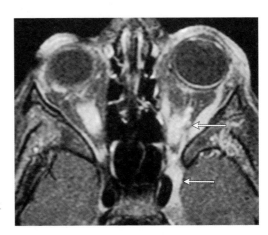

图 2.83　5 岁女童，神经纤维瘤病 1 型

轴位脂肪抑制 T1WI 增强示左侧眼眶和眶上裂不规则强化的丛状神经纤维瘤。

表2.3(续) 眼外病变涉及眼眶

病变	影像学表现	点评
骨肿瘤样病变		
骨瘤 (图2.84)	**CT表现**:病灶边界清楚,涉及颅骨,呈高密度 **MRI表现**:病灶边界清楚,涉及颅骨,T1WI和T2WI上呈中低信号,通常无显著强化	骨原发性良性肿瘤,有密集的、板层的、编织和/或致密皮层骨质组成,通常位于颅骨表面或鼻腔鼻窦(额部>筛骨>上颌骨>蝶骨),偶尔位于眼眶。占骨原发良性肿瘤不足1%,发病年龄为16~74岁,最常见于60岁左右
骨纤维性结构不良 (图2.85)	**CT表现**:病灶涉及颅骨,伴有骨质膨胀;病灶在平片和CT上密度不一,取决于病灶钙化程度和骨针数量。CT值范围为70~400 HU,骨纤维性结构不良时,不成熟编织骨的钙化骨针使得病灶在平片上呈磨玻璃影。在部分或所有病灶的周围可见厚薄不一的硬化边 **MRI表现**:信号特点取决于骨针、胶原蛋白、成纤维梭形细胞、出血和/或囊变的成分多少。病灶通常边界清楚,T1WI上呈低或中低信号,T2WI上呈低、中、和/或高混杂信号,周围有厚薄不一的低信号环。少许病灶可见内部分隔和囊性变,骨质膨大常见。病灶的全部或部分呈不均匀、弥漫性或周围强化	良性髓纤维骨性病灶,常为散发,涉及单一部位称为单发性(80%~85%),或为多发病灶(多发性纤维性结构不良);是由于原始骨形成成熟板层骨过程中发生异常所致,在发育异常的纤维组织中有不成熟的小梁结构,这些病灶不能正常钙化,并会引起神经孔狭窄所致的脑神经病变、面部畸形、鼻腔鼻窦引流障碍、鼻窦炎。McCune-Albright综合征占多发性纤维性结构不良的3%,并且出现骨病灶同侧不规则锯齿状边缘的色素皮肤斑(有时也称为咖啡牛奶斑)表现、性早熟和/或其他内分泌异常(如肢端肥大症、甲状腺功能亢进、甲状旁腺功能亢进和库欣综合征) 骨性狮面是多发性纤维性结构不良的一种罕见形式,累及颅面骨,引起面部变大和畸形。发病年龄为<1~76岁,75%在30岁前发病,单发性纤维性结构不良的发病中位年龄为21岁,多发性纤维性结构不良的平均和中位年龄为8~17岁,大多数病例确诊时为3~20岁
佩吉特病 (图2.86)	**CT表现**:病灶通常是中、高混杂密度,骨髓与颅骨内外板的内缘之间的边界不规则/不清楚 **MRI表现**:大多数累及颅骨的病例为晚期或不活跃期。影像学表现有骨质膨大和皮质增厚,T1WI和T2WI上呈低信号,增厚皮质的内缘不规则且模糊。在T1WI和T2WI上,由于骨小梁的增厚,在骨髓板障可见T1WI、T2WI上低信号区。晚期或不活跃期骨髓表现:①与正常骨髓信号相似;②含有局灶性脂肪信号区;③T1WI和T2WI上可见硬化区的低信号;④脂肪抑制T2WI上有水肿和纤维血管组织所致的高信号区	佩吉特病是慢性骨骼疾病,伴有异常骨吸收和编织骨形成导致的骨畸形。病原体可能是副粘病毒,高达66%的患者为多发性。Paget病有不到1%的风险发展为继发性肉瘤样变。该病55岁以上的高加索人占2.5%~5%,85岁以上的高加索人占10%。该病会导致椎间孔狭窄,伴有脑神经压迫,颅底凹陷症,伴或不伴脑干压迫
蛛网膜囊肿 (图2.87)	**MRI表现**:边界清楚的轴外病灶,T1WI、FLAIR和DWI上呈低信号,T2WI上呈类似脑积液的高信号,无强化。好发位置颅前、中窝>鞍上池/四叠体>额叶凸面>颅后窝 **CT表现**:边界清楚的轴外病灶,呈低密度,无强化	先天发育性或获得性轴外非肿瘤性病变,其内充满脑脊液,对邻近脑实质有轻度占位效应。发生于幕上位置较幕下多见,男性较女性多见,可引起邻近骨质重塑,邻近颅骨膨胀和变薄,伴或不伴眶壁塑形及相关临床症状

表 2.3(续)　眼外病变涉及眼眶

病变	影像学表现	点评
表皮样囊肿 （**图 2.88**）	**MRI 表现**：轴外外胚层包裹囊性病灶，边界清楚，类圆形或分叶状，T1WI 呈中低信号，T2WI 上呈高信号，FLAIR 上呈低、中、高混杂信号，无强化 **CT 表现**：轴外外胚层包裹囊性病灶，边界清楚，类圆形或分叶状，呈中低密度，可伴有骨侵蚀	先天性或获得性外胚层包裹囊性病变，其内充满脱落细胞和角质蛋白碎片，通常对邻近眼眶结构有轻度占位效应，可伴相关临床症状。男女发病率相仿，病灶位置通常邻近额颧缝和额筛缝

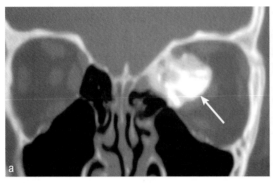
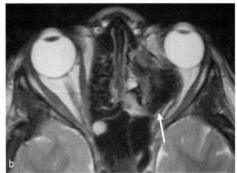

图 2.84　12 岁男性，左侧眼眶内侧及筛窦骨瘤

a. 冠状位 CT 示高密度（箭头）；**b.** 轴位 T2WI 示病灶大部呈低信号（箭头）。

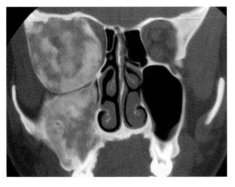
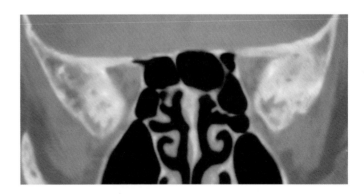

图 2.85　19 岁男性，骨纤维性结构不良

冠状位 CT 示病变涉及右侧蝶骨和上颌骨，导致右侧眼眶和右侧上颌窦腔的狭窄。

图 2.86　84 岁男性，佩吉特病

冠状位 CT 显示病灶涉及双侧蝶骨，骨质膨大，眼眶横径变窄。

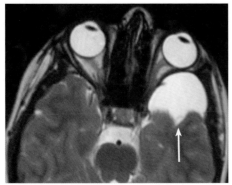
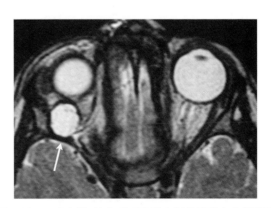

图 2.87　11 岁女性，轴位 T2WI 示左侧颅中窝前部蛛网膜囊肿（箭头）

伴有左眶前部骨质变薄和膨大。

图 2.88　2 岁女婴，轴位 T2WI 示右眶外侧部表皮样囊肿（箭头），呈高信号

表 2.3(续)　眼外病变涉及眼眶

病变	影像学表现	点评
皮样囊肿（图 2.89）	**MRI 表现：**边界清楚的轴外病灶，类圆形或分叶状，T1WI 上呈高信号，T2WI 上信号多变，可呈低、中和/或高信号，无强化，可伴液-液平或液-碎片平 **CT 表现：**边界清楚的轴外病灶，类圆形或分叶状，通常低密度，可伴脂肪-液平或液-碎片平。可有骨质侵蚀	先天性或获得性外胚层包裹囊性非肿瘤性病变，其内充满脂质、胆固醇、脱落细胞、角质蛋白碎片、皮肤附属物（毛发、泌脂腺、汗腺），通常对邻近脑实质有轻度占位效应，可伴相关临床症状。成年男性发病率较女性稍高，病灶位置通常邻近额颞缝和额筛缝
感染		
眶隔前蜂窝织炎（图 2.90）	**CT 表现：**眶隔前蜂窝织炎的表现有眼睑和眶周浅表的软组织增厚伴强化，边界不清，眶内脂肪、眼外肌或视神经鞘未见累及 **MRI 表现：**T2WI 和脂肪抑制 T2WI 上可见浸润性异常信号增高区，边界不清，眶隔前软组织强化，眼球、眶内脂肪、眼外肌和视神经鞘未见累及	眶隔是眼睑的一层薄纤维层，牢牢附着于眼眶的骨性边缘，形成一相对性的屏障来分隔浅表感染和临床上更为严重的眶隔后感染。眶隔前蜂窝织炎可由创伤、邻近皮肤感染或上呼吸道感染所致。常见的病原体包括金黄色葡萄球菌、链球菌和 B 型流感嗜血杆菌。眶隔前蜂窝织炎通常不伴有眼内炎，可用口服抗生素治疗
眶隔后蜂窝织炎（图 2.91，图 2.92 和图 2.93）	**CT 表现：**眶隔后蜂窝织炎的表现有：鼻窦炎，眶内骨膜下脓肿，眶内脂肪、肌肉和视神经鞘区域的浸润性软组织密度灶，边界不清，±脓肿。眼内炎的表现有玻璃体密度增高，巩膜和葡萄膜增厚伴强化 **MRI 表现：**眶隔后蜂窝织炎的表现有：邻近副鼻窦炎，眶内骨膜下脓肿，T2WI 和脂肪抑制 T2WI 上显示有眶内脂肪、眼外肌和视神经鞘区域的浸润性异常信号增高灶，边界不清，伴有相应强化，可伴脓肿，脓肿在 DWI 上通常显示弥散受限。眼内炎的表现有：T1WI 和 FLAIR 上玻璃体信号增高，玻璃体、前房和/或脉络膜弥散受限，巩膜和脉络膜异常增厚，玻璃体、前房、巩膜和/或葡萄膜强化	邻近鼻窦炎的扩散（60%～80%）、创伤或手术并发症均可导致眶内感染。感染发生于眶隔后方，眶隔为纤维结缔组织，起自睑板（眼睑），深至眼轮匝肌睑部，附着于前部的眶骨边缘。感染可累及眶内脂肪、眼外肌、视神经鞘，极少累及眼球。筛窦炎的一种并发症便是眶内骨膜下脓肿伴眶隔后蜂窝织炎。眶隔后蜂窝织炎通常发生于儿童和年轻人，儿童流感嗜血杆菌为常见原因，而成人常见的感染病原体是葡萄球菌和链球菌。在免疫功能不全或糖尿病患者中，曲霉和毛霉可直接通过鼻窦炎扩散至眼眶，患者表现为疼痛、视力下降、复视、球结膜水肿和/或突眼，需要紧急经静脉抗生素治疗

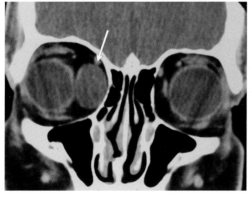

图 2.89　33 岁女性，冠状位 CT 示右眶内侧皮样囊肿（箭头）

边界清楚，呈低密度。

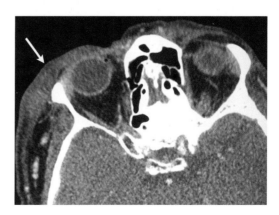

图 2.90　62 岁女性，眶隔前蜂窝织炎

轴位 CT 可见眼睑和眶周浅表的软组织增厚（箭头），边界不清，眶内脂肪无累及。

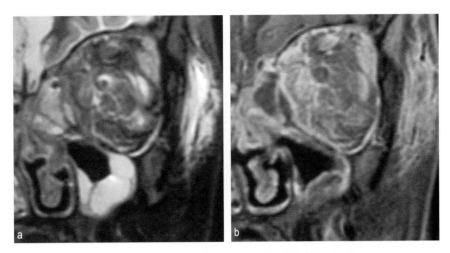

图 2.91　14 岁男性,左侧筛窦炎伴眶隔后蜂窝织炎

a. 冠状位脂肪抑制 T2WI 示浸润性异常信号增高区,边界不清,涉及眶内脂肪和眼外肌;**b.** 并在冠状位脂肪抑制 T1WI 增强上显示出相应强化。

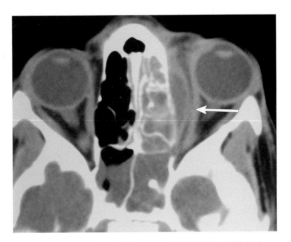

图 2.92　11 岁女性,轴位 CT 示左侧筛窦和蝶窦炎致左侧眼眶骨膜下脓肿和眶隔后蜂窝织炎(箭头)

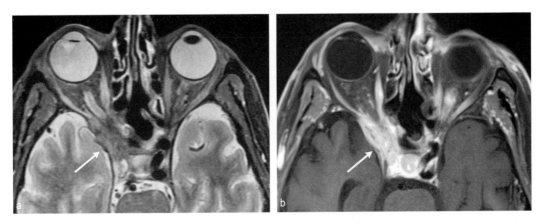

图 2.93　84 岁,曲霉所致的眶隔后真菌性蜂窝织炎

a. 轴位 STIR 示边界不清的异常信号稍高区(箭头);**b.** 轴位脂肪抑制 T1WI 增强显示相应的强化,累及右侧眶内脂肪、眶尖、海绵窦及颅中窝前内侧硬脑膜(箭头)。

表 2.3(续) 眼外病变涉及眼眶

病变	影像学表现	点评
黏液囊肿/脓囊肿 (图 2.94)	**CT 表现**：扩大的窦腔充满黏液（10～18 HU） **MRI 表现**：病灶 T1WI 上呈低信号，T2WI 上呈高信号。黏液囊肿和脓囊肿由于其内的高蛋白质成分可呈 T1WI 上高信号，T2WI 上低信号	鼻窦的炎症/感染引起窦腔阻塞，导致黏液和脱落细胞聚集。窦壁的重塑和膨大涉及眼眶和颅内部分。病灶的分布为额窦（65%），筛窦气房（25%），上颌窦（10%）
炎症		
视神经炎 (图 2.95)	**MRI 表现**：脂肪抑制（FS）T2WI 和 STIR 上受累视神经出现异常高信号区。急性视神经炎时，受累视神经可轻度增粗，并且强化，后期表现有 FS T2WI 和 STIR 上残余的高信号，局部萎缩，无强化 **CT 表现**：可表现为视神经鞘局部轻度增粗	视神经的急性炎性脱髓鞘病变，伴有或不伴有多发性硬化（MS）或视神经脊髓炎。单侧视神经炎的发病率为（1～46）/100 000，在北纬和高海拔地区发病率更高，男女发病比率1：3,25% 的患者伴有 MS，MS 患者中高达 70% 的人会发生视神经炎。在急性期，活化的 T 细胞穿过血-脑/神经屏障并释放细胞因子和其他炎性介质，引起轴突变性和神经元缺失。患者通常表现为痛性视力下降，治疗选用类固醇药物；抗水通道蛋白 4（AQP-4）抗体阳性对于视神经脊髓炎具有特性，可与 MS 相区别。视神经脊髓炎患者的治疗选用硫唑嘌呤和利妥昔单抗
眼眶特发性炎症(炎性假瘤) (图 2.96，图 2.97)	**MRI 表现**：FS T2WI 和 STIR 示边界不清或局部性的异常信号增高区，并伴有涉及单根或多根眼外肌的强化，包括肌腱（眼眶肌炎）、肌锥内外脂肪、泪腺（泪腺炎）、视神经鞘、葡萄膜/巩膜、眶尖、视神经管、眶上裂和/或海绵窦。受累的眼外肌和泪腺通常增粗增大。后期表现可见 FS T2WI 和 STIR 上残余的高信号，局部萎缩，无强化 **CT 表现**：边界不清或局部性的异常软组织密度灶，涉及肌锥内外脂肪，受累的眼外肌和泪腺通常增粗增大	非特异性的良性增生性病变，病因不明，眼眶软组织内多形性炎性细胞、多克隆淋巴细胞、组织细胞、浆细胞和嗜酸性粒细胞聚集，数量不等的纤维结缔组织与慢性炎症改变有关。发病高峰年龄为 40～50 岁，男女发病率相仿。常见症状有急性发作的眼痛和复视，病灶可局部或弥漫性，可累及眼眶前部（眼球，包括葡萄膜）、泪腺（特发性泪腺炎）、眼外肌（肌炎性炎性假瘤）和/或眶后部/眶尖。有时可以侵犯颅内或扩散至鼻窦或颞下窝。治疗通常选用皮质类固醇或其他免疫抑制剂

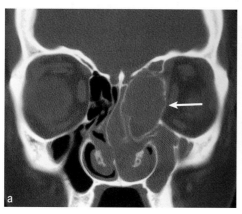
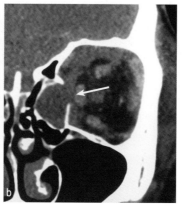

图 2.94　**a.** 冠状位 CT 示左侧筛窦气房黏液囊肿，窦腔扩大，窦壁变薄，骨质完整（箭头）；**b.** 冠状位 CT 示左侧筛窦脓囊肿，筛窦气房扩大伴有骨质缺损（箭头），感染涉及左侧眼眶内上方的软组织。

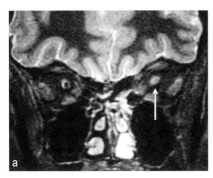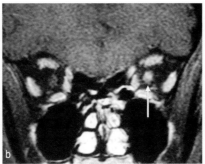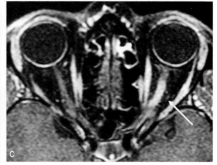

图 2.95 30 岁女性，左侧急性视神经炎

a. 冠状位 STIR 示高信号（箭头）；**b、c.** 冠状位和轴位 FS T1WI 增强示强化（箭头）。

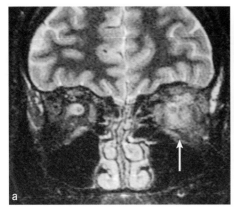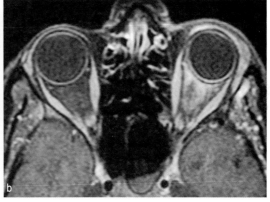

图 2.96 45 岁女性，眼眶特发性炎症（眼眶炎性假瘤），累及左侧眼眶肌锥内脂肪

a. 冠状位 STIR 示边界不清的高信号（箭头）；**b.** 轴位 FS T1WI 增强示强化。

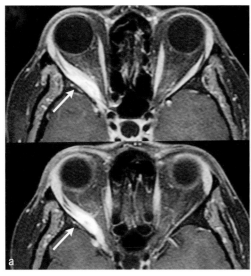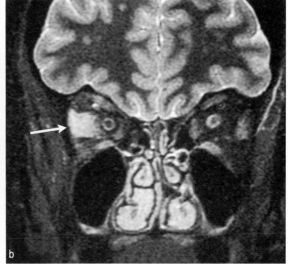

图 2.97 眼眶特发性炎症（眼眶炎性假瘤）

累及右侧眼眶外直肌（肌炎）及其肌腱。**a.** 轴位 FS T1WI 示外直肌增粗强化（箭头）；**b.** 冠状位 STIR 示高信号（箭头），发炎的肌肉与周围肌锥内的脂肪分界不清。

表2.3(续) 眼外病变涉及眼眶

病变	影像学表现	点评
Tolosa-Hunt 综合征 (图2.98)	**MRI 表现**: FS T2WI 和 STIR 上有边界不清或局部性的异常高信号区,并伴有强化,涉及眶尖、视神经管、眶上裂和海绵窦。颈内动脉海绵窦段的流空信号变窄 **CTA/MRA 表现**: 颈内动脉海绵窦段狭窄或闭塞	眼眶特发性炎症的变异型,在眶上裂、视神经管和海绵窦有非感染性慢性炎性细胞聚集。海绵窦的炎症会导致第3、4、5和/或6对运动神经的麻痹,以及 CN V 第二支的受累引起的眼交感神经功能异常,颈内动脉海绵窦段也会狭窄或栓塞,可伴海绵窦栓塞。患者表现为急性发作的痛性眼外肌麻痹,对类固醇治疗敏感
IgG4 相关系统性疾病	**MRI 表现**: FS T2WI 和 STIR 上有边界不清或局部性的中低-稍高信号区,并伴有强化,涉及单根或多根眼外肌、肌锥内或肌锥外脂肪、泪腺、视神经鞘、眶尖、视神经管、眶上裂、海绵窦、三叉神经和/或眶下神经。受累的眼外肌、泪腺、和/或眶下神经通常增粗增大。后期表现有 FS T2WI 和 STIR 上残余的高信号,局部萎缩,无强化 **CT 表现**: 边界不清或局部性的异常软组织密度灶,涉及肌锥内外脂肪。受累的眼外肌、泪腺和/或眶下神经通常增粗增大	系统性自身免疫性疾病,表现为弥漫性或肿胀性病灶,由淋巴浆细胞浸润、IgG4$^+$浆细胞和轮辐状纤维化的成纤维细胞组成。血清 IgG4 水平升高(>135mg/dL),局部组织 IgG4$^+$浆细胞聚集。病灶可发生于眼眶、甲状腺、唾液腺、主动脉、肺、淋巴结、胰腺、膀胱和肾,类固醇治疗通常有效
甲状腺相关性眼病 (Graves病) (图2.99,图2.100)	**MRI 表现**: 眼外肌不对称性增粗(下直肌>内直肌>上直肌>外直肌),肌腱未累及。受累的眼外肌呈梭形,边界清楚和/或轻度边缘不规则,FS T2WI 和 STIR 上通常呈稍高信号,且伴有轻度强化。眶内脂肪体积增大,且包含有 FS T2WI 和 STIR 上边界不清或线性的异常信号增高区,伴有强化。以上的改变将导致眼球突出和视神经的拉伸。在慢性期,由于胶原沉积/纤维化,信号的改变和强化可逐渐减少消退 **CT 表现**: 突眼,眶内脂肪体积增大,眼外肌不对称性增粗(下直肌>内直肌>上直肌>外直肌),相应肌腱未累及。肌肉的肥大可导致邻近骨质的重塑和侵蚀	Graves 病是一常见的累及甲状腺的自身免疫性疾病,主要发病机制是功能类似于促甲状腺激素(TSH 即促甲状腺激素)的循环抗体结合并激活甲状腺上的 TSH 受体。激活的 TSH 受体增加了甲状腺激素的生成和释放,引起甲状腺功能亢进和甲状腺滤泡细胞肥大,导致甲状腺肿。Graves 病患者高达50%有 Graves 眼病,伴有不对称的眼外肌肥大增粗、眶内脂肪炎症以及突眼。该病是成人眼眶炎症最常见的病因(占21~60岁眼眶炎症患者的60%),发病率为14/100 000,平均年龄41岁,女性发病率三倍于男性。病人可表现为突眼、视力下降、复视、眼球运动障碍和眼睑水肿。治疗包括抗甲状腺药物(硫代酰胺),放射性碘或手术

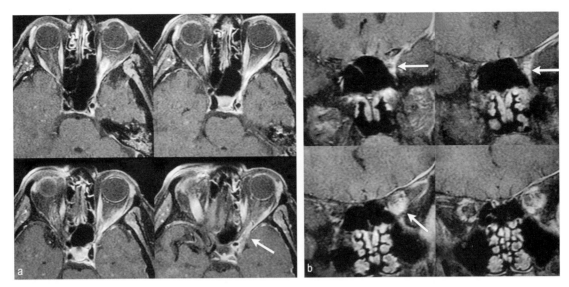

图 2.98 Tolosa-Hunt 综合征

轴位(**a**)和冠状位(**b**)FS T1WI 增强示左侧眶尖边界不清的异常强化,向后涉及左侧眶上裂和海绵窦(箭头)。

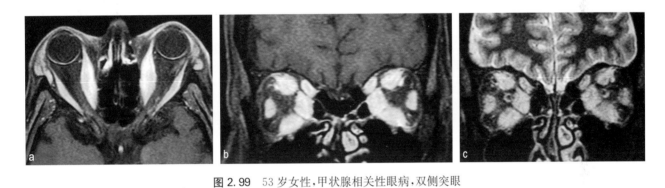

图 2.99 53 岁女性,甲状腺相关性眼病,双侧突眼

a、b. 轴位和冠状位 FS T1WI 增强示双侧眼眶的眼外肌不对称增粗和强化程度增高,相应肌腱未见累及;**c.** 受累的眼外肌呈梭形,冠状位 STIR 上信号稍高。

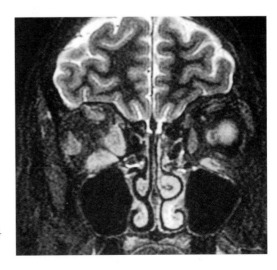

图 2.100 64 岁女性,甲状腺相关性眼病

右侧眼眶眼外肌不对称增粗,冠状位 STIR 上显示其较左侧正常的眼外肌信号稍高。

表 2.3(续) 眼外病变涉及眼眶

病变	影像学表现	点评
结节病 (图 2.101,图 1.222)	**MRI 表现**:病灶 T1WI 呈低中信号,T2WI 和 FS T2WI 呈稍高信号,增强扫描后通常有强化。泪腺最常受累(高达 60%),呈弥漫性增大,其他受累部位包括眼睑(20%)、视神经鞘(20%)、眼外肌(5%)和其他眼眶部位(20%)。骨结节病可侵犯至邻近眼眶内软组织 **CT 表现**:眶内病灶呈软组织密度,85% 边缘清晰,其余边缘不清。骨结节病通常表现为髓内低密度区,极少有硬化或高密度区	结节病是多系统的非干酪样肉芽肿性疾病,病因不明,5%~15% 的病例可累及 CNS。如果未予治疗,可伴有严重的神经功能缺损,如脑病、脑神经病变和脊髓病。结节病也可累及眼眶的结构,如眼球(葡萄膜炎、脉络膜视网膜炎、玻璃体炎)、眼睑、结膜、泪腺、眼外肌和/或视神经鞘。骨结节病可侵犯至邻近眼眶内软组织。当神经性的并发症先于其他系统(肺、淋巴结、皮肤、骨和/或眼)症状出现时,神经系统结节病较难诊断。治疗方法有口服皮质类固醇和手术切除
朗格汉斯细胞增生症 (图 2.102)	颅骨骨髓内单发或多发的局限性软组织灶,伴有局灶性骨破坏/侵蚀,颅内和/或颅外侵犯。骨性病灶最常发生于眶顶的上或上外侧 **CT 表现**:病灶通常呈中低密度,伴强化,可伴邻近脑膜强化 **MRI 表现**:病灶在 T1WI 上通常呈中低信号,在 T2WI 和 FS T2WI 上呈不均匀稍高-高信号。由于炎症改变,病灶周围的骨髓和软组织在 T2WI 和 FS T2WI 上可出现边界不清的高信号区,骨髓和骨外软组织部分通常表现为明显强化	网状内皮系统病变,骨髓源性的朗格汉斯细胞浸润于多器官,呈局灶性或弥漫性。朗格汉斯细胞有偏中心的卵圆形或卷曲形细胞核,存在于淡嗜酸性细胞质中。病灶由朗格汉斯细胞、巨噬细胞、浆细胞和嗜酸性粒细胞组成,对 S-100、CD1a、CD207、HLA-DR 和 β2 微蛋白有免疫反应。儿童发病率为 2/100 000(15 岁以下),仅 1/3 的病灶发生于成人。局灶性病灶(嗜酸性肉芽肿)在颅骨可单发或多发,通常位于颅底和/或眶顶。通常男性多于女性,<20 岁。髓质骨内组织细胞的增生可导致局部骨皮质破坏和邻近软组织的侵犯 多发性病灶与 2 岁以下儿童的 Letterer-Siwe 病(淋巴结和肝脾肿大)和 5~10 岁儿童的 Hanf-Schuller-Christian 病(淋巴结病、突眼、尿崩症)有关
Erdheim-Chester 病 (图 2.103)	**MRI 表现**:病灶可发生于眼眶、大脑、脉络丛、脊髓或硬脑膜,眼眶内病灶可单侧或双侧,通常位于肌锥内。病灶在 T1WI 上呈低中信号,T2WI 上呈低、中和/或稍高信号,通常增强后有强化,且组织细胞内对比剂的滞留可出现延迟强化 **CT 表现**:病灶呈中等密度,眶内的病灶可导致眼球突出	罕见的多系统非朗格汉斯细胞病变,病因不明,成人好发。各组织内可发生泡沫状含脂小核细胞、Touton 样巨细胞、多核巨细胞、纤维/致密胶原、慢性炎症细胞(淋巴细胞和组织细胞)、散在嗜酸性粒细胞的聚集,对组织细胞抗原 CD68 能产生免疫反应,对 S100 的反应多变或无反应。与朗格汉斯细胞组织细胞增生症不同,Erdheim-Chester 病对于 CD1a 或 OKT6 无免疫反应。该病可累及 CNS(大脑、下丘脑-垂体和/或脑膜、齿状核)以及骨骼肌肉、肺、心脏及消化系统。发病年龄为 7~84 岁,最常见于 40~70 岁,预后情况取决于病变的范围和位置。治疗方法包括:手术切除、泼尼松、环孢霉素、长春新碱、长春花碱、环磷酰胺和/或阿霉素;放疗可用于脑实质及其他位置的颅内病灶;免疫治疗剂如干扰素 α_{2a} 也可用于治疗。多系统的病变可造成呼吸窘迫、肺纤维化、肾和/或心衰所致的死亡。37% 的患者平均随访 32 个月后死亡

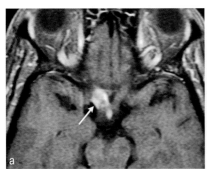
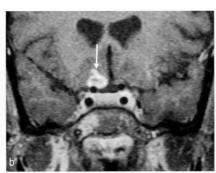
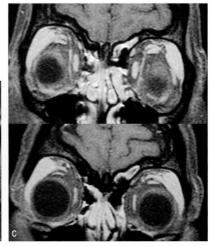

图 2.101 42 岁女性,结节病

a、b. 轴位和冠状位 FS T1WI 增强示右侧视交叉和邻近视神经周围的软脑膜强化(箭头);**c.** 32 岁女性结节病,累及双侧泪腺,冠状位 FS T1WI 增强示双侧泪腺弥漫增大伴强化。

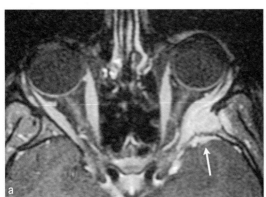
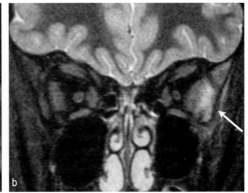

图 2.102 13 岁女性,朗格汉斯细胞增生症

a. 轴位 FS T1WI 增强可见左侧眼眶外侧壁强化的破坏性病灶(箭头),病灶侵犯至左侧眼眶和颅中窝前部(箭头);
b. 冠状位 STIR 上病灶呈中高混杂信号。

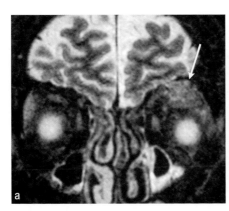
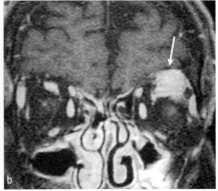

图 2.103 74 岁男性,Erdheim-Chester 病

a. 左侧眼眶上部可见边界不清病灶,冠状位 STIR 可见中等不均匀信号(箭头);**b.** 冠状位 FS T1WI 增强可见病灶有强化(箭头)。

表 2.3(续) 眼外病变涉及眼眶

病变	影像学表现	点评
Sjögren 综合征 (图 2.104)	**MRI 表现**：T1WI 上泪腺呈不均匀低-中信号，T2WI 和 FS T2WI 上呈低、中和/或高混杂信号。疾病早期，受累的腺体会增大。随后，腺体会因细胞凋亡而缩小，脂肪沉积增多而使得 T1WI 信号增高。在后期，受累腺体的 ADC 值较正常低 **CT 表现**：疾病早期泪腺增大，晚期萎缩	常见的自身免疫性疾病，单个或多个外分泌腺体(泪腺、腮腺、颌下腺和小唾液腺)出现单核淋巴细胞浸润，导致腺泡细胞破坏和腺体功能受损。该病可以是原发性或者是继发于相关的自身免疫性疾病，如类风湿关节炎和系统性红斑狼疮。患者可表现为泪腺和唾液腺功能的减低，口干燥症，角膜结膜炎
多血管炎性肉芽肿病 (图 2.105)	**MRI 表现**：边界不清的软组织增厚区，T1WI 上呈中低信号，T2WI 上呈稍高-高信号，鼻腔鼻窦、眼眶、颞下窝及外耳道内可见强化灶，可伴骨质侵蚀和破坏、颅底侵犯。可能侵犯颅内硬脑膜、软脑膜、脑实质或静脉窦 **CT 表现**：软组织密度灶，可伴骨质破坏	多系统病变，伴有呼吸道坏死性肉芽肿，各组织的小动脉和静脉的局灶性坏死性脉管炎，及肾小球肾炎。可累及鼻旁窦、眼眶、颅底、硬脑膜、软脑膜，偶可累及颞骨。通常对胞浆抗中性粒细胞胞浆抗体(c-ANCA)有免疫反应。通常累及鼻旁窦，眼眶较少累及。40%~70%的病例有颞骨受累。发病高峰为 50 岁。治疗方法有皮质类固醇、环磷酰胺和抗 TNF 抗体
血管性病变		
海绵状血管瘤 (图 2.106)	**MRI 表现**：病灶边界清楚，T1WI 上呈中等信号，T2WI 上呈稍高-高信号，有强化 **CT 表现**：病灶呈中等密度，有强化，无钙化	血管瘤为良性错构瘤性血管病变，包含有大小形状不等的血管内皮衬里。根据血管腔大小，血管瘤可分为毛细血管瘤或海绵状血管瘤。血管瘤可发生于软组织或骨质，形态可大可小，孤立性和局限性，或浸润性。确诊时的年龄在 20~40 岁
小儿眼眶血管瘤 (图 2.107，图 2.31)	**MRI 表现**：增殖期时，病灶在 T1WI 上呈中等信号，T2WI 上呈稍高信号，且病灶内可见流空影，通常强化明显。消退期血管瘤在 T1WI、T2WI 上信号不均，不均匀强化，无流空影 **CT 表现**：增殖期病灶呈中等密度且强化，伴或不伴病灶内脂肪变	小儿血管瘤(也称为婴儿期血管瘤、婴儿常见血管瘤、青少年血管瘤)是头颈部最常见的先天性病变。小儿/青少年血管瘤含有小血管腔，内衬以小、密集排列的、圆形的内皮细胞和周细胞簇。可表现为出生时小病灶，但常在出生后一年内表现出来，通常在出生 10 个月内大小增大(增殖期)，在随后 6~10 年内消退。除非病灶过大引起相应临床症状，通常采用保守治疗

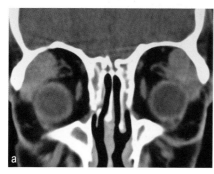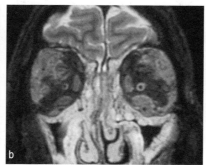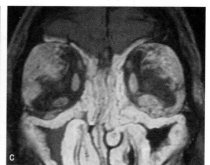

图 2.104 58 岁，Sjögren 综合征

a. 冠状位 CT 示双侧泪腺增大；**b.** 冠状位 STIR 示双侧眼眶内边界不清的不规则软组织灶，呈中等-稍高信号；**c.** 冠状位 FS T1WI 增强可见强化，副鼻窦广泛黏膜增厚。

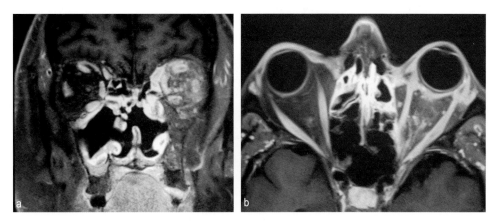

图 2.105 51 岁女性，多血管炎性肉芽肿病

冠状位(a)和轴位(b)FS T1WI 增强示不规则的弥漫性强化灶，累及左侧眼眶肌锥内外，包括眼外肌和巩膜外层。鼻窦可见增厚的不规则强化灶，伴有骨质和鼻中隔的破坏。

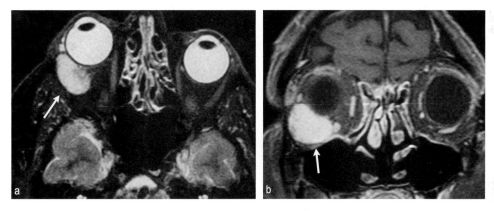

图 2.106 70 岁女性，右眼眶海绵状血管瘤

a. 轴位 STIR 示高信号(箭头)；**b.** 冠状位 FS T1WI 增强示明显强化(箭头)。

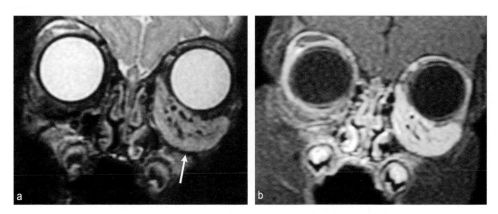

图 2.107 5 个月女婴，左侧眼眶下部小儿血管瘤

a. 冠状位 FS T2WI 示稍高信号(箭头)，并可见流空信号影；**b.** 冠状位 FS T1WI 增强示明显强化。

表 2.3(续) 眼外病变涉及眼眶

病变	影像学表现	点评
眼眶静脉淋巴管畸形 (图 2.32)	局限性病灶,或在软组织与肌肉间广泛浸润性生长 **MRI 表现**:可有单发或多发的囊变区,囊变区或大(大囊型)或小(微囊型),T1WI 上低信号为主,T2WI 和 FS T2WI 上呈高信号。液-液平面和 T1WI 高信号区,T2WI 由于囊肿含有出血、高蛋白聚集和/或坏死碎片而信号不一。囊变区的间隔厚薄不一且有强化,病灶中的结节状区域有不同程度的强化,微囊型通常较大囊型显示出更多的强化 **CT 表现**:大囊型呈低密度(10~25 HU),并以薄壁分隔,可伴中或高密度(出血或感染所致)、液-液平	良性血管性异常(也称为淋巴管瘤或囊状水瘤),主要是由于淋巴管生成异常所致。高达 75% 的病灶发生于头颈部。在出生时(50%~65%)或头 5 年内,MRI 或超声检查可发现病灶。约 85% 病例于 2 岁时发现 病灶由散在结缔组织基质间的淋巴管伴或不伴静脉内皮衬里组成。该病占软组织性良性肿瘤不到 1%,婴幼儿及儿童良性病灶 5.6%,可伴发 Turner 综合征和 Ptoteus 综合征
眼眶静脉曲张 (图 2.108)	**MRI 表现**:眼眶静脉扩张,T1WI 和 T2WI 上信号多变,可伴液-液平,通常显示有强化 **CT 表现**:管状结构扩张(静脉),中等密度,通常显示有强化,可伴静脉石	眼眶静脉扩张病灶,可因静脉压、体位和 Valsalva 动作而形态大小改变。静脉管壁的薄弱可导致管腔扩张和管壁纤维化,可伴有或不伴有静脉石。治疗方法可用血管栓塞
硬脑膜动静脉畸形(AVMs) (图 2.109)	**MRI 表现**:硬脑膜 AVMs 在 T1WI 和 T2WI 上有多发的、迂曲的管状流空影,静脉部分通常可表现出强化。梯度回波 MRI 和 MRA 可以通过时间飞跃或相位对比技术显示出患者血管畸形部分的血液流动信号。除非有近期出血或静脉阻塞,否则,该病变一般不伴有占位效应 **CT 表现**:在硬脑膜静脉窦血栓再通的位置,CTA 可显示硬脑膜 AVMs 含有多发的、迂曲的强化血管影。通常不伴有占位效应 **MRA 和 CTA 表现**:可以在静脉窦阻塞再通的位置显示出特有的血管畸形部分,除非有近期出血或静脉阻塞,否则,该病变一般不伴有占位效应可伴静脉性脑梗死	硬脑膜 AVMs 通常是由于颅内静脉窦栓塞或闭塞所致的获得性疾病,随后的再通可导致动、静脉交通。发生位置:横窦和乙状窦>海绵窦>直窦和上矢状窦
颈动脉海绵窦瘘 (图 2.110)	**MRI 表现**:在 T2WI 上可见增宽的海绵窦内多发流空影,也可见到脑挫伤区 **MRA 和 CTA 显示**:海绵窦明显增宽,以及眼上、眼下及面静脉的增粗扩张	颈内动脉海绵窦瘘的病因通常是钝性伤导致的颈内动脉海绵窦段的剥离或撕裂,患者常表现为搏动性突眼

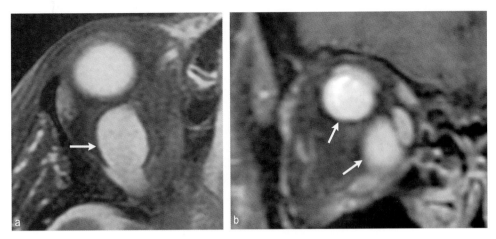

图 2.108　72 岁女性，右侧眼眶静脉曲张

a. 轴位 FS T2WI 示高信号；**b.** 冠状位 FS T1WI 增强示强化（箭头）。

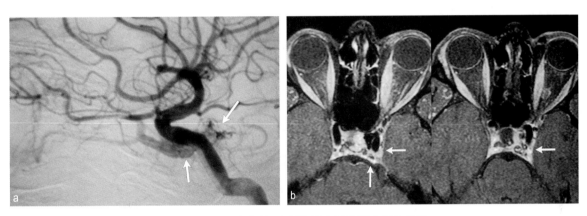

图 2.109　42 岁女性，左侧海绵窦硬脑膜动静脉畸形

a. 可见前部扩张的引流静脉（下方箭头）和外侧动脉造影显示的巢（上方箭头）；**b.** 轴位 FS T1WI 增强示左侧海绵窦增宽，且有多发的流空影（箭头）。

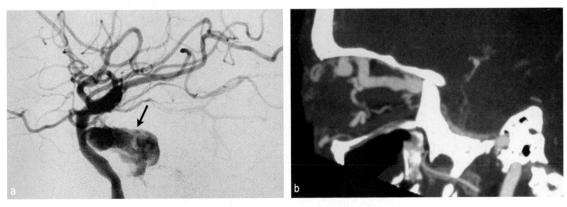

图 2.110　18 岁男性，颈内动脉海绵窦瘘

a. 在外侧位动脉造影的早期动脉相可见到创伤引起的颈内动脉海绵窦瘘（箭头）；**b.** 由于颈内动脉海绵窦瘘所引起的血液回流，矢状位 CTA 可以见到增粗的眼上静脉。

表 2.3(续)　眼外病变涉及眼眶

病变	影像学表现	点评
眼眶骨折 （图 2.111，图 2.112，图 2.113）	**CT 表现**：眶底骨折：表现为骨皮质不连续，伴或不伴有骨折片的移位，眶内脂肪和下直肌可经骨折疝入上颌窦。正常的下直肌在冠状面上呈扁平状，如果呈圆形，则吊筋膜受损，这也是眶内脂肪和下直肌经骨折疝出的诱因。眶底骨折可累及眶下管，损伤眶下神经（上颌支/V2 的终末分支），这些神经主要分布于中面部皮肤和黏膜，提供感觉神经支配（损伤后可引起下眼睑、上唇和/或鼻前庭的疼痛与感觉减退） 眶内侧壁骨折：骨折的筛骨纸板向内侧凹陷，眼眶体积增大，眼球内陷；眼球水平方向运动受限；骨折向前可累及泪腺窝及附着的内侧眼角肌腱，需要通过内眦成形术来避免眼球错位 眶顶骨折：儿童较成人多见，可累及额窦，并伴有颅内积气、脑脊液漏、颅内感染和/或出血 眶尖骨折：眶外侧壁成角畸形，伴或不伴多发骨折片、颧上颌骨折、视神经管受累和视神经损伤	眼眶的创伤性骨折，可孤立性发生或合并其他颅面部骨折，骨折可累及内侧壁（筛骨纸板）、眶顶、眶底和/或外侧壁（颧上颌骨）。眶底或内侧壁的骨折通常是由于钝性伤引起的眶内压突然上升所导致的，眶顶骨折是由钝性伤直接导致，眶尖和外侧壁的骨折是由于外侧的钝性伤所导致，可伴有或不伴有邻近颧骨和上颌骨的骨折。涉及眼眶的复杂性颅面部骨折包括 LeFort Ⅱ 骨折（眶底和内侧壁）和 LeFort Ⅲ 骨折（内、外侧壁和眶底）。其他的表现有硬膜外血肿、硬膜下血肿、蛛网膜下腔出血和脑脊液漏——鼻漏和耳漏
眶内异物 （图 2.114，图 2.115）	**CT 表现**：CT 是能够安全评估金属性异物及发现小于 1 mm 的金属碎屑的最佳检查方式。金属碎屑表现为高密度，并有条纹状伪影。96％的＞1.5 mm 玻璃碎屑可被发现，然而只有约 50％的小玻璃碎屑（＜0.5 mm）可被发现。木质异物在 CT 上呈类似空气的低密度，但他们有几何形状伴有周围炎症可提示诊断 **MRI 表现**：非金属性异物周围可见有强化	眶内异物发生于高达 20％的眼外伤病例中，对于金属性异物，出于安全考虑，CT 检查优于 MRI 检查，残留异物可导致视力受损、蜂窝织炎和脓肿形成

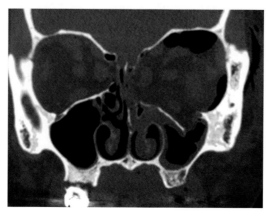

图 2.111　47 岁女性，冠状位 CT 示左侧眶底骨折

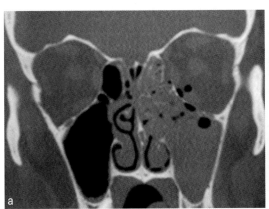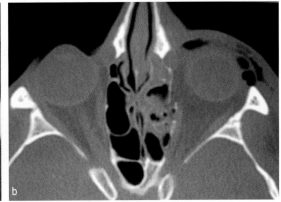

图 2.112 24 岁,冠状位(a)和轴位(b)CT 示眼眶内侧壁(筛骨纸板)骨折

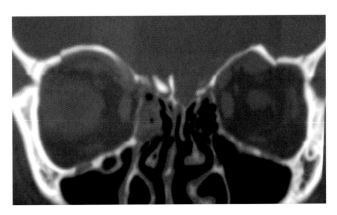

图 2.113 冠状位 CT 示左眶顶壁凹陷性骨折

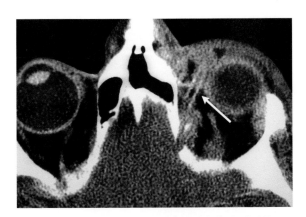

图 2.114 轴位 CT 示左侧眼眶内侧部木质异物
中央透亮区,周围有一薄层软组织密度灶(箭头)。

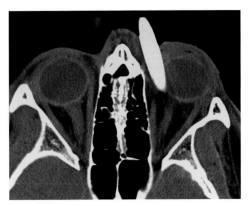

图 2.115 16 岁男性,左侧眼眶内侧部可见金
属子弹影

表 2.3(续) 眼外病变涉及眼眶

病变	影像学表现	点评
视网膜脱离 (图 2.54,图 2.55)	液体和/或血出现在抬高、变薄和线性的感觉视网膜叶下,视网膜前方仍附着于锯齿缘,后方附着于视盘,呈 V 形,尖端位于视盘。视网膜下积液在 CT 上可呈低、中、或高密度。MRI 上信号多变,取决于蛋白或血液含量	视网膜脱离可由创伤、肿瘤、炎症或感染造成。视网膜与锯齿缘、血管及视盘仍牢牢附着,其余地方则附着松弛。积液或积血发生在视网膜和脉络膜下的潜在间隙。玻璃体的液体通过视网膜裂孔进入视网膜下间隙将导致孔源性视网膜脱离。创伤或炎症引起的新生血管形成或纤维血管组织会导致感觉视网膜和视网膜色素上皮的分离,造成牵引型视网膜脱离
脉络膜脱离 (图 2.56)	**CT 表现:**积液或积血发生在脉络膜叶下,脉络膜仍在前方附着于锯齿缘,在后方附着于涡静脉,呈双面凸或透镜状结构。脱离的脉络膜叶不延伸至视乳头,呈 U 形。浆液性脉络膜下积液呈低密度,而积血则呈高密度 **MRI 表现:**浆液性脉络膜下积液 T1WI 上呈低信号,T2WI 上呈高信号,而积血则信号多变,取决于蛋白和铁的含量	脉络膜(眼球中层)于后方的视乳头延伸至前方的锯齿缘。脉络膜在前方牢牢附着于锯齿缘/睫状体邻近的巩膜,向后附着于涡静脉出眼处。创伤可导致低眼压(眼压降低),脉络膜和巩膜间的潜在间隙可有浆液性积液、渗出和/或出血的积聚
退化		
眼球痨 (图 2.57,图 2.58)	**CT 和 MRI 表现:**缩小、畸形的眼球,伴或不伴钙化,内容物的 CT 密度及 MRI 信号多变	非功能性眼球痨继发于炎症、感染或创伤所致的终末期退化性改变
假性脑瘤(特发性颅高压) (图 2.116)	**MRI 表现:**脑室形态正常但变小,伴或不伴颅内蛛网膜下间隙轻度突出、空蝶鞍形成(发生率高达 70%),增大的三叉神经池/Meckel 腔不伴有脑膜膨出(9%),Meckel 腔/岩尖脑膜膨出(11%)。眼眶的表现包括扩张的视神经鞘复合体内液体增多(67%)、后巩膜扁平化(发生率 80%,特异性 100%)、视乳头向眼内突出(30%)、视神经迂曲和/或筛板区视神经的强化	特发性颅高压是一综合征,表现为颅内压升高,无占位灶、脑积水或异常脑脊液成分。增强 MRI 检查可用于排除颅内脑实质或软脑膜肿瘤。MRV 有助于排除颅内静脉窦血栓形成或狭窄导致的颅内压升高。治疗方法有降颅压药物治疗或脑脊液分流术

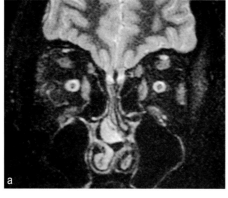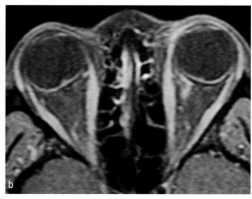

图 2.116 26 岁女性,假性脑瘤

a. 冠状位 STIR 示视神经鞘增宽,脑脊液增多;**b.** 轴位 FS T1WI 增强示后巩膜扁平化和视乳头向眼内突出。

3. 鼻腔鼻窦

概述

鼻腔是一个解剖空间，位于口腔顶部、颅底下方，向前通鼻孔，向后通鼻咽。鼻腔由鼻中隔分隔为左右两个部分。鼻中隔前上部是鼻中隔软骨，连接后方的筛骨垂直板和后下方的犁骨（**图 3.1**）。鼻腔的外侧壁为上、中鼻甲（筛骨鼻甲）和下鼻甲，其前下方是上颌骨，后方是腭骨垂直板，上方是筛骨迷路（**图 3.2**）。鼻腔底前部由上颌骨腭突构成，少部分由颚骨水平板构成。

鼻窦是内衬黏膜的含气结构，按其所在的颅骨命名，包括额窦、筛窦、上颌窦、蝶窦（**图 3.3**）。额窦位于额骨的内外板之间，额窦通过额隐窝引流至半月裂孔和中鼻甲下的中鼻道。前组筛窦开口于漏斗部、半月裂孔和中鼻道。前组筛窦与后组筛窦被中鼻甲基板的垂直部分分隔。后组筛窦和蝶窦直接开口于上鼻道。上颌窦的黏膜分泌物流向筛骨钩突上缘的初级窦口，钩突位于中鼻甲的外侧。

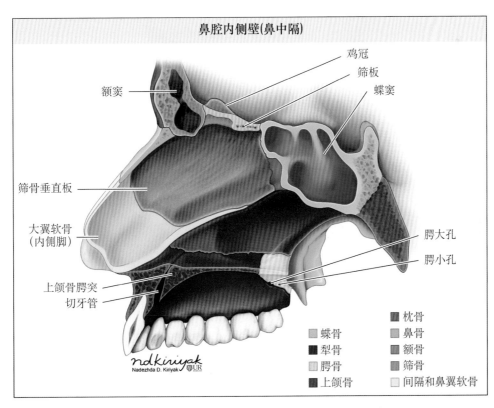

图 3.1 鼻腔内部示意图显示鼻中隔及其邻近解剖结构

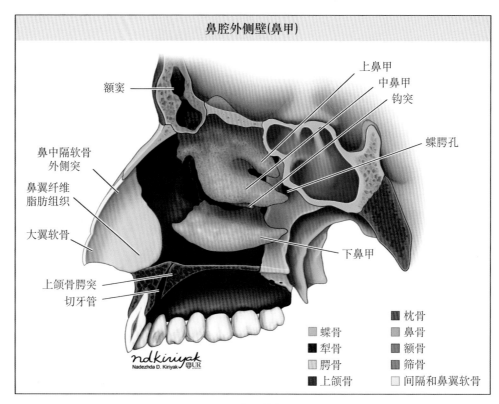

图 3.2 鼻腔外侧面观

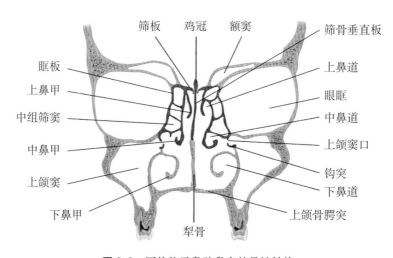

图 3.3 冠状位示鼻腔鼻窦的骨性结构

筛骨呈红色。（THIEME Aflas of Anatomy：Head and Neuroanatomy. © Thieme 2007，Illustration by Karl Wesker.）

鼻旁窦的发育与颅面骨的发育有关。

妊娠第 4 个月时，随着鼻窦内黏膜的发育，鼻窦开始发育。上颌窦和筛窦首先发育，随后是额窦和蝶窦。出生时，上颌窦测量直径可达 8 mm，而额窦和蝶窦可能直到 2 岁时才能看到。鼻窦在 3 岁前发育较快，随后直到 7 岁是一个缓慢发展的过程，之后又进入了快速发展的阶段。到 12 岁时，副鼻窦发展至成人形态。

鼻腔内覆有复层扁平上皮和柱状纤毛呼吸道上皮，浆液腺和黏液腺由移行上皮的区域分开。在鼻腔顶部，嗅觉上皮的发育，包含有嗅觉感受器（神经元），其轴突形成嗅神经，嗅神经进入嗅球。副鼻窦

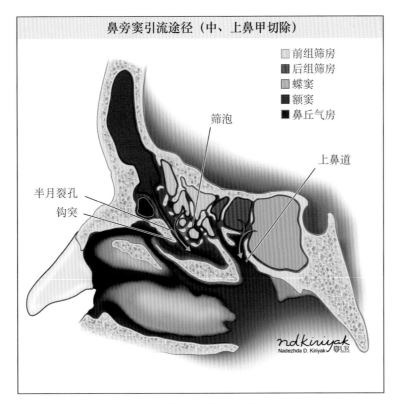

图 3.4　鼻旁窦黏膜引流模式图

内覆有纤毛呼吸上皮。呼吸道纤毛的作用是将吸附细菌及环境颗粒的黏液送至窦口和鼻腔。额窦、前组筛窦及上颌窦常见的引流途径简称为窦口鼻道复合体，包括钩突、上颌窦口、筛漏斗、筛泡、半月裂和中鼻道（**图 3.4**）。蝶窦和后组筛窦通过蝶筛隐窝引流至鼻腔。

3.1　先天性和发育性异常

- 鼻腔
  - 无鼻畸形
  - 鼻额型脑膨出
  - 额筛型脑膨出，神经胶质瘤，鼻皮样囊肿
  - 神经胶质异位
  - 先天性鼻梨状孔狭窄
  - 唇裂伴或不伴腭裂
  - 鼻腭管囊肿
  - 鼻唇囊肿
  - 泪囊囊肿
  - 后鼻孔闭锁和狭窄
  - 鼻中隔：偏曲，穿孔，骨崎形成
  - 泡状鼻甲（鼻甲气化）
- 鼻旁窦
  - 蝶窦脑膨出
  - 尖头并指综合征（阿佩尔综合征）
  - 克鲁宗综合征
  - 半侧面部肢体发育不良（Goldenhar 综合征，眼-耳-脊椎畸形）
  - 特雷彻·柯林斯综合征
  - 隐匿性鼻窦综合征
  - 眶下气房（Haller 气房）
  - 鼻丘气房
  - 额筛气房
  - 蝶筛气房

表 3.1 先天性和发育性异常

病变	影像学表现	点评
鼻腔		
无鼻畸形 (图 3.5)	鼻部结构形成不良和鼻腔发育不良,伴或不伴腭裂。冠状位 T1WI 或 T2WI 显示:嗅叶、嗅沟、嗅球缺如,胼胝体、下丘脑、垂体也可看到其他异常	无鼻畸形是指鼻部结构缺如,无嗅脑畸形是指嗅叶缺如,通常伴有其他先天性颅面部畸形,如:唇裂/腭裂,阔鼻,鼻腔发育不全。通常认为是由于在妊娠 42 天时,子宫受到损害或者胚胎前脑和脑泡形成有关的基因突变造成
鼻额型脑膨出 (图 3.6)	脑膨出位于额骨和鼻骨之间	先天性中线区肿块,是由于额骨和鼻骨之间的囟门缺乏正常的发育及闭合所致,表现为脑膜、伴或不伴脑组织通过颅骨缺损处疝出
额筛型脑膨出,鼻神经胶质瘤,鼻皮样囊肿 (图 3.7)	鼻筛型脑膨出是最常见的类型,通常发生在鼻骨和鼻软骨之间。通常存在持续扩大的盲孔。窦道内可伴有表皮样囊肿。增强后窦道可见强化,伴重复感染,伴或不伴颅内感染	先天性中线区肿块是由于胚胎硬脑膜通过盲孔(鼻骨和鼻软骨之间)时缺乏正常的发育和退化。硬脑膜通过皮肤时没有正常的分离会导致窦道产生表皮样囊肿(皮样囊肿,表皮样囊肿)或者在鼻腔或皮下产生颅外发育不良的脑组织(鼻神经胶质瘤)。临床中常见鼻腔凹陷。窦道可发生感染,并侵犯颅内导致脑膜炎、脑炎、硬膜下积脓和/或脑脓肿
神经胶质异位 (图 4.21)	**CT 表现:**可看到低密度或中等密度 **MRI 表现:**病灶通常边界清,可有混杂信号,T1WI 上可见不均匀的低和/或中等信号,T2WI 和 FS T2WI 上呈中等、高和/或低信号,伴或不伴强化	由脑膨出造成的罕见先天性病灶,脑膨出被隔离在颅底的颅外侧,并且包含成熟的神经胶质细胞。可以发生在鼻腔或鼻咽部,伴或不伴有新生儿气道梗阻,通常和颅内蛛网膜下腔无交通
先天性鼻梨状孔狭窄 (图 3.8)	**CT 表现:**鼻梨状孔径(在下鼻道水平,上颌骨内侧面之间的距离)<11 mm。伴或不伴三角形的腭裂、骨嵴,沿着腭侧突重叠处的腭下缘形成,可继发于原发性腭发育不全,伴或不伴中切牙发育不全	腭通常由切牙窝前方的原发腭骨和上颌骨向内侧延伸的两侧腭突组成。在妊娠 4～8 周时,起源于第一对咽弓的中鼻突形成原发腭。原发腭前部发育不全,可造成鼻腔前部狭窄。鼻梨状孔狭窄是新生儿气道阻塞的罕见原因

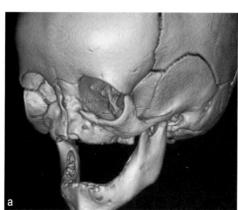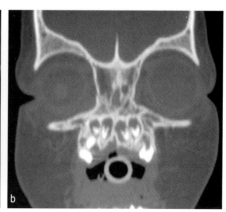

图 3.5　一例新生儿,无鼻畸形

斜冠状位容积再现 CT 成像(a)冠状位 CT(b)显示缺少鼻骨和鼻腔的形成。

表 3.1(续)　先天性和发育性异常

病变	影像学表现	点评
唇裂伴或不伴腭裂（图 3.9）	**CT 和 MRI 表现**：唇裂，伴（或不伴）腭裂，可有侧切牙和相邻两尖牙之间上颌骨牙槽弓的缺损裂隙	唇裂是最常见的颌面部畸形，其病因是妊娠 4～8 周时，胚胎期的鼻内侧和由第一对咽弓形成的上颌骨鼻突之间融合失败。这种情况可能单独发生，也可能伴有腭裂，腭裂则是由原发腭与继发腭不完全融合所致

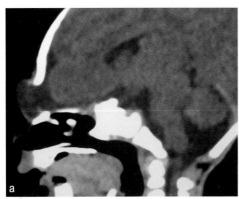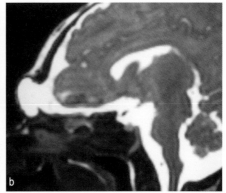

图 3.6　2 岁男性，鼻额型脑膨出

矢状位 CT(a)和矢状位 T2WI(b)显示脑膜膨出于鼻骨和额骨之间的骨缺损腔。

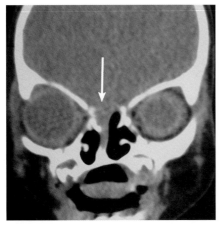

图 3.7　额筛型脑膨出

冠状位 CT 示脑组织和脑膜（箭头）通过右侧筛板的骨缺损处向下膨出。

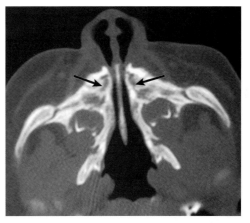

图 3.8　1 个月，男性，轴位 CT 显示先天性鼻梨状孔狭窄（箭头）

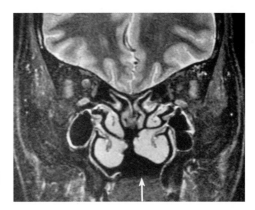

图 3.9　冠状位 STIR 示硬腭处一处缺损，即腭裂（箭头）

表 3.1(续)　先天性和发育性异常

病变	影像学表现	点评
鼻腭管囊肿 （图 3.10）	**CT 表现**：通常在上颌切牙根部上方的切牙管内，有一个局限的卵圆形或类椭圆形的透亮区域，周围可见薄的硬化边，囊肿的平均直径为 1.5 cm **MRI 表现**：局限性卵圆形或类椭圆形的区域，在 T1 加权像上低信号，T2 加权像上高信号，钆对比增强可见边缘强化	非牙源性发育性囊肿是由靠近前腭乳头的切牙管（胚胎鼻腭管）内残余的上皮组织发展而来。囊肿壁内衬复层鳞状上皮，伴或不伴假复层柱状上皮和单层柱状上皮。患者年龄在 30～60 岁（平均年龄 49 岁）。囊肿通常无症状，偶尔伴有腭肿胀、有或无黏液引流、疼痛。最常见的下颌骨非牙源性囊肿，占颌囊肿的 11%。治疗方法为手术切除
鼻唇囊肿 （图 3.11）	**CT 表现**：位于上颌骨前缘鼻唇沟的鼻窝处，局限性椭圆形或卵圆形的低密度区 **MRI 表现**：局限性卵圆形或椭圆形结构，在 T1 加权像上低信号，T2 加权像上高信号。除非继发感染时，通常无强化	这种囊肿是罕见的非牙源性发育性囊肿，位于鼻翼附近的皮肤内，靠近鼻唇沟的上端，且位于上颌骨切牙上方的齿槽突表面。这些囊肿生长缓慢，大小通常为 1.5～3.0 cm。囊肿内衬有各种类型的细胞，例如鳞状上皮细胞和假复层柱状上皮细胞，伴或不伴纤维结缔组织。治疗方法为手术切除
泪囊囊肿 （图 3.12）	**CT 表现**：通常位于内眦，类椭圆形的低密度区，可有扩大的泪道，周围骨质吸收变薄 **MRI 表现**：通常位于内眦，该椭圆形区域在 T1 加权像上低信号，T2 加权像上高信号。除非继发感染，通常无强化	在妊娠第二个月时，外胚层组织沿着鼻泪沟逐渐形成鼻泪管。泪道系统阻塞会导致分泌物在该薄壁病灶中积聚。近端梗阻通常发生在 Rosenmüller 瓣水平处（泪囊与上部管道的连接处）。远端梗阻通常发生在管道与下鼻道的交汇处，由 Hasner 膜没有完全退化引起

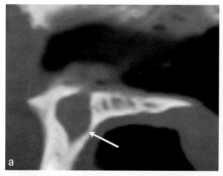
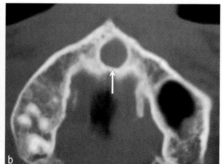
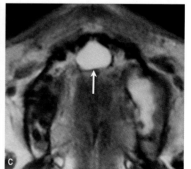

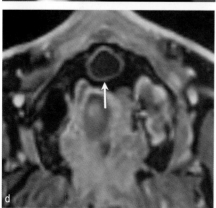

图 3.10　鼻腭管囊肿

a、b. 矢状位（箭头）和轴位 CT（箭头）显示切牙管内局限性的透亮区（箭头）；c. 病灶在轴位 T2 加权像上高信号（箭头）；d. 轴位脂肪抑制 T1WI 增强显示为中心低信号，周围薄层环形强化。

表 3.1(续)　先天性和发育性异常

病变	影像学表现	点评
后鼻孔闭锁和狭窄（**图 3.13**，**图 3.14** 和**图 3.15**）	**CT 表现**：软组织或骨性间隔使后鼻腔和鼻咽之间的通道（后鼻孔）变窄或闭塞，不满 2 岁的婴幼儿后鼻孔开口小于0.34 cm，伴或不伴上颌骨后部内侧弯曲，犁骨增厚 **MRI 表现**：软组织或骨性间隔使后鼻腔和鼻咽之间的通道（后鼻孔）变窄或闭塞	后鼻孔是鼻腔和鼻咽之间的骨性通道。后鼻孔闭锁/狭窄是新生儿鼻部阻塞最常见的原因，在新生儿中的发病率约为 1/5 000。妊娠 6 周时，分离鼻腔和口腔后部的口鼻膜没有正常地退化（骨性闭锁，占发病率 85%）或填充后鼻孔的鼻上皮塞没有完全退化（后鼻孔膜性闭锁，占发病率的 15%）。可以是单侧发病，也可以是双侧发病。高达 50% 的病例与 CHARGE 综合征或特雷彻·柯林斯综合征等疾病相关。患有呼吸窘迫的新生儿采用外科重建或内镜穿孔来治疗

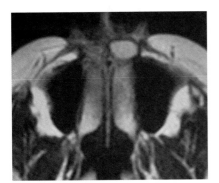

图 3.11　55 岁女性，左侧鼻唇囊肿

病灶在轴位 T2 加权像上高信号。

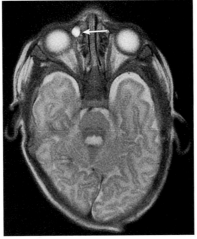

图 3.12　4 个月女性，泪囊囊肿

病灶为内眦区小椭圆形的 T2WI 上高信号区。

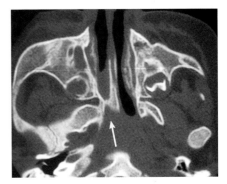

图 3.13　8 个月男性，后鼻孔闭锁

轴位 CT 显示单侧右侧鼻后孔闭锁（箭头），骨性间隔阻隔了右侧后鼻腔和鼻咽之间的通道。

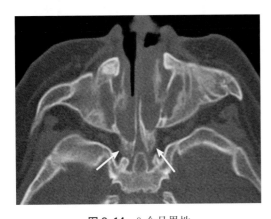

图 3.14　9 个月男性

轴位 CT 显示双侧后鼻孔闭锁，骨性间隔（箭头）阻塞了后鼻腔和鼻咽之间的通道。

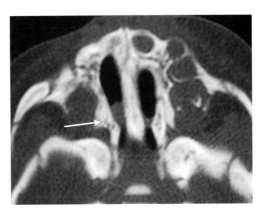

图 3.15　出生 1 日女性，后鼻孔闭锁

轴位 CT 显示双侧后鼻孔闭锁，软组织间隔阻隔后鼻腔和鼻咽之间的通道，右侧软组织（箭头）较左侧厚。

表 3.1(续)　先天性和发育性异常

病变	影像学表现	点评
鼻中隔：偏曲，穿孔，骨嵴形成 （图 3.16，图 3.17）	**CT 和 MRI 表现：** 鼻中隔从中线偏离的程度不同。可伴有骨嵴形成，形成的骨赘接近鼻甲，可导致鼻内镜探测障碍	鼻中隔将左右两侧鼻腔分开。鼻中隔前部是由鼻中隔软骨组成，鼻中隔软骨向后、向上附着于筛骨垂直板，向后、向下附着于犁骨。鼻腔底前部由上颌骨腭突组成，后部由腭骨内侧突起组成。小的垂直突起（骨赘）从这些骨头延伸并附着在鼻中隔上。鼻中隔软骨的下缘和背侧嵌入沿犁骨上缘的凹槽。鼻中隔偏曲发生率高达 80%。鼻中隔穿孔可因外伤、手术、炎性疾病、发育畸形（腭裂等）和吸食毒品（可卡因）造成。鼻中隔骨嵴可以发生在犁骨与筛骨垂直板的结合处
泡状鼻甲（鼻甲气化） （图 3.18）	泡状鼻甲可以为单侧或双侧，也可大可小。大的泡状鼻甲可阻碍内镜检查，也可伴有鼻中隔偏曲及窦口鼻道复合体漏斗狭窄	此为中鼻甲发育气化的结果，很少发生在鼻上甲和鼻下甲。其原因是后组筛窦气房延伸，导致鼻中甲气化形成。发病率为 40%，单侧和双侧的发生率相等
鼻旁窦		
蝶窦脑膨出 （图 3.19，图 3.20）	**CT 和 MRI 表现：** 经由颅骨缺损腔脑膜与脑脊液疝出（脑膜膨出），或者脑膜、脑脊液和脑组织疝出（脑膜脑膨出）	属于先天性畸形，可因神经外胚层未从外胚层表面分离，导致部分颅骨无法形成，也可涉及蝶骨，并延伸至蝶鞍、蝶骨、蝶窦和鼻咽。经蝶窦脑膜脑膨出在活产婴儿中的发病率为 1/700 000。临床表现包括 1 岁以下喂养困难和鼻部阻塞，并可能出现脑脊液漏和脑膜炎。外伤或手术也会导致脑膨出
尖头并指综合征（阿佩尔综合征） （图 3.21）	不规则的颅缝早闭（累及双侧冠状缝最为常见），眼距过宽，面中部发育不全/不发达，累及手和脚的对称并指/趾畸形	最常见的颅缝早闭综合征，由 10q26.13 染色体上的 FGFR2 基因常染色体显性突变造成。活产新生儿发病率为 1/55 000。特征包括不规则的颅缝早闭、面中部发育不全、手指和脚趾并指/趾。精神功能损害发生率为 70%，且通常病情严重。与大脑异常有很大的关系（异常的嗅球/束，海马/杏仁核边缘系统，透明隔和胼胝体畸形，灰质异位，巨脑室）。患者可出现头痛、癫痫和传导性耳聋

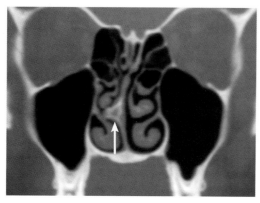

图 3.16　冠状位 CT 显示鼻中隔轻度右偏伴鼻中隔右侧骨嵴形成（箭头），骨嵴与右侧下鼻甲的基底部相连接。

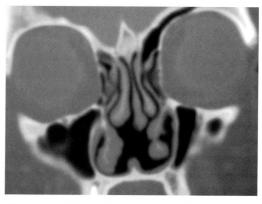

图 3.17　冠状位 CT 显示鼻中隔缺损（鼻中隔穿孔）

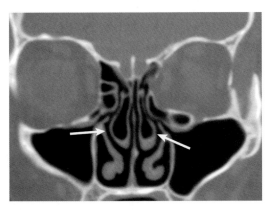

图 3.18 冠状 CT 示双侧泡状鼻甲(箭头),左侧可见眶下气房

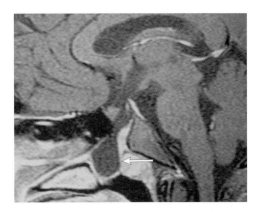

图 3.19 17 岁女性,脑膜膨出(箭头)

T1 加权像的矢状位显示脑膜通过垂体后方蝶骨的骨缺损处向下延伸至鼻咽。

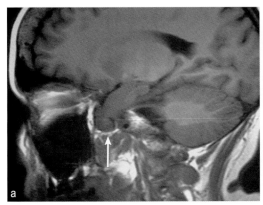

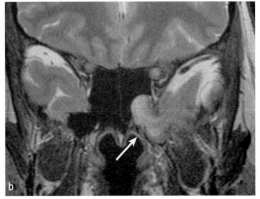

图 3.20 矢状位 T1 加权像(a)和冠状位 T2 加权像(b)显示蝶骨左下方的骨缺损

通过该骨质缺损区脑膜脑膨出(箭头)延伸进入蝶窦。

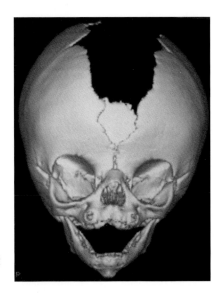

图 3.21 阿佩尔综合征

冠状位 CT 容积再现显示颅缝早闭,包括冠状缝早闭,导致矢状缝增宽以及面中部发育不全。

表 3.1(续) 先天性和发育性异常

病变	影像学表现	点评
克鲁宗综合征 (图 3.22)	冠状缝、人字缝过早骨化和愈合,导致短头畸形,伴随其他骨缝早闭。眼眶浅,眼距过宽,上颌发育不全,下巴大,伴或不伴黑棘皮病(*FGFR3* 基因突变),以及 Chiari Ⅰ型畸形	克鲁宗综合征,又称颅面骨发育不全,是常染色体显性综合征。该病症由 10q26.13 染色体上的 *FGFR2* 基因或者 4p16.3 染色体上的 *FGFR3* 基因突变造成。颅缝早闭和颅底的软骨结合经常融合,在出生时明显。还可见上颌发育不全,眼眶浅且突出,悬雍垂裂,伴或不伴腭裂。高达 70% 的患者有 Chiari Ⅰ型畸形。50% 患者伴有渐进性脑积水
半侧面部肢体发育不良 (Goldenhar 综合征,眼-耳-脊椎畸形) (图 3.23)	影像表现包括单/双侧下颌骨、上颌骨和颧弓发育不良所致的面部不对称、外耳道闭锁或狭窄、中耳发育不良、听骨链畸形和/或融合、卵圆窗闭锁、面神经(Ⅶ)位置异常	第 1、2 鳃弓的不对称异常发育与染色体 5q32-q33.1 上 TCOF1 基因常染色体显性突变相关,导致了耳聋/听力下降和气道狭窄
特雷彻·柯林斯综合征 (图 3.24)	双侧对称性下颌骨(可无下颌支缺失-颌后缩)、上颌骨、颧弓发育不全、可伴腭裂、外耳道闭锁、听骨链发育不全、耳郭畸形、眼组织残缺	5q32 染色体上的 *TCOF1* 基因发生常染色体显性突变,导致基因产物糖蛋白功能受损。缺乏糖蛋白将造成胚胎神经嵴细胞凋亡,导致双侧对称性第一鳃弓结构发育不全,比如上颌骨、下颌骨、颧弓
隐匿性鼻窦综合征 (图 3.25,图 3.26)	残留有分泌物的小上颌窦,变薄的窦壁和眶底向内偏移,鼻中隔向萎缩的上颌窦偏曲。眶底向下偏移导致眼眶容积增加,造成眼球内陷(眼球在眼眶内位置后移)和向下移位(眼球在眼眶内位置下移)	罕见的亚临床鼻窦炎性疾病,包括单侧萎缩的上颌窦,由上颌窦通气不足造成,继发于窦口鼻道复合体阻塞。通气不足导致再次吸入气体时,气体进入封闭的鼻窦的毛细血管,造成负压、分泌物堆积,鼻窦壁、眶底发生崩塌。眶底崩塌导致眼球在眼眶内的位置向后、向下偏移(分别为眼球内陷和向下移位),继发于眼眶容积增加,致使面部或眼眶不对称,症状表现为"凹眼",通常发生于 30～50 岁。治疗方法包括鼻窦手术合并眶底重建

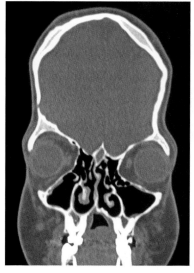

图 3.22 15 岁男性,克鲁宗综合征

冠状位 CT 显示眼眶浅,眼距过宽,上颌轻度发育不全。

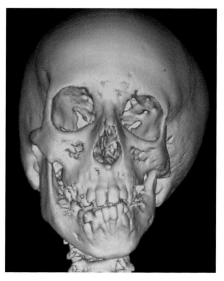

图 3.23 12 岁男性,半侧面部肢体发育不良(Goldenhar 综合征,眼-耳-脊椎畸形)

冠状位三维/容积再现 CT 显示由左上颌骨、左上颌窦、左下颌骨及左颧弓单侧发育不全导致面部不对称。

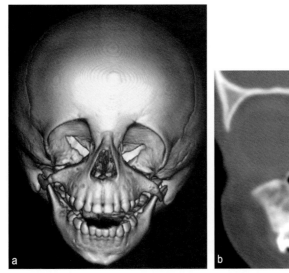
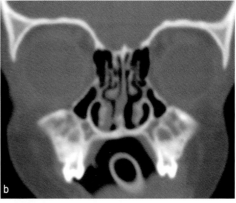

图 3.24　3 岁男性,特雷彻·柯林斯综合征

冠状位 CT 容积再现成像(a)冠状位 CT(b)显示双侧对称性上颌骨、颧弓和下颌骨发育不全。

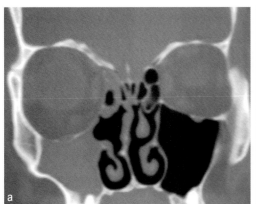
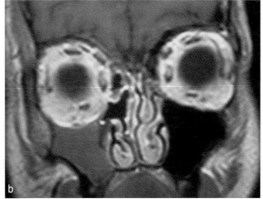

图 3.25　48 岁女性,隐匿性鼻窦综合征

冠状位 CT(a)和冠状位 T1 加权像(b)显示右侧小上颌窦有残留分泌物,骨壁和眶底向内偏曲,鼻中隔向萎缩的上颌窦偏曲。眶底向下偏曲导致眼眶容积增加,致使眼球内陷。

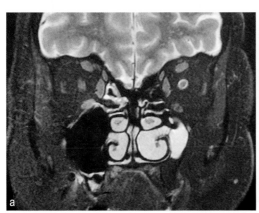
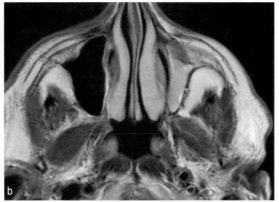

图 3.26　69 岁男性,隐匿性鼻窦综合征

冠状位脂肪抑制 T2 加权像(a)轴位 T2 加权像(b)显示左侧小上颌窦内有残留分泌物,且窦壁和眶底向内侧偏曲。

表3.1(续) 先天性和发育性异常

病变	影像学表现	点评
眶下气房(Haller 气房)(图 3.27)	单个或多个筛窦气房在眼眶下向内下方延伸。可以是单侧,也可以是双侧的。可能充满气体或残留分泌物。可使窦口鼻道复合体的漏斗变窄	筛窦气房延伸至眼眶底壁下方,位于筛泡的内侧和下方。可使窦口鼻道复合体的漏斗变窄
鼻丘气房(图 3.28)	泪骨和/或上颌骨额突中的单个或多个气房,位于额隐窝前部,通常在鼻泪管的前部或内侧	Agger nasi 源于拉丁语,意为鼻丘。鼻丘小房即出现在泪骨和/或上颌骨额突的气房,位于筛泡前侧,垂直附着于中鼻甲且连接至颅底。形成额隐窝的前下边缘。如果鼻丘小房增大,可以使额隐窝变窄,易诱发额窦黏液引流阻塞,导致鼻窦炎
额筛气房	1 型:单个前组筛房仅在鼻丘气房上方延伸至额隐窝 2 型:两个或两个以上的前组筛房,在鼻丘气房上方延伸 3 型:在鼻丘气房上方的单个前组筛窦在额筛窦隐窝前侧及上部延伸至额窦 4 型:额窦前下部的孤立的气房	副鼻气房位于额筛隐窝的前部,在鼻丘气房上方。可导致额筛隐窝狭窄,诱发梗阻和鼻窦感染。与鼻内镜手术有关

图 3.27 冠状位 CT 显示为双侧眶下气房(Haller 气房)

右侧较左侧大(箭头),致两侧窦口鼻道复合体漏斗狭窄。

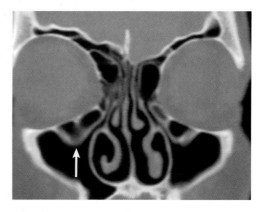

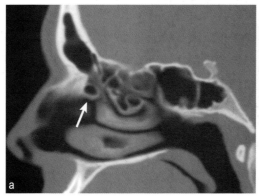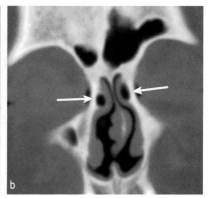

图 3.28 矢状位(a)和冠状位 CT(b)扫描显示两个不同患者的鼻丘气房(箭头)

表 3.1(续) 先天性和发育性异常

病变	影像学表现	点评
蝶筛气房 **(图 3.29)**	蝶筛气房在蝶窦上方向后外侧延伸,与视神经管相邻	后组筛窦气房在蝶窦后外侧及上方形成气腔,与视神经管相邻。患病率为 8%～14%。可在视神经管周围延伸,在手术过程中可能导致与蝶窦相关的视神经管的位置混淆。蝶筛气房发生炎症(鼻窦炎)可引起视神经病变。很少发生累及蝶筛气房的黏液囊肿

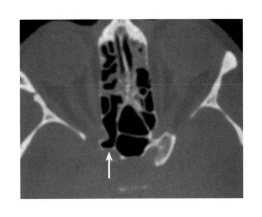

图 3.29 31 岁女性,右侧蝶筛气房(箭头)
图像显示一个后组筛窦气房在蝶窦上方向后外侧延伸,且与视神经管相邻。

3.2 鼻腔鼻窦的孤立性病变

- 良性肿瘤
  - 骨瘤
  - 骨化性纤维瘤
  - 内翻性乳头状瘤
  - 青少年鼻咽纤维血管瘤
  - 神经鞘瘤
  - 小唾液腺肿瘤
  - 血管瘤
  - 侵袭性垂体腺瘤
  - 牙源性根尖(根尖周)囊肿
  - 牙源性滤泡(含牙)囊肿
  - 牙源性角化囊性瘤(牙源性角化囊肿)
  - 成釉细胞瘤
  - 牙源性骨内黏液瘤
- 恶性肿瘤
  - 鳞状细胞癌
  - 鼻腔鼻窦未分化癌
  - 嗅神经母细胞瘤
  - 腺样囊性癌

- 腺癌、黏液表皮样癌
- 黑色素瘤
- 淋巴瘤
- 转移性病变
- 骨髓瘤
- 骨肉瘤
- 脊索瘤
- 软骨肉瘤
- 尤因肉瘤
- 横纹肌肉瘤
- 侵袭性垂体腺癌
- 肿瘤样病变
  - 骨纤维性结构不良
  - 佩吉特病
- 炎性病变
  - 黏液潴留性囊肿/单发性息肉
  - 黏液囊肿
  - 脓囊肿
  - 波特头皮肿块
  - 鼻石
  - 朗格汉斯细胞组织细胞增生症

表3.2 （续） 鼻腔鼻窦的孤立性病变

病变	影像学表现	点评
良性肿瘤		
骨瘤 （图3.30）	**CT表现**：颅骨内边界清晰的高密度灶 **MRI表现**：在T1WI和T2WI上呈低-中等信号，边界清晰，钆对比增强后无强化	良性原发性骨肿瘤，由致密板层骨、编织骨和/或致密骨皮质组成，通常好发于颅骨或鼻旁窦[额骨（80%）＞筛骨＞上颌骨＞蝶骨]，是最常见的鼻腔鼻窦良性肿瘤。可在3%的鼻窦CT检查中发现，在原发性良性骨肿瘤中不到1%。发病年龄为16～74岁，60多岁最为常见
骨化性纤维瘤 （图3.31，图3.32）	**CT表现**：边界清晰的膨胀性骨内病灶，含有不同比例的纤维、钙化、骨性成分在CT上呈不均匀的低、中等密度和/或高密度 **MRI表现**：膨胀性的骨内病灶，边缘清晰，在T1WI上呈低、中等信号，在T2WI上呈混杂的低、中等信号和/或稍高-高信号，增强后可不均质强化	良性、罕见、生长缓慢的纤维-骨性疾病。由在纤维基质内的增生成纤维细胞组成，各种编织骨、板层骨以及牙骨质样物质取代正常的骨质。最常见于下颌骨，其次是上颌窦和副鼻窦。男女发病比例为1：（2～9），患者年龄范围在7～55岁，大部分患者确诊时间为20～40岁 两种青少年亚型（小梁状和砂瘤样）的骨化性纤维瘤发病人群为低于15岁的青少年，由富含细胞的纤维基质构成，增长迅速。砂瘤样亚型包含细小均匀的小骨。小梁状亚型包含骨小梁、类骨质和编织骨。治疗方法为手术切除或刮除术，复发率为8%～28%
内翻性乳头状瘤 （图3.33）	**CT表现**：单侧鼻腔、上颌窦、筛窦气房的软组织肿块影，伴有或不伴有鼻中隔向内膨胀隆起，邻近骨质重塑或吸收破坏 **MRI表现**：鼻腔外侧壁的分叶状或卵圆形病灶，边缘清晰，常通过窦口鼻道复合体漏斗向内侧扩散至鼻中隔，向外侧扩散至上颌窦。肿瘤常在T1加权像上低中信号，T2加权像（T2WI）上中到稍高信号。在T2WI上，肿瘤内高细胞密度的上皮细胞呈低信号条纹线性区，与基质的高信号区相比，肿瘤呈"脑回状改变"。增强扫描肿瘤呈不均匀强化，通常呈脑回样强化	在三种外胚层衍生的乳头状肿瘤中，最常见的类型是源于鼻窦和鼻腔内的纤毛呼吸道黏膜（Schneiderian膜）。发病年龄通常在40～70岁，且男性比女性更常见。占鼻腔鼻窦肿瘤的4.7%。发病率是息肉的1/50。由基膜带组成的肿瘤细胞附着多层上皮细胞，向内延伸到基质。上皮细胞层由纤毛柱状细胞组成，上面覆盖着非角化鳞状上皮或移行上皮细胞。其中85%为良性，15%为恶性。可能与人类乳头状瘤病毒或EB病毒造成的感染有关。对CD44有免疫反应，免疫反应减弱与肿瘤恶变相关。治疗方法为鼻侧切开术和上颌骨切除术。其他类型的Schneiderian型乳头状瘤包括嗜酸性细胞乳头状瘤和外生型乳头状瘤

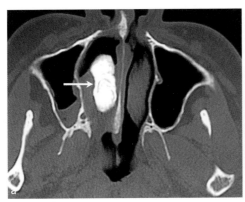
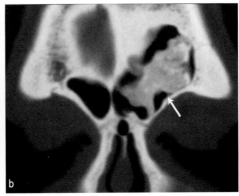

图 3.30　骨瘤（箭头）

a. 26 岁女性的轴位 CT；**b.** 70 岁男性的冠状位 CT。分别显示鼻腔和左侧额窦的骨性密度影，与骨皮质密度相似。

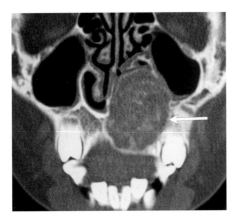

图 3.31　10 岁男性，骨化性纤维瘤（箭头）

冠状位 CT 显示左侧上颌窦低、中、高混杂密度影。

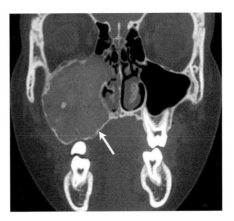

图 3.32　11 岁女性，砂瘤样骨化性纤维瘤

冠状位 CT 所示右侧上颌窦充满混杂的中等、稍高密度影（箭头），并见少许钙化影。病灶伴有窦壁扩张，骨皮质边缘变薄。

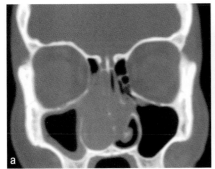
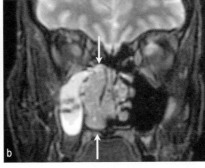
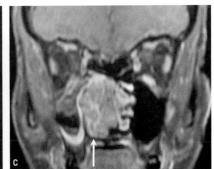

图 3.33　44 岁女性，内翻性乳头状瘤

a. 冠状位 CT 所示，右侧鼻腔和前组筛窦不透亮，可见鼻中隔向内侧隆起，以及邻近骨质吸收破坏；**b.** 冠状位 STIR 序列显示右侧鼻腔外侧壁的中等至稍高信号的病灶，向内延伸至鼻中隔，向外涉及右侧窦口鼻道复合体漏斗（箭头）；**c.** 肿瘤在脂肪抑制的 T1 增强图像上显示不均质的脑回样强化。

表 3.2(续) 鼻腔鼻窦的孤立性病变

病变	影像学表现	点评
青少年鼻咽纤维血管瘤 (图 3.34)	**CT 表现**:病灶常表现为中等密度,可伴出血,骨质破坏和/或邻近骨质重塑,如翼腭窝增宽和/或蝶腭孔、翼管扩大 **MRI 表现**:病灶起源于翼腭窝,经蝶腭孔向内扩散至鼻腔和鼻咽,向下扩散至翼上颌裂,向上经眶下裂扩散至眶尖,可经眶上裂扩散至颅中窝。在 T1 加权像上呈中等信号,在 T2 加权像上呈稍高到高等信号,可伴有流空信号影,增强后明显强化	良性的细胞和血管化间质畸形,病灶发生在来自鼻后外侧壁或鼻咽部的睾酮敏感细胞,伴有严重出血倾向。由不同大小的狭缝状或扩张的薄壁血管组成,这些血管在纤维基质内,且衬有内皮细胞,含有梭形,圆形,或星状细胞及数量不等的胶原蛋白。对血小板衍生生长因子 B、II 型胰岛素样生长因子、波形蛋白、平滑肌肌动蛋白有免疫反应。发病人群通常为男性,10~20 岁为发病高峰,发病率为 1/(5 000~6 000)。呈局部侵袭性生长,伴有骨质侵蚀和/或邻近骨质重塑,并能通过颅底孔道扩散。治疗方法可包括栓塞或激素治疗,必要时可手术切除
神经鞘瘤 (图 3.35)	**CT 表现**:局限的椭圆形或卵圆形的中等密度病灶,增强扫描后强化 **MRI 表现**:局限的椭圆形或卵圆形的病灶,在 T1 加权像上呈低至中等信号,在 T2 加权像和脂肪抑制 T2 加权像上呈高信号,增强后常明显强化。由于囊变和/或出血,病灶较大时,在脂肪抑制 T2 加权像和钆对比剂增强图像上的信号不均质	神经鞘瘤是具有包膜的良性肿瘤,包含分化的肿瘤施万细胞。病灶可来源于三叉神经的眼神经支或上颌支,嗅神经分支(嗅觉神经元)或自主神经 多发性神经鞘瘤常与神经纤维瘤病 2 型(NF2)有关,这是一种常染色体显性疾病,由 22q12 染色体上基因突变造成。除了神经鞘瘤,NF2 患者也会伴有多发性脑膜瘤和室管膜瘤。NF2 在新生儿中发病率为 1/37 000~1/50 000。发病年龄在 22~72 岁(平均年龄为 46 岁)。发病高峰在 40~60 岁。许多 NF2 患者在 30 多岁时患有双侧前庭神经鞘瘤
小唾液腺肿瘤 (图 3.36)	**CT 表现**:局限性的或分叶状的中等密度病灶,增强后伴强化 **MRI 表现**:局限性的病灶在 T1 加权像上低-中信号,在 T2 加权像(T2WI)和脂肪抑制 T2 加权像上稍高信号,通常伴有强化	这一类肿瘤包含鼻窦良性的腺瘤。最常见的类型是多形性腺瘤,是由与稀疏基质和重塑肌上皮细胞组成的。病灶大多来源于鼻中隔或侧窦壁的黏膜下层。患者通常在 20~60 岁。其他罕见的腺瘤包括肌上皮瘤和嗜酸细胞瘤

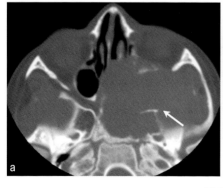
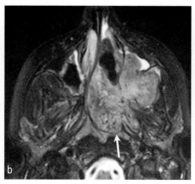
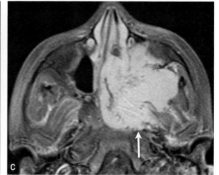

图 3.34 11 岁,男性,青少年鼻咽血管纤维瘤

a.轴位 CT 示左侧鼻咽部的较大病灶,呈中等密度,伴有邻近骨质的侵蚀和重塑(箭头)。病灶扩散至左鼻腔,向外侧扩散至翼上颌裂;**b.**病灶在轴位脂肪抑制 T2 加权像上呈不均匀的略高到高信号,并伴有流空信号影(箭头);**c.**轴位脂肪抑制 T1 加权像表现为明显强化(箭头)。

表 3.2(续)　鼻腔鼻窦的孤立性病变

病变	影像学表现	点评
血管瘤 （图 3.37）	**CT 表现**：膨胀性骨源性病灶，伴有骨小梁向中心呈辐射状扩展。软组织血管瘤多表现为中等密度，可伴有脂肪密度区 **MRI 表现**：骨髓或软组织内局限性或边界不清的结构（直径＜4 cm），T1 加权像呈中高信号（通常与骨髓脂肪信号相同），T2 加权像和脂肪抑制 T2 加权像上呈高信号，且增强后强化，可伴有骨皮质膨胀性改变	骨或软组织的良性病灶，由毛细血管、海绵状和/或畸形静脉血管构成。被认为是一种错构瘤。血管瘤发病年龄在 1～84 岁（平均年龄为 33 岁）

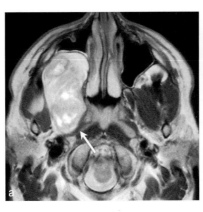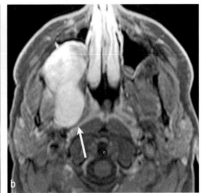

图 3.35　30 岁，男性，三叉神经鞘瘤，延伸至右侧上颌窦

a. 局限性的病灶，轴位 T2 加权像上大部分呈不均匀的高信号；**b.** 示轴位脂肪抑制 T1 增强可见强化（箭头）。

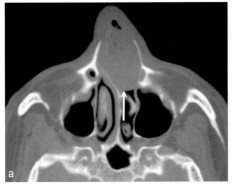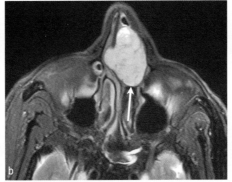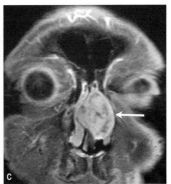

图 3.36　46 岁，男，横断位 CT 示鼻中隔多形性腺瘤（箭头）

a. 呈中等密度；**b.** 轴位脂肪抑制 T2 加权像呈不均匀高信号（箭头）；**c.** 冠状位脂肪抑制 T1 增强可见不均匀强化（箭头）。

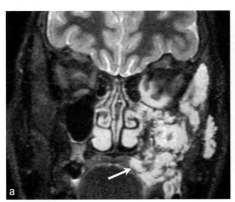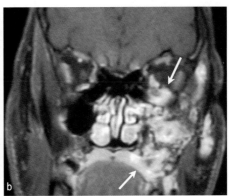

图 3.37　19 岁，男性，血管瘤，左面颊、左腭、左上颌骨、左上颌窦、左眶及左颞肌的软组织影

a. 在冠状位脂肪抑制 T2 加权像上，浸润病灶（箭头）呈高信号；**b.** 冠状位脂肪抑制的 T1 增强图像上可强化（箭头）。

表 3.2(续) 鼻腔鼻窦的孤立性病变

病变	影像学表现	点评
侵袭性垂体腺瘤	**CT 表现：**常呈中等密度，伴或不伴坏死、囊变、出血，增强后常强化，可扩散至鞍上池且在鞍隔处呈束腰征改变，可扩散至海绵窦，侵犯颅底 **MRI 表现：**T1 和 T2 加权像常呈中等信号，通常类似于灰质，伴或不伴坏死、囊变、出血，通常有明显的强化，扩散至鞍上池在鞍隔处呈束腰征改变，可扩散至海绵窦，偶尔侵犯颅底	组织学上为良性的垂体巨腺瘤，偶尔会侵袭性生长，侵犯蝶骨、斜坡、筛窦、眼眶和/或脚间池
牙源性根尖（根尖周）囊肿 （**图 3.38**）	**CT 表现：**牙尖和相邻上颌骨的局限性密度减低区，伴或不伴薄层硬化边、囊肿导致皮质膨胀性改变、根尖和邻近牙的再吸收、邻近牙齿和下颌管的移位 **MRI 表现：**囊性内容物在 T1 加权像上信号可变，与蛋白质的浓度有关，在 T2 加权像上通常呈稍高至高信号。增强后通常边缘薄层强化	最常见的牙源性囊肿。由外伤、龋齿和慢性牙感染引起，造成根尖牙周炎、根尖牙周脓肿和/或根尖周肉芽肿。边界可以由一层内衬鳞状上皮的薄层骨皮质组成 患者通常在 30～50 岁。治疗方法包括拔牙和牙周治疗
牙源性滤泡(含牙)囊肿 （**图 3.39**）	**CT 表现：**边缘清晰、透亮的病灶，与一未萌牙冠相邻，伴或不伴薄层硬化边。病牙的牙根通常在病灶外。邻近其他牙根时，病灶可变得很大。骨皮质边缘通常是完整的，但大病灶除外 **MRI 表现：**局限性的病灶，在 T2WI 上呈高信号，伴或不伴低信号区。增强后沿病灶壁可见周边薄层强化。未萌牙在 T1、T2 加权像上呈低信号	牙源性细胞起源的普通上颌窦囊肿与未萌牙有关。液体在上皮细胞与牙釉质之间聚集。患者常在 30～40 岁。常为单发病灶，多发病灶常伴有黏多糖症和颅骨锁骨发育不良。治疗方法包括小病灶采用摘除手术，大病灶采用外科引流和袋形缝合术
牙源性角化囊性瘤(牙源性角化囊肿) （**图 3.40**）	**CT 表现：**好发于上颌骨的单房或多房性透亮病灶，边缘清晰，伴或不伴薄层硬化边、相关阻生牙、骨皮质变薄且膨胀 **MRI 表现：**局限性病灶，在 T1 加权像上呈中等信号，T2 加权像上呈中到高等信号，这与蛋白质含量不同有关。增强扫描病灶可见周边薄层强化	良性、局灶侵袭性的肿瘤，源于牙板和表层牙槽黏膜的分层角化鳞状上皮。占颌骨囊肿的比例高达 17%。患者通常在 20～40 岁。可以为单发或多发灶，这与基底细胞痣综合征（Gorlin-Goltz 综合征）有关

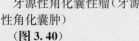

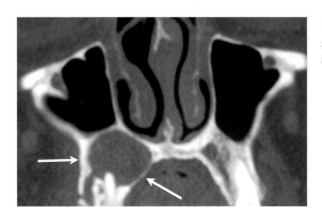

图 3.38 冠状位 CT 示根尖囊肿（箭头）
根尖和相邻上颌骨处局限性密度减低区，伴有骨皮质向右侧上颌窦及硬腭膨胀。

表 3.2(续) 鼻腔鼻窦的孤立性病变

病变	影像学表现	点评
成釉细胞瘤 （图 3.41）	**CT 表现：** 病灶通常表现为骨质缺损透亮区，伴有相关骨质膨胀，骨皮质变薄，伴或不伴骨质硬化边 **MRI 表现：** 肿瘤常边界清晰，在 T1 加权像、T2 加权像（T2WI）和脂肪抑制 T2 加权像可呈混合的低、中和/或高信号。囊性部分在 T2 加权像上呈高信号。病灶表现为不均匀的不规则强化	成釉细胞瘤是最常见的牙源性肿瘤，为良性，生长缓慢，是局部侵袭性上皮源性肿瘤，含有与梭形细胞和纤维间质区相关的上皮样细胞（基底细胞样和/或鳞状型）。这些牙源性肿瘤不能形成牙釉质或牙本质。有五种亚型：单囊型、实性和多囊型、结缔组织增生型、外周型、恶性型。这些肿瘤中有 80% 发生在下颌骨。除了恶性亚型外，它们通常无转移倾向

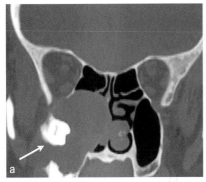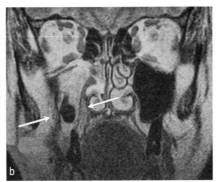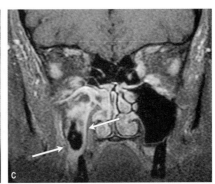

图 3.39　牙源性（含牙）滤泡囊肿

a. 冠状位 CT 示右侧上颌窦邻近未萌牙牙冠（箭头）可见一边缘清晰，透亮的病灶，骨质边缘膨胀、变薄；**b.** 在冠状位 T2 图像上，右上颌窦充满高信号影；**c.** 在冠状位脂肪抑制 T1 加权像上颌窦呈不规则的周边强化（箭头），在 T2 加权像以及脂肪抑制 T1 加权像上未萌牙呈低信号。

图 3.40　牙源性角化囊性瘤

a. 16 岁男性的冠状位 CT；**b.** 22 岁男性的横断位 CT。显示累及右上颌骨的单房性透亮病灶，边缘清晰，伴有膨胀变薄的硬化边（箭头）。

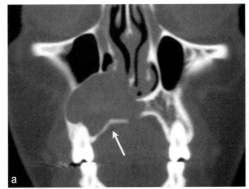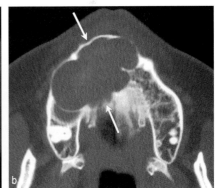

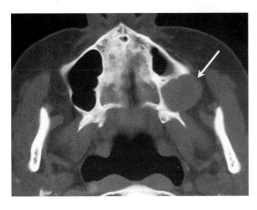

图 3.41　成釉细胞瘤

横断位 CT 示左上颌骨局部骨缺损伴软组织密度灶（箭头）。

表 3.2(续)　鼻腔鼻窦的孤立性病变

病变	影像学表现	点评
牙源性骨内黏液瘤（图 3.42）	**CT 表现**：病灶呈单房或多房透亮区，伴有邻近骨皮质呈扇形膨胀变薄，伴或不伴骨皮质中断、纤细的骨小梁，可累及相邻结构，如鼻腔或口腔，鼻旁窦或眼眶。在上颌骨，病灶通常在前磨牙、磨牙和结节区。在下颌骨，病灶通常在体部和下颌支 **MRI 表现**：肿瘤常有局限的边缘，在 T1 加权像上可呈混杂的低至中等信号，在 T2 加权像上呈不均匀的中等、稍高和/或高信号。黏液部分在 T2 加权像上呈高信号。病灶表现为不均匀且不规则的强化	这种肿瘤为罕见的良性肿瘤，具有局部侵袭性，没有包膜，病灶起源于发育中牙齿的牙源性外胚间充质或牙周膜内未分化间叶细胞。肿瘤包含黏液样基质内的松散排列的梭形，圆形和/或星状细胞。占牙源性肿瘤的 3%～9%，患者通常在 10～40 岁（平均年龄为 31 岁），男女发病比例为 1：2。肿瘤常发生在上颌骨和下颌骨，其他骨质极少见。治疗方法为手术切除和重建
恶性肿瘤		
鳞状细胞癌（图 3.43）	**CT 表现**：肿瘤表现为中等密度，增强扫描轻度强化，可表现为较大的病灶（伴或不伴坏死和/或出血） **MRI 表现**：病灶位于鼻腔、鼻窦、鼻咽，可通过破坏骨质侵犯颅内或沿神经周围浸润。肿瘤在 T1 加权像上呈中等信号，在 T2 加权像上呈中等-稍高信号，增强后轻度强化。可表现为较大病灶（伴或不伴坏死和/或出血）	恶性上皮性肿瘤，起源于鼻窦（上颌窦，60%；筛窦，14%；蝶窦和额窦，1%）和鼻腔（25%）的黏膜上皮。包括角化和非角化型。占恶性鼻腔鼻窦肿瘤的 80% 和头颈部恶性肿瘤的 3%。常见于 55 岁以上成年人，且男性多于女性。与职业或其他暴露史（烟草烟雾、镍、氯酚、铬、芥子气、镭、木制品材料）有关
鼻腔鼻窦未分化癌（图 3.44）	**CT 表现**：肿瘤呈中等密度。增强扫描后可有轻度、中度或显著强化 **MRI 表现**：局限的破坏性病灶，通常＞4 cm，在 T1 加权像上呈低中信号，T2 加权像上呈中等至高信号，增强后明显强化。位置：上鼻腔及筛窦气房，偶尔侵犯其他鼻窦、眼眶、颅前窝和海绵窦	恶性肿瘤由多形性肿瘤细胞组成，细胞核中～大型，核仁明显，还有少量嗜酸性粒细胞。通常有丝分裂活跃，且坏死常见。对于 CK7、CK8、CK19，可有 p53、上皮膜抗原和神经元特异性烯醇化酶免疫反应。预后差，5 年生存率不足 20%

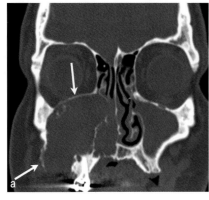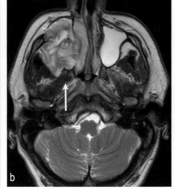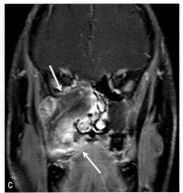

图 3.42　32 岁男性，牙源性黏液瘤

a. 冠状位 CT 显示右上颌窦低密度软组织病灶（箭头），伴有骨皮质膨胀变薄、中断，并延伸至右鼻腔；**b.** 病灶在轴位 T2 加权像上呈混合的低、中、稍高和高信号（箭头）；**c.** 冠状位脂肪抑制 T1 加权像示病灶不规则的不均匀强化（箭头）。

表 3.2(续)　鼻腔鼻窦的孤立性病变

病变	影像学表现	点评
鼻腔神经胶质瘤(嗅神经母细胞瘤) （图 3.45）	**CT 表现：**肿瘤呈中等密度，增强后可轻度、中度或显著强化 **MRI 表现：**局部破坏性病灶，在 T1 加权像上呈低中信号，T2 加权像上呈中高信号，显著强化，可伴肿瘤性囊肿。 **位置：**上鼻腔和筛窦气房，偶尔侵犯其他鼻窦，眼眶，颅前窝和海绵窦	也称为嗅神经母细胞瘤，这些神经外胚层恶性肿瘤起自上鼻腔和筛状区的嗅上皮，肿瘤由不成熟的神经母细胞组成，伴不同的核多形性、核分裂和坏死。肿瘤细胞发生于神经元细胞间质。两个发病高峰，青少年(11～20 岁)和成人(50～60 岁)，男性较女性多发

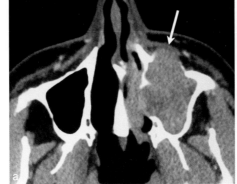
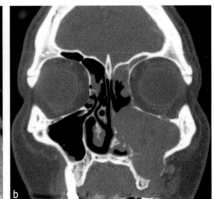

图 3.43　鳞状细胞癌，65 岁女性

横断位(a)和冠状位(b)CT 示左侧上颌窦软组织密度影，通过骨质破坏区向前部(箭头)、内侧和下部侵犯。

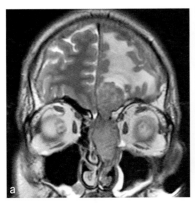
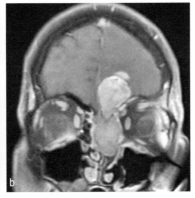

图 3.44　47 岁女性，左侧筛窦未分化癌

通过骨质破坏区侵犯颅内，并向下侵犯左鼻腔。**a.** 肿瘤在冠状位 T2 加权像上呈中等到稍高信号；**b.** 冠状位脂肪抑制 T1 增强图像上可见强化。

图 3.45　30 岁女性，右侧筛窦嗅神经母细胞瘤

可见骨质破坏，肿瘤向颅内侵犯，向下方侵犯右侧鼻腔，向内侧侵犯左筛窦，向外侧侵犯右侧眼眶。**a.** 肿瘤在冠状位脂肪抑制 T2 加权像上呈稍高信号；**b.** 冠状位 T1WI 增强图像上可见强化。

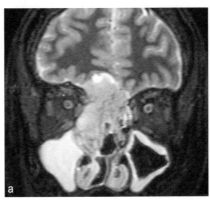
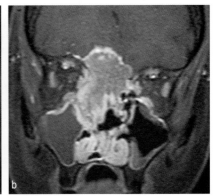

表 3.2(续)　鼻腔鼻窦的孤立性病变

病变	影像学表现	点评
腺样囊性癌 （图 3.46）	**CT 表现**：肿瘤呈中等密度，增强后常呈轻度、中度或显著强化，常伴有邻近部位的骨质破坏 **MRI 表现**：鼻腔或鼻窦病灶通过骨质破坏向颅内扩散或沿神经周围侵犯，在 T1 加权像上呈中等信号，T2 加权像上呈中等至高信号，增强后呈轻度、中度或显著强化	基底细胞样肿瘤由肿瘤上皮和肌上皮细胞组成。形态学上的肿瘤类型包括管状型，筛状型和实体型。最常见的原发于唾液腺的鼻腔鼻窦恶性肿瘤。占上皮性唾液腺肿瘤的 10%。最常累及腮腺、颌下腺和小唾液腺（腭、舌、颊黏膜、口腔底以及其他部位）。肿瘤常沿神经侵犯，伴或不伴面神经麻痹。患者通常在 30 岁以上。实体型预后最差。在确诊后 10～15 年，死亡的患者高达 90%
腺癌、黏液表皮样癌	**CT 表现**：肿瘤呈中等密度，增强后可呈轻度、中度或显著强化，常伴有邻近部位的骨质破坏 **MRI 表现**：鼻腔或鼻旁窦病灶通过骨质破坏向颅内扩散或沿神经周围侵犯，在 T1 加权像上呈中等信号，T2 加权像上呈中-高信号，增强后呈轻度、中度或显著强化	分别属于第二和第三常见的源于唾液腺的鼻腔鼻窦肿瘤。腺癌含有小型到中型的肿瘤细胞，其细胞核呈椭圆形，通常对细胞角蛋白、波形蛋白和 S-100 蛋白质有免疫反应。黏液表皮样癌通常有实性部分，这部分有基底细胞样或立方形的肿瘤细胞，囊性部分包含唾液黏蛋白，内衬黏液细胞，细胞核在浅染的细胞质内。最常见于上颌窦和鼻腔，肿瘤常为中～高分化，当出现症状时，常处于晚期，可有转移或沿神经扩散
黑色素瘤 （图 3.47，图 3.48）	**CT 表现**：肿瘤呈中度密度，增强后可呈轻度、中度或显著强化，常伴有邻近部位的骨质破坏 **MRI 表现**：肿瘤边缘清晰或边缘不规则，在 T1 加权像上呈中等或稍高信号，这取决于黑色素的含量。在 T2 加权像和脂肪抑制 T2 加权像上呈低-中到稍高信号。增强后常有强化，可伴邻近骨质的破坏	黑素细胞分化（对 S-100 蛋白和 HMB45 有免疫反应）的罕见恶性肿瘤，发病年龄 10～50 岁。原发性鼻腔鼻窦恶性黑色素瘤占所有黑色素瘤的不到 2.5%。病灶通常发生于鼻中隔、鼻腔外侧壁和鼻甲。40% 出现淋巴结转移，局部复发率高达 65%

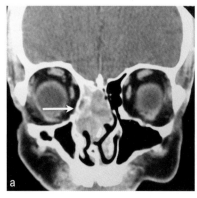
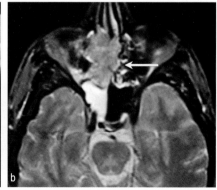
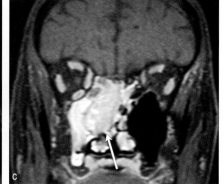

图 3.46　55 岁男性，右筛窦腺样囊性癌

可见骨质破坏，肿瘤向内侵犯左筛窦，向下侵犯右鼻腔。**a.** 肿瘤在冠状位 CT 呈中等到稍高密度（箭头）；**b.** 在横断位脂肪抑制 T2 加权像上呈中等到稍高信号；**c.** 冠状位脂肪抑制 T1 增强图像上可见强化（箭头）。

表 3.2(续)　鼻腔鼻窦的孤立性病变

病变	影像学表现	点评
淋巴瘤 (图 3.49)	**CT 表现**：病灶呈低-中等密度，增强后可有强化，伴或不伴骨质破坏 **MRI 表现**：病灶在 T1 加权像上呈低-中信号，T2 加权像上呈中等到稍高信号，伴或不伴弥散受限，可伴强化。病灶表现为局部侵袭性，伴骨质侵蚀/破坏，可侵犯颅内，累及脑膜(达 5%)。B 细胞非霍奇金淋巴瘤(NHL)常发生于上颌窦，而 T 细胞非霍奇金淋巴瘤常发生在中线部位，包括鼻中隔	淋巴瘤代表了一组淋巴系统肿瘤，它们的肿瘤细胞通常来源于淋巴组织(淋巴结和网状内皮系统)。大部分鼻咽、鼻腔和鼻窦的淋巴瘤为非霍奇金淋巴瘤。(B 细胞型比 T 细胞型更常见)，与原发鼻腔鼻窦肿瘤相比，淋巴瘤是更加常见的播散性疾病。鼻腔鼻窦淋巴瘤预后差，5 年生存率低于 65%

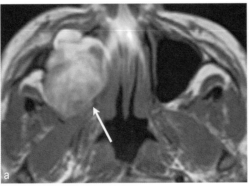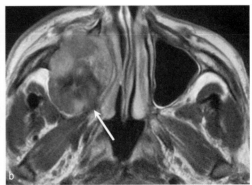

图 3.47　90 岁女性，右侧上颌窦黑色素瘤

a. 病灶在轴向 T1 加权像上呈不均匀高和稍高信号(箭头)；**b.** 在轴向 T2 加权像上呈混杂的低、中、稍高信号(箭头)。

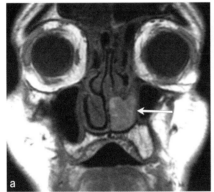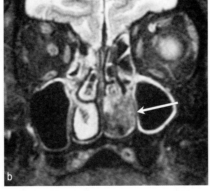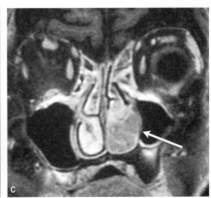

图 3.48　77 岁男性，左下鼻甲黑色素瘤

a. 肿瘤在冠状位 T1 加权像上呈稍高信号(箭头)；**b.** 冠状位 STIR 序列上呈混杂的低、中、稍高信号(箭头)；**c.** 冠状位 T1 增强图像上可强化(箭头)。

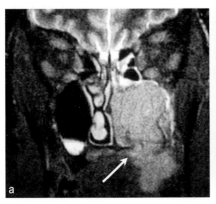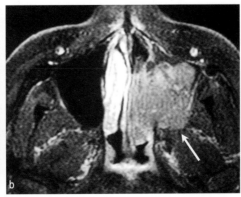

图 3.49　59 岁男性，左侧上颌窦非霍奇金淋巴瘤

伴骨质破坏，肿瘤向内侵犯左侧鼻腔，并向外下方侵犯。**a.** 肿瘤在冠状位脂肪抑制 T2 加权像上呈稍高到高信号(箭头)；**b.** 在横断位 T1 脂肪抑制增强图像上可强化(箭头)。

表3.2(续)　鼻腔鼻窦的孤立性病变

病变	影像学表现	点评
转移性病变 (图3.50)	单发或多发边缘清晰或模糊的病灶 **CT表现**:骨内病灶通常透亮,可见骨质硬化,可伴骨外肿瘤扩散,通常增强后可强化,可伴神经组织或血管压迫 **MRI表现**:颅面骨单发或多发边缘清晰或模糊的病灶,T1加权像上呈低中等信号,T2加权像上呈中高信号,通常可有强化,可伴骨质破坏、神经组织或血管压迫	转移性病灶代表了肿瘤细胞(位于分隔或远离原发灶的部位或器官)的增殖。转移性癌是累及骨最常见的恶性肿瘤。成人的骨转移病灶通常源于肺、乳腺、前列腺、肾脏和甲状腺等部位的癌以及肉瘤。肺、乳腺和前列腺的原发性恶性肿瘤占骨转移的80%。转移性肿瘤可累及单个或多个部位,引起骨质破坏或浸润
骨髓瘤 (图3.51)	多发性骨髓瘤或单发性浆细胞瘤为累及颅面骨的边缘清晰或模糊的病灶 **CT表现**:病灶呈低至中等密度,通常有强化和骨质破坏 **MRI表现**:涉及颅骨和硬脑膜的病灶,边缘清晰或模糊,在T1加权像上呈低至中等信号,T2加权像上呈中-高等信号,通常有强化和骨质破坏	多发性骨髓瘤由来源于单克隆抗体的增殖抗体分泌浆细胞组成。多发性骨髓瘤原发于骨髓。孤立性骨髓瘤或浆细胞瘤为不常见的变异型,浆细胞肿块发生于骨或软组织的单一位置。在美国,每年有14 600新发病例。多发性骨髓瘤是成人最常见的原发性骨肿瘤。中位年龄60岁,大多数患者超过40岁 　　肿瘤发生部位依次为:椎骨>肋骨>股骨>髂骨>肱骨>颅面骨>骶骨>锁骨>胸骨>耻骨>胫骨
骨肉瘤 (图3.52)	**CT表现**:肿瘤呈低至中等密度,通常伴有钙化或骨化影,可有骨质破坏,增强后常伴有强化(通常不均匀强化) **MRI表现**:肿瘤常表现为边缘模糊,通常从骨髓腔穿过受损的骨皮质扩散到邻近的软组织。肿瘤在T1加权像上通常呈低中等信号。低信号区常与肿瘤钙化、骨化和/或坏死区相对应。坏死区通常在T2加权像(T2WI)上呈高信号,而钙化区通常在T2加权像(T2WI)上呈低信号。肿瘤在T2加权像T2WI及脂肪抑制的T2WI信号多变,这取决于钙化/骨化的骨质、软骨、纤维、出血、坏死成分的多少。肿瘤在T2加权像(T2WI)和脂肪抑制T2WI可呈低信号,低-中等信号或中到高信号。增强后,骨肉瘤的非钙化或骨化部分通常显著强化	骨肉瘤由增殖的梭形肿瘤细胞组成,该细胞可生成骨样组织和/或不成熟的肿瘤骨。发生于儿童时为原发肿瘤;发生于成人时,常与佩吉特病、辐照骨、慢性骨髓炎、骨母细胞瘤、巨细胞瘤和骨纤维性结构不良相关
脊索瘤 (图3.53)	病灶边缘清晰,可表现为沿斜坡、椎体或骶骨表面的分叶状病灶,可有局部的骨质破坏 **CT表现**:病灶表现为低-中等密度,可伴肿瘤骨质破坏区可伴钙化灶,增强后可强化 **MRI表现**:病灶在T1加权像上呈低-中等信号,T2加权像上呈高信号,增强后可强化(通常不均匀)。病灶具有局部侵袭性的,并伴有骨质侵蚀/破坏以及血管和神经包绕(通常无动脉狭窄)。颅底-斜坡是发生脊索瘤的常见部位,且病灶通常位于中线部位,该部位的脊索瘤占颅底脊索瘤的80%。软骨样脊索瘤往往偏离中线,接近颅底软骨结合处	该肿瘤为低~中度恶性肿瘤,较为罕见,具有局部侵袭性,生长缓慢,起源于沿中轴骨的异位脊索残余。软骨样脊索瘤(所有脊索瘤的5%~15%)同时具有脊索样和软骨样分化。含有肉瘤成分的脊索瘤(所有脊索瘤的5%)被称为去分化或肉瘤样脊索瘤。脊索瘤占原发性恶性骨肿瘤的2%~4%,占所有原发性骨肿瘤1%~3%,占颅内肿瘤的不到1%。据报道,年发病率为(0.18~0.3)/1 000 000。去分化或肉瘤样脊索瘤占所有脊索瘤的不到5%。颅内脊索瘤患者的平均发病年龄为37~40岁

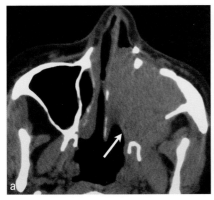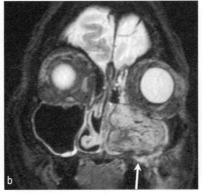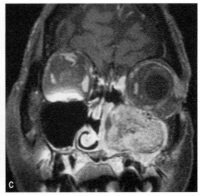

图 3.50 70 岁女性，肾细胞癌

左上颌窦可见转移性病灶伴骨质破坏，肿瘤向内侧侵犯左侧鼻腔，并向前、后、下方侵犯。**a.** 肿瘤在轴位 CT 上呈中等密度（箭头）；**b.** 在冠状位脂肪抑制 T2 加权像上呈稍高到高信号（箭头）；**c.** 冠状位脂肪抑制 T1 增强图像上可强化。

图 3.51 28 岁女性，巨大浆细胞瘤

a. 矢状 T1 加权像（箭头）；**b.** 轴位 T2 加权像（箭头）。显示肿瘤位于鼻腔、鼻咽、筛窦、蝶窦、斜坡及蝶鞍。

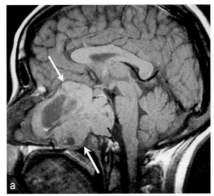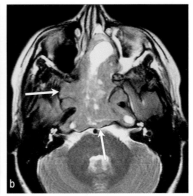

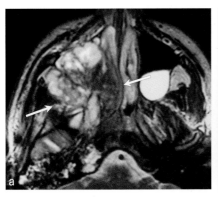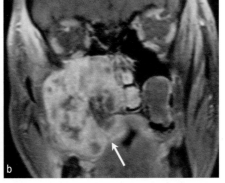

图 3.52 27 岁男性，右侧上颌窦骨肉瘤

伴有邻近的骨质破坏，肿瘤从内侵犯右侧鼻腔，并向前、外侧、后方及下方浸润。**a.** 肿瘤在轴位 T2 加权像上呈混杂的低、中和高信号（箭头）；**b.** 冠状位脂肪抑制 T1 增强图像上可强化。

图 3.53 77 岁女性，斜坡脊索瘤

伴有邻近的骨质破坏，肿瘤向前方侵犯蝶鞍、蝶窦和鼻咽。肿瘤破坏斜坡，并向颅内侵犯桥前池。**a.** 矢状位脂肪抑制 T2 加权像显示肿瘤大部分呈不均匀高信号（箭头）；**b.** 矢状位脂肪抑制 T1 加权像可见强化（箭头）。

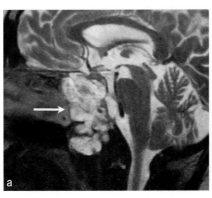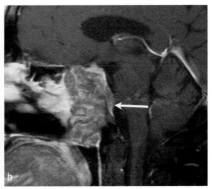

表3.2(续)　鼻腔鼻窦的孤立性病变

病变	影像学表现	点评
软骨肉瘤 (图3.54)	病灶为分叶状,常发生在软骨结合处,伴有骨质破坏 **CT表现**:病灶表现为低-中等密度,伴有局部骨质破坏,可有软骨基质钙化,增强扫描后可强化 **MRI表现**:病灶在T1加权像上呈低-中等信号,T2加权像上呈高信号,可有T2WI低信号的基质钙化,伴有强化(通常不均匀)。肿瘤具有局部侵袭性,伴骨质侵蚀/破坏及血管和神经包绕。常位于颅底岩-枕结合处,且常偏离中线区	软骨肉瘤是一种恶性肿瘤,包含在肉瘤样基质内形成的软骨。软骨肉瘤可包含钙化/骨化、黏液样物质和/或骨化区。软骨肉瘤很少出现在滑膜内。软骨肉瘤占恶性骨病灶的12%~21%,骨原发性肉瘤的21%~26%,所有骨肿瘤的9%~14%、颅底肿瘤的6%,所有颅内肿瘤的0.15%
尤因肉瘤 (图3.55)	**CT表现**:表现为颅底破坏性的病灶,呈低-中等密度,增强后通常表现为不均匀的强化 **MRI表现**:颅面骨破坏性的病灶在T1加权像上呈混杂的低-中等信号,T2加权像上呈混杂的低、中等和高信号,增强后通常表现为不均匀的强化	原发性恶性骨肿瘤,由未分化的圆形核小细胞组成。占原发性恶性骨肿瘤6%~11%,原发性骨肿瘤的5%~7%。尤因肉瘤通常存在染色体11和22:t(11;22)(q24;q12)易位,导致了11q24上 *FL1-1* 基因和22q12上 *EWS* 基因的融合。好发年龄5~30岁,男性多于女性。病灶极少累及颅底,具有局部侵袭性,易转移
横纹肌肉瘤 (图3.56)	**CT表现**:边缘清晰或不规则的软组织病灶。常不伴有钙化。肿瘤呈混杂密度,有呈软组织密度的实性区、囊变和/或坏死区,偶有局灶性出血,可伴骨质侵蚀和破坏 **MRI表现**:肿瘤呈局限性和/或边界不清,通常在T1加权像上呈低-中信号,T2加权像(T2WI)和脂肪抑制T2WI上呈不均匀信号(中、稍高和/或高信号混杂)。肿瘤可有不同程度强化,可伴骨质破坏和浸润	有横纹肌母细胞分化型的间叶性恶性肿瘤,常原发于软组织,罕见发生于骨,可分为三型:胚胎型(50%~70%)、腺泡型(18%~45%)、多形性型(5%~10%)。胚胎型和腺泡型常原发于小于10岁的儿童,多形性型大多数发生于成人(中位年龄60岁)。腺泡型和多形性型常发生于四肢,胚胎型则大多数发生于头颈部
侵袭性垂体腺癌	**CT表现**:肿瘤常呈中等密度,伴或不伴坏死、囊变、出血,增强后常有强化。可侵犯鞍上池,在鞍膈处呈束腰征改变,可侵犯海绵窦,侵入颅底 **MRI表现**:T1和T2加权像上呈中等信号,与灰质信号类似,伴或不伴坏死、囊变、出血,增强后常显著强化。可涉及鞍上池,在鞍膈处呈束腰状改变,可侵犯海绵窦,偶尔侵入颅底	垂体腺癌偶尔可侵袭性生长,侵犯蝶骨、斜坡、筛窦、眼眶和/或脚间池

肿瘤样病变

病变	影像学表现	点评
骨纤维性结构不良 (图3.57)	**CT表现**:病灶涉及颅骨,伴有骨质膨胀。病灶在平片和CT上密度不一,取决于病灶钙化程度和骨针数量。CT值范围为70~400 HU。骨纤维性结构不良时,不成熟编织骨的钙化骨针使得病灶在平片上呈磨玻璃影。在部分或所有病灶的周围可见厚薄不一的硬化边 **MRI表现**:信号特点取决于骨针、胶原蛋白、成纤维梭形细胞、出血和/或囊变的成分多少。病灶通常边界清楚,T1WI上呈低或中低信号,T2WI上呈低、中和/或高混杂信号,周围有厚薄不一的低信号环。少许病灶可见内部分隔和囊性变,骨质膨大常见。病灶的全部或部分呈不均匀、弥漫性或周围强化	良性髓纤维骨性病灶,常是散发,涉及单一部位称为单发性(80%~85%),或为多发病灶(多发骨纤维性结构不良)。是由于原始骨形成成熟板层骨过程中发育异常所致,在发育异常的纤维组织中有不成熟的小梁结构,这些病灶不能正常钙化,可引起神经孔狭窄所致的脑神经病变、面部畸形、鼻腔鼻窦引流障碍、鼻窦炎。McCune-Albright综合征占多发骨纤维性结构不良的3%

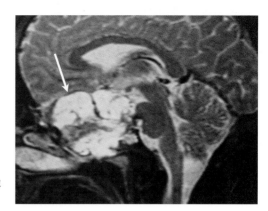

图 3.54 24 岁男性,筛窦和蝶窦软骨肉瘤(箭头)

伴有邻近骨质破坏,肿瘤侵犯颅内、鼻咽、鼻腔和蝶鞍,矢状位脂肪抑制 T2 加权像显示肿瘤大部分呈不均匀高信号,伴有不规则低信号区。

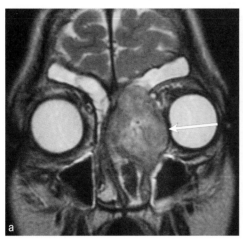
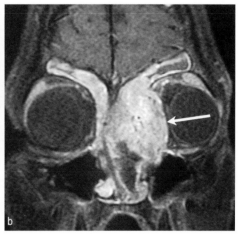

图 3.55 12 岁女性,左侧筛窦尤因肉瘤

伴有骨质破坏,肿瘤向内涉及右侧筛窦,向下涉及左鼻腔和左上颌窦,向外涉及左眼眶,向上涉及左侧额窦,导致黏液流出梗阻,滞留的分泌物充满双侧额窦。**a.** 肿瘤在冠状位 T2 加权像上呈不均匀中等和稍高信号(箭头);**b.** 冠状位脂肪抑制 T1 增强图像上可见强化(箭头)。

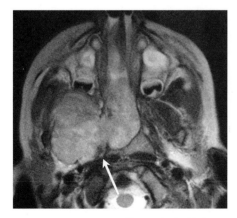

图 3.56 5 岁男性,横纹肌肉瘤(箭头)

肿瘤位于右侧鼻咽、右鼻腔、右咽旁间隙和咀嚼肌间隙,在轴位 T2 加权像上呈不均匀稍高至高信号。

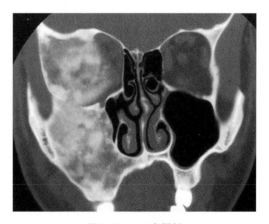

图 3.57 19 岁男性

冠状位 CT 示右侧上颌窦和右侧蝶骨骨纤维性结构不良,导致右上颌窦窦腔和右眼眶狭窄。

表 3.2(续) 鼻腔鼻窦的孤立性病变

病变	影像学表现	点评
佩吉特病	**CT 表现**：颅骨内外板和骨髓的混杂的中到高密度病灶，边缘常模糊不清 **MRI 表现**：大多数累及颅骨的病例处于晚期或不活跃期。膨胀的骨变化和皮质增厚在 T1 加权像和 T2 加权像上呈低信号。增厚的皮质的内侧边缘可模糊不清。继发于增厚的骨小梁，骨髓处的病灶在 T1WI 和 T2WI 上呈低信号。在佩吉特病的晚期或不活跃期的骨髓可以有以下特点：①与正常骨髓有相似的信号；②含有脂肪信号的病灶；③继发于硬化时，在 T1、T2 加权像上呈低信号；④在脂肪抑制的 T2 加权像上有来自水肿或持续性血管组织的高信号区	佩吉特病是慢性骨骼疾病，伴有异常骨吸收和编织骨形成导致的骨畸形，病原体可能是副粘病毒。高达 66% 的患者为多发性。佩吉特病有不到 1% 的风险发展为继发性肉瘤样变；该病 55 岁以上的高加索人占 2.5%～5%，85 岁以上的高加索人占 10%。该病会导致椎间孔狭窄，伴有脑神经压迫，颅底凹陷症，可伴脑干压迫
炎性病变		
黏液潴留性囊肿/单发性息肉 （图 3.58，图 3.59，图 3.60，图 3.61）	**CT 表现**：局限性的软组织病灶，呈低到中等密度，取决于蛋白质和水的比例 **MRI 表现**：局限性病灶，在 T1 加权像（T1WI）上呈低信号，在 T2 加权像（T2WI）上呈高信号，增强后可薄层周边强化。在黏液潴留性囊肿或息肉内，因分泌物浓缩、蛋白质浓度升高，T1 加权像可呈中到高等信号，T2 加权像可呈低、中到稍高信号	黏液潴留囊肿是由浆液黏液腺梗阻引起的。浆液潴留性囊肿的产生源于黏膜下层的液体积聚。息肉为黏膜内的液体积聚，同时含有嗜酸性粒细胞。潴留性囊肿、息肉是鼻窦炎症的并发症，具有类似的影像学特征。它们可以为散发的单发或多发性病灶，在临床上并不重要，除非发生鼻窦窦口阻塞。最常见于上颌窦。后鼻孔息肉原发于后鼻孔或生长在鼻窦窦口涉及后鼻孔。上颌窦-后鼻孔息肉是最常见的类型，从上颌窦扩散且可纤维化

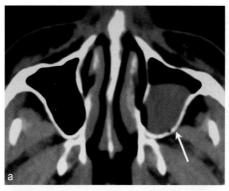
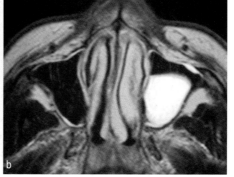
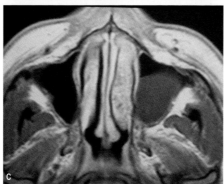

图 3.58 44 岁女性，黏液潴留性囊肿

a. 轴位 CT 示液体密度影（箭头）；**b.** 轴位 T2 加权像呈高信号；**c.** 轴位增强 T1 加权像上呈低信号，无强化。

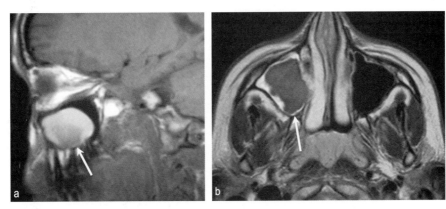

图 3.59 黏液潴留囊肿，右侧上颌窦蛋白浓度高（分泌物浓缩）

a. 矢状位 T1 加权像上呈高信号（箭头）；**b.** 轴位 T2 加权像上呈低信号，周围环绕薄层高信号区（箭头）。

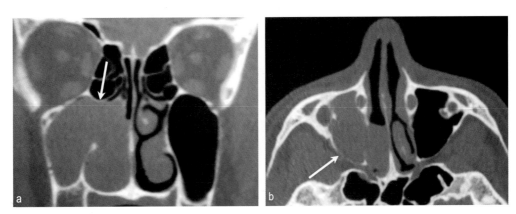

图 3.60 冠状位 CT(**a**)和轴位 CT(**b**)显示右上颌窦后鼻孔息肉（箭头），右上颌窦和窦口内息肉延伸至后鼻孔

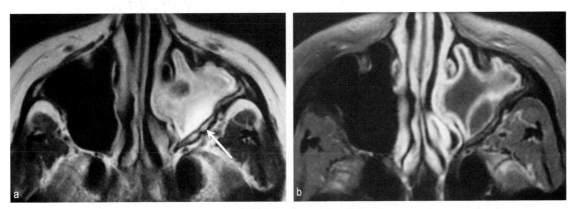

图 3.61 左窦口鼻道复合体漏斗内的息肉，向内延伸至左侧鼻腔，向外延伸至左侧上颌窦

a. 息肉在轴位 T2 加权像上呈高信号（箭头）；**b.** 轴位 T1WI 增强后可见薄层周边强化。

表 3.2(续) 鼻腔鼻窦的孤立性病变

病变	影像学表现	点评
黏液囊肿 (图 3.62,图 3.63)	**CT 表现**:含黏液的无气鼻窦膨胀性改变(CT 值为 10～18 HU) **MRI 表现**:鼻窦膨胀,窦腔内容物在 T1 加权像上呈低信号,在 T2 加权像上呈高信号,浓缩的分泌物蛋白质含量高,或诱发感染(脓囊肿)时,也可以在 T1WI 上呈高信号,T2WI 上呈低信号	鼻窦炎症/感染引起的窦口阻塞,导致黏液积累,上皮细胞脱落。可能出现将窦壁逐渐重塑和扩张至眼眶和颅室。发生在额窦(占 65%)、筛窦(占 25%)和上颌窦(占 10%)
脓囊肿 (图 3.64)	**CT 表现**:无气膨胀鼻窦内充满低或中等密度病灶,伴有骨壁膨胀性吸收变薄,感染扩散可导致脓囊肿附近结构的密度改变 **MRI 表现**:T1 加权像上呈低-中等信号,T2 加权像上呈低、中和/或高信号。增强后不规则边缘强化	黏液囊肿感染,伴重塑、膨胀的窦壁骨质侵蚀,可伴感染扩散到眼眶和颅内
波特氏头皮肿块 (图 3.65)	**CT 表现**:无气的窦腔扩张,其内充满低和/或中等密度灶,伴有窦壁膨胀变薄、吸收破坏,伴有感染扩散时,头皮表面可有异常低密度灶及水肿 **MRI 表现**:额窦在 T1 加权像上呈低-中等信号,T2 加权像上呈稍高和/或高信号,增强后可见不规则周边强化。在受累额骨表面可见 T2 高信号区,增强后周边强化,代表骨膜下脓肿和蜂窝织炎	额窦炎症的并发症,伴有额骨前表面的侵蚀破坏和穿孔,可形成骨膜下脓肿、蜂窝织炎、肉芽组织和邻近头皮水肿(波特氏头皮肿块)。鼻窦炎导致额骨后缘穿孔会形成硬膜外脓肿或硬膜下积脓。对于儿童,常见的微生物包括链球菌、流感嗜血杆菌、梭形杆菌、类杆菌、金黄色葡萄球菌、肠球菌。治疗方法包括手术清创和静脉注射抗生素
鼻石 (图 3.66)	**CT 表现**:鼻腔或上颌窦的不规则钙化区,伴或不伴相关鼻窦黏膜增厚和/或窦腔内的残留分泌物、邻近骨质侵蚀	鼻腔或上颌窦内(antrolith)的致密、坚硬、钙化的肿块,源于细菌、白细胞、黏液、血块或异物附近的钙盐沉积。在鼻腔比上颌窦更常见

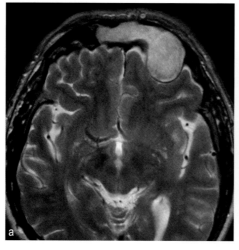
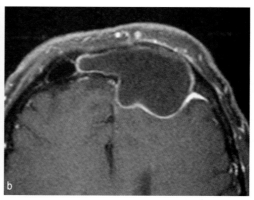

图 3.62 左额窦黏液囊肿

a. 轴位 T2 加权像大部分呈高信号;**b.** 轴位钆对比剂增强脂肪抑制 T1 增强图像示薄层周边强化,窦壁膨胀变薄。

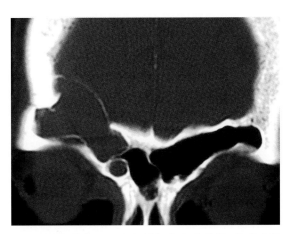

图 3.63　冠状位 CT 示右侧额窦黏液囊肿,骨质边缘膨胀变薄

相应窦腔内充满潴留分泌物。

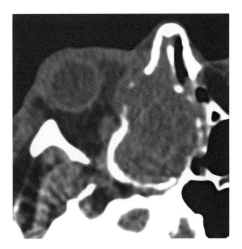

图 3.64　脓囊肿

横断位 CT 示无气膨胀的右侧筛窦内充满混杂的低和中度密度病灶,伴有相应部位外侧骨皮质中断,炎性病灶扩散至右眼眶内侧。

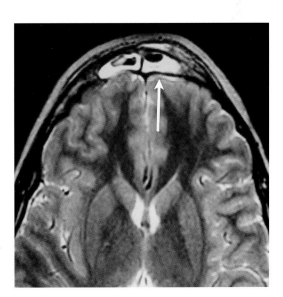

图 3.65　波特头皮肿块

轴位 T2 加权像显示额窦几乎完全充满了高信号,伴气液平面(箭头)。累及额骨表面可见高信号聚集物,代表骨膜下脓肿和蜂窝织炎。

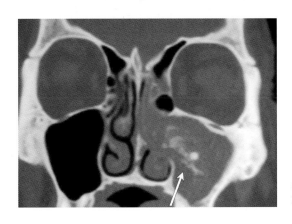

图 3.66　鼻石

66 岁男性,冠状位 CT 显示残留的分泌物填充左上颌窦,内可见不规则的钙化灶(箭头),为鼻石。

表 3.2(续)　鼻腔鼻窦的孤立性病变

病变	影像学表现	点评
朗格汉斯细胞组织细胞增生症（**图3.67**）	颅骨和颅面骨骨髓内的单发或多发局限性软组织病灶,伴局灶性骨质破坏/侵蚀,可侵犯颅外或颅内,或二者同时发生 **CT 表现**:病灶通常表现为低-中等密度,增强后可强化,伴或不伴邻近硬脑膜强化 **MRI 表现**:病灶在 T1 加权像通常呈低-中信号,T2 加权像和脂肪抑制 T2WI 上呈不均匀稍高到高信号。T2 加权像和脂肪抑制 T2WI 可见边缘模糊的高信号区,通常继发于病灶周围骨髓和软组织的炎性改变。骨髓和骨外软组织部分通常表现为明显强化	网状内皮系统病变,骨髓源性的朗格汉斯细胞浸润于多器官,呈局灶性或弥漫性。朗格汉斯细胞有偏中心的卵圆形或卷曲形细胞核,存在于淡嗜酸性细胞质中。病灶由朗格汉斯细胞、巨噬细胞、浆细胞和嗜酸性粒细胞组成,对 S-100、CD1a、CD207、HLA-DR 和 β2 微球蛋白有免疫反应。儿童发病率为 2/100 000(15 岁以下),仅 1/3 的病灶发生于成人。局灶性病灶(嗜酸性肉芽肿)在颅骨可单发或多发,通常位于颅底。单发病灶通常男性多于女性,<20 岁。髓质骨内组织细胞的增生可导致局部骨皮质破坏和邻近软组织的侵犯 多发性病灶与 2 岁以下儿童的 Letterer-Siwe 病(淋巴结和肝脾肿大)和 5～10 岁儿童的 Hanf-Schüller-Christian 病(淋巴结病、突眼、尿崩症)有关

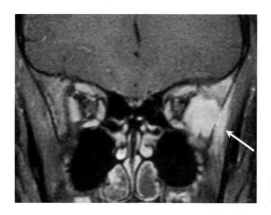

图 3.67　嗜酸性肉芽肿

冠状位脂肪抑制 T1 加权像显示强化的嗜酸性肉芽肿(箭头),可见左眶外侧缘骨质破坏,向内侧涉及眼眶,向外涉及左侧颞肌。

3.3　鼻腔鼻窦多灶性或弥漫性病变

- 急性和亚急性鼻窦炎
- 慢性鼻窦炎
- 鼻息肉
- 黏液囊肿
- 非侵袭性真菌性鼻窦炎
- 侵袭性真菌性鼻窦炎
- 鼻窦慢性侵袭性真菌性疾病
- 多血管性肉芽肿病(韦格纳肉芽肿)
- Churg-Strauss 综合征
- 结节病
- 干燥综合征
- 多骨骨纤维性结构不良
- 颅面骨骨折
- 脑脊液漏

表 3.3 （续） 鼻腔鼻窦多灶性或弥漫性病变

病变	影像学表现	点评
急性和亚急性鼻窦炎 （图 3.68，图 3.69）	**CT 表现**：相应鼻腔鼻窦内的气-液平和黏膜增厚，伴或不伴筛窦病变涉及眼眶及骨膜下脓肿，额窦炎症可引起脑膜炎 **MRI 表现**：可见气-液平，液体在 T1 加权像上呈低信号，在 T2 加权像上呈高信号，可见黏膜增厚，伴黏膜强化。伴或不伴并发症，如眶隔前或眶隔后眼眶蜂窝织炎、脑膜炎、硬膜外或硬膜下积脓、脑炎、脑脓肿	鼻腔或鼻窦衬里的黏膜炎症。可能是由病毒感染、细菌、真菌、龋齿/脓肿、过敏原或环境刺激物引起的。症状包括面部疼痛或压迫、鼻塞、脓性鼻涕、嗅觉减退、嗅觉丧失和/或牙齿疼痛。感染可直接扩散到眼眶或通过鼻窦和眼眶之间的小型无瓣静脉连接。感染在颅内扩散可引起脑膜炎、硬膜外或硬膜下积脓、脑炎和/或脑脓肿。当症状持续不足 4 周时，临床诊断为急性鼻窦炎。亚急性鼻窦炎症状持续时间为 4～12 周。急性/亚急性鼻窦炎的治疗方法包括生理盐水冲洗，鼻用糖皮质激素和减充血剂

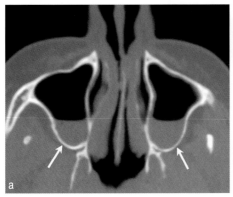
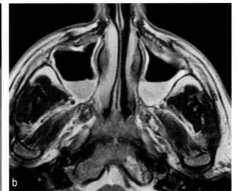
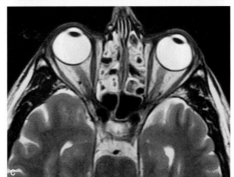

图 3.68 急性鼻窦炎

a、b. 横断位 CT 和横断位的 T2 加权像显示双侧上颌窦气-液平面（箭头）；c. 横断位的 T2 加权像示筛窦黏膜增厚。

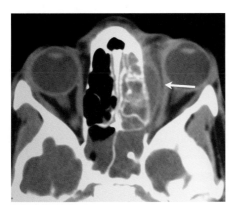

图 3.69 11 岁女性，左侧筛窦和蝶窦亚急性鼻窦炎

轴位 CT 显示左侧眼眶骨膜下脓肿（箭头）和蜂窝织炎。

表 3.3（续）　鼻腔鼻窦多灶性或弥漫性病变

病变	影像学表现	点评
慢性鼻窦炎 （图 3.70，图 3.71 和图 3.72）	**CT 表现**：鼻窦分泌物可表现为低、中和/或稍高密度，这与蛋白质含量、继发细菌感染或真菌感染有关，伴或不伴气液平，鼻窦及鼻腔内黏膜增厚，伴或不伴窦壁骨质反应性肥厚（骨炎） **MRI 表现**：鼻窦分泌物 T1WI 和 T2WI 可呈低、中和/或稍高信号，这与蛋白质含量有关。当蛋白质含量达到 25% 以上时，残留的分泌物 T1WI 上呈稍高或高信号，T2WI 上呈低信号，可伴气-液平和黏膜增厚，增强后可强化 **CT 和 MRI 表现**：慢性鼻窦炎重复发生真菌感染的影像学表现可基于菌丝中的钙、铁和锰的存在而变化。细菌包含铁/Fe^{3+} 结合铁载体，可导致鼻窦内容物 T1WI 上呈中到高信号、T2WI 上呈低信号	鼻腔或鼻窦内衬的黏膜炎症超过 12 周。病因可包括窦口狭窄解剖变异、鼻过敏、医源性因素（鼻胃管、机械通气，鼻腔填塞）或术后疤痕。易患慢性鼻窦炎的全身性疾病包括囊性纤维化、原发性纤毛运动障碍、阿司匹林加重呼吸系统疾病及抗体免疫缺陷。可能发生重复的真菌和细菌感染。囊性纤维化是一种常染色体隐性突变引起的囊肿性纤维症，与囊性纤维化跨膜调节基因（CFTR）有关，导致上皮细胞膜中氯离子通道缺陷，造成外分泌腺黏液分泌物黏度增加。造成黏性黏液清除障碍，导致大多数患者出现细菌定植和慢性鼻窦炎。原发性纤毛运动障碍是一种罕见的、不均匀的常染色体隐性病，与纤毛运动功能缺陷有关，导致 50% 的病例出现慢性鼻窦炎、支气管炎、肺炎、支气管扩张症、中耳炎、男性不育和内脏反位（Kartagener 综合征）。阿司匹林加重呼吸系统疾病是发生于成人的疾病，伴有鼻窦炎，鼻息肉、哮喘（Samter 三联征），在服用阿司匹林或其他非甾体类消炎药后会发病。慢性鼻窦炎的治疗方法包括生理盐水冲洗，鼻腔用和/或口服糖皮质激素、减充血剂、手术
鼻息肉 （图 3.73）	**CT 表现**：局限性的软组织病灶，根据蛋白质和水的比例呈低到中等密度 **MRI 表现**：局限性的病灶，在 T1 加权像上呈低信号，在 T2 加权像上呈高信号。伴有浓缩的分泌物和蛋白质浓度升高的息肉，在 T1 加权像可呈中等到高信号，在 T2 加权像上呈从低到中等再到稍高信号，可伴增强后周边薄层强化	息肉即为黏膜内液体聚集，并含有嗜酸性粒细胞。息肉是过敏性或感染性鼻窦疾病的一种并发症，且具有与黏液潴留囊肿类似的影像学特征。息肉可为多发性病灶，且临床上无症状，除非有鼻窦窦口阻塞。最常见于筛窦和上颌窦。鼻后孔息肉发生在或长入鼻窦窦口，并延伸至后鼻孔。上颌窦后鼻孔息肉是最常见的类型，从上颌窦延伸而来，可纤维化。可发生重复的真菌定植，菌丝含有钙和磁性元素，如锰和铁

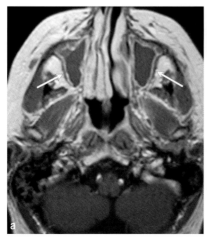 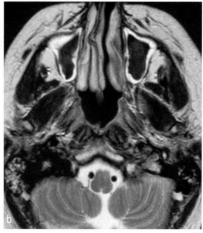 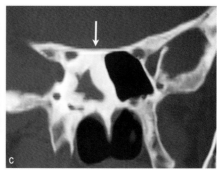

图 3.70　慢性鼻窦炎

MRI 显示双侧上颌窦充满黏液，蛋白质含量增加。**a.** 在 T1 增强横断位成像呈（箭头）呈低-中等信号，伴有黏膜的薄层强化；**b.** 在 T2WI 上呈低信号；**c.** 冠状位 CT 示右侧蝶窦充满分泌物（箭头），蝶窦周围骨质反应性增生肥厚（骨炎）。

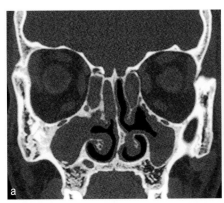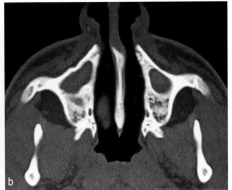

图 3.71　18 岁男性，囊性纤维化和慢性鼻窦炎

a. 冠状位；**b.** 轴位 CT 图像。显示上颌窦发育不全，可见双侧上颌窦和筛窦充满了分泌物，伴黏膜增厚，呈混杂的中等和稍高密度。

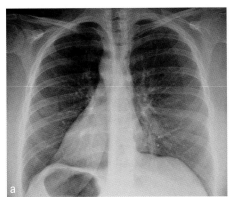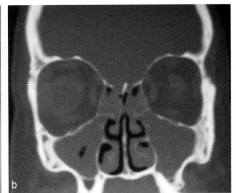

图 3.72　35 岁女性，Kartagener 综合征

a. 胸部后前位 X 线片显示内脏逆位和右位心；**b.** 冠状位 CT 显示慢性炎性鼻窦病变，双侧上颌窦和筛窦充满分泌物，伴有黏膜增厚。

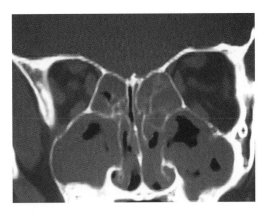

图 3.73　鼻息肉

冠状位 CT 示双侧上颌窦和鼻腔内的分叶状软组织病灶，筛窦见黏膜增厚和分泌物填充。

表3.3(续) 鼻腔鼻窦多灶性或弥漫性病变

病变	影像学表现	点评
黏液囊肿 (图3.74,图3.75)	**CT 表现**:窦腔膨胀含有黏液(10～18 HU) **MRI 表现**:窦腔膨胀,内容物在 T1 加权像上呈低信号,在 T2 加权像上呈高信号,当伴有浓缩的分泌物,且其蛋白质含量高或反复感染时(脓囊肿),可在 T1 加权像上呈高信号,在 T2 加权像上呈低信号	鼻窦的炎症/感染可引起鼻窦窦口阻塞,导致黏液积聚和上皮细胞脱落。窦壁会发生渐进性的重塑和膨胀,并涉及眼眶和颅内。黏液囊肿发生的概率分别为:额窦(65%),筛窦气房(25%)和上颌窦(10%)。其病灶可以是多发的
非侵袭性真菌性鼻窦炎 (图3.76)	**CT 表现**:鼻窦分泌物可呈低、中和/或稍高密度,这与蛋白和真菌含量有关,可伴气液平面,可伴有相应鼻腔、鼻窦黏膜增厚、反应性骨质增生肥厚(骨炎)和/或窦壁膨胀。病灶内含有真菌球时,呈高密度(100～200 HU),并且高达 67% 会伴有钙化。单侧发病比双侧更常见 **MRI 表现**:鼻窦分泌物在 T1 加权像和 T2 加权像上呈低、中和/或稍高信号,这与蛋白质和真菌含量有关。当蛋白质含量达到 25% 以上时,残留的分泌物可在 T1 加权像上呈稍高到高信号,在 T2 加权像上呈低信号,可伴气液平面,黏膜增厚,增强后可强化。真菌球通常在 T1 加权像和 T2 加权像上呈低信号,这源于磁性金属和钙化,且通常没有强化 **CT 和 MRI 表现**:慢性鼻窦炎出现重复真菌感染的影像学表现可根据菌丝中钙、铁和锰的存在与否而变化	免疫功能正常的患者鼻腔和/或鼻窦的真菌定植,可以作为局部定植,菌丝体在黏液和黏膜内腐生生长。可以作为由密集堆积的菌丝(通常为曲霉属)组成的一个真菌球(足菌肿),无透黏膜侵袭,或作为过敏性真菌性鼻窦炎(AFR),这是有遗传性过敏的患者对真菌抗原的超敏反应 过敏性真菌性鼻窦炎(AFR)的临床诊断标准是:鼻息肉、显微镜下可看到真菌出现、无透黏膜侵袭的嗜酸性黏蛋白、通过皮肤测试对真菌有 1 型超敏反应、鼻窦 CT 表现为浑浊。局部真菌定植的治疗方法包括机械清除和鼻窦冲洗。真菌球的治疗方法是内窥镜切除术。过敏性真菌性鼻窦炎(AFR)的治疗方法包括鼻生理盐水冲洗、外用类固醇、皮质类固醇全身短期应用、抗生素,对于难治性病例,采用功能性鼻窦内窥镜手术治疗
侵袭性真菌性鼻窦炎 (图3.77,图3.78)	**CT 表现**:鼻窦分泌物呈低、中和/或略高密度,与蛋白质和真菌含量有关,伴或不伴气液平面,鼻窦和鼻腔内黏膜增厚,伴有骨质的侵蚀破坏 **MRI 表现**:鼻窦分泌物在 T1 和 T2 加权像上可呈低、中等和/或略高信号,这与蛋白质和真菌含量有关。增强后黏膜可有增厚强化。窦壁骨质侵蚀破坏后邻近部位可出现异常信号和强化。由真菌侵袭造成的动脉/静脉闭塞可导致组织坏死,增强后无强化	持续时间＜4 周的侵袭性真菌性鼻窦炎常发生在免疫功能低下或控制不佳的糖尿病患者。这是威胁生命的疾病,免疫反应不足会使真菌侵入黏膜、骨和血管并迅速扩散到眼眶、海绵窦和/或中枢神经系统。真菌通常包括曲霉属、毛霉目(根霉、毛霉)。治疗方法包括重建免疫系统、全身抗真菌治疗和手术清创

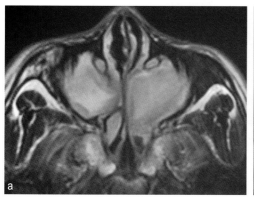
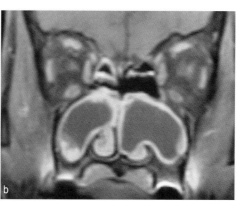

图3.74 30 岁男性,双侧上颌窦黏液囊肿

上颌窦窦腔膨胀并充满分泌物,该分泌物在横断位 T2 加权像(a)上呈高信号,增强后冠状位脂肪抑制 T1 加权像(b)上呈低信号,周围黏膜强化。

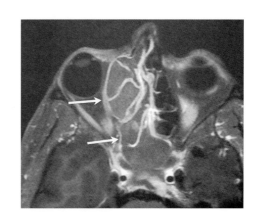

图 3.75　33 岁男性,累及右侧多个筛窦气房的黏液囊肿(箭头)
轴位 T1WI 增强后可见黏膜强化。

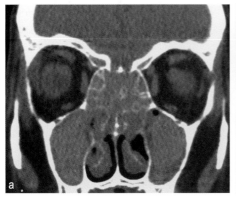
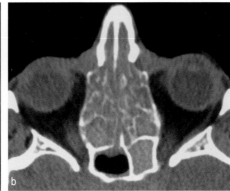

图 3.76　59 岁女性,非侵袭性真菌性鼻窦炎

冠状位(**a**)和轴位(**b**)CT 示双侧上颌窦、筛窦以左侧蝶窦充满分泌物,表现为低、中和/或稍高密度,这与蛋白质和真菌含量有关。

图 3.77　84 岁男性,患有曲霉病及侵袭性真菌性鼻窦炎

a. 轴位脂肪抑制 T2 加权像上可见边缘模糊的异常稍高信号区;**b.** 轴位 T1WI 增强图像上示右侧蝶窦、眶尖、海绵窦和颅中窝前内侧部分强化(箭头)。

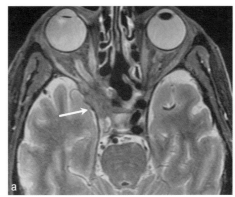
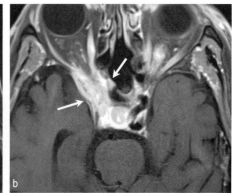

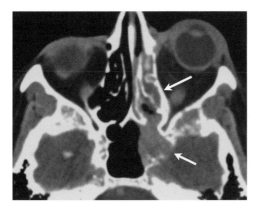

图 3.78　58 岁男性,毛霉引起的侵袭性真菌性鼻窦炎

轴位 CT 显示不规则病灶呈低至中等密度,累及左侧筛窦和蝶窦(箭头),并有邻近骨质侵蚀破坏。

表 3.3(续)　鼻腔鼻窦多灶性或弥漫性病变

病变	影像学表现	点评
鼻窦慢性侵袭性真菌性疾病	**CT 表现**：鼻窦分泌物可表现为中和/或稍高到高密度,这与蛋白质和真菌含量有关,伴有骨质侵蚀破坏,可伴窦壁骨质斑驳透亮骨变化 **MRI 表现**：鼻窦分泌物在 T1 和 T2 加权像上可呈低、中等和/或略高的信号,这与蛋白质和真菌含量有关。增强后黏膜增厚强化。鼻窦骨壁侵蚀/破坏后,邻近组织可出现异常信号和强化	持续时间超过 12 周且发展缓慢的真菌性鼻窦炎,通常发生于免疫功能正常的病人。组织学表现包括非干酪性肉芽肿、血管炎、血管周围纤维化和/或血管增生。患者可出现慢性鼻窦炎、面部软组织肿胀、眼部症状和/或神经功能缺陷
多血管性肉芽肿病(韦格纳肉芽肿) **(图 3.79)**	**CT 表现**：软组织密度病灶,伴或不伴骨质破坏 **MRI 表现**：边缘模糊的软组织增厚区,在 T1 加权像上呈低-中信号,在 T2 加权像呈略高到高信号,伴有鼻腔、鼻窦、眼眶、颞下窝和外耳道的强化,可伴相应骨质及鼻中隔的侵蚀破坏,可涉及颅底,并累及硬脑膜、软脑膜、脑实质或静脉窦	累及多系统的自身免疫性疾病,伴呼吸系统的坏死性肉芽肿,各种组织的小动脉和静脉的局灶性坏死脉管炎和血管球性肾炎。可累及鼻窦、眼眶、颅底、硬脑膜、软脑膜,偶尔累及颞骨。通常情况下,对抗中性粒细胞胞质抗体(c - ANCA)有免疫反应。治疗方法包括使用糖皮质激素、环磷酰胺和抗肿瘤坏死因子
Churg-Strauss 综合征 **(图 3.80)**	**CT 表现**：鼻腔鼻窦多发性黏膜增厚 **MRI 表现**：鼻腔鼻窦黏膜软组织增厚,边缘模糊,在 T1 加权像上呈中-低信号,在 T2 加权像上呈略高到高信号,增强后可强化	肉芽肿性血管炎,伴有哮喘、嗜酸性粒细胞增多(在外周血中超过 10%)、鼻窦炎、短暂的肺浸润、单神经炎或多发性神经病,且对核周边抗中性粒细胞胞浆抗体(P - ANCA)有免疫反应。治疗方法包括使用糖皮质激素、环磷酰胺和白三烯受体拮抗剂
结节病	**CT 表现**：鼻腔鼻窦多发性黏膜增厚。骨内病灶与局部骨质破坏有关,可扩散至鼻窦。通常为软组织密度灶。骨结节病灶通常表现为髓内透亮区,很少有硬化/高密度 **MRI 表现**：鼻腔鼻窦黏膜软组织增厚,边缘模糊,T1WI 上呈低-中信号,T2WI 上呈稍高到高信号,增强后强化。骨内病灶在 T1WI 上常呈低-中信号,在 T2WI 上和脂肪抑制 T2WI 上呈稍高信号。增强后常伴强化。骨结节病可累及至鼻窦	结节病是一种多系统、非干酪性肉芽肿性疾病,病因不明,5%～15% 可累及中枢神经系统。累及鼻腔鼻窦的情况很少见,只发生于 2%～10% 的结节病患者。在鼻中隔与鼻甲骨的活检中可见黏膜下结节性肉芽肿。高达 60% 的结节病患者血管紧张素转换酶(ACE)的血清浓度升高。骨内结节病还可以涉及邻近骨外结构,包括副鼻窦。鼻腔鼻窦结节病的治疗方法包括鼻用和口服糖皮质激素、使用甲氨蝶呤、抗肿瘤坏死因子和外科切除手术
干燥综合征 **(图 3.81)**	**CT 表现**：多发性鼻窦黏膜增厚 **MRI 表现**：黏膜增厚在 T1 加权像上呈低-中信号,在 T2WI 和脂肪抑制 T2WI 上呈高信号,增强后可强化	常见的自身免疫性疾病,表现为一个或多个外分泌腺出现单核淋巴细胞浸润(外分泌腺包括泪腺、腮腺、颌下腺和小唾液腺),导致腺泡细胞破坏和腺体功能受损。可以是原发性疾病,也可继发于其他自身免疫性疾病,如类风湿关节炎和系统性红斑狼疮。病人表现为泪腺和唾液腺功能降低、口腔干燥、干燥性角结膜炎,慢性鼻窦炎

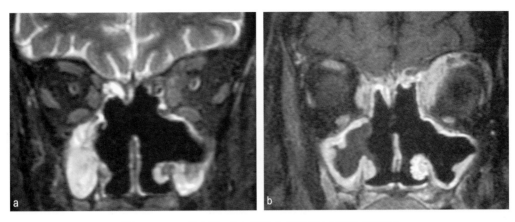

图 3.79　65 岁女性，多血管性肉芽肿病（韦格纳肉芽肿）

a. 在冠状位脂肪抑制 T2 加权像上，不规则的黏膜增厚区呈高信号；**b.** 冠状位 T1WI 增强图像示鼻腔、上颌窦和筛窦区强化，伴邻近骨质及部分鼻中隔破坏。可见左眶内侧炎症。

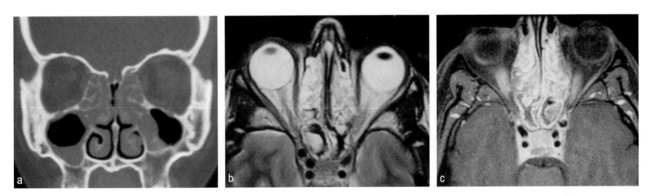

图 3.80　42 岁女性，Churg-Strauss 综合征

冠状位 CT(**a**)、轴位 T2 加权像(**b**)、轴位脂肪抑制 T1 增强像(**c**)显示上颌窦黏膜增厚，筛窦、蝶窦内充满分泌物伴黏膜增厚。

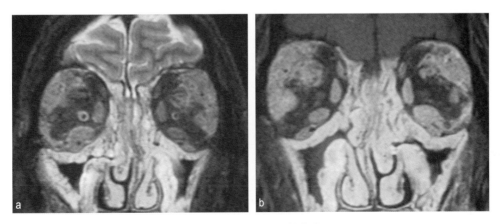

图 3.81　58 岁男性，干燥综合征

冠状位 STIR 序列(**a**)和增强冠状位脂肪抑制 T1 加权像(**b**)示上颌窦和蝶窦广泛黏膜增厚。两侧眼眶均可见不规则强化的软组织影，边缘模糊。

表3.3(续) 鼻腔鼻窦多灶性或弥漫性病变

病变	影像学表现	点评
多骨骨纤维性结构不良（图3.82）	**CT表现**：病灶累及颅面骨，通常伴有骨膨胀。病灶在平片和CT上密度不一，取决于病灶钙化程度和骨针数量。CT值范围为70~400 HU。不成熟编织骨的钙化骨针使得病灶在平片上呈磨玻璃影。在部分或所有病灶的周围可见厚薄不一的硬化边 **MRI表现**：信号特点取决于骨针、胶原蛋白、成纤维梭形细胞、出血和/或囊变的成分多少。病灶通常边界清楚，T1WI上呈低或中低信号，T2WI上呈低、中和/或高混杂信号，周围有厚薄不一的低信号环。骨质膨大常见，病灶的全部或部分呈不均匀、弥漫性或周围强化	良性髓纤维骨性病灶，常是散发，涉及单一部位称为单发性（80%~85%），或为多发病灶（多骨骨纤维性结构不良）。是由于原始骨形成成熟板层骨过程中发育异常所致，在发育异常的纤维组织中有不成熟的小梁结构，这些病灶不能正常钙化，并会引起神经孔狭窄所致的脑神经病变、面部畸形、鼻腔鼻窦引流障碍、鼻窦炎 McCune-Albright综合征占多发性纤维性结构不良的3%，并且出现骨病灶同侧不规则锯齿状边缘的色素皮肤斑（有时也称为咖啡牛奶斑）表现、性早熟、和/或其他内分泌异常（如肢端肥大症、甲状腺功能亢进、甲状旁腺功能亢进和库欣综合征） 骨性狮面是多发性纤维性结构不良的一种罕见形式，累及颅面骨，引起面部变大和畸形。发病年龄为<1~76岁，75%在30岁前发病。单发性纤维性结构不良的发病中位年龄为21岁，多发性纤维性结构不良的平均和中位年龄为8~17岁，大多数病例确诊时为3~20岁
颅面骨骨折（图3.83，图3.84，图3.85和图3.86）	**CT表现**：骨皮质不连续，伴有或不伴有移位的碎骨片。眶底骨折时，眶脂肪和下直肌可通过骨折处疝入上颌窦。骨折累及眶顶和额骨时，可导致颅内并发症，如出血、脑脊液漏和/或感染。鼻筛眶骨折可累及鼻骨和筛骨（筛骨纸板）或泪骨 颧颌复合体骨折导致颧骨分离，累及周围全部骨性支撑（颧额、颧上颌、眶下缘、颧弓） LeFort I型半骨折包括上颌窦（内侧和外侧壁）及同侧翼板的粉碎性骨折，可以是单侧或双侧的。LeFort II型半骨折包括鼻筛眶区的骨折，并穿过眶底、眶下缘、颧上颌壁，向后穿过同侧翼板，可以是单侧或双侧的。LeFort III型半骨折包括鼻筛眶区骨折，并穿过眶底、颧蝶关节、眶外侧壁、颧额支撑、颧弓、单侧翼板，可以是单侧或双侧的	鼻窦的外伤性骨折可单独发生或伴有其他颅面骨折。简单的孤立性骨折累及额窦、眶顶、眶底、颧弓、上颌骨和硬腭。眶底或内侧壁的骨折通常因为受到钝伤，眼内压突然增加所致。眶顶骨折是由直接钝性伤造成的。累及多个骨骼的复杂骨折通常是由高强度、高速度的外力造成的，包括鼻筛眶骨折，颧颌复合体骨折，和翼面LeFort I、II、III型半骨折。鼻窦壁骨折的并发症包括硬膜外血肿、硬膜下血肿、蛛网膜下出血、脑脊液漏（鼻漏/耳漏）和复视

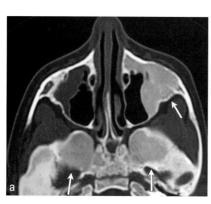
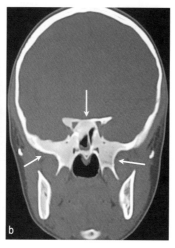

图3.82 5岁女性，患有多骨骨纤维性结构不良

轴位（箭头 **a**）和冠状位 CT（箭头 **b**）示上颌骨和蝶骨膨胀性的骨性病灶，呈磨玻璃样改变。

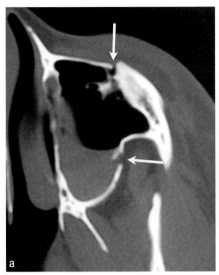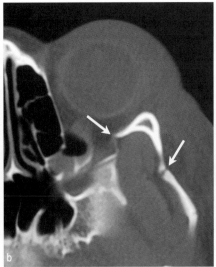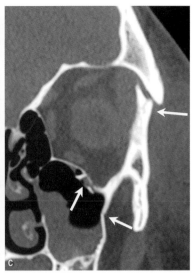

图3.83　三脚架骨折

横断位(**a, b**)和冠状位(**c**)图像显示骨折，累及颧上颌复合体四处骨性支撑处(颧额、颧上颌、眶下缘、颧弓)(箭头)。

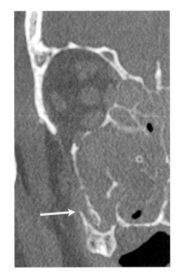

图3.84　冠状位 CT 示 LeFort Ⅰ型半骨折

包括右上颌窦的粉碎性骨折(内侧和外侧壁)以及同侧的翼板断裂(箭头)。

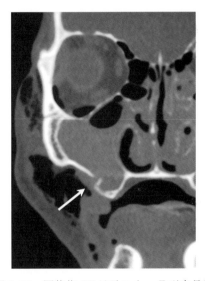

图3.85　冠状位 CT 显示 Lefort Ⅱ型半骨折

包括通过鼻筛眶区的骨折，穿过眶底、眶下缘导致眶气肿，同时涉及颧骨上颌支(箭头)。骨折也涉及同侧翼板(未显示)。

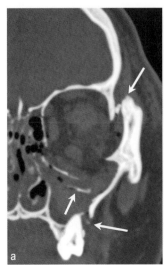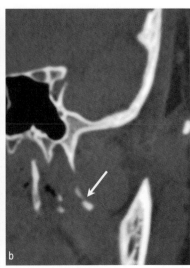

图3.86　冠状位 CT 示 LeFort Ⅲ型半骨折(箭头)累及左鼻筛眶区

骨折穿过眶底、眶外侧缘、颧骨额支、上颌外侧壁支撑处和左翼板(b箭头)。

表3.3(续)　鼻腔鼻窦多灶性或弥漫性病变

病变	影像学表现	点评
脑脊液漏（**图3.87**）	**CT 表现：**薄层 CT 示颅底骨质缺损，伴有邻近鼻窦的液性密度影。对于累及颞骨的脑脊液漏，中耳内的液体流出与鼓室盖的骨质缺损或内耳的骨折有关。据报道，薄层 CT 对脑脊液漏诊断的准确性高达92%　　**CT 脑池造影：**通过腰椎穿刺将 10 ml 碘对比剂注入脑脊液，碘对比剂通过头低足高位使基底池显影。脑脊液缺损可被视为颅骨的局部缺损，伴有邻近鼻窦或中耳腔内间隔内的液体密度增加　　**MRI 表现：**颅底骨质缺损，伴有邻近鼻窦 T2WI 上高信号液体影。对于累及颞骨的脑脊液漏，中耳腔内液体与鼓室盖骨质缺损或累及内耳的骨折有关。MRI 有助于鉴别颅底缺损和脑疝。薄层 MRI 和脂肪抑制长 TR/长 TE 的快速自旋回波图像（MR 脑池造影）已被用来识别脑脊液从蛛网膜下隙到颅外的瘘道　　**核医学检查：**放射性核素脑池显像使用 ^{99m}Tc 标记或 ^{111}In 标记的二乙烯三胺五醋酸注入腰椎脑脊液内，当示踪器在鼻纱布上的鼻漏样品内被检测出，则认为是脑脊液漏	脑脊液漏是由于颅底骨质缺损或硬脑膜缺损，导致颅内蛛网膜下腔与鼻窦、鼻腔（鼻漏）或中耳（耳漏）相通造成的。高达90%的脑脊液漏是由外伤、手术或其他并发症引起的。外伤性骨折累及前颅底，导致脑脊液鼻漏，这占所有病例的80%，而剩下的绝大部分为耳漏。脑脊液漏的非外伤性病因包括：累及颅底的肿瘤、颅内高压、感染、先天畸形、放射治疗或化疗。病人样本的诊断测试中，若 β2-铁传递蛋白（β2-trf）超过 10 μl 或 β 微量蛋白（β - TP）超过 200 μl 则被诊断为脑脊液漏，这是一种可靠的无创检测脑脊液漏的方法。部分外伤后脑脊液漏采用保守治疗。持续性脑脊液漏可通过颅内手术或颅外内镜修补

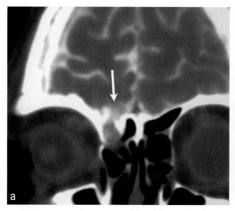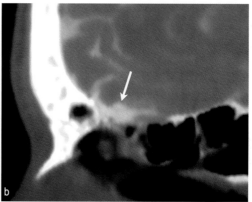

图 3.87　脑脊液漏
冠状位（a）和矢状位（b）CT 脑池造影显示局部颅底骨质缺损（箭头），含脑脊液的对比剂向下扩散到右侧筛窦。

4. 舌骨上颈部

概述

颈部发育

头颈部的许多结构是通过在妊娠的 4～7 周形成的一种短暂的胚胎鳃器发育而来的。鳃器由鳃弓、咽囊、鳃沟和鳃膜组成。

鳃器由来自中胚层的 4 对主要的和 2 对发育不完全的鳃弓组成，其外表面衬覆外胚层上皮，内表面为原始咽壁的内胚层上皮，内胚层向外侧膨出为咽囊，在妊娠第四周末形成（**图 4.1**）。中胚层的每个鳃弓内含有 1 条主要的动脉、神经、软骨和肌肉。4 对主要的鳃弓之间由凹陷的鳃沟（裂）隔开。每一对鳃弓发展成一个确定的颈部结构，最终鳃裂会闭合。

第一鳃弓发育成外耳道、咽鼓管、大部分的中耳听小骨、乳突、咀嚼肌、下颌骨、颈外动脉、三叉神经的感觉神经和动眼神经运动纤维。第二鳃弓发育成锤骨颈、茎突、镫骨肌、面神经运动纤维、舌部感觉纤维、舌骨及邻近肌肉、扁桃体和扁桃体上窝。第三鳃弓形成下甲状旁腺、胸腺、舌骨下部、颈内动脉近端、颈总动脉上部、CN Ⅸ（舌咽神经）到达咽部的运动纤维，以及舌后 1/3 的感觉纤维。第四鳃弓发展成上甲状旁腺、会厌、甲状软骨、喉肌和来自迷走神经的喉上神经。第五鳃弓表面不可见，形成喉部的环状软骨、杓状软骨和小角软骨，喉肌，来自迷走神经的喉返神经，以及近端肺动脉和动脉导管。第六鳃弓形成 CN Ⅹ（迷走神经）和 CN Ⅺ（副神经）的分支神经，它们合并成喉返神经并支配喉内肌和上颈段食管的横纹肌。

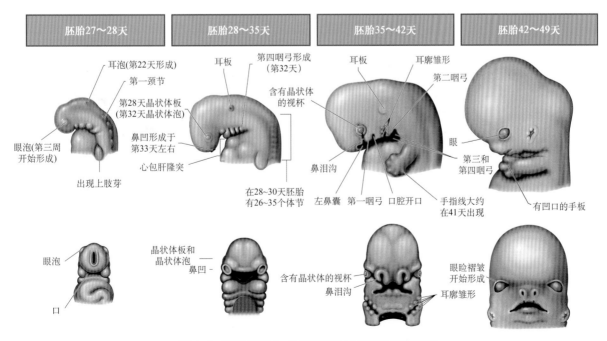

图 4.1　图示妊娠 3～7 周咽（鳃）弓的胚胎发育进程

第一鳃裂形成外耳道的上皮，其他鳃裂逐渐闭合消失。

4.1　咽黏膜间隙病变

咽黏膜间隙（PMS）是鼻咽部和口咽部的上呼吸道部分，邻近的颊咽筋膜（深颈筋膜中层）将 PMS 与咽旁间隙、咽后间隙隔开，颊咽筋膜外侧为咽旁间隙，背侧为咽后间隙（**图4.2**）。PMS 包括黏膜、黏膜下层/小唾液腺、淋巴组织（Waldeyer 环：腺样体、腭扁桃体和舌扁桃体）、咽上缩肌、咽颅底筋膜（连接咽上缩肌和

颅底的腱膜）、咽鼓管的软骨部分、腭弓提肌和颊咽筋膜的外缘。PMS 的上缘位于蝶骨和枕骨，下缘位于下咽部的舌会厌皱襞和咽会厌皱襞水平。

- 良性肿瘤
  - 青少年血管纤维瘤
  - 小唾液腺肿瘤
  - 血管瘤
- 恶性肿瘤
  - 鳞状细胞癌
  - 鼻腔鼻窦未分化癌
  - 腺样囊性癌
  - 腺癌和黏液表皮样癌
  - 非霍奇金淋巴瘤（NHL）
  - 横纹肌肉瘤
- 肿瘤样病变
  - Tornwaldt 囊肿
  - 鼻咽黏液潴留囊肿
  - 淋巴组织增生
  - 脑膨出（脑膜膨出或脑膜脑膨出）
  - 神经胶质异位症
- 炎症性病变
  - 扁桃体炎/扁桃体周围脓肿
  - 多血管炎性肉芽肿病（韦格纳肉芽肿）

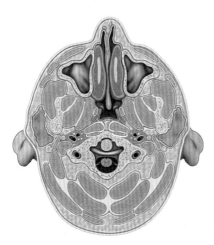

图 4.2　横断位图用颜色显示咽黏膜间隙

表 4.1　咽黏膜间隙病变

病变	影像学表现	点评
良性肿瘤		
青少年血管纤维瘤（**图 4.3，图 3.34**）	**MRI 表现**：病变的起源是翼腭窝 病变向中线侧通过蝶腭孔进入鼻腔和鼻咽部生长，向外侧进入翼上颌裂，向上通过眶下裂进入眶尖，有时经眶上裂到达颅中窝。病变通常在 T1 加权像上呈中等信号，在 T2 加权像上呈稍高到高信号，伴或不伴有流空信号，注入钆对比剂后呈显著强化 **CT 表现**：病变通常呈等密度，伴或不伴有出血以及邻近骨的侵蚀和/或重塑，例如翼腭窝、翼上颌窝和/或蝶腭孔、翼管的扩大	该病为一种良性的富含细胞和血管的间充质病变/畸形，发生于鼻后外侧壁或鼻咽部，与睾酮敏感细胞相关，并伴有高度出血倾向。镜下见纤维间质中有薄壁血管增生，呈裂隙状，口径大小不一，衬有内皮细胞。这些纤维间质由梭形、圆形或星形细胞及不同数量的胶原蛋白组成。对血小板源性生长因子 B、胰岛素样生长因子-Ⅱ型、波形蛋白和平滑肌肌动蛋白具有免疫反应性。该病通常发生于男性，在 10～20 岁发病率最高，总体发病率为 1/（5 000～60 000）。病灶呈局部侵袭性生长，伴有邻近骨的侵蚀和/或重塑，并可通过颅底孔向颅内侵犯。治疗方法包括栓塞或激素治疗，必要时可手术切除

表 4.1(续) 咽黏膜间隙病变

病变	影像学表现	点评
小唾液腺肿瘤 （图 4.4）	**MRI 表现**：病变局限性生长，T1 加权像上呈低-中等信号，T2WI 和 T2WI 脂肪抑制像上呈稍高信号，注入钆对比剂后病变通常有强化 **CT 表现**：病变呈局限性或分叶状生长，呈等密度，且增强后可见强化	这类肿瘤包括鼻窦的良性腺源性肿瘤。最常见的类型是多形性腺瘤，由变异的肌上皮细胞和疏松的间质成分组成。大多数来自鼻中隔或侧窦壁的黏膜下层。通常发生在 20～60 岁的患者。其他罕见类型的腺瘤包括肌上皮瘤和嗜酸细胞瘤

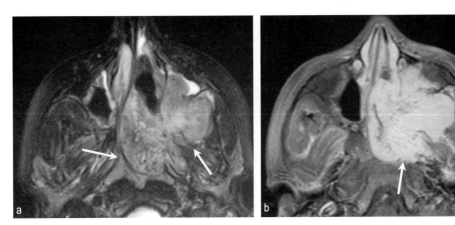

图 4.3 11 岁男性，患有左侧鼻咽部青少年鼻咽血管纤维瘤，病变侵入左侧鼻腔，向外侧累及翼上颌裂

a. 横断位脂肪抑制 T2 加权像显示病灶有不均匀的稍高-高信号，伴有流空影（箭头）；**b.** 横断位脂肪抑制 T1 加权像示注入钆对比剂后病变呈明显强化（箭头）。

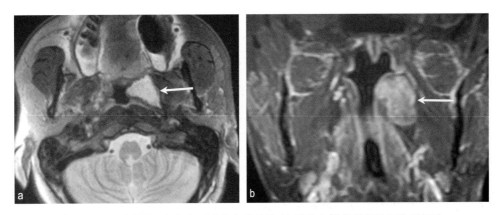

图 4.4 51 岁男性，患有小唾液腺多形性腺瘤，累及左侧鼻咽部的咽黏膜间隙

a. 在横断位 T2 加权像上病变呈高信号（箭头）；**b.** 冠状位脂肪抑制 T1 加权像示注入钆对比剂后病变可见强化（箭头）。

表 4.1(续) 咽黏膜间隙病变

病变	影像学表现	点评
血管瘤 (图4.5)	**MRI 表现**:病变在骨髓腔或软组织内呈局限性或边界不清的结构(直径<4 cm),T1 加权像上呈中等-高信号(通常含有与骨髓脂肪信号相等的部分),T2WI 和 T2WI 脂肪抑制像上呈高信号,注入钆对比剂后显示典型的强化模式,伴或不伴有骨的膨胀 **CT 表现**:骨内血管瘤骨质呈膨胀性改变,骨小梁朝中心呈放射状辐射。软组织内血管瘤多数呈等密度,伴或不伴有脂肪带的消失	骨或软组织的良性病变,由毛细血管、海绵状和/或畸形静脉血管构成。被认为是一种错构瘤性疾病。发生在 1~84 岁的患者(中位年龄 33 岁)
恶性肿瘤		
鳞状细胞癌 (图4.6,图4.7)	**MRI 表现**:病变位于鼻腔、鼻窦和鼻咽部,可通过颅底骨质破坏或沿神经走行侵犯到颅内。病变在 T1 加权像上呈中等信号,在 T2 加权像上呈中等到稍高信号,注入钆对比剂后呈轻度强化。病变范围可以较大(伴或不伴坏死和/或出血) **CT 表现**:肿瘤具有中等密度和轻度的对比强化,范围可以较大(伴或不伴坏死和/或出血)	恶性上皮性肿瘤来源于鼻窦黏膜上皮(上颌窦占 60%,筛窦占 14%,蝶窦和额窦共占 1%)和鼻腔(25%)。包括角化型和非角化型。恶性上皮性肿瘤在鼻腔鼻窦恶性肿瘤中占 80%,在头颈部恶性肿瘤中占 3%。多发生在成年人(通常超过 55 岁),男性多于女性。与职业暴露或其他环境接触到的烟草烟雾、镍、氯酚、铬、芥子气、镭和木制品生产材料有关
鼻腔鼻窦未分化癌 (图4.8)	**MRI 表现**:病变有局部破坏性,通常大于 4 cm,T1 加权像呈低至中等信号,T2 加权像呈中等至高信号,注入钆对比剂后可见明显对比强化。病变位置:上鼻腔,筛窦气房,偶尔延伸到其他副鼻窦、眼眶、颅前窝和海绵窦 **CT 表现**:肿瘤呈中等密度,增强后可以有不同程度的强化,呈轻度、中度或显著强化	恶性肿瘤的肿瘤细胞具有多形性,细胞核中等大小至较大,单个显著核仁及少量嗜酸性胞浆。有丝分裂活动通常很高,坏死较常见。对 CK7、CK8、CK19 有免疫反应,对 p53 蛋白、上皮膜抗原、神经元特异性烯醇化酶有时也有免疫反应。预后差,5年生存率低于 20%

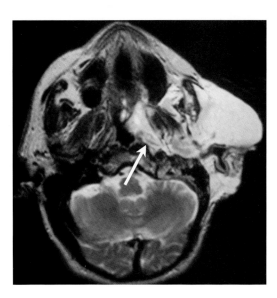

图4.5 65 岁男性,巨大血管瘤

累及左侧面部、腮腺、咀嚼肌间隙以及左侧鼻咽部咽黏膜间隙的软组织(箭头),横断位 T2 加权像上呈高信号。

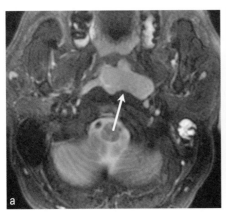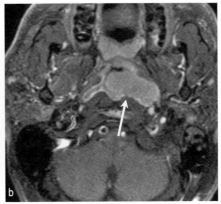

图 4.6 47 岁男性,鳞状细胞癌,病变位于鼻咽后部的咽黏膜间隙内

a. 在横断位 T2WI 脂肪抑制序列上呈稍高信号(箭头);**b.** 在横断位 T1WI 脂肪抑制序列上,注入钆对比剂后病变呈现对比强化(箭头)。

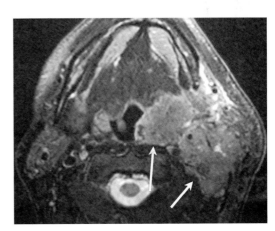

图 4.7 57 岁男性,鳞状细胞癌(T2M2B)

病变位于咽黏膜间隙且侵犯邻近软组织结构,肿瘤(箭头)范围很大,分界不清,在 T2WI 脂肪抑制序列上呈不均匀的稍高信号。

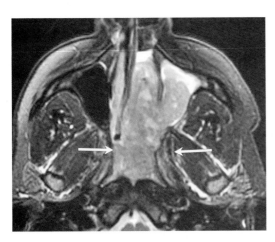

图 4.8 41 岁女性,鼻腔鼻窦未分化癌

病变位于鼻咽部,累及鼻腔及左侧上颌窦,病变在脂肪抑制 T2WI 上呈不均匀高信号(箭头)。

表 4.1(续) 咽黏膜间隙病变

病变	影像学表现	点评
腺样囊性癌 （图 4.9，图 4.10 和图 3.46）	**MRI 表现**：病变位于鼻腔或鼻窦，可通过骨质破坏或神经分布侵犯到颅内。病变在 T1 加权像上呈中等信号，在 T2 加权像上呈中等到高信号，注入钆对比剂后可见不同程度的强化，呈轻度、中度或显著强化 **CT 表现**：肿瘤呈中等密度，增强后可以有不同程度的强化，呈轻度、中度或显著强化。常见邻近骨质的破坏	基底样肿瘤由肿瘤上皮细胞和肌上皮细胞组成。形态学肿瘤类型包括管状，筛状和实体型。是最常见的唾液腺来源的鼻腔鼻窦恶性肿瘤。占上皮性唾液腺肿瘤的 10%。最常见的来源是腮腺、颌下腺和小唾液腺（腭、舌、颊黏膜、口底和其他位置）。常见周围神经浸润，可出现面神经麻痹。通常发生在成人，30 岁以上。实体型预后最差。高达 90% 的患者在诊断后 10～15 年内死亡

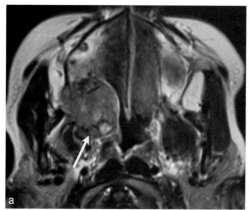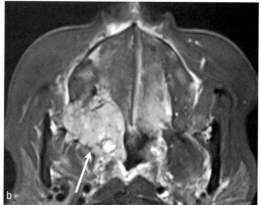

图 4.9 57 岁女性，腺样囊性癌

病变位于右侧鼻咽部的咽黏膜间隙，向外侧侵犯右侧咽旁和咀嚼肌间隙，并向前进入右侧鼻腔，破坏上颌骨。**a.** 肿瘤在横断位 T2WI 上呈不均匀中等到稍高信号（箭头）；**b.** 在横断位 T1WI 脂肪抑制序列上，注入钆对比剂后病变呈现对比强化（箭头）。

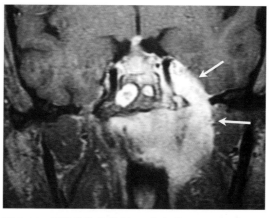

图 4.10 冠状位脂肪抑制 T1 加权像显示左侧鼻咽部咽黏膜间隙内腺样囊性癌（箭头）

注入钆对比剂后可见强化，病变通过扩大的左侧卵圆孔向颅内侵犯。

表 4.1(续)　咽黏膜间隙病变

病变	影像学表现	点评
腺癌和黏液表皮样癌（**图 4.11**,**图 4.12**）	**MRI 表现**：病变位于鼻腔或副鼻窦,可通过骨质破坏或沿神经分布侵犯到颅内。病变在 T1 加权像上呈中等信号,在 T2 加权像上呈中等到高信号,注入钆对比剂后可见不同程度的强化,呈轻度、中度或显著强化 **CT 表现**：肿瘤呈中等密度,增强后可有不同程度的强化,呈轻度、中度或显著强化。常见邻近骨质的破坏	第二和第三最常见的唾液腺来源的鼻腔鼻窦恶性肿瘤。腺癌包含具有椭圆形核的小至中等大小的肿瘤细胞,通常对细胞角蛋白、波形蛋白和 S-100 蛋白具有免疫阳性反应。黏液表皮样癌通常由具有基底样或立方形肿瘤细胞的实体部分和含有唾液黏蛋白的囊性部分所组成,囊壁衬里常见黏液细胞,周边细胞核内有淡白色细胞质。最常见于上颌窦和鼻腔。肿瘤通常是中到高级别,呈浸润性生长,可出现转移,可沿神经扩散

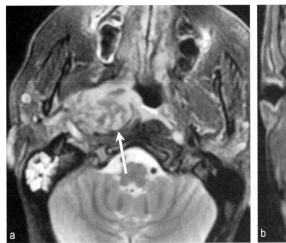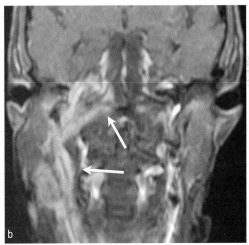

图 4.11　**a.** 横断位脂肪抑制 T2 加权像显示右后鼻咽部黏液表皮样癌,向后侵入咽后间隙,向外侧侵入咽旁间隙(箭头);**b.** 肿瘤(箭头)在注入钆对比剂增强后可见对比强化,肿瘤随神经分布,沿着右侧 CN Ⅴ 通过卵圆孔,并沿着 CN Ⅶ(下方箭头)扩散。

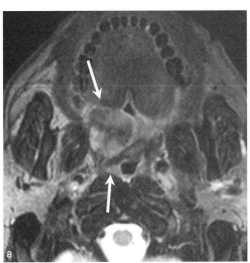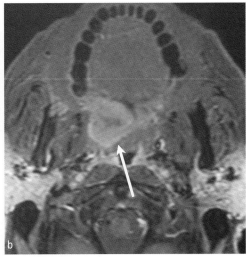

图 4.12　右侧鼻咽部咽黏膜间隙的腺癌

a. 在横断位 T2 加权像(箭头)上呈中等、低、稍高混杂信号;**b.** 在横断位脂肪抑制 T1 加权像(箭头)上注入钆对比剂后呈轻度强化。

表 4.1(续)　咽黏膜间隙病变

病变	影像学表现	点评
非霍奇金淋巴瘤(NHL) (图 4.13,图 4.14)	**MRI 表现**：病变在 T1 加权像上呈低-中等信号，T2 加权像上呈中-稍高信号，注入钆对比剂后可见强化。病变呈局部浸润性，伴有骨侵蚀/破坏，颅内侵犯伴脑膜受累(高达 5%)。B 细胞 NHL 常发生于上颌窦，而 T 细胞 NHL 常发生于中线，包括鼻中隔 **CT 表现**：病变呈低-中等密度，增强后可有对比强化，伴或不伴骨破坏	淋巴瘤是指肿瘤细胞出现在淋巴组织内的一组肿瘤(淋巴结和网状内皮系统)。鼻咽、鼻腔和鼻窦的大多数淋巴瘤是 NHL(B 细胞 NHL 比 T 细胞 NHL 更多见)，比原发鼻腔鼻窦肿瘤更常见的是与之相关的播散性疾病。鼻腔鼻窦淋巴瘤预后很差，5 年生存率低于 65%
横纹肌肉瘤 (图 4.15)	**MRI 表现**：肿瘤可有清晰和/或不清晰的边缘，通常在 T1 加权像上呈低-中等信号，在 T2 加权像和脂肪抑制 T2WI 上呈不均匀信号(中等、稍高和/或高信号相混杂)。注入钆对比剂后，肿瘤出现不同程度的对比强化，可伴有骨的破坏和侵袭 **CT 表现**：局限性的或有不规则边缘的软组织病变。钙化不见。肿瘤可有混合密度，可见实性软组织区域、囊样和/或坏死区，偶尔可见出血灶，伴或不伴骨侵袭和破坏	具有横纹肌细胞分化的恶性间叶源性肿瘤主要发生在软组织中，很少发生于骨。横纹肌肉瘤有 3 个亚型：胚胎型(50%～70%)、肺泡型(18%～45%)和多形性(5%～10%)。胚胎型和肺泡型横纹肌肉瘤主要发生在小于 10 岁的儿童，多形性横纹肌肉瘤主要发生在成年人(中位年龄在 60 岁) 肺泡型和多形性横纹肌肉瘤常发生在四肢。胚胎型横纹肌肉瘤主要发生在头颈部
肿瘤样病变		
Tornwaldt 囊肿 (图 4.16,图 4.17)	**MRI 表现**：鼻咽后壁的局限性病变，位于中线，通常在 T1 加权像上(T1WI)呈低-中等信号，在 T2 加权像上(T2WI)呈高信号。65% 的病变在 FLAIR 序列上呈高信号。大约三分之一的 Tornwaldt 囊肿蛋白浓度升高，因此在 T1WI 上呈现中等-高信号，在 T2WI 上呈现低、中等至稍高信号，注入钆对比剂后，可有边缘薄的环形强化 **CT 表现**：鼻咽后壁的局限性软组织结构，位于中线，大小直径<1.6 cm，呈低-中等密度，其密度取决于病变内蛋白质和水的比例	鼻咽后壁常见的良性囊性病变，位于中线(98%)或矢状窦旁(2%)。患病率为 6%，高峰患病年龄在 51～60 岁。起源于脊索退化时咽黏膜外翻。直径可达 16 mm。除非并发感染，否则通常无症状。囊壁衬里含有柱状上皮细胞

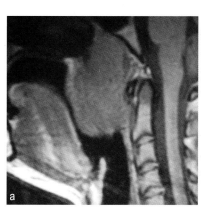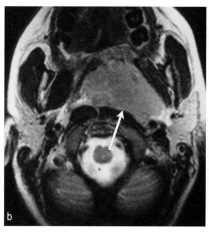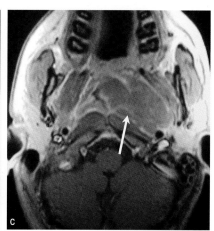

图 4.13　16 岁女性,非霍奇金淋巴瘤

病变位于鼻咽部咽黏膜间隙。**a.** 矢状位 T1 加权像上呈中等信号；**b.** 在横断位 T2 加权像(箭头)上呈中等至稍高信号；**c.** 在横断位 T1 加权像(箭头)上，注入钆对比剂后可见轻度强化。

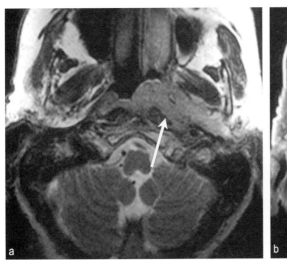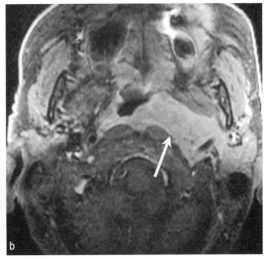

图 4.14 78 岁女性，非霍奇金淋巴瘤

病变位于左侧鼻咽部的咽黏膜间隙，向后侵入咽后间隙，向外侧侵入左侧咽旁间隙。**a.** 肿瘤在横断位 T2 加权像（箭头）上呈中等信号；**b.** 在横断位脂肪抑制 T1 加权像（箭头）上，注入钆对比剂后可见强化。

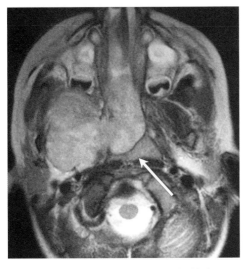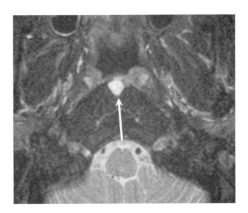

图 4.15 5 岁男性，横纹肌肉瘤（箭头）

病变位于在右侧鼻咽部（咽黏膜间隙）、右侧鼻腔、右侧咽旁间隙和咀嚼肌间隙，在横断位 T2 加权像上病变呈不均匀稍高和高信号。

图 4.16 44 岁男性，Tornwaldt 囊肿（箭头）

位于鼻咽后壁中线处的局限性小病灶，在横断位脂肪抑制 T2 加权像上呈高信号。

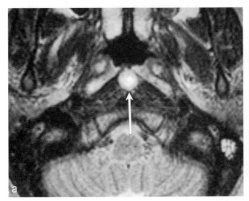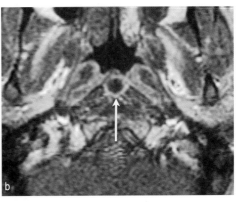

图 4.17 35 岁女性，Tornwaldt 囊肿，位于鼻咽后壁中线处的局限性小病灶

a. 在横断位 T2 加权像上（箭头）呈高信号；**b.** 在 T1 加权像上（箭头）呈中央低信号，注入钆对比剂后，边缘薄壁环形强化。

表4.1(续)　咽黏膜间隙病变

病变	影像学表现	点评
鼻咽黏液潴留囊肿 （图4.18）	**MRI表现**：局限性病变，通常T1WI上呈低信号，T2WI上呈高信号。黏液潴留囊或息肉可有分泌物浓度增高和蛋白浓度升高，T1WI上信号可从中等-高不等，在T2WI上呈低、中等至稍高，注入钆对比剂后，可有边缘薄的环形强化 **CT表现**：局限性的软组织结构，呈低-中等密度，其密度取决于病变内蛋白质和水的比例	黏液潴留囊肿是由于浆液黏液腺管阻塞形成的。浆液潴留囊肿是由黏膜下层积液引起的。黏液潴留囊肿包含肉芽组织边缘、炎性细胞、残留淋巴组织以及具有不同浓度蛋白质的黏液。直径可达到16 mm。成人患病率达到10%。发生在矢状窦旁位置（54%）、侧位（40%）和中线（7%）。可以单发或多发（高达60%），通常无症状
淋巴组织增生 （图4.19）	**MRI表现**：在成人中，鼻咽后壁和侧壁的平均鼻咽黏膜厚度为3～4 mm，顶壁的厚度为7～12 mm。淋巴组织增生的病人，鼻咽顶壁和/或鼻咽后壁和外侧壁通常具有对称性增厚。淋巴组织增生引起的腺样体肥大可以有垂直分布的细带状明显强化，夹杂细带状轻度强化。最高达41%可出现无强化的鼻咽小黏液潴留囊肿。淋巴组织增生时也可以见到咽隐窝变浅 **CT表现**：鼻咽壁对称性增厚，包括腺样体、腭和/或舌扁桃体	鼻咽顶后壁的黏膜（腺样体）具有可变的淋巴组织含量。在7岁以下的儿童中，腺样体逐渐增大，随后逐渐消退。涉及腺样体和舌扁桃体以及腭扁桃体的良性淋巴组织增生可以由环境刺激和感染引起。在高达95%的病例中，鼻咽壁增厚是对称性的。年龄较大的患者，淋巴组织增生可引起15 mm以上的腺样体增厚。活检通常显示淋巴滤泡
脑膨出（脑膜膨出或脑膜脑膨出） （图4.20）	**CT和MRI表现**：颅内组织通过颅骨缺失处向颅外疝出，内容物有脑膜与脑脊液（脑膜膨出）或脑膜、脑脊液和脑组织（脑膜脑膨出）	该病是一种先天性畸形，由于神经外胚层和表面外胚层分离不足，导致骨形成局部失败。可累及蝶骨，伸入蝶鞍、蝶窦和鼻咽。经蝶脑膜脑膨出的发生率为每70万名新生儿中有1例发生。临床表现包括第一年进食困难和鼻塞，以及脑脊液漏和脑膜炎的可能性

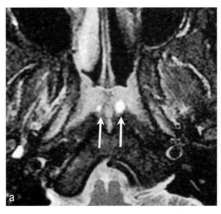
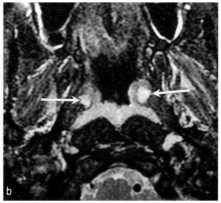

图4.18　37岁男性，鼻咽黏液潴留囊肿（箭头）
位于咽黏膜间隙，在横断位脂肪抑制T2加权像上呈高信号。

表 4.1(续) 咽黏膜间隙病变

病变	影像学表现	点评
神经胶质异位症 (图 4.21)	**MRI 表现**：病变通常边界清楚，信号不均匀，T1 加权像上可见混杂低和/或中等信号，T2 加权像（T2WI）和脂肪抑制 T2WI 上可见混杂中等、高信号和/或低信号的区域。注入钆对比剂后，除非有创伤或感染，病灶通常不会对比强化 **CT 表现**：包含低密度和中等密度的区域	该病是一种罕见的先天性病变，是由成熟的神经胶质组织在中枢神经系统外异位而形成的肿块，可发生于鼻腔或鼻咽部，伴或不伴有新生儿气道阻塞。与颅底骨缺损有关，通常不与颅内蛛网膜下腔相通

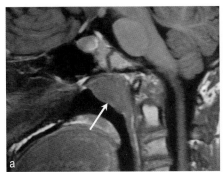
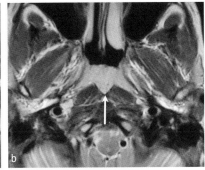
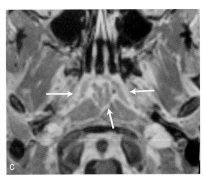

图 4.19 17 岁男性，腺样体淋巴组织增生

a. 在矢状位 T1 加权像（箭头）上呈中等信号；**b.** 鼻咽后部淋巴组织呈对称性增厚（箭头），在横断位 T2 加权像（箭头）上呈稍高信号；**c.** 在横断位 T1 加权像（箭头）上，注入钆对比剂后，可见垂直排列的薄带样强化，中间夹杂着薄带样轻度强化区。

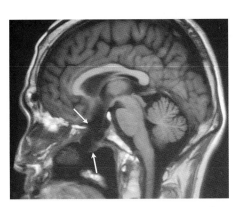

图 4.20 40 岁男性，矢状位 T1 加权成像显示通过鞍前和蝶骨平面的颅骨缺损疝入鼻咽部的脑膜膨出（箭头）

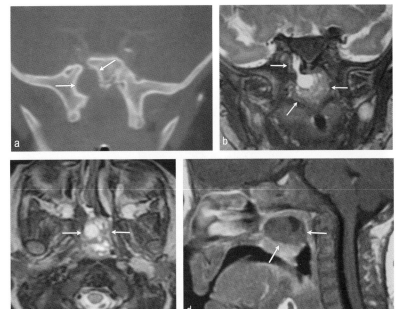

图 4.21 神经胶质异位症

a. 8 周龄女性，冠状位 CT 显示蝶骨右侧缺损（箭头）与鼻咽部病变相关；**b**、**c.** 在冠状位和横断位 T2 加权像（箭头）上病变呈混杂的中等和高信号；**d.** 鼻咽部病变，在矢状位 T1 加权像（箭头）上，注入钆对比剂后，显示无对比强化。病变切除后的病理诊断为神经胶质异位症。

表 4.1(续)　咽黏膜间隙病变

病变	影像学表现	点评
炎症性病变		
扁桃体炎/扁桃体周围脓肿 （图 4.22）	**MRI 表现**：腭扁桃体及邻近外侧软组织可见增厚，边界不清，T2WI 和脂肪抑制 T2WI 上呈稍高信号。扁桃体周围脓肿在 T2WI 上呈中央高信号，注入钆对比剂后，边缘呈环形强化。扁桃体外侧软组织增厚，在 T2WI 上呈稍高-高信号，没有边缘环形强化时，提示蜂窝织炎 **CT 表现**：腭扁桃体及邻近外侧软组织增厚影，中央呈液性密度，边缘环形强化。若扁桃体外侧软组织增厚，没有边缘环形强化时，则考虑蜂窝织炎	腭扁桃体感染（急性扁桃体炎）是临床诊断，通常要用抗生素治疗。扁桃体脓肿很少发生。扁桃体炎症突破扁桃体纤维包囊向周围间隙蔓延（腭扁桃体和咽上缩肌之间的潜在空间）可导致扁桃体蜂窝织炎和扁桃体周围脓肿。扁桃体周围脓肿是累及头颈部最常见的感染。发生在幼儿和成人，常发生在链球菌咽炎和渗出性扁桃体炎发生率最高的时期（11～12 月和 4～5月）。扁桃体周围蜂窝织炎的治疗可以用抗生素，而扁桃体周围脓肿需要引流。如果没有适当的治疗，感染可蔓延到相邻的咽旁、咀嚼肌和/或下颌下间隙
多血管炎性肉芽肿病（韦格纳肉芽肿病） （图 4.23）	**MRI 表现**：边界不清的软组织增厚影，在 T1 加权像上呈低-中等信号，在 T2 加权像上呈稍高信号，注入钆对比剂后，可见对比强化。病变位于鼻腔、副鼻窦、眼眶、颞下窝和外耳道，可出现骨和鼻中隔的侵蚀和破坏，可延伸到颅底累及硬脑膜、软脑膜、脑组织或静脉窦 **CT 表现**：病变呈软组织密度，可伴有骨的破坏	多系统性自身免疫性疾病伴呼吸道坏死性肉芽肿，小动脉及各种组织静脉局灶性坏死性血管炎以及肾小球肾炎。可发生在副鼻窦、眼眶、颅底、硬脑膜、软脑膜，偶尔也可累及颞骨。通常，对细胞质抗中性粒细胞胞质抗体（c-ANCA）具有阳性免疫反应。治疗包括皮质类固醇，环磷酰胺和抗 TNF 制剂

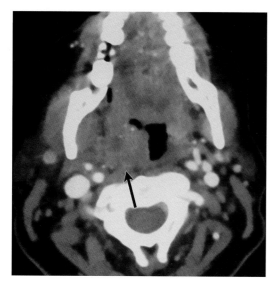

图 4.22　57 岁男性，扁桃体炎以及右侧扁桃体周围脓肿

横断位 CT 显示右侧腭扁桃体（箭头）软组织增厚，伴有相邻的外侧软组织内积液。

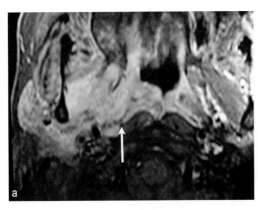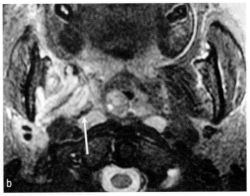

图 4.23 46 岁女性，多血管炎性肉芽肿病

a. 病变边界非常不清晰，在横断位脂肪抑制 T2 加权像上（箭头）呈异常高信号；**b.** 注入钆对比剂后，在横断位脂肪抑制 T1 加权像上（箭头）可见肉芽肿性病变呈对比强化，累及右后鼻咽部咽黏膜间隙，以及咽后、右侧咽旁和咀嚼肌间隙。

4.2 茎突前咽旁间隙病变

咽旁间隙（PPS）是位于咽部外侧的上颈部区域，深至翼状肌、腮腺以及椎前肌前方。PPS 的上边界是颅底，下边界是舌骨。它由颊咽筋膜（颈深筋膜的中间层）在内侧与咽黏膜间隙隔开，前外侧通过颈深筋膜的浅层与咀嚼肌间隙分隔开，后内侧通过颈深筋膜深层与椎前肌分隔开。这些筋膜层成为疾病进入和传出 PPS 的屏障。在后外侧缺乏连续筋膜将 PPS 与腮腺深部分隔，前下方缺乏筋膜将 PPS 与舌下和下颌下间隙分隔。因此，病变很容易在 PPS 和这些间隙之间传递。

PPS 分为前外侧部（茎突前咽旁间隙，PPPS）和后外侧部（茎突后咽旁间隙，RPPS），是由从茎突延伸至腭帆张肌的筋膜分隔开（**图 4. 24**）。

PPPS 包含脂肪、结缔组织、三叉神经的第二分支、颌内动脉和来自颈外动脉的咽升动脉、静脉、淋巴结和小唾液腺。RPPS 是颈动脉空间的舌下延伸，包含颈内动脉，颈内静脉，脑神经Ⅸ、Ⅹ、Ⅺ和Ⅻ以及交感神经丛（**图 4. 25**）。

PPPS 内的肿块性病变向内侧侵犯咽黏膜间隙的外侧壁，向后侵犯颈内动脉和其他 RPPS 内容物，向外侧侵犯腮腺深部。RPPS 内的肿块性病变（舌骨上颈动脉间隙）向前侵犯 PPPS 内的脂肪，向外侧侵犯腮腺间隙内容物。RPPS 内的病变向前方可侵犯颈内动脉。RPPS 内的副神经节瘤，如颈动脉体瘤，可以推开该间隙内的颈内、外动脉。

与 PPPS 相邻的病变可以侵犯 PPPS 的脂肪。咀嚼肌间隙内的病变向后内侧蔓延可侵犯 PPPS，咽黏膜间隙内的病变向外侧蔓延可侵犯 PPPS，腮腺间隙的病变向内侧蔓延可侵犯 PPPS，RPPS 的病变向前蔓延可侵犯 PPPS，咽后间隙的病变向前外侧蔓延可侵犯 PPPS。

- 良性肿瘤
  - 多形性腺瘤
  - 脂肪瘤
  - 血管瘤
  - 神经鞘瘤
- 恶性肿瘤
  - 鳞状细胞癌
  - 鼻腔鼻窦未分化癌
  - 腺样囊性癌
  - 腺癌和黏液表皮样癌
  - 非霍奇金淋巴瘤（NHL）

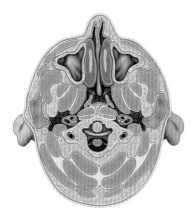

图 4. 24 横断位图用颜色显示茎突前咽旁间隙

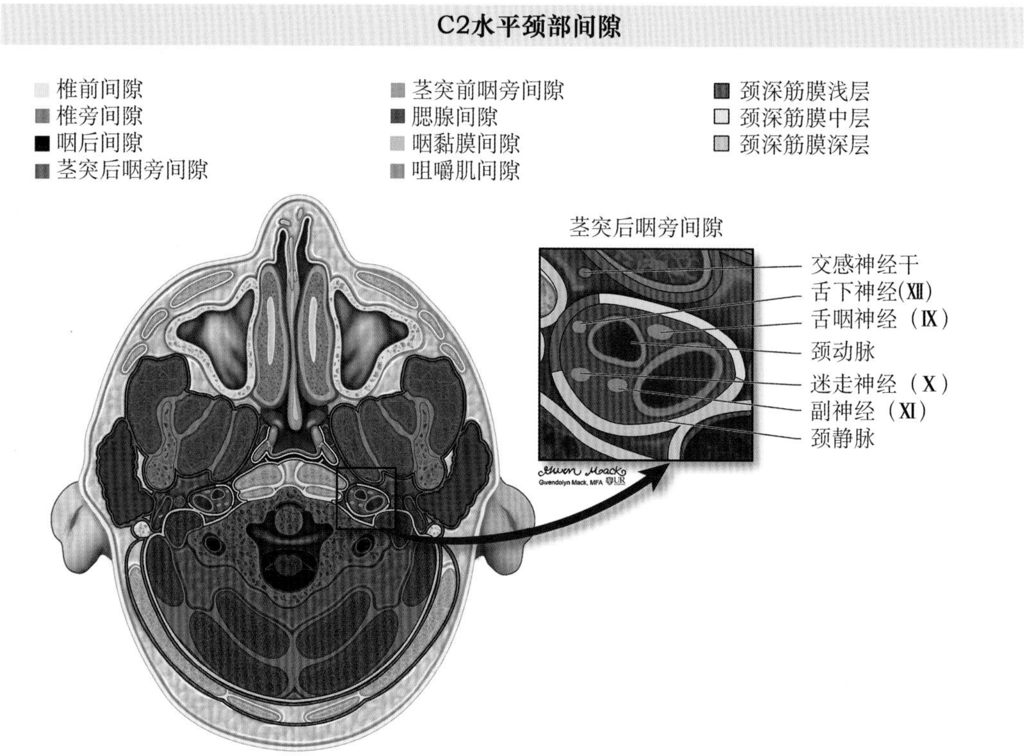
C2水平颈部间隙
椎前间隙
椎旁间隙
咽后间隙
茎突后咽旁间隙
茎突前咽旁间隙
腮腺间隙
咽黏膜间隙
咀嚼肌间隙
颈深筋膜浅层
颈深筋膜中层
颈深筋膜深层
茎突后咽旁间隙
交感神经干
舌下神经(XII)
舌咽神经（IX）
颈动脉
迷走神经（X）
副神经（XI）
颈静脉
Gwendolyn Mack, MFA

图 4.25　横断位图显示茎突后咽旁间隙和其他舌根上间隙以及颈深筋膜各层的关系

- 转移性恶性肿瘤
- 横纹肌肉瘤
- 血管内皮瘤
- 畸胎瘤

- 肿瘤样病变
  - 鳃裂囊肿
- 炎症性病变
  - 扁桃体、咽后蜂窝织炎或脓肿感染扩散
  - 多血管炎性肉芽肿病(韦格纳肉芽肿)

表 4.2　茎突前咽旁间隙病变

病变	影像学表现	点评
良性肿瘤		
多形性腺瘤 (图 4.26,图 4.27)	**MRI 表现:** 局限性病变,在 T1 加权像上呈低-中等信号,在 T2WI 及脂肪抑制 T2WI 上呈稍高信号,注入钆对比剂后通常有强化 **CT 表现:** 中等密度的局限性或分叶状肿块,伴有增强后强化	多形性腺瘤起源于腮腺深部或位于咽旁间隙的小唾液腺。它们是由变异的肌上皮细胞和疏松的基质成分组成。通常发生在20～60 岁的患者。其他罕见类型的小唾液腺腺瘤包括肌上皮瘤和嗜酸细胞瘤
脂肪瘤 (图 4.28)	**MRI 表现:** 在 T1 加权像上脂肪瘤的 MRI 信号和皮下脂肪相同(呈高信号)。在 T2 加权像上,采用频率选择脂肪饱和技术或短时间反转恢复(STIR)方法可以将脂肪信号抑制。通常在注入钆对比剂后,没有对比强化或周围水肿 **CT 表现:** 脂肪瘤的 CT 密度与皮下脂肪密度相仿,通常无强化或周围水肿	常见的良性错构瘤,由成熟的白色脂肪组织组成,没有细胞异型性。脂肪瘤是最常见的软组织肿瘤,占所有软组织肿瘤的 16%

表4.2(续) 茎突前咽旁间隙病变

病变	影像学表现	点评
血管瘤	**MRI表现:** 局限性或边界不清的结构(直径＜4 cm),位于骨髓或软组织内,T1加权像上呈中等-高信号(通常含有与骨髓脂肪呈等信号的部分),T2WI和脂肪抑制T2WI上呈高信号,注入钆对比剂后,通常有对比强化,伴或不伴有骨膨胀 **CT表现:** 膨胀性骨病变,骨小梁朝向中心呈辐射状。软组织内血管瘤大多呈等密度,可见出现脂肪密度区域	骨或软组织的良性病变,由毛细血管、海绵状和/或畸形静脉血管构成。被认为是一种错构瘤性疾病。发生在1～84岁的患者(中位年龄33岁)

图4.26 35岁女性,在左侧咽旁间隙有一个多形性腺瘤

a. 在横断位T1加权像上呈中等信号(箭头);**b.** 在冠状位脂肪抑制T2加权像上呈不均匀高信号(箭头)。

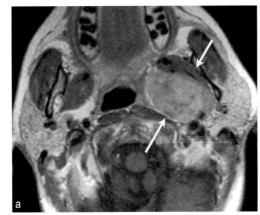
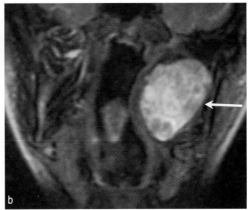

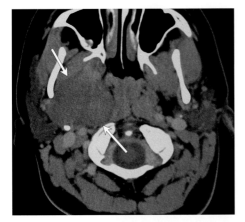

图4.27 位于右侧咽旁间隙的多形性腺瘤(箭头),在横断位CT上呈中等密度

图4.28 37岁女性,患有左侧咽旁间隙脂肪瘤

在横断位T1加权像(箭头 a)和横断位T2加权像(箭头 b)上均呈高信号。

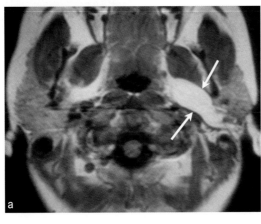
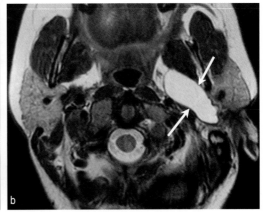

表 4.2(续) 茎突前咽旁间隙病变

病变	影像学表现	点评
神经鞘瘤 (图 4.29)	**MRI 表现**:局限性的圆形或卵圆形病变,在 T1 加权像上呈低-中等信号,在 T2 加权像(T2WI)和脂肪抑制 T2WI 上呈高信号,注入钆对比剂后,通常可见明显强化。大的病变由于囊变和/或出血的存在,在 T2WI 和钆增强强化后呈不均匀的高信号 **CT 表现**:局限性的圆形或卵圆形病变,呈等密度,增强后可见对比强化。大的病变内可见囊变和/或出血	神经鞘瘤是良性包裹性肿瘤,包含分化的施万细胞。通常是孤立性、散发的病变。多发神经鞘瘤常与神经纤维瘤病 2 型(NF2)相关,NF2 是一种常染色体显性遗传疾病,涉及染色体 22q12 上的一个基因。除神经鞘瘤外,NF2 患者还可能有多发性脑膜瘤和室管膜瘤。NF2 的发生率为每 37 000～50 000 名新生儿中 1 例。年龄在 22～72 岁(平均年龄 46 岁)。发病高峰在 30～60 岁。许多患有 NF2 的患者在 20～30 岁中出现双侧前庭神经鞘瘤
恶性肿瘤		
鳞状细胞癌	**MRI 表现**:病变位于鼻腔、鼻窦和鼻咽部,可通过颅底骨质破坏或沿神经走行侵犯到颅内。病变在 T1 加权像上呈中等信号,在 T2 加权像上呈中等到稍高信号,注入钆对比剂后呈轻度强化。病变范围可以较大(伴或不伴坏死和/或出血) **CT 表现**:肿瘤具有中等密度和轻度的对比强化,范围可以较大(伴或不伴坏死和/或出血)	来源于鼻旁窦和鼻腔黏膜上皮的恶性上皮性肿瘤可以延伸到茎突前间隙。包括角化型和非角化型。在鼻腔鼻窦恶性肿瘤中占 80%,在头颈部恶性肿瘤中占 3%。多发生在成年人(通常超过 55 岁),男性多于女性。与职业暴露或其他环境接触到的烟草烟雾、镍、氯酚、铬、芥子气、镭和木制品生产材料有关
鼻腔鼻窦未分化癌	**MRI 表现**:病变有局部破坏性,通常大于 4 cm,T1 加权像上呈低至中等信号,T2 加权像上呈中等至高信号。病变位置:上鼻腔、筛窦气房,偶尔延伸到其他鼻旁窦、眼眶、颅前窝和海绵窦 **CT 表现**:肿瘤呈中等密度,增强后可以有不同程度的强化,呈轻度、中度或显著强化	恶性肿瘤的肿瘤细胞具有多形性,细胞核中等大小至较大,单个显著核仁及少量嗜酸性胞质。有丝分裂活动通常很高,坏死较常见。对 CK7、CK8、CK19 有免疫反应,对 p53 蛋白、上皮膜抗原、神经元特异性烯醇化酶有时也有免疫反应。预后差,5 年生存率低于 20%
腺样囊性癌 (图 4.30,图 3.46)	**MRI 表现**:病变位于鼻腔或鼻窦,可通过骨质破坏或神经分布侵犯到颅内。病变在 T1 加权像上呈中等信号,在 T2 加权像上呈中等到高信号,注入钆对比剂后可见不同程度的强化,呈轻度、中度或显著强化 **CT 表现**:肿瘤呈中等密度,增强后可以有不同程度的强化,呈轻度、中度或显著强化。常见邻近骨质的破坏	基底样肿瘤,由肿瘤上皮细胞和肌上皮细胞组成。形态学肿瘤类型包括管状,筛状和实体型。是最常见的唾液腺来源的鼻腔鼻窦恶性肿瘤。占上皮性唾液腺肿瘤的 10%。最常见的来源是腮腺,颌下腺和小唾液腺(腭、舌、颊黏膜、口底和其他位置)。常见周围神经浸润,可出现面神经麻痹。通常发生在 30 岁以上。实体型预后最差。高达 90% 的患者在诊断后 10～15 年死亡
腺癌和黏液表皮样癌 (图 4.31)	**MRI 表现**:病变位于鼻腔或鼻旁窦,可通过骨质破坏或沿神经分布侵犯到颅内。病变在 T1 加权像上呈中等信号,在 T2 加权像上呈中等到高信号,注入钆对比剂后可见不同程度的强化,呈轻度、中度或显著强化 **CT 表现**:肿瘤呈中等密度,增强后可有不同程度的强化,呈轻度、中度或显著强化。常见邻近骨质的破坏	第二和第三最常见的唾液腺来源的鼻腔鼻窦恶性肿瘤。腺癌包含具有椭圆形核的小至中等大小的肿瘤细胞,通常对细胞角蛋白,波形蛋白和 S-100 蛋白具有免疫阳性反应。黏液表皮样癌通常由具有基底样或立方形肿瘤细胞的实体部分和含有唾液黏蛋白的囊性部分所组成,囊壁衬里常见黏液细胞,周边细胞核内有淡白色细胞质。最常见于上颌窦和鼻腔。肿瘤通常是中到高级别,呈浸润性生长,可出现转移,可沿神经扩散

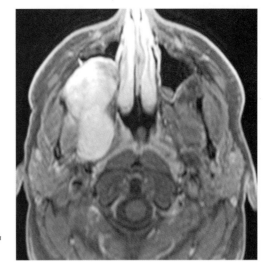

图 4.29 30 岁男性，右侧咽旁间隙内的三叉神经鞘瘤

病变延伸至右侧上颌窦内，注入钆对比剂后，在横断位脂肪抑制 T1 加权像上可见肿块强化。

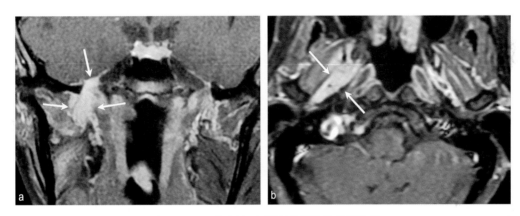

图 4.30 57 岁女性，右侧咽旁间隙腺样囊性癌

冠状位（a）和横断位（b）脂肪抑制 T1 加权像（箭头）显示病变对比强化，沿神经扩散，经右侧三叉神经进入右侧卵圆孔。

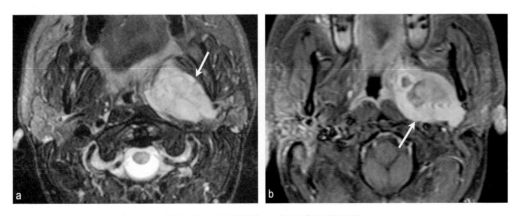

图 4.31 26 岁男性，左侧咽旁间隙腺癌

a. 在横断位脂肪抑制 T2 加权像上呈不均匀高信号（箭头）；**b.** 在横断位脂肪抑制 T1 加权像上，注入钆对比剂后，显示不均匀强化，边缘稍不规则（箭头）。

表 4.2(续)　茎突前咽旁间隙病变

病变	影像学表现	点评
非霍奇金淋巴瘤(NHL) (图 4.32)	**MRI 表现**:病变在 T1 加权像上呈低中等信号,T2 加权像上呈中稍高信号,注入钆对比剂后可见强化。病变呈局部浸润性,伴有骨侵蚀/破坏,颅内侵犯伴脑膜受累(高达 5%)。B 细胞 NHL 常发生于上颌窦,而 T 细胞 NHL 常发生于中线,包括鼻中隔 **CT 表现**:病变呈低-中等密度,增强后可有对比强化,伴或不伴有骨破坏	淋巴瘤是指肿瘤细胞出现在淋巴组织内的一组肿瘤(淋巴结和网状内皮系统)。鼻咽、鼻腔和鼻窦的大多数淋巴瘤是 NHL(B 细胞 NHL 比 T 细胞 NHL 更多见),比原发鼻腔鼻窦肿瘤更常见的是与之相关的播散性疾病。鼻腔鼻窦淋巴瘤预后很差,5 年生存率低于 65%
转移性恶性肿瘤	**MRI 表现**:局限性的圆形病变,通常在 T1 加权像上呈低-中等信号,在 T2 加权像上呈中等-高信号,伴或不伴有出血、钙化和囊变。注入钆对比剂后,可见不同方式的对比强化 **CT 表现**:病变通常呈低-中等密度,伴或不伴有出血、钙化和囊变。可出现不同的强化方式,可伴骨破坏、神经或血管的压迫	颅外原发肿瘤来源:肺>乳腺>GI>GU>黑色素瘤。可为单个或多个边界清楚或不清楚的病变。转移性肿瘤可在单个或多个部位引起不同的破坏性或浸润性改变
横纹肌肉瘤 (图 4.33)	**MRI 表现**:肿瘤可有清晰和/或不清晰的边缘,通常在 T1 加权像上呈低-中等信号,在 T2WI 和脂肪抑制 T2WI 上呈不均匀信号(中等、稍高和/或高信号相混杂)。注入钆对比剂后,肿瘤出现不同程度的对比强化,可伴有骨的破坏和侵袭 **CT 表现**:局限性的或有不规则边缘的软组织病变。钙化不常见。肿瘤可有混合密度,可见实性软组织区域、囊样和/或坏死区,偶尔可见出血灶,可伴骨侵袭和破坏	具有横纹肌细胞分化的恶性间叶源性肿瘤主要发生在软组织中,很少发生于骨。横纹肌肉瘤有 3 个亚型:胚胎型(50%～70%)、肺泡型(18%～45%)和多形性(5%～10%)。胚胎型和肺泡型横纹肌肉瘤主要发生在小于 10 岁的儿童,多形性横纹肌肉瘤主要发生在成年人(中位年龄在 50～60 岁)。肺泡型和多形性横纹肌肉瘤常发生在四肢。胚胎型横纹肌肉瘤主要发生在头颈部

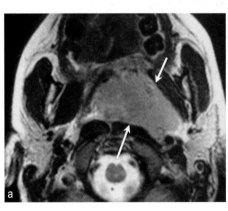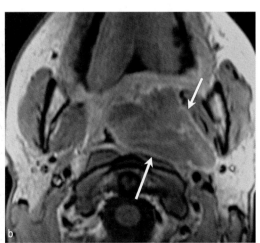

图 4.32　左侧咽旁间隙非霍奇金淋巴瘤(箭头),延伸至咽后及咽黏膜间隙

a. 在横断位 T2 加权像上呈中等到稍高信号(箭头);**b.** 在横断位 T1 加权像上,注入钆对比剂后,呈不均匀对比强化(箭头)。

表 4.2(续) 茎突前咽旁间隙病变

病变	影像学表现	点评
血管内皮瘤（图 6.26）	**MRI 表现**：肿瘤呈分叶状，边界清晰或边缘不规则，在 T1 加权像上呈中等信号，在 T2 加权像上呈明显不均匀高信号，伴或不伴有内部低信号分隔。病变内可能出现流空影。注入钆对比剂后，肿瘤呈不均匀强化 **CT 表现**：病变具有局限性或不规则边缘，可伴骨侵蚀和破坏	低度恶性肿瘤由成血管细胞/内皮细胞组成，发生于软组织和骨骼。与高度恶性的内皮性肿瘤，比如血管肉瘤相比，这些肿瘤具有局部侵袭性并且很少转移。在恶性肿瘤和所有软组织肿瘤中占有比例<1%。患者年龄 17～60 岁（平均年龄 40 岁）
畸胎瘤（图 4.34）	**MRI 表现**：病变通常具有局限性的边缘，且可包含各种各样不同的成分，在 T1WI、T2WI 和脂肪抑制 T2WI 上，呈现各种不同成分的混杂信号，可见低、中等和/或高信号。可以包含在 T1WI、T2WI 和 FS T2WI 上呈低信号的牙齿和骨形成区域，以及不规则、团块状和/或弧形钙化区域。畸胎瘤内可能出现液-液平面和脂肪-液体平面。注入钆对比剂后，实性成分和间隔通常可见强化。恶性畸胎瘤可出现邻近组织侵犯、骨质破坏以及转移 **CT 表现**：可包含低密度和等密度的区域，伴或不伴钙化灶	畸胎瘤来源于移位的胚胎生殖细胞（多能生殖细胞）并含有来自多个胚层（内胚层、中胚层、外胚层）的细胞和组织的各种组合。畸胎瘤是第二常见的生殖细胞肿瘤，发生在儿童，男性多于女性，并且有良性或恶性之分，由外胚层、中胚层和/或内胚层的衍生物组成。成熟的畸胎瘤具有来自外胚层（脑、皮肤和/或脉络丛）、中胚层（软骨、骨骼、肌肉和/或脂肪）和内胚层（肠道或呼吸道上皮囊肿）分化的细胞。未成熟的畸胎瘤含有部分分化的外胚层，中胚层或内胚层细胞

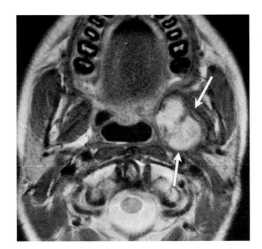

图 4.33 14 岁男性，左侧咽旁间隙横纹肌肉瘤（箭头）

边缘形态不规则，在横断位 T2 加权像上呈不均匀高信号。

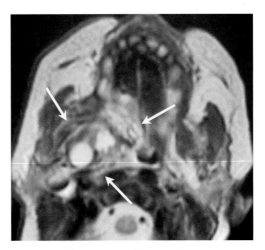

图 4.34 右侧咽旁间的畸胎瘤，累及咽黏膜间隙、咽后间隙和咀嚼肌间隙

病变边界不清，在横断位 T2 加权像上，可见中等、稍高、高信号相混杂（箭头）。

表 4.2(续) 茎突前咽旁间隙病变

病变	影像学表现	点评
肿瘤样病变		
鳃裂囊肿 （图 4.35）	**MRI 表现**：局限性的病变,通常在 T1 加权像上呈低到中等信号,在 T2 加权像上呈高信号。注入钆对比剂后,通常无强化,除非合并感染 **CT 表现**：局限性的囊性比病变,呈低-等密度,其密度取决于病变内所含蛋白质和水的比例。第一鳃裂囊肿可以位于外耳道附近（Ⅰ型第一鳃裂囊肿）或腮腺浅叶,可延伸到咽旁间隙,下颌下腺后方和/或上达外耳道（Ⅱ型）。第二鳃裂囊肿可位于胸锁乳突肌（SCM）的前面,颈动脉的内侧（Ⅰ型）,在 SCM 的前内侧可伴或不伴有颈鞘后方延伸（Ⅱ型）,或延伸到咽旁间隙,位于颈内、外动脉之间（Ⅲ型）。第三鳃裂囊肿位于 SCM 的前下缘,位于甲状腺上叶水平,可延伸至颈动脉和舌咽神经后方的窦道,穿过喉上神经内支的水平以上的甲状腺膜进入梨状窦基部。第四鳃裂囊肿发生于颈下三分之一,位于 SCM 下缘的前外侧和主动脉弓水平,可见锁骨下动脉右下方或主动脉弓左下方的连接窦道,其向上和背侧延伸至颈动脉直至舌下神经的水平,然后沿着 SCM 向下至梨状窦	鳃裂囊肿是累及鳃器的发育异常。鳃器由来自中胚层的 4 对主要的和 2 对发育不完全的鳃弓组成,其外表面衬覆外胚层上皮,内表面为原始咽壁的内胚层上皮,内胚层向外侧膨出为咽囊,在妊娠第 4 周末形成。中胚层的每个鳃弓内含有一条主要的动脉、神经、软骨和肌肉。4 对主要的鳃弓之间由凹陷的鳃沟（裂）隔开。每一对鳃弓发展成一个确定的颈部结构,最终鳃裂会闭合。第一鳃弓发育成外耳道、咽鼓管、中耳和乳突气房。第二鳃弓发育成舌骨、扁桃体和扁桃体上窝。第三和第四鳃弓形成舌骨下咽部。鳃裂畸形包括囊肿、窦道和瘘管。第二鳃裂囊肿占所有鳃裂畸形的90%。囊肿衬有鳞状上皮（90%）、纤毛柱状上皮（8%）或两种类型上皮（2%）。也可含有皮脂腺、唾液腺组织、淋巴组织和胆固醇结晶。第二鳃裂囊肿有四种类型。Ⅰ型位于 SCM 的前面并深入颈阔肌。Ⅱ型（最常见的类型）位于 SCM 的前内侧表面,在茎突后咽旁间隙外侧和颌下腺后侧。Ⅲ型位于咽侧壁外侧和颈动脉内侧,可在颈外动脉和颈内动脉之间延伸（鸟嘴征）。Ⅳ型位于颈鞘内侧与扁桃体窝水平的咽部之间,可以向上延伸至颅底。鳃裂囊肿通常无症状,除非继发感染
炎症性病变		
扁桃体、咽后蜂窝织炎或脓肿感染扩散 （图 4.36,图 4.37,图 4.38）	**MRI 表现**：腭扁桃体及邻近外侧软组织可见增厚,边界不清,在 T2WI 和脂肪抑制 T2WI 上呈稍高信号。扁桃体周围脓肿在 T2WI 上呈中央高信号,注入钆对比剂后,边缘呈环形强化。扁桃体外侧软组织增厚,在 T2WI 上呈稍高-高信号,没有边缘环形强化时,提示蜂窝织炎 **CT 表现**：腭扁桃体及邻近外侧软组织增厚影,中央呈液性密度,边缘环形强化。若扁桃体外侧软组织增厚,没有边缘环形强化时,则考虑蜂窝织炎	腭扁桃体感染（急性扁桃体炎）是临床诊断,通常要用抗生素治疗。扁桃体脓肿很少发生。扁桃体炎症突破扁桃体纤维包囊向周围间隙蔓延（腭扁桃体和咽上缩肌之间的潜在空间）可导致扁桃体蜂窝织炎和扁桃体周围脓肿。扁桃体周围脓肿是累及头颈部最常见的感染。发生在幼儿和成人,常发生在链球菌咽炎和渗出性扁桃体炎发生率最高的时期（11～12 月和 4～5 月）。扁桃体周围蜂窝织炎的治疗可以用抗生素,而扁桃体周围脓肿需要引流。如果没有适当的治疗,感染可蔓延到相邻的咽旁、咀嚼肌和/或下颌下间隙

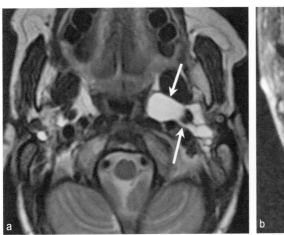
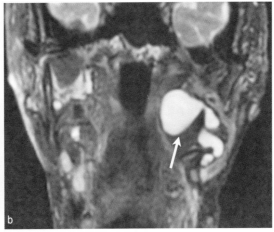

图 4.35 81 岁女性,第二鳃裂囊肿,呈局限性、匍匐形生长,边缘呈分叶状

在横断位(**a**)和冠状位(**b**)脂肪抑制 T2 加权像上呈高信号(箭头)。该病例为Ⅲ型第二鳃裂囊肿,病变延伸到左侧咽旁间隙,位于颈内外动脉之间(箭头)。

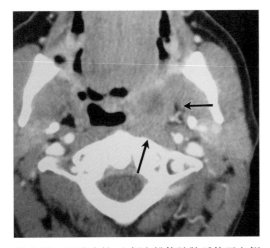
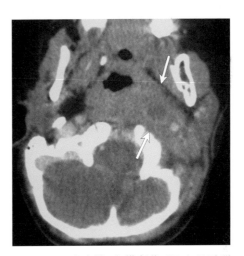

图 4.36 35 岁女性,左侧扁桃体脓肿延伸至左侧茎突前咽旁间隙

在左侧腭扁桃体处可见软组织增厚,并在横断位 CT 上可见中间呈液性密度,边缘环形强化(箭头)。

图 4.37 2 岁女性,在横断位 CT 上显示咽后脓肿,感染蔓延至左侧茎突前咽旁间隙(箭头)

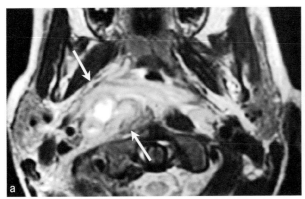
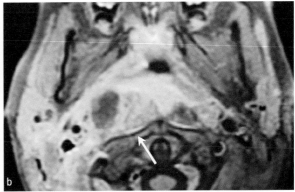

图 4.38 6 岁男性,患有咽后脓肿,感染扩展至右侧茎突前咽旁间隙和椎前间隙

a. 横断位 T2 加权像上病变呈异常高信号,边界不清,病变内可见液化区(箭头);**b.** 在横断位 T1 加权像上,注入钆对比剂后,感染区域出现相应的边界不清的对比强化(箭头)。

表 4.2(续)　茎突前咽旁间隙病变

病变	影像学表现	点评
多血管炎性肉芽肿病（韦格纳肉芽肿病）（图 4.39）	**MRI 表现**：边界不清的软组织增厚影，在 T1 加权像上呈低-中等信号，在 T2 加权像上呈稍高信号，注入钆对比剂后，可见对比强化。病变位于鼻腔、鼻旁窦、眼眶、颞下窝和外耳道，可出现骨和鼻中隔的侵蚀和破坏，可延伸到颅底累及硬脑膜、软脑膜、脑组织或静脉窦 **CT 表现**：病变呈软组织密度，可伴有骨的破坏	多系统性自身免疫性疾病伴呼吸道坏死性肉芽肿，小动脉及各种组织静脉局灶性坏死性血管炎，以及肾小球肾炎。可发生在鼻旁窦、眼眶、颅底、硬脑膜、软脑膜，偶尔也可累及颞骨。通常，对细胞质中性粒细胞胞质抗体（c - ANCA）具有阳性免疫反应。治疗包括皮质类固醇，环磷酰胺和抗 TNF 制剂

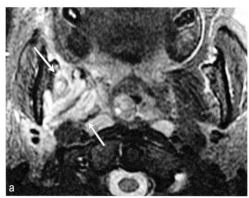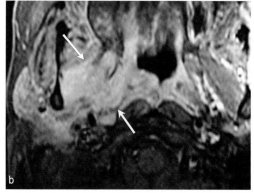

图 4.39　46 岁女性，多血管炎性肉芽肿病

a. 在横断位脂肪抑制 T2 加权像上，病变呈边界不清的异常高信号区域（箭头）；**b.** 肉芽肿性病变位于右侧鼻咽后部以及右侧咽后、咽旁和咀嚼肌间隙，在横断位脂肪抑制 T1 加权像上，注入钆对比剂后，病变呈对比强化（箭头）。

4.3　茎突后咽旁间隙病变

　　茎突后咽旁间隙（RPPS）是颈动脉间隙在舌骨上方的延伸，包含颈内动脉，颈内静脉，脑神经Ⅸ、Ⅹ、Ⅺ和Ⅻ，交感神经丛和深颈淋巴结（**图 4.40**）。颈动脉间隙和 RPPS 位于咽黏膜间隙的外侧，椎前间隙的前方，胸锁乳突肌的后内侧。颈动脉间隙由颈动脉鞘包围，颈动脉鞘由颈深筋膜三层（浅、中、深）组成。RPPS 与茎突前咽旁间隙之间由筋膜层分开，该筋膜层从茎突延伸至腭帆张肌。在颈动脉鞘内，颈动脉（CA）位于颈内静脉（IJV）的内侧，迷走神经位于 CA 和 IJV 的背侧。颈交感神经丛位于颈动脉鞘的后部。颈袢是一个颈丛神经环，由第一到第三颈神经的腹侧支所形成，这些神经支配着舌骨下肌群，包括胸骨甲状肌、胸骨舌骨肌和肩胛舌骨肌。颈袢位于颈动脉鞘的前方。

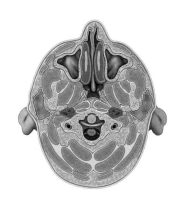

图 4.40　横断位图用颜色显示茎突后咽旁间隙

- 良性肿瘤
  - 副神经节瘤
  - 神经鞘瘤
  - 神经纤维瘤
  - 脑膜瘤延伸至颈静脉孔
  - 脂肪瘤
  - 血管瘤

- 恶性肿瘤
  - 鳞状细胞癌或恶性唾液腺肿瘤直接侵犯
  - 横纹肌肉瘤
  - 转移性恶性肿瘤
  - 非霍奇金淋巴瘤（NHL）
  - 血管内皮瘤
- 肿瘤样病变
  - 鳃裂囊肿
- 炎症性病变
  - 扁桃体、咽后蜂窝织炎或脓肿感染扩散
  - 多血管炎性肉芽肿病
- 血管异常
  - 颈动脉扩张和迂曲
  - 颈动脉瘤
  - 动脉夹层
  - 血管炎
  - 颈内静脉血栓形成和/或血栓性静脉炎
  - 静脉淋巴管畸形

表4.3　茎突后咽旁间隙病变

病变	影像学表现	点评
良性肿瘤		
副神经节瘤 （**图 4.41**，**图 4.42** 和**图 4.43**）	**MRI 表现：**圆形或分叶状的病变，在 T1WI 上呈中等信号，在 T2WI 和脂肪抑制 T2WI 上呈中等-高信号，伴或不伴管状流空区域，注入钆对比剂后，通常呈显著强化，伴或不伴 T1WI 上呈高信号的黏液成分或出血灶，伴或不伴 T2WI 上边缘环形低信号（含铁血黄素） **CT 表现：**卵圆形或梭形病变，呈低-中等密度，可见强化，通常侵蚀邻近骨	良性包裹性神经内分泌肿瘤，来自神经嵴细胞，与自主神经节（副神经节）相关，遍布全身。这些病变，也称为化学性假瘤，根据位置命名（颈静脉球、鼓室、迷走神经）。副神经节瘤占头颈部肿瘤的 0.6%，占所有肿瘤的 0.03%

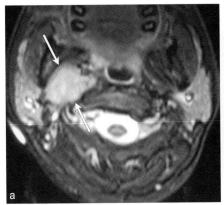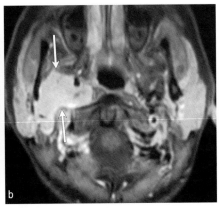

图 4.41　右侧茎突后咽旁间隙的副神经节瘤

a. 在横断位脂肪抑制 T2 加权像上呈稍高-高信号（箭头）；**b.** 在横断位脂肪抑制 T1 加权像上，注入钆对比剂后，病变显示强化（箭头）。肿瘤向前侵犯右侧颈动脉。

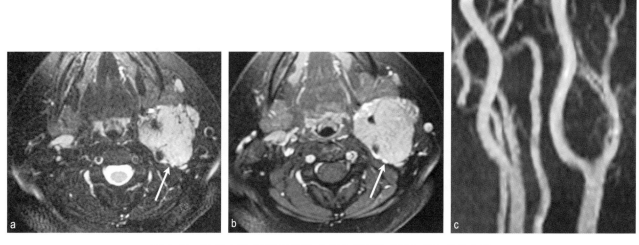

图 4.42 27 岁女性，副神经节瘤，位于左侧颈外动脉和颈内动脉之间

a. 在横断位脂肪抑制 T2 加权像上呈不均匀高信号（箭头）；**b.** 在横断位脂肪抑制 T1 加权像上，注入钆对比剂后，病变可见强化（箭头）；**c.** 在斜冠状位 MRA 上，肿瘤推移使左侧颈内外动脉夹角增大。

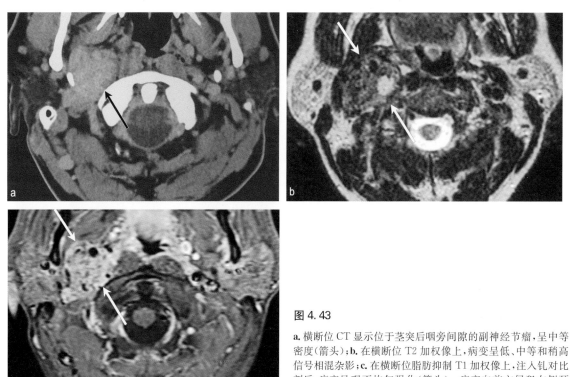

图 4.43

a. 横断位 CT 显示位于茎突后咽旁间隙的副神经节瘤，呈中等密度（箭头）；**b.** 在横断位 T2 加权像上，病变呈低、中等和稍高信号相混杂影；**c.** 在横断位脂肪抑制 T1 加权像上，注入钆对比剂后，病变呈现不均匀强化（箭头）。病变向前方侵犯右侧颈动脉。

表 4.3(续) 茎突后咽旁间隙病变

病变	影像学表现	点评
神经鞘瘤 (图 4.44,图 4.45)	**MRI 表现**：局限性的圆形或卵圆形病变,在 T1 加权像上呈低-中等信号,在 T2WI 和脂肪抑制 T2WI 上呈高信号,注入钆对比剂后,通常可见明显强化。大的病变由于囊变和/或出血的存在,在 T2WI 和钆增强扫描强化后呈不均匀的高信号 **CT 表现**：局限性圆形或卵圆形病变,呈等密度,增强后可见对比强化。大的病变内可见囊变和/或出血	神经鞘瘤是良性包裹性肿瘤,包含分化的施万细胞。通常是孤立性、散发的病变。多发神经鞘瘤常与神经纤维瘤病 2 型(NF2)相关,NF2 是一种常染色体显性遗传疾病,涉及染色体 22q12 上的一个基因。除神经鞘瘤外,NF2 患者还可能有多发性脑膜瘤和室管膜瘤。NF2 的发生率为每 37 000~50 000 名新生儿中 1 例。年龄在 22~72 岁(平均年龄 46 岁)。发病高峰在 30~60 岁。许多患有 NF2 的患者在 20~30 岁中出现双侧前庭神经鞘瘤

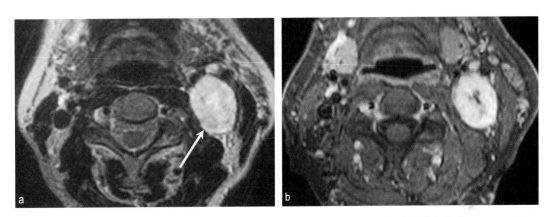

图 4.44 46 岁女性,左侧迷走神经鞘瘤,将左侧颈动脉和颈静脉向前方推移

a. 在横断位 T2 加权像上,神经鞘瘤呈高信号(箭头);**b.** 在横断位脂肪抑制 T1 加权像上,注入钆对比剂后,病变可见对比强化(箭头)。

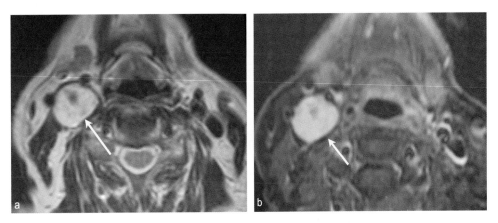

图 4.45 52 岁女性,神经鞘瘤,将颈内、外动脉向前方推移

a. 在横断位 T2 加权像上,神经鞘瘤呈高信号(箭头);**b.** 在横断位脂肪抑制 T1 加权像上,注入钆对比剂后,病变可见对比强化(箭头)。

表 4.3(续) 茎突后咽旁间隙病变

病变	影像学表现	点评
神经纤维瘤 (图 4.46，图 4.47)	**MRI 表现**：孤立性的神经纤维瘤边界清晰，呈圆形、卵圆形或分叶状的脑外肿瘤，在 T1WI 上呈低-中等信号，在 T2WI 上呈中等-高信号，注入钆(Gd)对比剂后，呈显著强化。范围大的病变在 T2WI 和 Gd 增强后呈不均匀的高信号。丛状神经纤维瘤呈曲线状和多结节状病变，累及多个神经分支，在 T1WI 上呈低-中等信号，在 T2WI 和脂肪抑制 T2WI 上呈中等-稍高-高信号，伴或不伴有低信号带或低信号区。病变通常表现出 Gd 对比强化 **CT 表现**：卵圆形或梭形病变，呈低-中等密度。增强后，病变可出现强化。通常会侵蚀邻近骨质	神经纤维瘤为良性神经鞘膜肿瘤，其中含有施万细胞、周围神经样细胞以及与丰富胶原蛋白相关的成纤维细胞交错分布的混合物。与神经鞘瘤不同，神经纤维瘤缺乏 Antoni A 和 B 区，并且不能从病理学上与相关的神经分离。神经纤维瘤最经常发生散发的、局部的、孤立性的病灶，较少发生弥漫性或丛状病变。多发性神经纤维瘤通常在神经纤维瘤病 1 型(NF1)看到，这是一种常染色体显性遗传病(1/2 500 新生儿)，由染色体 17q11.2 上神经纤维蛋白基因的突变引起。NF1 是最常见的一类神经皮肤综合征，并且与中央和周围神经系统肿瘤相关(视神经胶质瘤、星形细胞瘤、丛状和孤立性神经纤维瘤)和皮肤病损(牛奶咖啡斑、腋窝和腹股沟雀斑)。还与脑膜和颅骨发育不良以及与虹膜错构瘤(Lisch 结节)有关
脑膜瘤延伸至静脉孔	以脑外硬脑膜为基底的病变，边界清晰，局限性。病变位置：幕上＞幕下、矢状窦旁＞大脑凸面＞蝶骨嵴＞鞍旁＞颅后窝＞视神经鞘＞脑室内 **MRI 表现**：肿瘤通常在 T1 加权像上呈中等信号，在 T2 加权像上呈中等-稍高信号，注入钆对比剂后，通常呈显著强化。伴或不伴有钙化、邻近颅骨骨质增生和/或侵犯，可以穿过颅骨底部的孔向外延伸。有些脑膜瘤在弥散加权像上高信号 **CT 表现**：肿瘤呈中等密度，通常有显著强化，伴或不伴有钙化以及邻近颅骨骨质增生	良性、生长缓慢的肿瘤累及颅内和/或脊椎硬脊膜，由肿瘤脑膜上皮(蛛网膜或蛛网膜帽)细胞组成。通常是孤立性和散发性的，但也可见于神经纤维瘤病 2 型患者的多发性病变之一。大多数是良性的，但约 5％具有非典型的组织学特征。间变型脑膜瘤少见，占脑膜瘤＜3％。脑膜瘤占原发性颅内肿瘤的 26％。年发病率为 6/100 000。通常发生在成年人(＞40 岁)，女性多于男性。可导致邻近脑实质受压，动脉包绕，并压迫硬脑膜静脉窦。很少发生侵袭性/恶性脑膜瘤
脂肪瘤 (图 4.48)	**MRI 表现**：在 T1 加权像上脂肪瘤的信号和皮下脂肪相同(呈高信号)。在 T2 加权像上，采用频率选择脂肪饱和技术或短时间反转恢复(STIR)方法可以将脂肪信号抑制。通常在注入钆对比剂后，没有对比强化或周围水肿 **CT 表现**：脂肪瘤的 CT 密度与皮下脂肪密度相仿，通常无强化或周围水肿	常见的良性错构瘤，由成熟的白色脂肪组织组成，没有细胞异型性。脂肪瘤是最常见的软组织肿瘤，占所有软组织肿瘤的 16％
血管瘤 (图 4.49)	**MRI 表现**：局限性或边界不清的结构(直径＜4 cm)，位于骨髓或软组织内，T1 加权像上呈中等-高信号(通常含有与骨髓脂肪呈等信号的部分)，T2WI 和脂肪抑制 T2WI 呈高信号，注入钆对比剂后，通常有对比强化，伴或不伴有骨膨胀 **CT 表现**：膨胀性骨病变，骨小梁朝向中心呈辐射状。软组织内血管瘤大多呈等密度，可见出现脂肪密度区域	骨或软组织的良性病变，由毛细血管、海绵状和/或畸形静脉血管构成。被认为是一种错构瘤性疾病。发生于 1～84 岁的患者(中位年龄 33 岁)

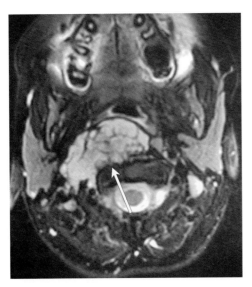

图 4.46 10 岁男性,神经纤维瘤病 1 型,可见茎突后咽旁间隙的神经纤维瘤

在横断位脂肪抑制 T2 加权像(箭头)上呈高信号,将邻近右侧颈动脉向后推移。

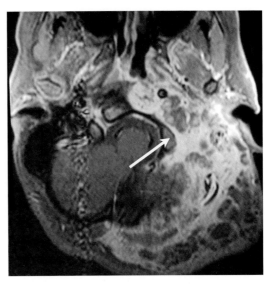

图 4.47 19 岁女性,神经纤维瘤病 1 型

在横断位脂肪抑制 T1 加权像(箭头)上可见浅表软组织内的丛状神经纤维瘤,钆增强后呈对比强化,伴有左侧枕骨和颞骨的侵蚀和重建,并延伸到左侧茎突后咽旁间隙、咽后间隙和椎前间隙。

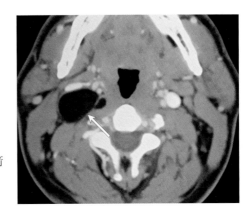

图 4.48 42 岁女性,横断位 CT 显示低密度脂肪瘤(箭头),位于右侧茎突后咽旁间隙内

脂肪瘤将右侧颈动脉和颈静脉向前推移。

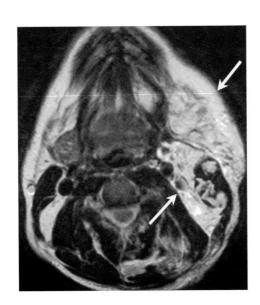

图 4.49 22 岁女性,患有浸润性生长的血管瘤(箭头)

在左下面部、左颌下间隙和左茎突后咽旁间隙的软组织中,部分包绕左颈动脉。在横断位 T2 加权像上病变呈高信号。

表 4.3(续)　茎突后咽旁间隙病变

病变	影像学表现	点评
恶性肿瘤		
鳞状细胞癌或恶性唾液腺肿瘤直接侵犯 （**图 4.50,图 4.51**）	**MRI 表现**：来自鼻咽、口咽、茎突前咽旁间隙（PPPS）和腮腺深部的恶性病变可侵犯茎突后咽旁间隙（RPPS）。肿瘤通常在 T1 加权像上呈中等信号,在 T2 加权像上呈中等-稍高信号,注入钆对比剂后呈轻度强化。病变可大(伴或不伴坏死和/或出血) **CT 表现**：肿瘤通常呈中等密度,增强后轻度强化。病变可大(伴或不伴坏死和/或出血)	鼻咽部和腮腺深部的恶性肿瘤可侵犯RPPS。鳞状细胞癌是起源于副鼻窦和鼻腔的黏膜上皮的恶性上皮性肿瘤,可侵犯到 PPPS 和 RPPS。包括角化型和非角化型,占恶性鼻窦肿瘤的 80% 和头颈部恶性肿瘤的 3%。发生于成年人,通常超过 55 岁,男性多于女性。恶性唾液腺肿瘤包括腺样囊性癌、腺癌和黏液表皮样癌
横纹肌肉瘤 （**图 4.52**）	**MRI 表现**：肿瘤可有清晰和/或不清晰的边缘,通常在 T1 加权像上呈低-中等信号,在 T2 加权像（T2WI）和脂肪抑制 T2WI 上呈不均匀信号(中等、稍高和/或高信号相混杂)。注入钆对比剂后,肿瘤出现不同程度的对比强化,可伴有骨的破坏和侵袭 **CT 表现**：局限性的或有不规则边缘的软组织病变。钙化不常见。肿瘤可有混合密度,可见实性软组织区域、囊样和/或坏死区,偶尔可见出血灶,伴或不伴骨侵袭和破坏	具有横纹肌细胞分化的恶性间叶源性肿瘤,主要发生在软组织中,很少发生于骨。横纹肌肉瘤有三个亚型:胚胎型(50%～70%)、肺泡型(18%～45%)和多形性(5%～10%)。胚胎型和肺泡型横纹肌肉瘤主要发生在小于 10 岁的儿童,多形性横纹肌肉瘤主要发生在成年人(中位年龄在 50～60 岁)。肺泡型和多形性横纹肌肉瘤常发生在四肢。胚胎型横纹肌肉瘤主要发生在头颈部
转移性恶性肿瘤	**MRI 表现**：局限性的圆形病变,通常在 T1 加权像上呈低-中等信号,在 T2 加权像上呈中等-高信号,伴或不伴有出血、钙化和囊变。注入钆对比剂后,可见不同方式的对比强化 **CT 表现**：病变通常呈低-中等密度,伴或不伴有出血、钙化和囊变。可出现不同的强化方式,可伴骨破坏、神经或血管的压迫	颅外原发肿瘤来源:肺＞乳腺＞GI＞GU＞黑色素瘤。可为单个或多个边界清楚或不清楚的病变。转移性肿瘤可在单个或多个部位引起不同的破坏性或浸润性改变

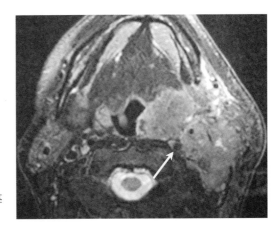

图 4.50 侵袭性鳞状细胞癌

在横断位脂肪抑制 T2 加权像呈稍高信号（箭头），边界不清，累及左侧鼻咽部，茎突前和茎突后咽旁间隙，腮腺间隙和浅表软组织。

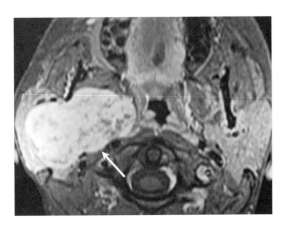

图 4.51 32 岁女性，腺样囊性癌，累及右侧腮腺，向内侧延伸至右侧颈动脉前内方的咽旁间隙

病变大，注入钆对比剂后，在横断位脂肪抑制 T1 加权像上呈不均匀强化（箭头），侵犯并推移右侧翼内肌。

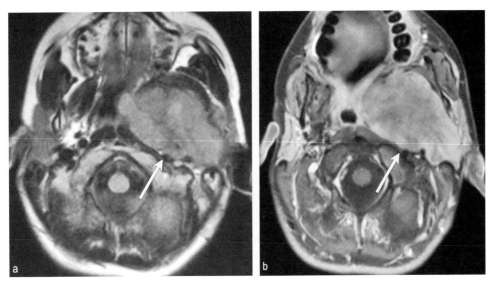

图 4.52 13 岁男性，患有横纹肌肉瘤，侵犯左侧腮腺、左侧茎突前和茎突后咽旁间隙

a. 肿瘤在横断位 T2 加权像上呈不均匀稍高信号（箭头）；**b.** 在横断位脂肪抑制 T1 加权像上，注入钆对比剂后病变强化（箭头）。

表 4.3(续) 茎突后咽旁间隙病变

病变	影像学表现	点评
非霍奇金淋巴瘤（NHL）（图 4.53）	**MRI 表现**：病变在 T1 加权像上呈低中等信号，T2 加权像上呈稍高信号，注入钆对比剂后可见强化。病变呈局部浸润性，伴有骨侵蚀/破坏，颅内侵犯伴脑膜受累（高达 5%）。B 细胞 NHL 常发生于上颌窦，而 T 细胞 NHL 常发生于中线，包括鼻中隔 **CT 表现**：病变呈低-中等密度，增强后可有对比强化，伴或不伴有骨破坏	淋巴瘤是指肿瘤细胞出现在淋巴组织内的一组肿瘤（淋巴结和网状内皮系统）。鼻咽、鼻腔和鼻窦的大多数淋巴瘤是 NHL（B 细胞 NHL 比 T 细胞 NHL 更多见），比原发鼻腔鼻窦肿瘤更常见的是与之相关的播散性疾病。鼻腔鼻窦淋巴瘤预后很差，5 年生存率低于 65%
血管内皮瘤（图 4.54）	**MRI 表现**：肿瘤呈分叶状，边界清晰或边缘不规则，在 T1 加权像上呈中等信号，在 T2 加权像上呈明显不均匀高信号，伴或不伴有内部低信号分隔。病变内可能出现流空影。注入钆对比剂后，肿瘤呈不均匀强化 **CT 表现**：血管内皮瘤呈低-中等密度，增强后通常可见对比强化，伴或不伴病变内血管的强化	低度恶性肿瘤由成血管细胞/内皮细胞组成，发生于软组织和骨骼。与高度恶性的内皮性肿瘤，比如血管肉瘤相比，这些肿瘤具有局部侵袭性并且很少转移。在恶性肿瘤和所有软组织肿瘤中占有比例<1%。患者年龄从 17～60 岁不等（平均年龄 40 岁）

肿瘤样病变

病变	影像学表现	点评
鳃裂囊肿（图 4.55）	**MRI 表现**：局限性的病变，通常在 T1 加权像上呈低到中等信号，在 T2 加权像上呈高信号。注入钆对比剂后，通常无强化，除非合并感染 **CT 表现**：局限性的囊性比病变，呈低-等密度，其密度取决于病变内所含蛋白质和水的比例。第一鳃裂囊肿可以位于外耳道附近（Ⅰ型第一鳃裂囊肿）或腮腺浅叶，可延伸到咽旁间隙，下颌下腺后方和/或上达外耳道（Ⅱ型）。第二鳃裂囊肿可位于胸锁乳突肌（SCM）的前面，颈动脉的内侧（Ⅰ型），在 SCM 的前内侧可伴或不伴有颈鞘后方延伸（Ⅱ型），或延伸到咽旁间隙，位于颈内、外动脉之间（Ⅲ型）。第三鳃裂囊肿位于 SCM 的前下缘，位于甲状腺上叶水平，可延伸至颈动脉和舌咽神经后方的窦道，穿过喉上神经内支的水平以上的甲状腺膜进入梨状窦基部。第四鳃裂囊肿发生于颈下三分之一，位于 SCM 下缘的前外侧和主动脉弓水平，可见锁骨下动脉右下方或主动脉弓左下方的连接窦道，其向上和背侧延伸至颈动脉直至舌下神经的水平，然后沿着 SCM 向下至梨状窦	鳃裂囊肿是累及鳃器的发育异常。鳃器由来自中胚层的 4 对主要的和 2 对发育不完全的鳃弓组成，其外表面衬覆外胚层上皮，内表面为原始咽壁的内胚层上皮，内胚层向外侧膨出为咽囊，在妊娠第 4 周末形成。中胚层的每个鳃弓内含有一条主要的动脉、神经、软骨和肌肉。4 对主要的鳃弓之间由凹陷的鳃沟（裂）隔开。每一对鳃弓发展成一个确定的颈部结构，最终鳃裂会闭合。第一鳃弓发育成外耳道、咽鼓管、中耳和乳突气房。第二鳃弓发育成舌骨、扁桃体和扁桃体上窝。第三和第四鳃弓形成舌骨下咽部。鳃裂畸形包括囊肿、窦道和瘘管。第二鳃裂囊肿占所有鳃裂畸形的 90%。囊肿衬有鳞状上皮（90%）、纤毛柱状上皮（8%）或两种类型上皮（2%）。也可含有皮脂腺、唾液腺组织、淋巴组织和胆固醇结晶。第二鳃裂囊肿有四种类型。Ⅰ 型位于 SCM 的前面并深入颈阔肌。Ⅱ 型（最常见的类型）位于 SCM 的前内侧表面，在茎突后咽旁间隙外侧和颌下腺后面。Ⅲ 型位于咽侧壁外侧和颈动脉内侧，可在颈外动脉和颈内动脉之间延伸（鸟嘴征）。Ⅳ 型位于颈鞘内侧与扁桃体窝水平的咽部之间，可以向上延伸至颅底。鳃裂囊肿通常无症状，除非继发感染

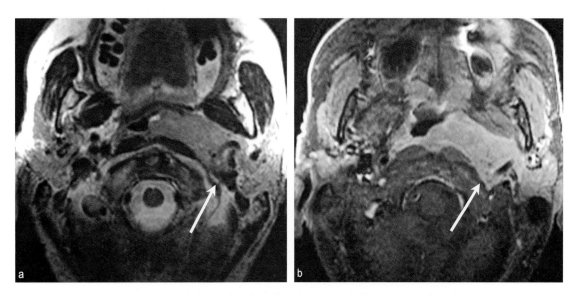

图 4.53 78 岁女性，非霍奇金淋巴瘤，累及茎突前和茎突后咽旁间隙

a. 在横断位 T2 加权像上呈中等信号（箭头）；**b.** 注入钆对比剂后，在横断位脂肪抑制 T1 加权像上可见对比强化（箭头）。

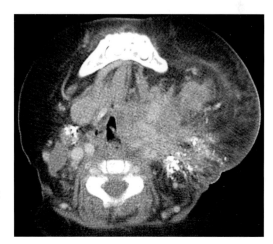

图 4.54 1 日龄新生儿，横断位 CT 显示血管内皮瘤累及左侧面部软组织，并累及茎突前及茎突后咽旁间隙

肿瘤边界不清，并且大部分呈等密度伴有不规则钙化。

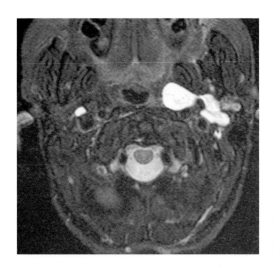

图 4.55 81 岁女性，患有第二鳃裂囊肿

呈局限性、匍匐形生长，边缘呈分叶状，在横断位脂肪抑制 T2 加权像上，其内容物呈高信号。该病例为 Ⅲ 型第二鳃裂囊肿，病变延伸到左侧咽旁间隙，位于颈内外动脉之间。

表 4.3(续)　茎突后咽旁间隙病变

病变	影像学表现	点评
炎症性病变		
扁桃体、咽后蜂窝织炎或脓肿感染扩散（图 4.56）	**MRI 表现**：腭扁桃体及邻近外侧软组织可见增厚，边界不清，在 T2WI 和脂肪抑制 T2WI 上呈稍高信号。扁桃体周围脓肿在 T2WI 上呈中央高信号，注入钆对比剂后，边缘呈环形强化。扁桃体外侧软组织增厚，在 T2WI 上呈稍高-高信号，没有边缘环形强化时，提示蜂窝织炎 **CT 表现**：腭扁桃体及邻近外侧软组织增厚影，中央呈液性密度，边缘环形强化。若扁桃体外侧软组织增厚，没有边缘环形强化时，则考虑蜂窝织炎	腭扁桃体感染（急性扁桃体炎）是临床诊断，通常要用抗生素治疗。扁桃体脓肿很少发生。扁桃体炎症突破扁桃体纤维包囊向周围间隙蔓延（腭扁桃体和咽上缩肌之间的潜在空间）可导致扁桃体蜂窝织炎和扁桃体周围脓肿。扁桃体周围脓肿是累及头颈部最常见的感染。发生在幼儿和成人，常发生在链球菌咽炎和渗出性扁桃体炎发生率最高的时期（11～12 月和 4～5 月）。扁桃体周围蜂窝织炎的治疗可以用抗生素，而扁桃体周围脓肿需要引流。如果没有适当的治疗，感染可蔓延到相邻的咽旁、咀嚼肌和/或下颌下间隙
多血管炎性肉芽肿病（图 4.57）	**MRI 表现**：边界不清的软组织增厚影，在 T1 加权像上呈低-中等信号，在 T2 加权像上呈稍高信号，注入钆对比剂后，可见对比强化。病变位于鼻腔、副鼻窦、眼眶、颞下窝和外耳道，可出现骨和鼻中隔的侵蚀和破坏，可延伸到颅底累及硬脑膜、软脑膜、脑组织或静脉窦 **CT 表现**：病变呈软组织密度，可伴有骨的破坏	多系统性自身免疫性疾病伴呼吸道坏死性肉芽肿、小动脉及各种组织静脉局灶性坏死性血管炎以及肾小球肾炎。可发生在副鼻窦、眼眶、颅底、硬脑膜、软脑膜、偶尔也可累及颞骨。通常，对细胞质抗中性粒细胞胞质抗体（c‑ANCA）具有阳性免疫反应。治疗包括皮质类固醇、环磷酰胺和抗 TNF 制剂
血管异常		
颈动脉扩张和迂曲（图 4.58）	CTA 和 MRA 显示上颈部颈总动脉和/或颈内动脉走行向内侧偏移	颈总动脉的上端和颈内动脉可以是扩张和迂曲的，并且可能会向内侧偏移，导致咽后搏动性团块或扁桃体后团块。识别这种动脉位置对手术计划和避免不必要的活检很重要
颈动脉瘤（图 4.59）	囊状动脉瘤在常规动脉造影、CTA 和 MRA 上呈局限性对比增强区。在平扫 MRI 和 CT 上也可以显示。梭形动脉瘤是受累动脉的管状扩张。出现夹层动脉瘤（壁内血肿）时，最初所累及的动脉壁呈环形或半月形增厚，信号呈中等衰减，管腔狭窄。壁内血肿的演变可导致动脉壁血肿的局灶性扩张 　巨大动脉瘤是直径超过 2.5 cm 的囊状动脉瘤。它们通常包含附壁血栓，其在 NCECT 上具有中-高信号的分层，在 T1 和 T2 加权成像上呈中等-高信号。动脉瘤区域在 CT、CTA、MRI 和 MRA 上呈对比增强 **CT 表现**：囊状动脉瘤是动脉的局限性扩张，呈低-中等和/或高密度。梭形动脉瘤代表动脉弥漫性异常扩张	动脉呈异常梭形或局限性囊状扩张，继发于获得性/退化性病因、多囊性疾病、结缔组织病、动脉粥样硬化、外伤、感染（霉菌性）、肿胀、动静脉畸形、血管炎和药物。局部动脉瘤也称为囊状动脉瘤，通常发生在动脉分叉处，20% 的病例呈多发性。囊状动脉瘤破裂的可能性与动脉瘤的大小有关。直径＞2.5 cm 的囊状动脉瘤被称为巨大动脉瘤。梭形动脉瘤通常与动脉粥样硬化或胶原血管疾病有关（马方综合征，Ehlers‑Danlos 综合征等）。在夹层动脉瘤中，动脉壁出血可发生在意外或重大创伤后

图 4.56 6 岁男性,咽后蜂窝织炎和脓肿感染扩散,累及右侧茎突前和茎突后咽旁间隙

a.病变在横断位 T2 加权像上呈异常高信号,边界模糊不清(箭头);b. 在横断位脂肪抑制 T1 加权像上,注入钆对比剂后,相应区域出现对比强化(箭头)。

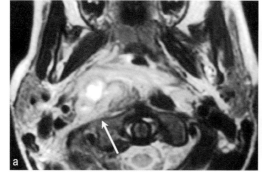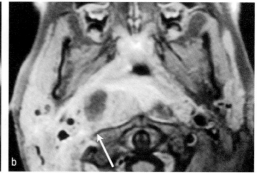

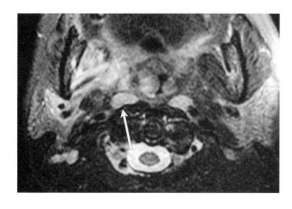

图 4.57 多血管炎性肉芽肿病

病变累及右侧咽旁、右侧腮腺和右侧咀嚼肌间隙,边界模糊不清,在横断位脂肪抑制 T2 加权像上呈高信号(箭头)。

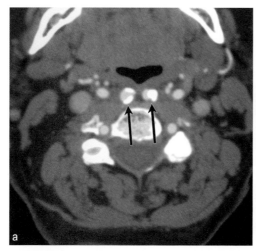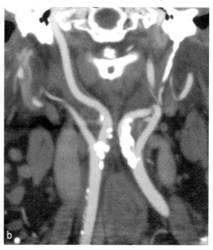

图 4.58 76 岁女性,横断位(箭头 a)和冠状位 CTA(b)显示双侧颈动脉迂曲、内移

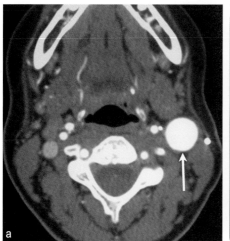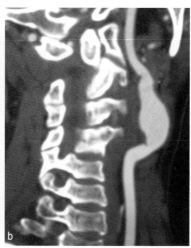

图 4.59 27 岁女性,横断位(箭头 a)和斜矢状位 CTA(b)显示左侧颈内动脉瘤

表 4.3(续)　茎突后咽旁间隙病变

病变	影像学表现	点评
动脉夹层 (图 4.60,图 4.61)	**MRI 表现**:呈新月形区,在质子密度加权成像和脂肪抑制 T1 加权成像上显示高信号,累及颈动脉壁,导致管腔狭窄。壁内血肿可以进展并填充以堵塞管腔,从而缩窄动脉的流动空间 **CT 表现**:受累动脉壁绕管腔环形增厚或呈半月形增厚,呈中等密度。管腔可能变窄或闭塞	动脉夹层可能与创伤,胶原血管疾病(马方综合征,Ehlers-Danlos 综合征等)或者肌肉发育不良有关,或者可能是特发性的。动脉壁出血可能导致管腔狭窄、闭塞和卒中
血管炎	**MRI/MRA 表现**:累及中小颅内外动脉,可见动脉闭塞和/或狭窄及狭窄后扩张区 急性活动性血管炎可见动脉壁强化。可导致动脉狭窄引起大脑或小脑梗死。受累动脉扩张可能是血管炎的晚期征象 **CT/CTA 表现**:不对称或对称动脉壁增厚±管腔狭窄。可与大脑和小脑梗死相关。受累动脉扩张可能是血管炎的晚期征象 常规动脉造影可显示动脉闭塞和/或狭窄及狭窄后扩张病灶区。可累及大、中、小颅内和颅外动脉	罕见的累及脑血管壁的炎症性疾病。可累及小动脉(中枢神经系统血管炎)、中小动脉(结节性多动脉炎,川崎病)或直径为 7～35 mm 的大动脉如主动脉及其主要分支(Takayasu 动脉炎,巨细胞动脉炎)。血管炎可以是原发性的疾病,活检显示透壁血管炎症血管炎可以继发于其他疾病,如全身性疾病(结节性多动脉炎、肉芽肿性血管炎、巨细胞动脉炎、Takayasu 动脉炎、结节病、白塞病、系统性红斑狼疮、干燥综合征、皮肌炎、混合性结缔组织病)、药物使用(苯丙胺、麻黄素、苯丙氨酸及可卡因)或病毒、细菌、真菌、寄生虫感染
颈内静脉血栓形成和/或血栓性静脉炎 (图 4.62,图 4.63)	**MRI 表现**:急性血栓 T2WI 上呈高信号,而亚急性血栓 T2WI 上可呈低信号。Lemierre 综合征,T2WI 上呈高信号,边界不清,注入钆对比剂后,邻近的茎突后和咽后间隙软组织可见对比增强 **增强 CT 和 CTA 表现**:血管腔内管状低-中等密度,增强扫描强化程度减低或无强化,边缘可见血管壁的滋养血管对比强化 **超声表现**:扩张且不可压缩的静脉在多普勒上缺乏血流信号	颈内静脉(IJV)血栓形成可由手术或手术并发症、外伤、红细胞增多症、凝血障碍、恶性肿瘤、经静脉药物滥用和邻近淋巴结肿大压迫引起。IJV 血栓形成也可能由邻近的炎症和/或感染引起。牙源性和/或口咽部感染的扩展可引起 IJV 血栓性静脉炎(Lemierre 综合征)。Lemierre 综合征常发生在健康年轻人身上,通常来自共生细菌坏死梭形杆菌感染的口咽部炎症扩散,继发于宿主防御机制的改变,并伴有黏膜损伤(外伤或细菌性或病毒性咽炎)。并发症包括脓毒性栓塞和菌血症。Lemierre 综合征的治疗方法是广谱抗生素＋抗凝治疗

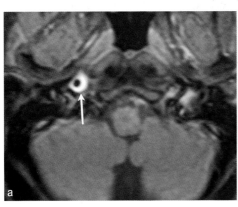
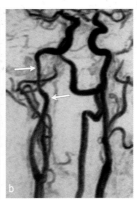

图 4.60　45 岁男性,患有右侧颈内动脉夹层

a. 在横断位脂肪抑制 T1 加权像上呈圆周形高信号,管腔内液体流动空间狭窄(箭头);**b.** 斜冠状位 MRA 显示右侧颈内动脉流空信号影变细(箭头),继发于壁内血肿(动脉夹层)。

表4.3(续)　茎突后咽旁间隙病变

病变	影像学表现	点评
静脉淋巴管畸形	可以是局限性病变,也可以以浸润的方式发生,并延伸到软组织和肌肉之间 **MRI表现:**常含有单个或多个囊性区,可大(大囊型)或小(微囊型),在T1WI上呈显著低信号,在T2WI和脂肪抑制T2WI上呈高信号。液-液平面,T1WI上高信号区、T2WI上信号多变可能是由于囊内含有出血、高蛋白浓度和/或坏死碎片引起的。囊间间隔厚度不均,注入钆对比剂后,间隔强化。病灶内结节状区域有不同程度的钆对比增强。微囊型通常比大囊型强化更明显 **CT表现:**大囊型病变通常呈低密度(10~25 HU),由薄壁间隔分隔,出血或感染时可呈中等-高密度,伴或不伴液-液平面	良性血管异常(也称为淋巴管瘤或囊性水瘤)是由于淋巴管新生异常而引起的。高达75%发生在头颈部。可在出生时(50%~65%)在宫内或出生后头5年内通过MRI和超声检查观察到病变,大约85%在2岁时检查发现。病变由内皮细胞衬里的淋巴管道,伴或不伴静脉通道组成,散布在结缔组织间质内。在良性软组织肿瘤中占不到1%,在婴儿期和儿童期所有良性病变中占5.6%。可能与Turner综合征和Proteus综合征有关

图4.61　左侧颈内动脉夹层导致动脉完全闭塞

a. 横断位脂肪抑制T1加权像上呈高信号影填充管腔(箭头);**b.** 冠状位MRA显示左侧颈内动脉突然变细(箭头),继发于壁内血肿(动脉夹层)。

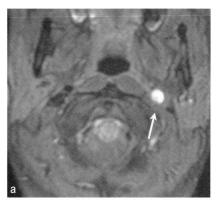 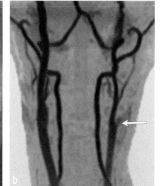

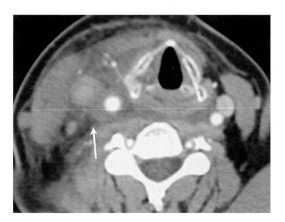

图4.62　右侧颈内静脉血栓形成

在横断位CT上,病变呈管腔内等密度影,且增强后缺乏对比强化(箭头)。

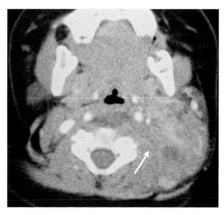

图4.63　血栓性静脉炎引起的感染导致左侧颈内静脉闭塞

在横断位CT上显示为左颈部不规则,边界不清的软组织病变,呈等密度,累及茎突后咽旁间隙(箭头),并且缺乏左侧颈内静脉的对比增强。

4.4 咽后间隙病变

咽后间隙（RPS）是一个很小的空间，其前方为咽黏膜间隙，后方为椎前间隙，外侧为茎突后咽旁间隙（RPPS），上方为颅底（**图 4.64，图 4.65**）。其前缘是颊咽筋膜（颈深筋膜的中间层）。外侧边界是矢状筋膜，它是双侧的薄带状筋膜，从颊咽筋膜背部延伸到颈椎横突附近的椎前筋膜（颈深筋膜深层）。矢状筋膜将 RPS 和 RPPS 分开。RPS 的后缘是翼状筋膜，它是从颅底延伸到上胸廓水平的颈深筋膜的一部分，它与内脏筋膜融合（颊咽筋膜舌骨下延伸部分-颈深筋膜中间层）。RPS 的下缘（翼状筋膜与内脏筋膜融合的部位通常位于 C7 - T1 水平，但也可以

在 T1～T6 之间变化），翼状筋膜位于椎前筋膜前部（颈深筋膜深层）。在翼状筋膜和椎前筋膜之间是潜在的危险空间，由疏松结缔组织组成。通常在 T2 水平以下，危险空间继续向下延伸至横膈膜水平，在椎前筋膜后方、融合的翼状筋膜和内脏筋膜前方之间延伸。

延伸到危险区域的感染或肿瘤可能在颅底和纵隔之间蔓延。椎前筋膜从颅底延伸至尾骨，它与 T3 水平前纵韧带融合，可使肿瘤或感染限制在 T3 水平以下。

RPS 包含脂肪和内外侧的咽后淋巴结。外侧咽后淋巴结（LRP 淋巴结，Rouvier 淋巴结）引流鼻咽、口咽、鼻旁窦、鼻腔和中耳。在儿童中，LRP 淋巴结可达到 2 cm，而在成人中通常小于 1 cm。RPS 内的

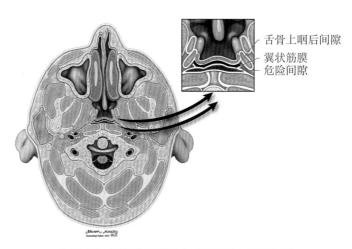

图 4.64 横断位图用颜色显示舌骨上咽后间隙

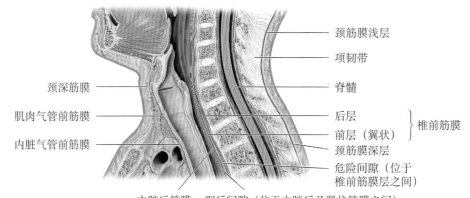

图 4.65 矢状位图显示咽后间隙及其与邻近组织相关的危险间隙

（引自：THIEME Atlas of Anatomy：Head and Neuroanatomy，© Thieme 2007，Illustration by Karl Wesker.）

转移性淋巴结肿大发生于鼻咽癌、鳞状细胞癌、唾液腺肿瘤、甲状腺癌和黑色素瘤。通过颊咽筋膜直接扩散至 RPS 可发生于鼻咽癌、鳞状细胞癌、鼻腔鼻窦未分化癌、恶性唾液腺肿瘤和嗅神经母细胞瘤。椎前间隙肿瘤也可见侵犯入 RPS,如转移性脊椎疾病、骨髓瘤、脊索瘤和软骨肉瘤或感染如椎体骨髓炎。RPS 的原发性肿瘤并不常见,包括脂肪瘤、脂肪肉瘤、神经鞘瘤、淋巴瘤、血管瘤和其他间充质肿瘤。

- 恶性病变
  - 恶性淋巴结肿大
  - 恶性肿瘤
- 炎症性病变
  - 淋巴结炎(化脓前和化脓性)

- 咽后脓肿
  - 炎症蔓延至咽后间隙
  - 多血管炎性肉芽肿病
- 血管异常
  - 颈动脉扩张和迂曲
  - 颈内静脉血栓性静脉炎
- 良性病变
  - 脂肪瘤
  - 结节性甲状腺肿
  - 血管瘤
  - 血管淋巴管畸形
- 先天性/发育异常
  - 鳃裂囊肿
  - 神经肠源性囊肿

表 4.4 咽后间隙病变

病变	影像学表现	点评
恶性病变		
恶性淋巴结肿大 (**图 4.66**)	**CT 和 MRI 表现:** 在成人中,咽后淋巴结转移的特征包括短径大于 6 mm 的淋巴结肿大,一侧有 2 处以上肿大的淋巴结,边缘不清和淋巴结坏死	累及咽壁的恶性肿瘤,如鼻咽癌和来自鼻窦、口腔、咽和喉的鳞状细胞癌,可以转移到咽后淋巴结。其他与咽后淋巴结转移相关的肿瘤包括:嗅神经母细胞瘤、鼻腔鼻窦未分化癌、恶性唾液腺肿瘤、甲状腺癌和黑色素瘤。白血病和非霍奇金淋巴瘤也可能累及咽后淋巴结。单侧或双侧咽后转移提示其他区域淋巴结转移和远处转移风险增加,且预后不良

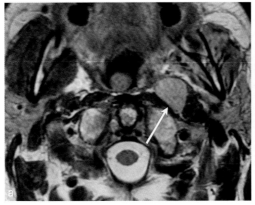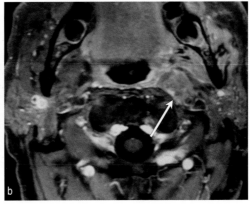

图 4.66 72 岁女性,鳞状细胞癌,在左外侧咽后有一个异常肿大的恶性淋巴结

a. 横断位 T2 加权像上呈稍高信号(箭头);**b.** 在横断位脂肪抑制 T1 加权像上,注入钆对比剂后,呈轻度不均匀强化(箭头)。

表 4.4(续)　咽后间隙病变

病变	影像学表现	点评
恶性肿瘤 (**图 4.67**，**图 4.68**，**图 4.69 和图 4.70**)	**MRI 表现**：来自鼻咽、口咽、茎突前咽旁间隙、茎突后咽旁间隙、腮腺深部和椎前间隙的恶性病变可侵入咽后间隙(RPS)。肿瘤在 T1 加权像上通常呈中等信号，在 T2 加权像上呈中等-稍高信号，注入钆对比剂后，呈轻度强化。病变可大(伴或不伴坏死和/或出血) **CT 表现**：肿瘤呈等密度，轻度对比强化，病变大(伴或不伴坏死和/或出血)	鼻咽癌、鳞状细胞癌、鼻腔鼻窦未分化癌、恶性唾液腺肿瘤和嗅神经母细胞瘤、横纹肌肉瘤和非霍奇金淋巴瘤可通过颊咽筋膜直接扩散至 RPS。后方病变穿透椎前筋膜入侵 RPS，可见于转移性脊椎疾病、骨髓瘤、脊索瘤、软骨肉瘤和感染，如椎体骨髓炎。RPS 的原发性肿瘤罕见，包括脂肪肉瘤和恶性神经鞘瘤
炎症性病变		
淋巴结炎(化脓前和化脓性) (**图 4.71 和图 4.72**)	**MRI 表现**：肿大的化脓前咽后淋巴结在 T1WI 上呈中等信号，在 T2WI 上呈稍高信号，注入钆(Gd)对比剂后，可见对比增强。化脓性咽后淋巴结在 T1WI 上呈低-中等信号，在 T2WI 上呈稍高-高信号，增强后边缘呈环形强化。邻近软组织通常在 T2WI 上呈不规则信号增高和 Gd 增强后强化 **CT 表现**：化脓前的肿大淋巴结，其脂肪淋巴门消失，密度稍低，增强后强化，邻近脂肪组织呈网格状改变。化脓性淋巴结肿大，通常具有较低密度，增强后边缘环形强化	咽后间隙(RPS)的淋巴结引流鼻腔、副鼻窦、鼻咽、口咽和中耳。鼻咽或口咽部感染可通过毛细淋巴管扩散至咽后淋巴结，导致咽后淋巴结肿大(化脓前淋巴结炎)。大多数化脓前的淋巴结<1.2 cm。累及的肿大淋巴结可发生液化坏死，引起化脓性淋巴结炎(脓性淋巴结)。在儿童中，淋巴结炎可能由上呼吸道病毒以及细菌感染引起，如金黄色葡萄球菌和化脓性链球菌。脓性淋巴结可达 4.5 cm。当化脓性低密度淋巴结小于 2 cm 时，使用静脉抗生素治疗通常是有效的。较大的化脓性淋巴结通常需要手术引流，尤其是气道受损时。在年轻人中，RPS 中广泛的淋巴结肿大可由单核细胞增多症和艾滋病引起。在成人中，化脓性炎通常由创伤、手术或手术并发症引起。革兰阳性球菌是成人化脓性炎的常见病原体

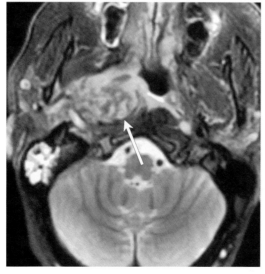

图 4.67　60 岁女性，鳞状细胞癌，位于右侧鼻咽和咽旁间隙，边界不清

在横断位脂肪抑制 T2 加权像上呈不均匀低-中等和稍高信号(箭头)。肿瘤向后延伸至咽后间隙并阻塞右侧咽鼓管，导致右侧乳突气房积液。

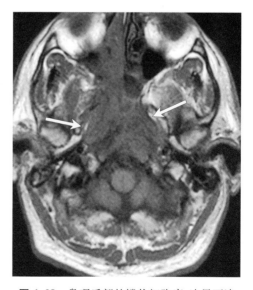

图 4.68　鼻咽后部的鳞状细胞癌，边界不清

在横断位 T1 加权像上呈中等信号(箭头)。肿瘤侵入咽后壁、椎前间隙以及下斜坡的骨髓。

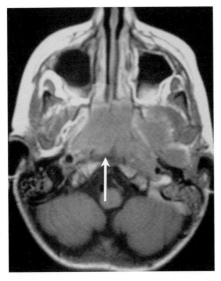

图 4.69 6 岁男性，后鼻咽部非霍奇金淋巴瘤，病变大

在横断位 T1 加权像上，注入钆对比剂后，病灶呈轻度强化，且累及咽黏膜间隙，左侧咽旁间隙和咽后间隙（箭头）。

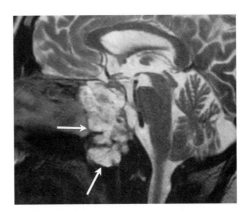

图 4.70 77 岁女性，脊索瘤

矢状位脂肪抑制 T2 加权像上呈高信号，受累斜坡骨质破坏，并侵犯到蝶窦、筛窦和鼻咽部，包括咽后间隙（箭头）。

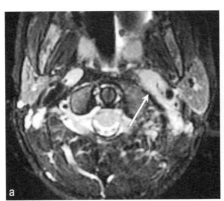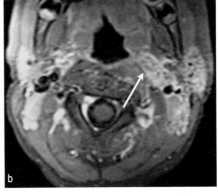

图 4.71 1 岁男性，化脓前淋巴结炎，左侧咽后淋巴结异常肿大，是由耐甲氧西林金黄色葡萄球菌（MRSA）感染引起的

a. 淋巴结在横断位脂肪抑制 T2 加权像上呈稍高-高信号（箭头）；**b.** 在横断位脂肪抑制 T1 加权像上，注入钆对比剂后，呈不均匀强化（箭头）。

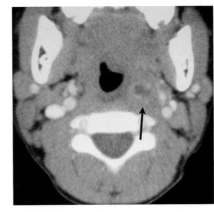

图 4.72 5 岁男性，横断位增强 CT 显示左扁桃体旁化脓性淋巴结（箭头）

呈中央低密度，周边环形强化。感染向后延伸至咽后间隙，并将左颈总动脉向外侧推移。

表 4.4(续) 咽后间隙病变

病变	影像学表现	点评
咽后脓肿 (图 4.73,图 4.74,图 4.75)	**MRI 表现**:咽后间隙(RPS)脓肿在 T1 加权像上呈低-中等信号,在 T2WI 上呈稍高到高信号,注入钆(Gd)对比剂后,边缘呈环形强化。邻近软组织通常在 T2WI 上呈不规则信号增高和 Gd 增强后强化 **CT 表现**:在 RPS 中不对称的低密度液体影,鼻咽和/或口咽后壁从椎前间隙向前移位。可见不规则、周边薄的环形强化,边缘呈齿状/分叶状	未充分治疗的化脓性淋巴结炎、创伤、异物或邻近组织感染扩散可导致咽后脓肿。静脉抗生素的治疗对于小脓肿是有效的,而较大的脓肿(>2 cm),可引起气道狭窄,除了静脉输注抗生素外,通常还需外科引流治疗
炎症蔓延至咽后间隙 (图 4.76,图 4.77)	**MRI 表现**:不规则软组织增厚,边界不清,在 T2WI 和脂肪抑制 T2WI 上呈稍高信号(蜂窝织炎)。脓肿在 T2WI 上呈中央高信号,钆增强后边缘环形强化。脓肿周围的软组织增厚影,通常在 T2WI 呈稍高-高信号。感染向下延伸,T2WI 上呈异常高信号,Gd 增强后可见强化,可同时累及咽后间隙(RPS)和危险间隙,尽管 T4 水平以下感染的扩散通常发生于危险间隙 **CT 表现**:不规则软组织增厚,边界不清(蜂窝织炎),可伴中央液性密度,边缘环形强化(脓肿)。化脓性淋巴结炎可以表现为中线旁的淋巴结肿大,中央呈稍低密度,边缘呈环形强化。病变可以是单侧的	扁桃体周围脓肿是发生在头颈部最常见的感染。发生于幼儿和成人,常在链球菌性咽炎和渗出性扁桃体炎发病率最高的时期发生。扁桃体周围蜂窝织炎的治疗可以用抗生素,而扁桃体周围脓肿需要引流。如果治疗不当,感染可延伸至邻近的咽旁、咽后、危险间隙、咀嚼肌间隙和/或颌下间隙。幼儿和成人咽炎和鼻窦炎可导致咽后淋巴结化脓性炎症,如果不及时用抗生素治疗,可导致脓肿形成。RPS 感染的其他病因包括插管并发症、鼻胃管、手术、异物和坏死性外耳道炎。累及 RPS 和危险间隙的感染可向下延伸到纵隔,导致纵隔炎 RPS 的感染和脓肿形成也可能是化脓性或结核性脊椎骨髓炎穿透椎前筋膜引起的。RPS 和危险间隙感染的患者常伴有吞咽疼痛、吞咽困难、落枕、头向后倾斜以及呼吸困难

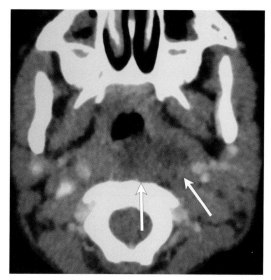

图 4.73 5 岁男性,横断位增强 CT 显示化脓性淋巴结炎伴咽后脓肿形成(箭头)

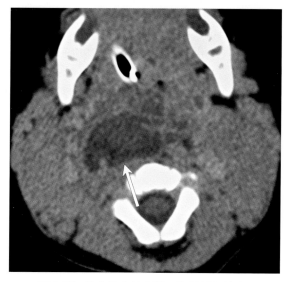

图 4.74 7 个月大的女婴,咽后脓肿(箭头)

可见咽后间隙内不对称的低密度液体影,口咽后壁自椎前间隙向前移位。脓肿具有不规则的周边对比强化,边缘呈分叶状。

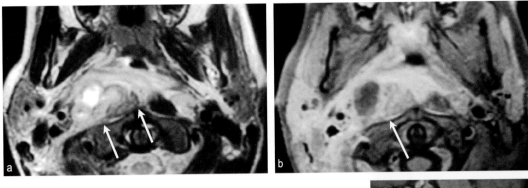

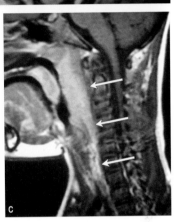

图 4.75 6 岁男性

a. 横断位 T2 加权像显示病变呈异常高信号,边界不清(箭头);**b.** 在横断位脂肪抑制 T1 加权像上可见相应钆增强强化,位于咽后的蜂窝织炎和脓肿累及右侧的茎突前和茎突后咽旁间隙,以及咽后间隙(箭头);**c.** 矢状位 T1 加权像显示增强后,病变异常强化,感染向下延伸至危险间隙(箭头)。

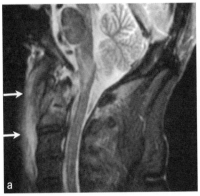
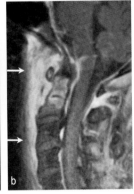
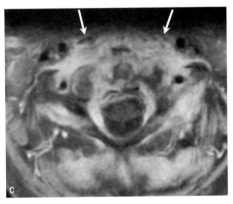

图 4.76 59 岁男性,耐甲氧西林金黄色葡萄球菌(MRSA)的脊椎骨髓炎

a. 矢状位脂肪抑制 T2 加权像上呈异常高信号(箭头);**b、c.** 矢状位(箭头)和横断位(箭头)脂肪抑制 T1 加权像上,钆增强后出现相应的对比强化。骨髓炎累及 C2 椎骨的骨髓以及椎前和咽后间隙,C1 - C2 水平骨质破坏和硬膜外脓肿形成。

图 4.77 72 岁男性,患有坏死性外耳道炎,向下延伸至左侧咽旁间隙、咽后间隙和椎前间隙,病变边界不清

a. 横断位脂肪抑制 T2 加权像上呈异常高信号(箭头);**b.** 在横断位脂肪抑制 T1 加权像上,钆增强后可见强化(箭头)。在左侧颅底也可见异常信号和钆增强后强化,代表骨髓炎。

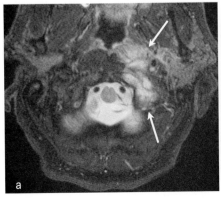
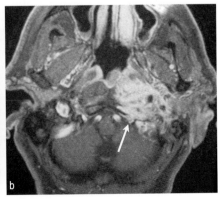

表 4.4(续) 咽后间隙病变

病变	影像学表现	点评
多血管炎性肉芽肿病 (图 4.78)	**MRI 表现**:边界不清的黏膜软组织增厚影,在 T1 加权像上呈低-中等信号,在 T2 加权像上呈稍高-高信号,注入钆对比剂后,可见对比强化。病变位于鼻腔、鼻旁窦、咽后间隙、眼眶、颞下窝和外耳道,可出现骨和鼻中隔的侵蚀和破坏,可延伸到颅底累及硬脑膜、软脑膜、脑组织或静脉窦 **CT 表现**:病变呈软组织密度,可伴有骨的破坏	多系统性自身免疫性疾病,伴呼吸道坏死性肉芽肿、小动脉及各种组织静脉局灶性坏死性血管炎,以及肾小球肾炎。可发生在鼻旁窦、眼眶、颅底、硬脑膜、软脑膜,偶尔也可累及颞骨。通常,对细胞质抗中性粒细胞胞质抗体(c-ANCA)具有阳性免疫反应。治疗包括皮质类固醇、环磷酰胺和抗 TNF 制剂
血管异常		
颈动脉扩张和迂曲 (图 4.79,图 4.58)	**CTA 和 MRA 表现**:上颈部颈总动脉和/或颈内动脉走行向内侧偏移,累及咽后间隙	颈总动脉的上端和颈内动脉可以是扩张和迂曲的,并且可能会向内侧偏移,导致咽后搏动性团块或扁桃体后团块。识别这种动脉位置对手术计划和避免不必要的活检很重要
颈内静脉血栓性静脉炎 (图 4.80)	**MRI 表现**:急性血栓 T2 加权像(T2WI)上呈高信号,而亚急性血栓 T2WI 上可呈低信号。T2WI 上呈高信号,边界不清,注入钆对比剂后,邻近的茎突后咽旁间隙(RPPS)和咽后间隙(RPS)软组织可见对比强化 **增强 CT 和 CTA 表现**:血管腔内管状低-中等密度,增强扫描强化程度减低或无强化,边缘可见血管壁的滋养血管对比强化 **超声表现**:扩张且不可压缩的静脉在多普勒上缺乏血流信号	颈内静脉(IJV)血栓形成也可能由邻近的 RPPS 和 PRS 内的炎症和/或感染引起。牙源性和/或口咽部感染的扩展可引起 IJV 血栓性静脉炎(Lemierre 综合征)。Lemierre 综合征常常发生在健康年轻人身上,通常来自共生细菌坏死梭形杆菌感染的口咽部炎症扩散,继发于宿主防御机制的改变,并伴有黏膜损伤(外伤或细菌性或病毒性咽炎)。并发症包括脓毒性栓塞和菌血症。Lemierre 综合征的治疗方法是广谱抗生素和/或抗凝治疗
良性病变		
脂肪瘤 (图 4.48)	**MRI 表现**:在 T1 加权像上脂肪瘤的 MRI 信号和皮下脂肪相同(呈高信号)。在 T2 加权像上,采用频率选择脂肪饱和技术或短时间反转恢复(STIR)方法可以将脂肪信号抑制。通常在注入钆对比剂后,没有对比强化或周围水肿 **CT 表现**:脂肪瘤的 CT 密度与皮下脂肪密度相仿,通常无强化或周围水肿	常见的良性错构瘤,由成熟的白色脂肪组织组成,没有细胞异型性。脂肪瘤是最常见的软组织肿瘤,占所有软组织肿瘤的16%。可含有钙和/或穿梭血管

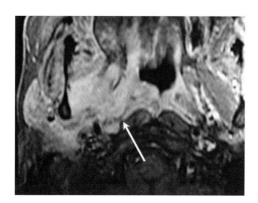

图 4.78 46 岁女性,患有肉芽肿性血管炎
病变位于右侧咽旁、右侧腮腺、右咽后(箭头)和右侧
咀嚼肌间隙,边界不清,钆增强后可见强化。

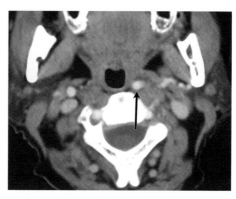

图 4.79 横断位增强 CT 显示左侧颈内动脉
位置靠近中线(箭头)

表 4.4(续)　咽后间隙病变

病变	影像学表现	点评
结节性甲状腺肿 (图 4.81)	**MRI 表现:**单纯性甲状腺肿显示弥漫性甲状腺肿大。多结节性甲状腺肿呈局限性并且含有多个结节。在 T1WI 和 T2WI 上,结节可呈低、中等或高信号。出现胶原囊性变或出血时,T1WI 上呈高信号。出现钙化时 T1WI 和 T2WI 上均呈低信号。可以推移和/或压迫气管和/或食管,可向下延伸进入纵隔 **CT 表现:**单纯性甲状腺肿出现弥漫性甲状腺肿大。多结节性甲状腺肿有多个结节,通常呈低密度,伴或不伴囊变区和钙化。边缘多呈局限性,边界清。可以推移和/或压迫气管和/或食管,可向下延伸进入纵隔 **超声表现:**单纯性甲状腺肿出现弥漫性甲状腺肿大,呈均匀或不均匀回声。多结节性甲状腺肿有多个低回声结节,呈不均匀回声,伴或不伴囊变或坏死区、钙化、出血。毒性结节彩色多普勒超声显示收缩期速度增加。 **核素显像:** ^{123}I、^{131}I 或 ^{99m}Tc 高锝酸盐摄取通常可见于多个结节中	甲状腺肿是甲状腺内无或有多个结节(多结节性甲状腺肿)的甲状腺肿大。由于甲状腺激素的分泌不足导致单纯弥漫性甲状腺肿,引起甲状腺滤泡上皮代偿性肥大。单纯的、弥漫性、无毒性甲状腺肿通常具有充血滤泡细胞生长的初始阶段。单纯弥漫性甲状腺肿患者通常甲状腺功能正常。地方性甲状腺肿发生在膳食碘不足的地区。另一类是单纯散发性甲状腺肿,通常发生于青春期女性。最终,常由胶体退化发展为甲状腺肿内结节形成(多结节性甲状腺肿)。毒性多结节性甲状腺肿与甲状腺功能亢进相关,有一个或多个自主功能结节(Plummer 病)。最初有无毒性甲状腺肿的患者,大多数发展成毒性甲状腺肿。患者出现颈部肿块和颈部不适的症状。甲状腺肿可以延伸到纵隔和下颈部,伴或不伴有气管和食管的移位和压迫,导致呼吸困难和吞咽困难。多结节性甲状腺肿包含各种大小的结节,其中包含由胶体、乳头状增生、囊性变和/或出血、胆固醇裂隙、钙化、骨化和坏死扩张的滤泡。多结节性甲状腺肿在人群中发病率高达 5%,女性与男性发病率比为(2～4):1。多结节性甲状腺肿的人口快速增长与间变型甲状腺癌的发病相关(5%风险)

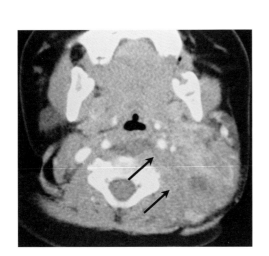

图 4.80　血栓性静脉炎引起的感染导致左侧颈内静脉闭塞

在横断位 CT 上显示为左颈部不规则、边界不清的软组织病变,呈等密度,累及咽后间隙和茎突后咽旁间隙(箭头),并且缺乏左侧颈内静脉的对比增强。

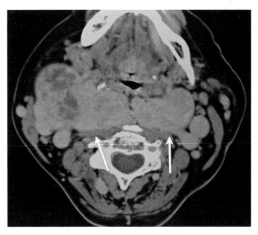

图 4.81　横断位 CT 显示双侧大面积多结节性甲状腺肿(箭头),头侧延伸至咽后间隙

表 4.4(续) 咽后间隙病变

病变	影像学表现	点评
血管瘤 （图 4.49）	**MRI 表现**：局限性或边界不清的结构（直径＜4 cm），位于骨髓或软组织内，T1 加权像上呈中等-高信号（通常含有与骨髓脂肪呈等信号的部分），T2WI 和脂肪抑制 T2WI 上呈高信号，注入钆对比剂后，通常有对比强化，伴或不伴有骨膨胀 **CT 表现**：膨胀性骨病变，骨小梁朝向中心呈辐射状。软组织内血管瘤大多呈等密度，可见出现脂肪密度区域	骨或软组织的良性病变，由毛细血管、海绵状和/或畸形静脉血管构成。被认为是一种错构瘤性疾病。发生在 1～84 岁的病人（中位年龄 33 岁）
血管淋巴管畸形	可以是局限性病变，也可以以浸润的方式发生，并延伸到软组织和肌肉之间 **MRI 表现**：常含有单个或多个囊性区，可大（大囊型）或小（微囊型），在 T1WI 上呈显著低信号，在 T2WI 和脂肪抑制 T2WI 上呈高信号。液-液平面、T1WI 上高信号区、T2WI 上信号多变可能是由于囊内含有出血、高蛋白浓度和/或坏死碎片引起的。囊间间隔厚度不均，注入钆对比剂后，间隔强化。病灶内结节状区域有不同程度的钆对比增强。微囊型通常比大囊型强化更明显 **CT 表现**：大囊型病变通常呈低密度（10～25 HU），由薄壁间隔分隔，可伴出血或感染时呈中等-高密度及液-液平面	良性血管异常（也称为淋巴管瘤或囊性水瘤）是由于淋巴管新生异常而引起的。高达 75% 发生在头颈部。可在出生时（50%～65%）在宫内或出生后头 5 年内通过 MRI 和超声检查观察到病变，大约 85% 在 2 岁时检查发现。病变由内皮细胞衬里的淋巴管道组成，伴或不伴静脉通道，散布在结缔组织间质内
先天性/发育异常		
鳃裂囊肿 （图 4.55）	**MRI 表现**：局限性的病变，通常在 T1 加权成像上呈低到中等信号，在 T2 加权成像上呈高信号。注入钆对比剂后，通常无强化，除非合并感染 **CT 表现**：局限性的囊性比病变，呈低-等密度，其密度取决于病变内所含蛋白质和水的比例。第一鳃裂囊肿可以位于外耳道附近（Ⅰ型第一鳃裂囊肿）或腮腺浅叶，可延伸到咽旁间隙，下颌下腺后方和/或上达外耳道（Ⅱ型）。第二鳃裂囊肿可位于胸锁乳突肌（SCM）的前面，颈动脉的内侧（Ⅰ型），在 SCM 的前内侧可伴或不伴有颈鞘后方延伸（Ⅱ型），或延伸到咽旁间隙，位于颈内、外动脉之间（Ⅲ型）。第三鳃裂囊肿位于 SCM 的前下缘，位于甲状腺上叶水平，可延伸至颈动脉和舌咽神经后方的窦道，穿过喉上神经内支的水平以上的甲状腺膜进入梨状窦基部。第四鳃裂囊肿发生于颈下三分之一，位于 SCM 下缘的前外侧和主动脉弓水平，可见锁骨下动脉右下方或主动脉弓左下方的连接窦道，其向上和背侧延伸至颈动脉直至舌下神经的水平，然后沿着 SCM 向下至梨状窦	鳃裂囊肿是累及鳃器的发育异常。鳃器由来自中胚层的 4 对主要的和 2 对发育不完全的鳃弓组成，其外表面衬覆外胚层上皮，内表面为原始咽壁的内胚层上皮，内胚层向外侧膨出为咽囊，在妊娠第 4 周末形成。中胚层的每个鳃弓内含有一条主要的动脉、神经、软骨和肌肉。4 对主要的鳃弓之间由凹陷的鳃沟（裂）隔开。每一对鳃弓发展成一个确定的颈部结构，最终鳃裂会闭合。第一鳃弓发育成外耳道、咽鼓管、中耳和乳突气房。第二鳃弓发育成舌骨、扁桃体和扁桃体上窝。第三和第四鳃弓形成舌骨下咽部。鳃裂畸形包括囊肿、窦道和瘘管。第二鳃裂囊肿占所有鳃裂畸形的 90%。囊肿衬有鳞状上皮（90%）、纤毛柱状上皮（8%）或两种类型上皮（2%）。也可含有皮脂腺、唾液腺组织、淋巴组织和胆固醇结晶。第二鳃裂囊肿有四种类型。Ⅰ型位于 SCM 的前面并深入颈阔肌。Ⅱ型（最常见的类型）位于 SCM 的前内侧表面，在茎突后咽旁间隙外侧和颌下腺后侧。Ⅲ型位于咽侧壁外侧和颈动脉内侧，可在颈外动脉和颈内动脉之间延伸（鸟嘴征）。Ⅳ型位于颈鞘内侧与扁桃体窝水平的咽部之间，可以向上延伸至颅底。鳃裂囊肿通常无症状，除非继发感染

表 4.4(续)　咽后间隙病变

病变	影像学表现	点评
神经肠源性囊肿	**MRI 表现**：局限性，边界清，圆形，脑外硬膜下病变在 T1 和 T2 加权像上呈低、中等或高信号，钆增强扫描通常无对比强化 **CT 表现**：局限性的脑外硬膜下结构，呈低-中等密度。通常无强化	神经肠源性囊肿是一种畸形，位于腹侧的内胚层和位于背侧的外胚层之间存在持续的相连，继发于脊索和原肠的分离发育失败。背侧肠窦的退化不全可导致囊肿内衬内皮细胞、纤维索或窦道。可见于＜40岁的患者。位置是胸椎＞颈椎＞颅后窝＞颅颈交界区＞腰椎。囊肿通常位于中线，通常位于脊髓或脑干的腹侧。与相邻椎骨和斜坡的异常相关

4.5　腮腺间隙病变

　　腮腺间隙从外耳道和乳突处延伸出来直至下颌角，被覆颈深筋膜浅层(**图 4.82**)。腮腺间隙位于咬肌间隙后方、前茎突和后茎突咽旁间隙的外侧方。腮腺间隙中包括腮腺、近端腮腺导管(Stensen's duct)、腮腺内及腮腺外淋巴结、下颌后静脉、颈外动脉的分支以及面神经的颅外分支。腮腺是在妊娠4～6 周时第一个发育的大唾液腺。不同于其他大唾液腺，在淋巴系统发育完成后腮腺被筋膜完全包裹着，而且通常包含淋巴结。腮腺组织包括分泌性外胚层来源上皮细胞、腺体结构(口腔上皮来源)和基质(间充质来源)。腮腺被下颌后静脉分为深浅两叶。腮腺深叶位于下颌后静脉内侧，浅叶位于外侧。下颌后静脉是选择手术方案时重要的参考标志，因为面神经的颅外分支就位于下颌后静脉的外侧。腮腺深叶延伸至茎突和下颌后缘之间(茎突下颌管)，与茎突前咽旁间隙相连续。

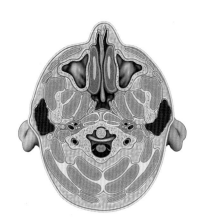

图 4.82　横断位腮腺间隙(颜色标记部分)

- 良性病变
  - 多形性腺瘤(良性混合瘤)
  - 沃辛瘤(淋巴乳头状囊腺瘤)
  - 脂肪瘤
  - 神经鞘瘤
  - 神经纤维瘤
- 恶性病变
  - 黏液表皮样癌
  - 腺样囊性癌
  - 腺泡细胞癌
  - 鳞状细胞癌
  - 恶性混合瘤(恶性多形性腺瘤)
  - 非霍奇金型淋巴瘤(NHL)
  - 转移性恶性肿瘤
  - 黑色素瘤
- 瘤样病变
  - 表皮样囊肿
- 炎症
  - 腮腺炎/涎腺炎
  - 涎石病及涎腺炎
  - 活动性腺病
  - 青少年复发性腮腺炎
  - 良性淋巴上皮病变(艾滋病)
  - 舍格伦综合征
  - 结节病
  - 木村病
- 先天性发育畸形
  - 第一鳃裂囊肿
  - 血管瘤
  - 血管淋巴管畸形

表 4.5 腮腺间隙病变

病变	影像学表现	点评
良性病变		
多形性腺瘤(良性混合瘤) (图 4.83,图 4.84,图 4.85)	**MRI 表现**:边界光整,伴或不伴有分叶状边缘,T1 加权像显示为中低信号,T2 加权像及 T2WI 脂肪抑制序列显示为高信号,钆对比增强后,通常表现为小病灶时显示为均匀强化,大病灶时不均匀强化 **CT 表现**:边界光整,或呈分叶状,平扫时密度均匀,增强后有强化	最常见的大唾液腺良性肿瘤,约占所有涎腺肿瘤的 60%。80% 的多形性腺瘤发生在腮腺,10% 发生在颌下腺,10% 发生在小唾液腺。发病率为 3/10 万(平均年龄 46 岁)。这种增长缓慢,包膜完整的肿瘤形态多样,由腺体、导管来源的分裂活性较低的上皮细胞和稀疏基质中的一些固体成分组成。病变组织也包括变异肌上皮细胞,可能包含软骨样及纤维黏液区域,伴或不伴有出血、坏死和钙化。角蛋白、波形蛋白及 p63 免疫阳性。大多数肿瘤有异常核型和基因突变,包括染色体 8q12 上的 *PLAG1* 基因。通常发生在 20~60 岁的患者。此外,一些罕见类型的小唾液腺多形性腺瘤包含肌上皮瘤和大嗜酸粒细胞瘤。10 年后局部的复发率为 7%
沃辛瘤(淋巴乳头状囊腺瘤) (图 4.86,图 4.87,图 4.88)	**MRI 表现**:边界光整、卵圆形病变,伴或不伴分叶状边缘,通常位于腮腺浅叶。可为双侧同时发病。病变在 T1 加权像上呈中低信号,T2 加权像(T2WI)和脂肪抑制序列 T2WI 上呈高信号或轻微的高信号。可伴囊性区域在 T2WI 上呈高信号及实性区域钆对比增强后强化 **CT 表现**:边界光整或分叶状病损,平扫呈中等密度,增强后强化	腮腺第二好发的良性肿瘤,由具有包膜的淋巴样基质和上皮细胞构成。上皮细胞排列成朝向囊腔内的乳头状钉突。上皮细胞为双层,一层为柱状排列的嗜伊红细胞或栅栏状的嗜酸性粒细胞;另一层为相邻的立方形细胞。基质包含有淋巴组织,伴或不伴生发中心、肥大细胞和浆细胞。生长缓慢的病变占腮腺肿瘤的 10%,是最常见的双侧腮腺病变(25% 位双侧同时发生,75% 为非同时发生)。治疗方法为手术切除,复发率很低

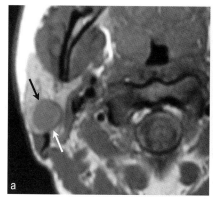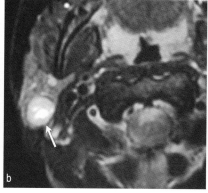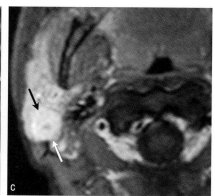

图 4.83 16 岁女性,右侧腮腺的多形性腺瘤(良性混合瘤)

a. 横断位 T1 加权像显示为中等信号(箭头);**b.** 横断位 T2 加权像显示为不均匀高信号(箭头);**c.** 横断位脂肪抑制 T1 加权像显示注入钆对比后病变强化(箭头)。

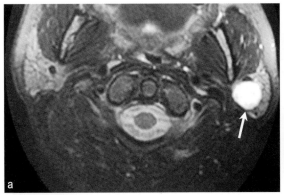
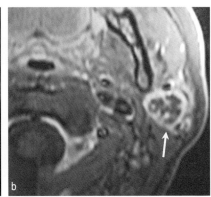

图 4.84 42 岁男性，左侧腮腺深叶区的多形性腺瘤

a. 横断位 T2 加权像显示为高信号（箭头所指处）；**b.** 横断位脂肪抑制 T1 加权像显示了不均匀的钆对比增强（箭头）。

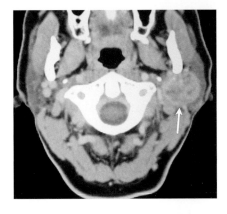

图 4.85 43 岁女性，左侧腮腺区的多形性腺瘤（箭头）

横断位 CT 呈现中等信号内伴小区域的低密度影。

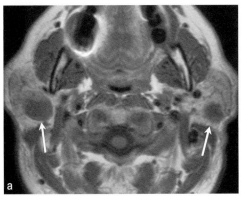
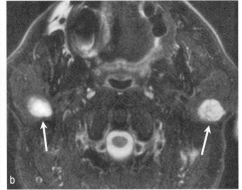

图 4.86 55 岁男性，双侧腮腺沃辛瘤

a. 横断位 T1WI 显示为低信号（箭头）；**b.** 横断位上脂肪抑制 T2 加权像显示为轻微不均匀的高信号（箭头）。

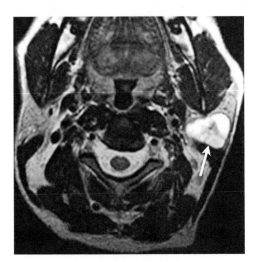

图 4.87 45 岁男性，左侧腮腺区的沃辛瘤（箭头），在横断位 T2 加权像显示为轻微不均匀的高信号

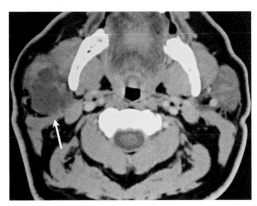

图 4.88 52 岁男性，右侧腮腺区的沃辛瘤（箭头），横断位 CT 显示为低密度影

表 4.5(续) 腮腺间隙病变

病变	影像学表现	点评
脂肪瘤 (图 4.89)	**MRI 表现**:T1 加权像(高信号)时脂肪瘤与皮下脂肪信号相同。在 T2 加权像,在频率选择脂肪饱和技术或短时间反转恢复(STIR)方法下,显示为信号抑制。通常没有钆对比增强或周围水肿 **CT 表现**:脂肪瘤 CT 密度近似皮下脂肪,通常没有增强后强化或周围水肿	常见的由成熟的无细胞异型性的白色脂肪组织组成的良性错构瘤。最常见的软组织肿瘤,占软组织肿瘤的 16%
神经鞘瘤 (图 4.90,图 4.91)	**MRI 表现**:边界光整、球状或卵圆形病损,T1 加权像显示为中低信号,脂肪抑制 T2WI 显示为高信号,通常有明显的钆对比增强。较大的病损由于囊性变性和/或出血的原因,可在 T2WI 表现为高信号和钆对比增强时显示为不均匀的表现 **CT 表现**:边界光整、球状或卵圆形病损,平扫中等密度,对比增强。大的病损可有囊性变性和出血表现	神经鞘瘤是良性有包膜的肿瘤,包含已分化的施万细胞。通常表现为孤立的或散在的病变。多发性神经鞘瘤通常与神经纤维瘤病 2 型(NF2)有关。NF2 是一种涉及染色体 22q12 基因突变的常染色体显性遗传疾病。除了神经鞘瘤外,NF2 患者还可能有多个脑膜瘤和室管膜瘤 　　NF2 的发病率在新生儿中为 1/37 000～1/50 000。发病年龄多为 22～72 岁(平均年龄 46 岁)。发病峰值在 30～60 岁中。许多有 NF2 的 20～30 岁患者有双侧前庭神经鞘瘤
神经纤维瘤	**MRI 表现**:孤立的神经纤维瘤是边界光整的球状、卵圆状或分叶状病变。T1WI 显示为中低信号,T2WI 显示为中高信号,有显著的钆对比增强。大的病变在 T2WI 显示为高信号和钆对比增强可表现为不均匀 　　丛状的神经纤维瘤表现为曲线型和多结节型的病损,含有多重神经分支,在 T1WI 上表现为中低信号,脂肪抑制 T2WI 上表现为中等或稍高信号。病损通常表现为钆对比增强 **CT 表现**:卵圆形或梭形病变,平扫低密度。病变可表现为对比增强,通常侵蚀邻近骨组织	神经纤维瘤是一种良性神经鞘膜肿瘤,包含施万细胞、神经周围细胞以及和丰富的胶原纤维交错成束的纤维母细胞。不同于神经鞘瘤,神经纤维瘤缺乏 Antoni A 和 B 区,无法从底层神经上分离。神经纤维瘤最常表现为分散、局限和孤立的病损,少见为弥散的或丛状病损。多发性神经纤维瘤最典型的表现在神经纤维瘤病 1 型(NF1),NF1 是一个由于 17q11.2 染色体上神经纤维基因突变导致的常染色体显性疾病(新生儿发病率 1/2 500)。NF1 是最常见的神经皮肤综合征,与中枢和周围神经系统的肿瘤(视神经胶质瘤、星形细胞瘤、丛状或孤立的神经纤维瘤)和皮肤(牛奶咖啡斑、腋窝和腹股沟斑点)相关。也与脑膜、颅骨发育不良及虹膜的错构瘤(虹膜色素结节)相关
恶性病变		
黏液表皮样癌 (图 4.92)	**MRI 表现**:边界清晰或不连续的结节状病变。高分化肿瘤通常边缘不连续。在 T1 加权像表现为中等信号,T2 加权像表现为中等到高信号,钆对比增强可表现为轻度、中度或显著增强 **CT 表现**:肿瘤有中等密度,具有轻度、中度和显著对比增强,通常可见邻近骨破坏	黏液表皮样癌是发生于儿童和成人的恶性腺上皮肿瘤,通常发生在 35～65 岁(平均年龄 45 岁)。通常具有不规则边缘。肿瘤的实性部分包括中度至高度分化的异型性产黏液的鳞状细胞,囊性部分包括被基底细胞或立方形异型性黏液细胞(细胞核位于细胞外围和苍白的细胞质)包裹着的唾液黏蛋白。是腮腺最常见的恶性肿瘤,颌下腺的常见肿瘤。在所有的唾液腺肿瘤中最高占 15%,53% 发生在大唾液腺中(45% 腮腺,7% 颌下腺,1% 舌下腺)。肿瘤发现时通常已是晚期,可伴淋巴结、骨和肺转移及周围神经肿瘤转移。肿瘤可转移到邻近的耳前淋巴结和下颌下淋巴结。MIB 指数>10% 的预后更差

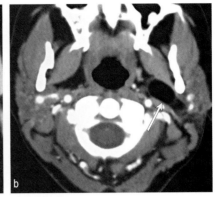

图 4.89 27 岁女性，左侧腮腺深叶的脂肪瘤

a. 横断位 T1 加权像为高信号（箭头）；**b.** 横断位 CT 显示为低密度（箭头）。

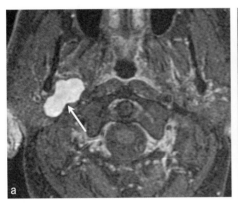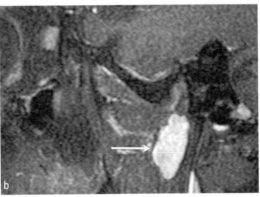

图 4.90 69 岁女性，右侧腮腺深叶区右侧面神经的神经鞘瘤

该神经鞘瘤有边界光整的边缘，在脂肪抑制 T2 加权像表现为高信号。横断位（箭头 **a**），矢状位（箭头 **b**）。

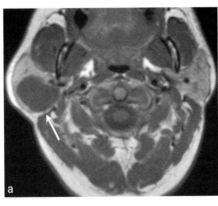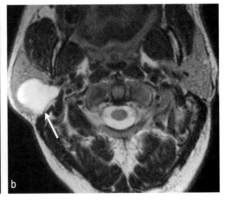

图 4.91 44 岁男性，右侧腮腺区的神经鞘瘤

a. 横断位 T1 加权像表现为中低信号（箭头）；**b.** 横断位 T2 加权像表现为高信号（箭头）。

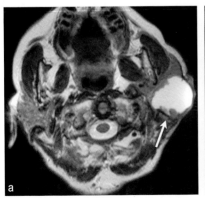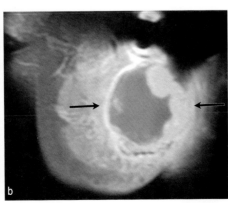

图 4.92 66 岁女性，左侧腮腺的黏液表皮样癌，边缘不规则

a. 横断位 T2 加权像表现为高信号（箭头）；**b.** 矢状位脂肪抑制 T1 加权像表现为不规则的周围钆对比增强，边缘不连续（箭头）。

表4.5(续) 腮腺间隙病变

病变	影像学表现	点评
腺样囊性癌 (图4.93)	**MRI 表现:**边缘清晰或不连续的结节状病变。高分化肿瘤通常边缘不连续。在T1加权像表现为中等信号,T2加权像表现为中等到高信号,钆对比增强可表现为轻度、中度或显著增强 **CT 表现:**肿瘤有中等密度,具有轻度、中度和显著对比增强。通常可见邻近骨破坏	基底细胞样肿瘤,由肿瘤上皮细胞和肌上皮细胞组成。肿瘤形态可表现为管状、筛状和实体型。在大唾液腺恶性肿瘤中第二常见,颌下腺恶性肿瘤中最常见。占腮腺恶性肿瘤的6%,占唾液腺上皮肿瘤的10%,占小唾液腺上皮肿瘤的30%。最常发生在腮腺、颌下腺和小唾液腺(腭部、舌部、颊黏膜、口底及其他)。常沿着神经生长,伴或不伴有面瘫症状。常发生在30岁以上,最常发生在55~75岁人群。实体型的预后最差。90%的患者在确诊后10~15年死亡
腺泡细胞癌 (图4.94,图4.95)	**MRI 表现:**病损表现为实性或实性与囊性混合型。肿瘤大小1~5 cm不等(平均3 cm)。在T1加权像肿瘤表现为中低信号,T2加权像表现为中高信号,伴或不伴有囊性或出血区。钆对比增强肿瘤表现为轻度或中度不均匀 **CT 表现:**肿瘤平扫表现为中等密度,增强后可呈轻度、中度或显著强化。通常可见邻近骨破坏	唾液腺的上皮来源恶性肿瘤,所含肿瘤细胞为异型性浆液性腺泡细胞。这些较大的肿瘤腺泡细胞表现为多边形、圆形细胞核偏移,细胞质含有嗜碱性颗粒(PAS酶阳性颗粒)。角蛋白、转铁蛋白、乳铁蛋白、α1抗胰蛋白酶、IgA以及淀粉酶免疫阳性。通常发生在儿童及20岁以上的成人(通常是38~46岁)。占所有唾液腺肿瘤的3%,其中80%发生在腮腺,17%发生在小唾液腺,4%发生在舌下腺。可为双侧发生,局部复发率为35%,Ki-67指数>10%的预后较差
鳞状细胞癌	**MRI 表现:**病损位于鼻腔、鼻旁窦和鼻咽部,可通过骨破坏或沿着神经浸润侵犯颅内。T1加权像表现为中等信号,T2加权像表现为轻度高信号,钆对比中度增强。可表现为较大的病损(伴或不伴坏死和出血)	鼻旁窦黏膜上皮来源的恶性上皮肿瘤。包括角化型和非角化型。占鼻窦恶性肿瘤的80%,占头颈部恶性肿瘤的3%。通常发生在55岁以上成年人,男性多发。与一些职业及其他环境因素暴露有关,如吸烟、镍、氯酚、铬、芥气、镭以及木制品制造业中的一些材料。可由于邻近组织的浸润侵犯腮腺,或由于腮腺的慢性炎症导致的鳞状上皮化生
恶性混合瘤(恶性多形性腺瘤) (图4.96)	**MRI 表现:**边界清晰或不清晰的结节状病损。高分化肿瘤通常边界不清晰。T1加权像表现为中等信号,T2加权像表现为高信号,伴或不伴出血或坏死区。钆对比增强表现为轻度、中度或显著强化 **CT 表现:**肿瘤平扫表现为中等密度,增强后轻度、中度或显著对比强化	多形性腺瘤恶变,或有多形性腺瘤切除史。高达10%的多形性腺瘤可能恶变。恶变与多形性腺瘤的基因不稳定性有关。占唾液腺肿瘤的3%,占唾液腺恶性肿瘤的12%。典型的为腺癌。患者年龄常在50~70岁。临床表现往往是腮腺长期(>3年)结节性病变迅速增大

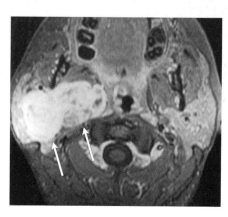

图4.93 32岁女性,右侧腮腺深叶及浅叶的腺样囊性癌(箭头)横断位脂肪抑制T1加权像表现为不均匀的钆对比增强。

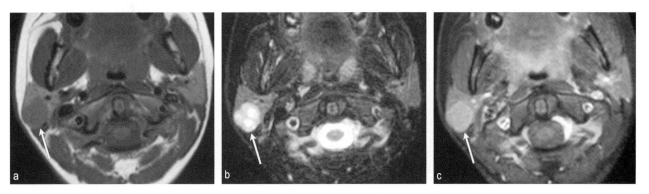

图 4.94 11 岁女性,右侧腮腺浅叶的腺泡细胞癌

a. 横断位 T1WI 表现为中低信号(箭头);**b.** 横断位脂肪抑制 T2 加权像表现为不均匀的高信号(箭头);**c.** 横断位脂肪抑制 T1 加权像钆对比增强强化。

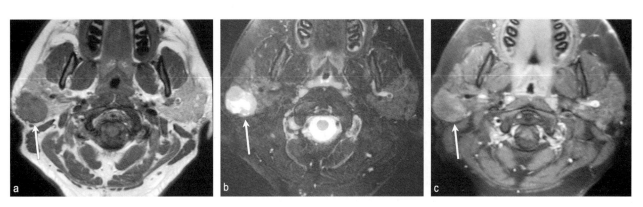

图 4.95 18 岁男性,右侧腮腺浅叶腺泡细胞癌

a. 横断位 T1 加权像表现为中低信号(箭头);**b.** 横断位脂肪抑制 T2 加权像表现为不均匀的稍高信号或高信号(箭头);**c.** 横断位脂肪抑制 T1 加权像显示轻度钆对比增强强化(箭头)。

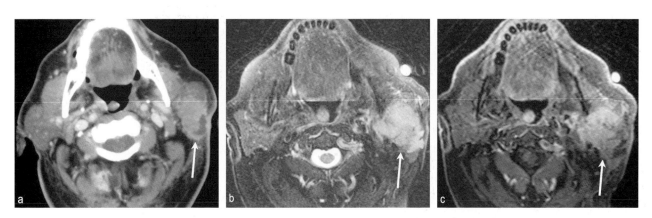

图 4.96 79 岁男性,左侧腮腺区的恶性混合瘤(恶性多形性腺瘤)

a. 边缘不清晰,横断位 CT 表现为混合型中低密度(箭头所指处);**b.** 横断位脂肪抑制 T2 加权像表现为稍高信号(箭头);**c.** 横断位脂肪抑制 T1 加权像表现为不均匀的钆对比增强强化。

表 4.5(续) 腮腺间隙病变

病变	影像学表现	点评
非霍奇金型淋巴瘤(NHL) (图 4.97)	**MRI 表现**:病损在 T1 加权像表现为中低信号,T2 加权像表现为中等至稍高信号,钆对比增强。可表现为局部浸润或伴随骨破坏和骨吸收 **CT 表现**:病损表现为中低平扫,增强后可有强化,伴或不伴骨破坏	淋巴瘤中,肿瘤细胞通常来源于淋巴组织(淋巴结和网状内皮组织)。NHL 是鼻咽部、鼻腔、鼻旁窦和腮腺区最常见的淋巴瘤(B 细胞 NHL 较 T 细胞 NHL 更常见)。且比起原发性肿瘤通常与转移性肿瘤更相关。有系统性淋巴瘤的病人,8% 可见继发性唾液腺淋巴瘤,最常侵犯腮腺。原发性腮腺淋巴瘤(黏膜相关淋巴瘤,MALT)可与自身免疫性疾病同时发生,如 Sjögren 综合征和需要免疫抑制剂治疗的风湿性疾病
转移性恶性肿瘤 (图 4.98)	**MRI 表现**:边界光整或边缘不完整的球形病损,T1 加权像常表现为中低信号,T2 加权像表现为中高信号,伴或不伴出血、钙化和囊变。钆对比增强后变现多样 **CT 表现**:病损常表现为中低密度,伴或不伴出血、钙化和囊变。增强后强化方式多样,伴或不伴骨破坏、神经血管压迫	腮腺的结节状转移性肿瘤,通常来源于原发在面前区、头皮侧方和外耳道的淋巴引流。最常见的转移性恶性肿瘤是鳞状细胞癌、黑色素瘤和基底细胞癌。可表现为单个或多发的边界光整或边缘不清晰的结节状病损。转移性结节状肿瘤可导致多种局部破坏和浸润表现
黑色素瘤	**MRI 表现**:肿瘤可有清晰的或不规则边缘,通常在 T1 加权像表现为中等或稍高信号,取决于黑色素含量。在 T2WI 和脂肪抑制 T2WI 表现为中低至稍高信号。肿瘤通常表现为钆对比增强,伴或不伴邻近骨破坏 **CT 表现**:肿瘤表现为中等密度,轻度、中度或显著对比增强。邻近骨破坏常见	侵及腮腺的黑色素瘤是由于黑色素细胞恶性异常分化(S-100 蛋白和 HMB45 免疫阳性),来源于皮肤或外耳道的肿瘤外周浸润。通常发生在 10～50 岁患者。40% 的侵及皮肤的黑色素瘤临床表现为淋巴结转移。局部复发率高达 65%
瘤样病变		
表皮样囊肿 (图 4.99)	**MRI 表现**:局限型的球状或分叶状轴外囊肿样病变,包含有外胚层来源内容物,T1 加权像表现为中低信号,T2 加权像和扩散加权像时表现为高信号。FLAIR 成像时为低、中、高信号混合,无钆对比增强 **CT 表现**:局限型的球状或分叶状轴外囊肿样病变,包含有外胚层来源内容物,表现为中低密度,可与骨相连	非肿瘤性先天性或获得性外胚层内容物囊肿,被脱落细胞和角质碎屑填满,在邻近的轨道状结构上可造成轻微的团块状影响,伴或不伴相关临床表现。男女发病率相等

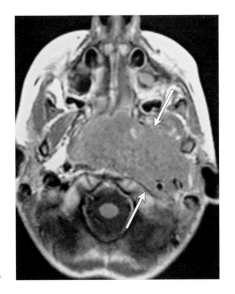

图 4.97　6 岁男性，位于鼻咽部的 NHL（箭头）

侵犯至左侧咽旁、咽后和腮腺间隙。横断位 T1 加权像表现为轻度钆对比增强。

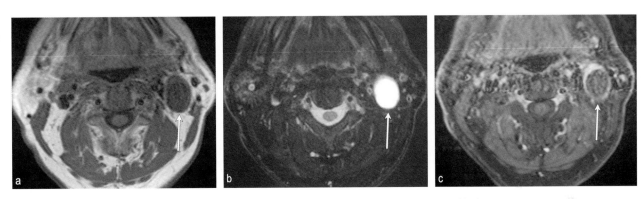

图 4.98　57 岁男性，HPV 相关鳞状细胞癌，左侧腮腺区发现转移灶

a. 边界光整病损，横断位 T1 加权像表现为等、低信号（箭头）；**b.** 横断位脂肪抑制 T2 加权像表现为高信号（箭头）；**c.** 横断位脂肪抑制 T1 加权像钆对比增强时表现为周围环形边缘强化。

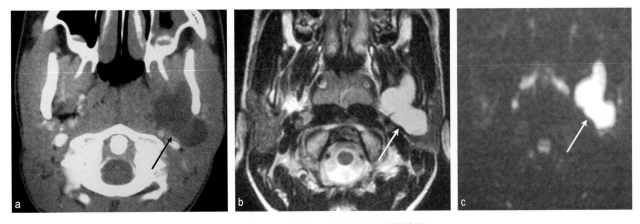

图 4.99　11 岁男性，左侧腮腺表皮样囊肿

a. 横断位 CT 表现为低度密度（箭头）；**b.** 横断位 T2 加权像表现为高信号（箭头）；**c.** 横断位弥散加权像示弥散受限。

表4.5(续)　腮腺间隙病变

病变	影像学表现	点评
炎症		
腮腺炎/涎腺炎 （**图 4.100**，**图 4.101**，**图 4.102**） 急性腮腺炎 慢性腮腺炎	**MRI 表现**：腮腺弥漫性增大，伴或不伴有不清晰的边缘，患侧腺体通常在 T2WI 和脂肪抑制 T2WI 序列表现为信号增高，钆对比增强后较健侧信号增高，伴或不伴结石、腮腺内导管扩张、脓肿 **CT 表现**：腮腺弥散性增大，伴或不伴有不清晰的边缘。患侧腺体较健侧腺体密度增高，伴或不伴结石、腮腺内导管扩张、脓肿 **慢性腮腺炎** **MRI 表现**：阻塞性慢性炎症（由于腮腺内结石或导管狭窄），腺体体积增大，可伴 T2WI 表现为不均匀高信号，导管扩张，钆对比可增强 **CT 表现**：阻塞性慢性炎症（由于腮腺内结石或导管狭窄），腺体体积增大，导管扩张，可增强 **慢性腮腺炎** **MRI 表现**：非阻塞性慢性炎症（由于自身免疫性疾病、肉芽肿性疾病和放射治疗），腺体进行性萎缩，伴或不伴 T2WI 信号增高或降低、脂肪替代、信号增高或降低、钆对比增强 **CT 表现**：非阻塞性慢性炎症，腺体进行性萎缩，伴或不伴密度增加或减低、脂肪替代	涎腺炎是涎腺的一种原发性感染。急性腮腺炎继发于细菌或病毒感染，少见真菌和寄生虫感染。也是结石导致导管阻塞的结果。细菌性腮腺炎的病原体包括金黄色葡萄球菌、肺炎链球菌和流感嗜血杆菌。最常见的病毒感染是副粘病毒，会导致急性疼痛的肿胀（流行性腮腺炎）。腮腺炎易感因素包括口内腮腺导管口过宽，使口腔内感染通过腮腺导管导致逆行性感染，最常见浆液性唾液分泌缺乏 IgA 抗体，结果导致唾液分泌减少。慢性涎腺炎可由于结石阻塞引起的继发性感染导致，或者由于非阻塞性疾病，如结节病、自身免疫性疾病（Sjögren 综合征、IgG4 疾病等）以及放射治疗等导致。与慢性腮腺炎有关的肉芽肿性传染性疾病包括结核、弓形虫病、放射菌病和梅毒。腮腺炎/涎腺炎最终可导致口干
涎石病及涎腺炎 （**图 4.103**）	**MRI 表现**：结石在 T1 和 T2 加权像通常表现为低信号。T2WI 下腮腺导管扩张表现为高信号。结石在磁敏感加权像时可表现为低信号斑块。腮腺体积可能增大，患侧较健侧 T2WI 上信号增强，钆对比增强增加。MR 唾液腺造影，T2WI 下通过 3D 稳态相长干涉技术或 3D 快速/自旋回波技术可以显示高信号扩张的导管及内部结石导致的充盈缺损 **CT 表现**：结石通常表现为高密度信号 **腮腺造影表现**：通过一个导管注入水溶性非离子碘对比，可在 X 线片或 CT 上显示出透射或不透射的结石造成的唾液腺导管内的充盈缺损 **超声表现**：回声聚焦在声影区	涎石病是唾液腺导管内结石的形成，是大唾液腺最常见的疾病。结石是包裹着脱落的上皮细胞、黏液、异物或细菌沉积的钙盐。一位患者可有单发或多发结石。结石大小可达 9 mm（平均大小是 3～4 mm）。由于颌下腺导管由下往上的解剖结构以及分泌唾液的成分，相较于腮腺导管，结石多发于颌下腺导管（高达 80％病例）。相较于腮腺分泌的浆液性唾液，颌下腺分泌的唾液有更高浓度的磷酸盐和羟磷灰石，呈碱性和黏液性。腮腺导管亦可发生结石，会导致弥漫性腮腺肿大，更易发生感染。结石也可发生在腮腺内的其他导管。治疗方案可通过涎腺镜取出结石或手术切除

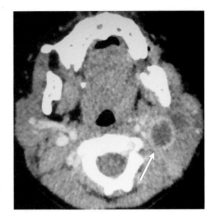

图 4.100 2 岁男性,涎腺炎,腮腺炎,腮腺内脓肿

横断位 CT 显示弥散性腮腺肿大,边缘不清晰,并有一脓肿(箭头),对比增强示一薄层圆圈状强化。

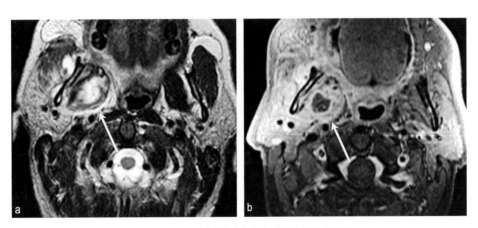

图 4.101 39 岁男性,涎腺炎,腮腺炎以及脓肿

a. 横断位 T2 加权像显示右侧腮腺弥漫性肿大,信号增强;**b.** 脂肪抑制 T1 加权像显示右侧腮腺较左侧有钆对比增强强化信号。右侧腮腺深叶见一脓肿形成,T2 加权像显示为中心高信号(a 箭头),在脂肪抑制 T1 加权像显示周围呈圆环形影像(b 箭头)。

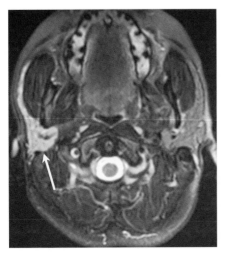

图 4.102 43 岁女性,右侧腮腺慢性炎症

横断位脂肪抑制 T2 加权像显示腺体萎缩,右侧腮腺信号增高(箭头)。

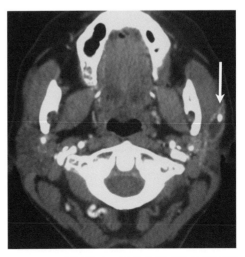

图 4.103 横断位 CT 显示高密度信号结石影像(箭头),阻塞左侧腮腺导管

表 4.5(续) 腮腺间隙病变

病变	影像学表现	点评
活动性腺病 (图 4.104)	**MRI 表现**:腮腺内肿大的淋巴结在 T1 加权像显示为中等信号,T2WI 显示为轻微高信号,钆对比增强,伴或不伴腮腺肿大、清晰的边缘。病变腺体典型表现是在 T2WI 和脂肪抑制 T2WI 显示信号增高,且较健侧钆对比增强信号强化 **CT 表现**:腮腺内淋巴结肿大,伴或不伴对比增强、腮腺肿大、边缘清晰	不同于其他的大唾液腺,由于腺体被包膜完全包裹是在淋巴系统发育完成之后,腮腺内通常包含腺内淋巴结。所以,腮腺和邻近软组织的感染通常会导致腮腺内淋巴结的异常肿大
青少年复发性腮腺炎 (图 4.105)	**MRI 表现**:急性炎症:肿大的腺体在 T1WI 显示为中低信号,T2WI 显示为中等或轻微高信号至高信号,T2WI 可见小焦点高信号,扩大的涎腺导管在稳态图像构造干扰(CISS)序列(核磁涎腺导管造影术)测量宽度为 1~4 mm(导管扩张),钆对比增强。慢性炎症:腮腺通常在 T1WI 和 T2WI 显示为中低信号,伴或不伴 T2WI 和 CISS 序列下由于腺泡退化扩张的导管内有小的高信号点,扩张的导管宽度为 1~4 mm。一般无钆对比增强或轻度强化 **CT 表现**:急性炎症:肿大的腺体有中等密度影,扩张的导管有点状低密度影,可有对比增强。慢性变化:腮腺通常有中等密度 **超声表现**:扩张的导管内可见多发的圆形低回声区。急性炎症时彩色多普勒显示过度血管化,慢性期时则显示为去血管化	复发性、非阻塞性、非感染性炎症会导致单侧或双侧腮腺的疼痛性肿胀伴导管扩张。涎腺镜可见导管内壁成白色,不像正常覆盖有血管的内壁,可见黏液栓,导管<50%狭窄。通常会和发热和精神萎靡同时伴发。疾病初次多发生在 6 个月到 16 岁的青春期前儿童,常见于 3~6 岁的儿童。通常一年会发病 1~2 次甚至更多。病程持续数日至数周不等。是第二常见的儿童期唾液腺疾病(仅次于流行性腮腺炎)。治疗方法包括多饮水以及热敷等支持治疗,涎腺镜也是治疗方法之一,使用高渗盐水或气囊扩张狭窄的导管,或者向导管内注射类固醇
良性淋巴上皮病变(艾滋病) (图 4.106,图 4.107)	**MRI 表现**:多发的、双侧的、腮腺内的囊肿状病损,体积大小多变,在 T1WI 上为低信号,T2WI 显示为高信号。实性病损在 T1WI 上为中等信号,T2WI 上为高信号。通常缺乏钆对比增强。一般腮腺体积肿大。病损通常和颈淋巴结病、咽淋巴环及腺样体淋巴增生伴发 **CT 表现**:多发的、双侧的、腮腺内的囊肿样病损,体积大小多变,低密度信号,实性病损是中等密度信号	头颈部常见与 HIV 感染相关疾病包括颈淋巴结病、咽炎(疱疹,白念珠菌感染)以及卡波西肉瘤。相对较少见的与 HIV 感染相关的异常表现是腮腺内的囊肿样或实性病损。高达 6% 的 HIV 阳性患者会发生囊肿样病损,即囊性淋巴上皮样病变(CLEL)或良性淋巴上皮样病变(BLEL),主要是由于间质淋巴浸润导致的淋巴结肿大。增生的淋巴组织压迫唾液腺腺泡会导致腺体萎缩,以及由于导管阻塞导致的囊肿形成。囊肿通常由反应性淋巴基质的上皮细胞包绕。萎缩的腺泡细胞被上皮或肌上皮细胞替代,从而形成实性病损。病损对 EMA、CD20、CD3 和 HIV p24 抗原免疫反应阳性

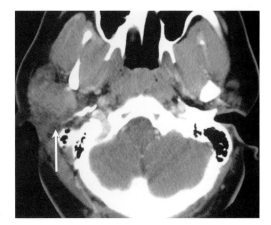

图 4.104 18 岁女性,右侧腮腺区异常肿大的淋巴结

边缘不清晰,在横断位对比增强 CT 中表现为活性腺病(箭头)。

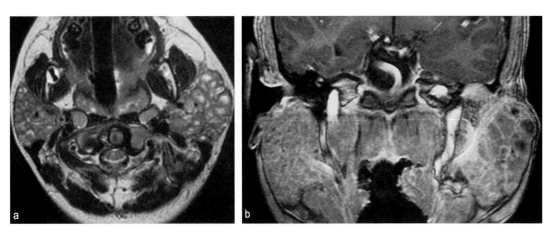

图 4.105 9 岁女性,复发性青少年腮腺炎

a. 横断位 T2WI 显示双侧腮腺肿大,不均匀的中等信号内有局部斑点状高信号;**b.** 冠状位 T1WI 显示双侧腮腺不均匀钆对比增强。

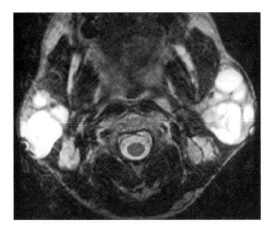

图 4.106 36 岁女性,HIV 感染

双侧腮腺良性淋巴上皮样病变,横断位 T2WI 显示高信号。

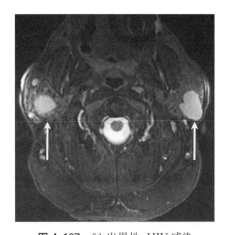

图 4.107 51 岁男性,HIV 感染

双侧腮腺良性淋巴上皮样病变,横断位脂肪抑制 T2WI 显示高信号(箭头)。

表 4.5(续) 腮腺间隙病变

病变	影像学表现	点评
舍格伦综合征（图 4.108，图 4.109）	**MRI 表现**：T1WI 腮腺显示不均匀的低到中信号，T2WI 和脂肪抑制 T2WI 显示为低、中、高混合信号。T2WI 显示导管扩张的唾液腺内可见球状高信号区。疾病的早期，病变的腺体可能表现为肿大。随着时间的推移，由于细胞的凋亡，腺体体积变小，越来越多的脂肪沉积似的 T1 信号逐渐增高。病变晚期，由于组织纤维化和淋巴细胞聚集，T2WI 出现低信号区。疾病末期，病变的腺体的 ADC 较正常的泪腺还低 **CT 表现**：疾病早期腮腺肿大，疾病晚期腺体萎缩	常见的自身免疫性疾病，单个或多个外分泌腺（泪腺、腮腺、颌下腺和小唾液腺）可发生单核淋巴细胞浸润，导致腺泡细胞破坏以及腺体功能受损。通常发生在 40～60 岁成年人，女性好发，超过 90% 病例的病理学表现可见管周淋巴细胞和浆细胞浸润以及腺泡细胞破坏，由外周向中心进展。进展性的淋巴细胞聚集会形成一个局部的肿块，即良性淋巴上皮病变（BLEL）或 Godwin 肿瘤。舍格伦综合征可以是原发的或者由于其他自身免疫性疾病（如风湿性关节炎和系统红斑狼疮）导致的继发的。患者临床表现为泪腺和唾液腺功能减弱、口干、眼干
结节病	**MRI 表现**：T1WI 显示为单个或多个中低信号病损，T2WI 和脂肪抑制 T2WI 显示为轻微高信号。病损区典型表现为钆对比增强 **CT 表现**：单个或多个软组织密度区，其中 85% 的病损边缘清晰，其余边界不清 **核医学**：^{67}Ga 柠檬酸盐和 ^{18}F 氟脱氧葡萄糖摄取增高。结节病、舍格伦综合征和放射治疗后的患者，腮腺和泪腺表现为对称性摄取，称为熊猫迹象	结节病是一种多系统的肉芽肿性疾病，病因不明，约 5%～15% 的病例可侵犯中枢神经系统。若不治疗，可导致严重的神经功能缺陷，如脑病、脑神经损伤和脊髓病。30% 的结节病侵犯腮腺，表现为腺体无痛性结节状或多结节状肿大。病损由上皮样肉芽肿组成。腮腺的结节病常伴发葡萄膜炎和面神经麻痹，即肉样瘤眼腮综合征（Heerfordt's syndrome）。治疗方法包括口服糖皮质激素或手术减瘤
木村病	**MRI 表现**：边缘不清晰的单个或多个病损，平均体积 4 cm，T1WI 显示为中等信号，T2WI 显示为轻微高信号到高信号，轻度或中度钆对比增强 **CT 表现**：边界不清的病损，表现为轻度密度。80% 的病例合并有淋巴结病变	木村病又称为嗜酸性淋巴肉芽肿，是一种免疫介导的炎症，可见头颈部多个或孤立的病损（腮腺、颊间隙、泪腺、颌下腺和皮下组织）。病变形态呈滤泡状，包括嗜酸性粒细胞、淋巴细胞、浆细胞和肥大细胞，伴有间质纤维化和血管增生。可表现为自限性 T 细胞介导的主动免疫反应和 IgE 介导的 I 型超敏反应。患者典型表现为嗜酸性粒细胞比例增高（＞10%）以及 IgE 水平增高（800～35 000 IU/ml）。亚洲男性好发（平均年龄 32 岁）。治疗方法包括手术切除、全身使用糖皮质激素、细胞毒性药物和环孢素

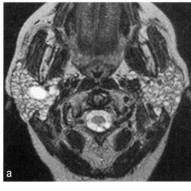 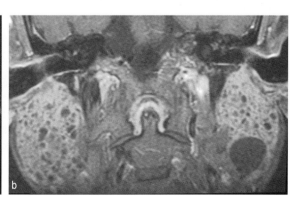

图 4.108　66 岁女性，舍格伦综合征

a. 双侧腮腺肿大，横断位 T2WI 显示为低、中、高混合信号。导管扩张的腺体 T2WI 可见高信号的球状区域；
b. 冠状位双侧腮腺在脂肪抑制 T1WI 除了腺内囊肿区外均表现为钆对比增强。

表 4.5(续) 腮腺间隙病变

病变	影像学表现	点评
先天性发育畸形		
第一鳃裂囊肿 (**图 4.110**)	**MRI 表现：**局限的病损，T1WI 通常表现为中低信号，T2WI 表现为高信号，除非有伴发的感染，通常无钆对比增强 **CT 表现：**局限的囊状病损表现为中低密度信号，取决于蛋白质和水分的比例。第一鳃裂囊肿可发生在外耳道旁(1 型)或腮腺浅叶，伴或不伴向咽旁间隙、颌下腺后方进展。也可发生在外耳道上方(2 型)	鳃裂囊肿是一种腮器的发育畸形。腮器包含四个主要的和两个退化的腮弓，属于中胚层结构，是一个外部为外胚层，内部为内胚层的袋装结构，在妊娠的第 4 周会形成。中胚叶包括一个主动脉、神经、软骨和肌肉。四个主要的腮弓由腮裂分隔开。每个腮弓会发育成一个确定的颈部结构，最终腮裂会闭合。第一腮弓会形成外耳道、咽鼓管、中耳和乳突气房。第一鳃裂囊肿可发生在外耳道旁(1 型)或腮腺浅叶，伴或不伴向咽旁间隙、颌下腺后方进展。也可发生在外耳道上方(2 型)。囊肿被覆鳞状细胞上皮(90%)、纤毛柱状上皮(8%)或两者混合(2%)。可见皮脂腺、唾液腺组织、淋巴组织和黏液内的胆固醇晶体。除非伴发感染，通常是无症状的

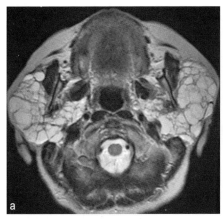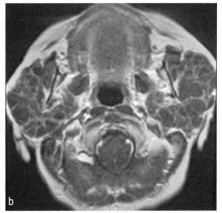

图 4.109 65 岁女性，舍格伦综合征

双侧腮腺均肿大，包含许多囊肿区。**a.** 横断位 T2WI 表现为高信号；**b.** 横断位 T1WI 表现为低信号，邻近萎缩的腺体实质可见被液体充盈的扩张导管。

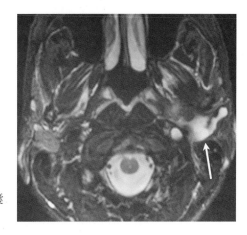

图 4.110 横断位脂肪抑制 T2WI 可见一个位于左侧腮腺浅叶的第一鳃裂囊肿，表现为高信号，向左侧咽旁间隙扩展(箭头)

表 4.5(续) 腮腺间隙病变

病变	影像学表现	点评
血管瘤 (**图 4.111**)	**MRI 表现**:骨髓或软组织内局限的边界不清的病损,T1WI 表现为中高信号(通常与骨髓脂肪同等强度),T2WI 和脂肪抑制 T2WI 表现为高信号。典型表现伴有钆对比增强,伴或不伴骨膨隆 **CT 表现**:骨小梁向中心放射状排列的骨膨隆病变。软组织内的血管瘤大多表现为中等密度,可伴脂肪密度区	良性的骨或软组织病损,由毛细血管、海绵状、畸形静脉组成。被认为是一种错构性疾病。患者年龄 1～84 岁(平均年龄 33 岁)
血管淋巴管畸形 (**图 4.112**)	可为边界光整病损或表现为向软组织或肌肉内侵犯的病损 **MRI 表现**:通常包括单个或多个囊肿区,体积可大(大囊型)可小(微囊型)。T1WI 表现为显著低信号,T2WI 和脂肪抑制 T2WI 表现为高信号。液平面和液体区在 T1WI 显示为高信号,囊肿内包含出血、高蛋白浓度或坏死碎屑会导致 T2WI 的信号多样性。囊肿区之间的隔膜厚度不同,钆对比增强 病损的结节区在钆对比增强时可表现为不同程度的信号。微囊型病损通常较大囊型病损表现为更明显的钆对比增强 **CT 表现**:大囊型病损通常被较薄的隔膜隔开,表现为低密度信号(10～25 HU),伴或不伴中等或高密度,取决于有无出血和感染,可见液平面	良性脉管异常(也称为淋巴管瘤或囊性水瘤),通常是一种异常的淋巴管生成导致的原发性病变。75% 发生在头颈部。可在出生时(50%～65%)或 5 岁前被 MRI 或超声检查在子宫里发现。大约 85% 的患者在 2 岁时发现。病损由内皮细胞被覆的淋巴组织组成,结缔组织间质内可见静脉通道

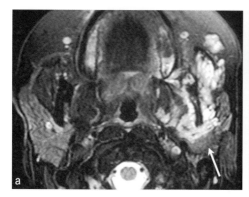

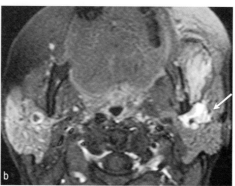

图 4.111 18 岁男性,左侧腮腺及咬肌的血管瘤

a. 横断位脂肪抑制 T2WI 显示为高信号(箭头);**b.** 横断位脂肪抑制 T1WI 显示钆对比增强(箭头)。

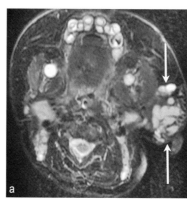

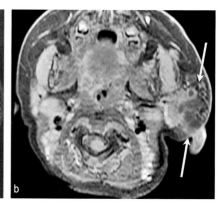

图 4.112 两个月女性,左侧面部软组织(包括左侧腮腺间隙)的脉管畸形

a. 横断位脂肪抑制 T2WI 表现为高信号(箭头);**b.** 横断位脂肪抑制 T1WI 可见除了病损前部一个小的结节区外,病损大部分缺乏钆对比增强(箭头)。

4.6 咀嚼肌间隙病变

咀嚼肌的边界是颈深筋膜浅层,从这里颈深筋膜浅层分裂包围咀嚼肌(翼内肌、翼外肌、咬肌和颞肌)以及下颌骨升支和体部(图4.113)。咀嚼肌间隙内还包含有三叉神经的下颌分支(V3)、上颌动脉的分支、下牙槽神经、动脉和静脉。筋膜的内侧部分沿着翼内肌内侧从下颌下缘附着至颅底的卵圆孔内侧边缘。这层筋膜将咬肌间隙与茎突后咽旁间隙分隔开。咀嚼肌间隙内的肿瘤可沿着三叉神经的下颌神经扩散至卵圆孔,导致颅内浸润。咀嚼肌间隙位于咽旁间隙的前外侧,咀嚼肌间隙内的病损中后期可替代咽旁间隙的脂肪。颈深筋膜浅层的外层从下颌下缘,沿着咀嚼肌外侧缘向其在颧弓附着点伸展,分开了咀嚼肌间隙和腮腺间隙。筋膜附着在下颌升支前缘形成了咀嚼肌间隙的前界,从而分开了咀嚼肌间隙和颊间隙。

- 良性软组织肿瘤
  - 神经鞘瘤
  - 神经纤维瘤
  - 血管瘤
  - 脂肪瘤
  - 血管淋巴管畸形
  - 脑膜瘤
  - 青少年鼻咽血管纤维瘤

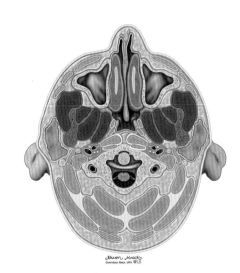

图4.113 横断位显示咀嚼肌间隙(颜色标记区)

- 下颌骨良性肿瘤及瘤样病变
  - 牙源性根尖周囊肿
  - 牙源性滤泡(含牙)囊肿
  - 牙源性角化囊性瘤
  - 始基囊肿
  - Stafne囊肿(静态骨空洞或囊肿)
  - 残余囊肿
  - 颌骨囊肿
  - 骨瘤
  - 骨岛
  - 下颌隆凸
  - 成釉细胞瘤
  - 骨化性纤维瘤
  - 牙瘤
  - 成牙骨质细胞瘤
  - 牙源性钙化上皮瘤(Pindborg瘤)
  - 牙源性黏液瘤
  - 骨软骨瘤
  - 骨样骨瘤
  - 成骨细胞瘤
  - 巨细胞瘤
  - 巨细胞肉芽肿
- 恶性软组织肿瘤
  - 鳞状细胞癌或恶性唾液腺肿瘤的直接转移
  - 非霍奇金型淋巴瘤(NHL)
  - 横纹肌肉瘤
- 下颌骨恶性肿瘤
  - 转移性恶性肿瘤
  - 骨髓瘤
  - 淋巴瘤
  - 骨肉瘤
  - 软骨肉瘤
  - 尤因肉瘤
- 瘤样骨性病变
  - 骨纤维性发育不良
  - 菜花样牙骨质发育不良
  - 佩吉特病
  - 骨坏死
- 炎症性病变
  - 骨髓炎,根尖周脓肿

- 青少年下颌骨慢性骨髓炎/慢性复发性多灶性骨髓炎
- 朗格汉斯细胞组织细胞增生症
- 创伤性病变
  - 下颌骨骨折
- 发育异常

- 皮埃尔·罗班综合征
- 下颌发育不良
- 半侧面部肢体发育不良(戈尔登哈尔综合征,眼耳脊椎畸形)
- 特雷彻·柯林斯综合征
- 下颌髁突裂

表 4.6 咀嚼肌间隙病变

病变	影像学表现	点评
良性软组织肿瘤		
神经鞘瘤 (图 4.114)	**MRI 表现**:边界清晰的球形或卵圆形的病灶,T1 加权像上呈低至中等信号,T2 加权像和脂肪抑制 T2 加权像上呈高信号,通常钆对比增强后显著强化。大的病灶由于囊性变性和/或组织出血,T2 加权像和钆对比增强后会出现不均匀强化 **CT 表现**:边界清晰、球形或卵圆形的病灶呈中密度,对比增强后强化。大的病灶会有囊性变性和/或组织出血	神经鞘瘤是良性的有包膜肿瘤,内含分化的神经鞘瘤细胞。通常单发、散在。多发性神经鞘瘤通常与多发性神经纤维瘤病 2 型(NF2)伴发,属常染色体显性遗传疾病,常染色体 22q12 发生基因突变。除了神经鞘瘤,NF2 患者常常还会伴发多发性脑膜瘤和室管膜瘤 新生儿患 2 型多发性神经纤维瘤病的患病率是 1/37 000~1/50 000。患病年龄为 22~72 岁(平均年龄 46 岁)。40~60 岁为患病高峰。许多 NF2 患者在 30~40 岁的时候会伴发双侧听神经的神经鞘瘤
神经纤维瘤	**MRI 表现**:单发性的神经纤维瘤通常为边界清晰的球形、卵圆形或在神经轴外呈分成小叶的病灶。T1 加权像上呈中度信号,T2 加权像上呈中高信号,钆对比增强后显著强化。对于大的病灶,T2 加权像和钆对比增强后会出现不均匀强化。丛状神经纤维瘤表现为曲线型的多结节病灶,累及多神经分支。T1 加权像上呈中信号,T2 加权像和脂肪抑制 T2 加权像上呈中-轻度高-高信号,伴有或不伴有分支的低信号。病灶常钆对比增强后强化 **CT 表现**:呈中低密度的卵圆形或纺锤状的病灶。对比剂增强后强化。常侵犯邻近骨组织	神经纤维瘤属良性的神经鞘膜瘤,内含神经鞘瘤细胞、神经样细胞、纤维细胞的交错束以及大量胶原。不同于神经鞘瘤,神经纤维瘤无 Antoni A 区和 B 区,从病理上不能将其与累及的神经分离。神经纤维瘤常呈散在、局限性、独立的病灶,很少发生弥漫性或丛状的病灶。多发性神经纤维瘤多属 1 型(NF1),常染色体显性遗传疾病(患病率 1/2 500),突变基因位于染色体 17q11.2。NF1 是神经皮肤综合征的最常见类型,常伴发中枢或周围神经系统的肿瘤(视神经胶质瘤,星形细胞瘤,丛状和独立的神经纤维瘤)和皮肤症状(牛奶咖啡斑,腋窝和腹股沟的斑点),此外,还会伴发脑膜和颅骨的发育不全、虹膜错构瘤(虹膜色素缺陷瘤)等
血管瘤 (图 4.115)	**MRI 表现**:骨髓或软组织中边界清晰或欠清的结构,T1 加权像上呈中高信号(通常与骨髓脂肪呈同等强度),T2WI 和脂肪抑制 T2WI 上呈高信号,钆对比增强后典型性强化,伴或不伴骨质膨隆 **CT 表现**:骨膨隆病灶呈放射状骨针,骨皮质朝向骨质中央。软组织中血管瘤通常呈中等密度,脂肪区域为低密度	属骨组织或软组织的良性肿瘤,由毛细血管、海绵状和/或畸形静脉组成,被认为是一种错构瘤。发病年龄 1~84 岁(中位年龄 33 岁)

表 4.6(续)　咀嚼肌间隙病变

病变	影像学表现	点评
脂肪瘤 （图 4.89）	**MRI 表现：**脂肪瘤 T1 加权像与皮下脂肪呈同等强度高信号。T2 加权时，采用频率选择脂肪抑制技术或短时间反转恢复序列技术（STIR）呈信号抑制。钆对比增强后无强化，无灶周水肿 **CT 表现：**脂肪瘤与皮下脂肪有相似的密度影，无典型的增强后强化或者灶周水肿	由白色脂肪组织组成的良性错构瘤，不含有细胞异型性。属最常见的软组织肿瘤，在所有软组织肿瘤中发病率 16%
血管淋巴管畸形 （图 4.112）	病灶边界清晰，或有可能渗透延伸至软组织和肌肉之间 **MRI 表现：**常含有一个或多个囊性区域，分为大囊型和小囊型，T1WI 上呈典型低信号，T2WI 和脂肪抑制 T2WI 上呈高信号。由于囊肿里包含出血、高蛋白凝集和/或坏死碎片，T1WI 上呈现出与 T2WI 不一致的液-液平面和高信号区域。囊性区域中间的隔膜会呈现出不同的厚度和不同的钆对比增强后强化影。微囊性病灶较大囊性病灶会表现出更典型的钆对比增强后强化 **CT 表现：**大囊性畸形常表现为被薄壁分隔的囊性区域的低密度影（10～25 HU），伴或不伴由于出血或感染导致的中高密度液-液平面	属良性的脉管畸形（也被认为是淋巴管瘤或水囊瘤），由于异常的淋巴管生成所形成。高达 75% 发生于头颈部。MRI 或超声可在子宫里检测到，新生儿或 5 岁之前发病率为 50%～65%，85% 在 2 岁时可检出。病灶由衬有内皮细胞的淋巴管和/或结缔组织基质中散在的脉管管道组成

图 4.114　30 岁男性，神经鞘瘤，累及右侧三叉神经，延伸扩展至右侧咀嚼区

a. T2WI 横断位提示不均匀的高信号（箭头）；**b.** FS T1WI 横断位示钆对比增强后强化（箭头）。

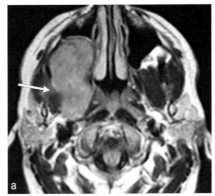
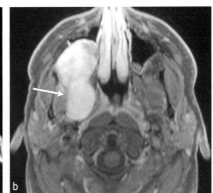

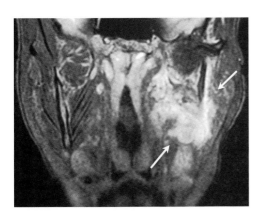

图 4.115　33 岁女性，FS T2WI 冠状面示血管瘤病灶呈高信号，累及左侧咀嚼区（箭头）

表 4.6(续) 咀嚼肌间隙病变

病变	影像学表现	点评
脑膜瘤 (图 4.116)	颅内硬脑膜或脊柱的轴外肿瘤。一些脑膜瘤可侵犯骨组织或主要在骨内发生。偶有脑膜瘤会通过卵圆孔向下方延伸抵达咀嚼区域 **MRI 表现:** T1 加权像上呈中度信号,T2 加权像上呈中-稍高信号,钆对比增强后显著强化,伴或不伴钙化结节、骨质增生和/或侵犯邻近颅骨。少量脑膜瘤在弥散加权影像上呈高信号 **CT 表现:** 肿瘤呈中等密度影,常见对比剂增强后显著强化,伴或不伴钙化影及邻近骨组织的骨质增生	发生在颅骨和/或脊柱基底的良性、缓慢生长的肿瘤,由增生的脑膜上皮(蛛网膜或蛛网膜帽)肿瘤细胞组成。通常独立散在,但神经纤维瘤病 2 型(NF2)患者可能会伴发多个病灶。虽大部分属良性,但仍有约 5% 会出现非典型的组织学特征。退行性脑膜瘤发生极少,占所有脑膜瘤的 3% 左右。脑膜瘤在所有原发性颅内肿瘤发生比例高达 26%。年发病率达 6/100 000。发病年龄多为成人(>40 岁),女性发病率高于男性。最终可能会压迫邻近脑组织、动脉,还会压迫硬脑膜静脉窦,很少有侵袭型/恶性型脑膜瘤发生
青少年鼻咽血管纤维瘤 (图 4.117,图 3.34)	**MRI 表现:** 青少年鼻咽血管纤维瘤原发于翼腭窝。病灶穿过蝶腭孔途经鼻腔和鼻咽,向外进入翼上颌间隙;向上通过眶下裂进入眶锥或经过眶上裂进入颅中窝。T1 加权像上呈中信号,T2 加权像上呈稍高-高信号伴或不伴流空信号以及钆对比增强后强化 **CT 表现:** 病灶常呈中等密度影,可伴出血、邻近骨的侵犯和/或重塑,例如翼腭窝/翼上颌窝的增宽和/或蝶腭孔和翼管的增宽	属良性、多孔、血管化、由间叶细胞组成的病损/畸形,原发于鼻咽后外侧壁,由睾丸激素敏感的细胞增生而来,伴发大出血倾向。病损由血管穿插在纤维基质和不同数量的胶原中组成,血管是薄壁、裂缝样或扩张的不同口径的内衬上皮血管,纤维基质包含梭形的、圆形的或星形的细胞。对血小板衍生生长因子 B、Ⅱ 型胰岛素样生长因子、波形蛋白和平滑肌肌动蛋白等免疫阳性。多发生在男性(发病高峰于 20~30 岁)发病率 1/(5 000~60 000)。病灶常呈局部浸润生长,会侵犯和/或重塑邻近骨组织,可能会穿通颅底小孔。治疗方式包括栓塞治疗或激素疗法,如有必要,手术切除

下颌骨的良性肿瘤及瘤样病变

病变	影像学表现	点评
牙源性根尖(周)囊肿 (图 4.118)	**MRI 表现:** 根据囊肿内蛋白浓度 T1 加权像上呈现不同信号影,通常 T2 加权上呈稍高-高信号。钆对比增强后囊肿薄壁强化 **CT 表现:** 位于根尖及周围下颌骨的边界清晰的低密度占位伴或不伴硬质骨薄壁、骨皮质膨隆、患牙和邻牙的根尖吸收及邻牙和下颌神经管的移位	属最常见的牙源性囊肿。源自肿瘤、龋齿和/或慢性根尖周炎、根尖周脓肿或根尖周肉芽肿。囊肿边界由衬有鳞状上皮的薄层密质骨形成。发病多为 30~50 岁。治疗方式包括拔牙和根管治疗
牙源性滤泡(含牙)囊肿 (图 4.119,图 4.120)	**MRI 表现:** T2WI 上呈边界清晰的高信号占位,伴或不伴 T2 低信号区域。钆对比增强后病灶外周薄壁强化。T1WI 和 T2WI 未萌牙呈低信号 **CT 表现:** 未萌牙冠周围边界清晰的透射影,伴或不伴边缘骨白线。受累牙的牙根通常在囊肿之外,囊肿变大后可累及其他牙齿的牙根。除了大的病灶,骨密质边界常呈完整未损状态	最常见的起源于牙源性细胞的下颌囊肿,常与未萌牙有关,通常是第三磨牙。囊肿上皮和牙釉质之间常有液体汇集。发病年龄为 30~40 岁。多为单一病灶,黏多糖病患者和颅骨锁骨发育不良患者可见多发性病灶。治疗方式包括小病灶行囊肿摘除术,大病灶予以手术开窗和袋形缝合术

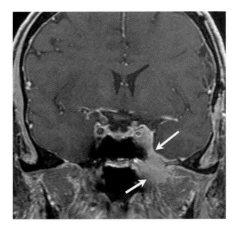

图 4.116 59 岁女性,冠状位 T1WI 病灶钆对比增强后强化提示为脑膜瘤(箭头)

位于左侧三叉神经池,瘤体向下穿过卵圆孔扩展,压迫左侧翼外肌。

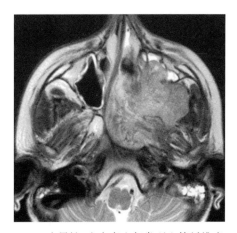

图 4.117 11 岁男性,患有青少年鼻咽血管纤维瘤

病灶位于左侧鼻咽部,与邻近骨的骨侵蚀和重塑有关,病灶延伸至左侧鼻腔和鼻咽部,侧向进入翼上颌间隙,向前进入左侧上颌窦。横断位 T2WI 提示病灶呈不均匀的稍高至高信号。

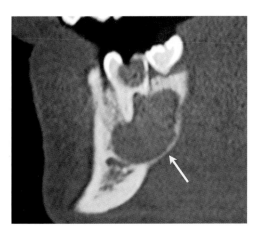

图 4.118 29 岁男性,提示为根尖囊肿

矢状位 CT 示病灶边界清楚,牙齿的根尖部呈低密度影,邻近的下颌骨可见膨隆变薄的硬质骨边缘(箭头)。该根尖囊肿与患牙牙冠龋病有关。

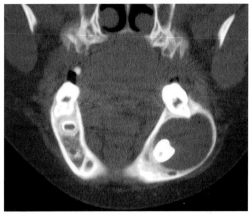

图 4.119 9 岁男性,冠状位 CT 示病灶边界清晰,呈透射影,颌骨膨隆,病灶邻近未萌牙的牙冠,提示为牙源性滤泡囊肿(含牙)

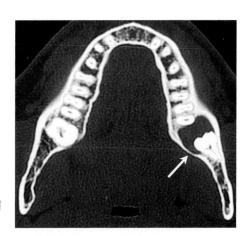

图 4.120 41 岁男性,横断位 CT 可见病灶边缘清晰,骨质膨隆,呈透射影,病灶邻近未萌磨牙的牙冠(箭头),提示为牙源性滤泡(含牙)囊肿

表 4.6(续) 咀嚼肌间隙病变

病变	影像学表现	点评
牙源性角化囊性瘤 (图 4.121,图 4.122)	**MRI 表现**:T1 加权像上呈边界清晰的中信号,T2 加权像上呈中-高信号。钆对比增强后病灶外周强化 **CT 表现**:位于下颌体或下颌升支的边界清晰的单房或多房的低密度影伴或不伴薄层骨密质边缘、埋伏牙相关、骨皮质变薄和下颌体膨隆	属良性、局限浸润生长的肿瘤,起源于牙板和上覆颌骨黏膜的分层角化鳞状上皮。约占颌骨囊肿 17%,好发于 20～40 岁,可单发,多发时会伴发基底细胞痣综合征。治疗方式包括刮治术、减压术和袋形缝合术
始基囊肿	**CT 表现**:下颌骨无扩张的透射影,边界清晰,边缘呈薄层骨白线	起因于牙齿形成之前牙囊囊性病变的发育异常
Stafne 囊肿(静止性骨腔或囊肿) (图 4.123)	**CT 表现**:位于下颌骨体部中段近下颌角的骨皮质缺损,呈圆形或卵圆形透射影,位置常低于下颌神经管。大小<2 cm。骨缺损内常填充脂肪组织和/或下颌下腺组织	属进展性的假性囊肿变体,常在 CT 中偶然发现,在下颌角处下颌骨舌侧骨皮质向髓腔方向形成弓形舌侧面
残余囊肿	**CT 表现**:下颌骨无扩张的透射影,常位于术区或拔牙后区域,边界清晰	下颌骨手术后或拔牙后的局限性透射改变
颌骨囊肿 (图 4.124)	**MRI 表现**:病损边界清晰,T1 加权像上囊肿外周边缘低信号,T2 加权像上周围骨直至正常骨髓质呈低信号。囊肿内含液体时,T1WI 可呈低-低中信号,T2WI 上液-液平面呈高信号。颌骨囊肿未发生病理性骨折时,钆对比增强后病灶薄层外周强化。颌骨囊肿伴发病理性骨折时,T1WI 上呈不均匀的或均匀的低中信号或稍高信号,T2WI 和脂肪抑制 T2WI 上呈不均匀的或均匀的高信号。颌骨囊肿伴发骨折常有内部间隔,液-液平面,以及钆对比增强后内部间隔的强化 **CT 表现**:位于下颌骨体部,呈圆形或卵圆形的透射影伴或不伴边界清晰或轻度不规则边缘、薄骨白线,骨皮质变薄和/或扩张膨隆	属髓质骨内的非肿瘤性的洞腔,充填浆液或血性浆液。下颌骨创伤会引起出血和骨吸收,这被认为会形成颌骨囊肿

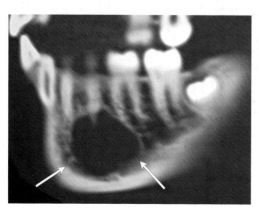

图 4.121 12 岁男性,矢状位 CT 示病灶边缘清晰,单房型透射影,位于下颌骨体部(箭头),提示为牙源性角化囊性瘤(角化囊肿)

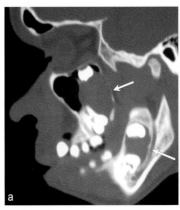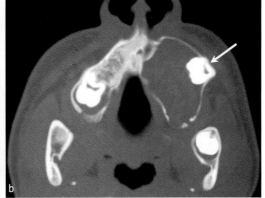

图 4.122 16 岁男性,基底细胞痣综合征

矢状位(a)和横断位(b)CT,提示病灶边界清晰,呈透射影(箭头),病灶位于下颌骨体部和上颌骨,骨皮质边缘膨隆,可见埋伏牙,提示为牙源性角化囊性瘤(角化囊肿)。

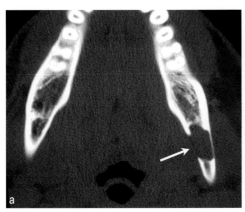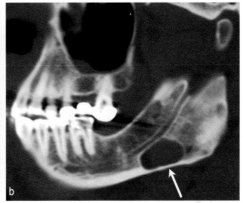

图 4.123 57 岁男性,Stafne 囊肿

横断位(a)、矢状位(b)CT 提示左侧下颌骨体部靠近下颌角处的中间部分可见一卵圆形、边界清楚的透射区,骨皮质缺损,提示为 Stafne 囊肿(静止性骨腔或囊肿)。

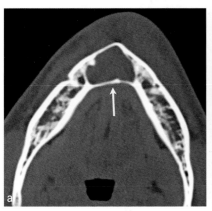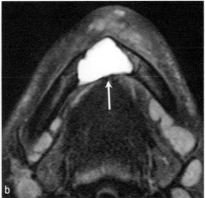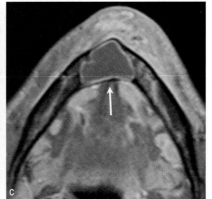

图 4.124 16 岁女性,颌骨囊肿

a. 横断位 CT 提示,下颌骨可见一透射影病灶(箭头),轻度骨质膨隆,骨皮质边缘变薄;**b.** T2WI 横断位呈高信号;**c.** FS T1WI 钆对比增强后示仅很少量的外围薄边缘有强化表现(箭头)。

表4.6(续) 咀嚼肌间隙病变

病变	影像学表现	点评
骨瘤 （**图4.125**）	**MRI 表现**：边界清晰的下颌骨病灶，T1加权和 T2 加权像上呈低信号，钆对比增强后无强化 **CT 表现**：边界清晰的高密度下颌骨病损	由致密板层骨、编织骨和/或致密骨皮质组成的良性原发性骨肿瘤。在原发性良性骨肿瘤中占比小于 1%，发病年龄为 16～74 岁，发病高峰为 60～70 岁
骨岛 （**图4.126**）	**MRI 表现**：发生于骨密质中典型的边界清晰的占位，骨髓中 T1 加权像，T2WI 和脂肪抑制 T2WI 均呈低信号。一般无骨破坏或骨膜反应 **CT 表现**：常发生于骨髓质中边界清晰，阻射的卵圆形或球形的病损，可有/无接触骨密质内表面	骨岛（内生骨疣）属非肿瘤性的骨髓质内占位，包含的成熟骨、骨密质、板层骨等被认为是在骨骼成熟过程中局部骨吸收障碍所引起的发育畸形
下颌隆凸 （**图4.127**）	**MRI 表现**：边界清楚的下颌骨病损，T1和 T2 加权像上均呈低信号，钆对比增强后无强化 **CT 表现**：下颌骨内边界清晰的高密度影像	位于下颌舌侧、下颌舌骨肌附着点上方的局限性的良性骨组织增生物（外生骨疣）。由骨密质组成，也可发生在硬腭（腭隆凸）
成釉细胞瘤 （**图4.128，图4.129**）	**MRI 表现**：肿瘤边界清，T1WI、T2WI、脂肪抑制 T2WI 上均呈混合性的低、中和/或高信号。囊肿部分 T2WI 上呈高信号病灶，钆对比增强后出现不均匀、不规则的强化影 **CT 表现**：病灶常呈透射影像，颌骨膨隆，骨皮质变薄伴或不伴边缘骨肥大	属最常见的牙源性肿瘤，成釉细胞瘤增长缓慢，良性、局部浸润生长，是一种上皮性牙源性肿瘤，包含上皮细胞（基底细胞型和/或鳞状细胞型）、梭形细胞和纤维基质。这些牙源性肿瘤通常是起因于钙化的牙釉质和牙本质形成障碍。通常分为 5 种亚型：单房型（5%），实性/多房型，促结缔组织增生型，外周型以及恶性型。80% 的成釉细胞瘤发生在下颌，除了恶性型通常不会转移

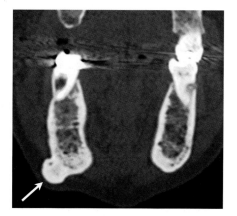

图4.125 90 岁女性，冠状位 CT 提示右侧下颌骨下方外生性骨皮质表面可见一骨瘤，边缘清晰呈高密度影

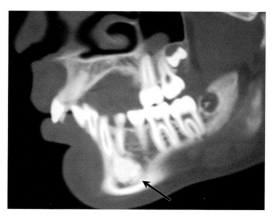

图4.126 12 岁女性，矢状位 CT 可见一边界清晰、阻射、卵圆形的骨岛，病灶位于下颌骨的髓质骨部分（箭头）

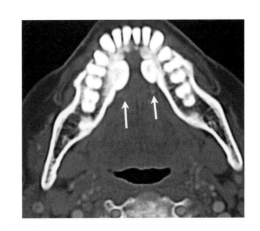

图 4.127　双侧下颌隆凸

横断位 CT 示病灶边缘清晰,累及下颌骨的内边缘,呈高密度影(箭头)。

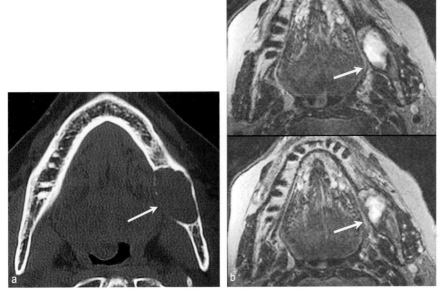

图 4.128　成釉细胞瘤

a. 横断位示病灶位于左下颌骨,呈透射影,骨质膨隆,骨皮质变薄(箭头);**b.** T2WI 冠状位影像病灶区多呈高信号(箭头)。

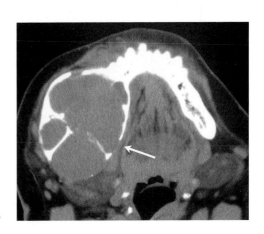

图 4.129　女性 57 岁,成釉细胞瘤

横断位 CT 示病灶位于右下颌骨,呈大的透射影,骨质膨隆,骨皮质变薄(箭头)。

表 4.6(续) 咀嚼肌间隙病变

病变	影像学表现	点评
骨化性纤维瘤(牙骨质-骨化性纤维瘤)(图 4.130)	**MRI 表现**:扩张膨隆、边界清楚的骨质病损,T1WI 上呈低中信号,T2WI 上呈混合性低、中和/或稍高-高信号,钆对比增强后不均匀强化特征 **CT 表现**:颌骨膨隆,边界清楚,由于纤维组织、钙化组织和骨化组织含量不同会出现不同比例的低、中和/或高密度影伴或不伴薄骨硬化边缘。大的病灶可引起牙齿移位和牙根吸收	属良性、罕见缓慢生长的骨化性纤维瘤,肿瘤内包含了增生的成纤维细胞,合并有纤维基质,不同数量的编织骨、板层骨以及替代了正常的骨组织牙骨质样组织等。大部分发生在下颌,其次是上颌和鼻旁窦。男女比例为(2~9):1,年龄范围为 7~55 岁(发病高峰为 20~40 岁)。有两种青少年亚型(小梁状和沙瘤样)发生年龄<15 岁,由富含细胞的纤维基质组成,生长速度更快。青少年沙瘤样骨化性纤维瘤包含小的、均匀的骨化组织,而青少年小梁状骨化性纤维瘤则包含骨小梁、类骨质和编织骨等。治疗方法为手术切除或刮治术,复发率达 8%~28%
牙瘤(图 4.131)	**CT 表现**:牙根之间通常有高密度影区域伴或不伴外周透射影及埋伏牙,部分形成牙齿组织	下颌常见的牙源性病变,好发于 20 余岁,常无症状。常与埋伏牙有关。被认为是一种错构瘤而非肿瘤。由不同数量的上皮组织,间叶细胞,牙源性组织(牙本质、牙釉质等)组成,可有或无可辨认的牙齿形态。复杂的牙瘤包含不同的无定形钙化的牙齿元素,混合牙瘤还会包含部分牙体组织。治疗一般是手术摘除,术后通常不会复发
成牙骨质细胞瘤(图 4.132)	**CT 表现**:邻近牙根的圆形高密度病灶,牙周膜韧带区域影像模糊	罕见的成牙骨质来源的良性肿瘤,发生位置邻近牙根。好发年龄<25 岁,可有疼痛不适主诉,病灶可见牙骨质样物质呈嗜碱性反转线,可见邻近钙化组织呈线性排列的大核成牙骨质细胞,可见内裂陷的牙骨质细胞,以及破骨巨大细胞。组织学表现与骨样骨瘤或成骨细胞瘤中所见相似,治疗方式为手术摘除

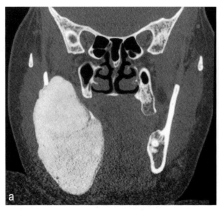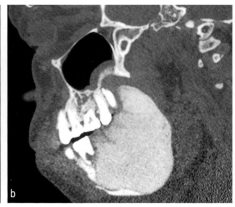

图 4.130 冠状位(a)矢状位(b)CT 示:大的骨化性纤维瘤病灶累及右下颌骨,呈高密度影,部分具有薄的骨硬化边缘

表4.6(续)　咀嚼肌间隙病变

病变	影像学表现	点评
牙源性钙化上皮瘤 （Pindborg瘤） （图4.133）	**MRI表现**：T1WI上呈低中信号，T2WI上呈稍高-高信号，低信号区域均与钙化程度有关。钆对比增强后呈不均匀强化 **CT表现**：骨质膨隆，由于细胞、纤维组织、钙化成分的构成比不同呈现不同比例的低、中和/或高密度影伴或不伴薄硬化边缘、骨皮质不连续。大的病灶可引起牙齿移位或牙根吸收	属罕见的牙源性肿瘤，占比<1%。约2/3发生在下颌，1/3发生在上颌。具有缓慢生长、局部浸润的特征，好发于20～60岁，瘤内包含多面体的上皮细胞，轻至中度核多形性，呈片状或条索状排列，核分裂极少见。可见上皮细胞的变性产物，包含淀粉样组织和钙化物。治疗方式是"无瘤原则"作扩大切除以防止复发，复发率高达14%

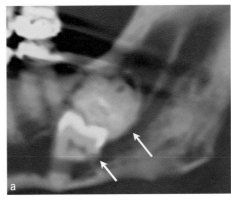
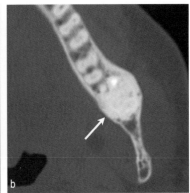

图4.131　69岁女性，牙瘤

矢状位（a）及横断位（b）CT示病灶埋伏牙，部分形成磨牙牙体，邻近邻牙牙根的区域提示高密度影（箭头）。

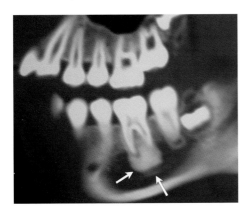

图4.132　12岁女性，成牙骨质细胞瘤

矢状位CT示病灶邻近第一磨牙牙根，呈高密度影，牙周韧带间隙呈部分模糊影像（箭头）。

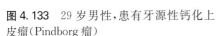
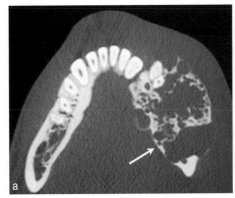
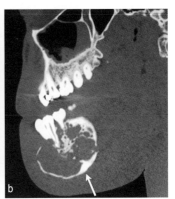

图4.133　29岁男性，患有牙源性钙化上皮瘤（Pindborg瘤）

横断位（a）矢状位（b），累及左下颌骨，骨质膨隆，骨边缘变薄，不连续，包含低、中和/或高密度影（箭头），可见牙齿移位和牙根吸收。

表 4.6(续)　咀嚼肌间隙病变

病变	影像学表现	点评
牙源性黏液瘤 （图 4.134）	**MRI 表现：** 边界清楚，T1WI 上呈混合性低中信号，T2WI 上呈不均匀的稍高-高信号。病灶内黏液状部分在 T2WI 上呈高信号，钆对比增强后呈不均匀不规则强化 **CT 表现：** 病灶呈单房或多房的透射影，骨质膨隆，骨皮质变薄呈扇形伴或不伴骨皮质连续性中断，细骨骨小梁及侵犯邻近组织，例如鼻腔、口腔、鼻旁窦或眼眶等。上颌的病灶常发生在前磨牙，磨牙上颌结节区域，下颌的病灶常发生在下颌体部和下颌升支处	罕见、良性、局部浸润生长，无包膜，来源于牙周韧带中牙源性外胚层间质，包含发育牙胚和未分化的间叶细胞。瘤体黏液基质中可见排列松散的梭形、圆形和/或星形细胞。在牙源性肿瘤中占比约 3%～9%，好发年龄为 10～40 岁（平均发病年龄 31 岁），女性/男性比例为 2/1。好发于上颌骨和下颌骨中，很少发生在其他骨中，治疗方式为手术切除后同期植骨重建
骨软骨瘤 （图 4.135）	**MRI 表现：** 从外皮质区突出的有边界的病灶，病灶中央 T1WI 和 T2WI 上呈类似骨髓的中信号影像，病灶外周 T1WI 和 T2WI 上呈低信号。儿童和青少年患病人群常见软骨帽，当软骨帽厚度＞2 cm 时恶变率提高 **CT 表现：** 边界清楚，无柄的骨性突起，瘤中央与受累骨的骨髓腔连续，可有/无软骨帽	属良性的软骨瘤，由骨形成过程中生长板外围缺陷所致，其增长是靠软骨帽深层的软骨化骨作用。通常为良性病损，除非合并发生软骨帽的疼痛和增生。骨软骨瘤是原发性骨肿瘤中的常见病变，占比达 14%～35%。发病中位数年龄为 20 岁，20 岁以下的患者比例高达 75%
骨样骨瘤 （图 4.136）	**MRI 表现：** 骨皮质中或髓质骨中＜1.5 cm 的球形或卵圆形（巢状）占位，呈不规则的、清晰或欠清的边缘。瘤巢通常被致密增厚的梭形骨皮质包覆，根据骨皮质的厚度，骨皮质在 T1WI、T2WI 和脂肪抑制 T2WI 上呈低信号。瘤巢在 T1WI 和质子密度加权像上呈低-中信号，在 T2WI 和脂肪抑制 T2WI 上呈中-低或高信号。瘤巢中的钙化物在 T2WI 上呈低信号。钆对比增强后瘤巢中呈不同程度的强化 在邻近瘤巢的骨髓中和骨外的软组织中，可见 T2WI 和脂肪抑制 T2WI 上呈高信号，钆对比增强后强化，此区域边界不清 **CT 表现：** 骨内生长，边界清晰的透射影病灶，直径＜1.5 cm，呈低-中密度影，对比增强。瘤巢周围由高密度影包覆（骨硬化反应）	属良性的成骨性病灶，边界清楚，瘤巢＜1.5 cm，周围常有骨反应区。常伴有疼痛，生长范围局限，骨样骨瘤在原发性良性骨肿瘤中占比约 11%～13%。好发年龄为 6～30 岁（中位年龄 17 岁）。约 75% 患者年龄小于 25 岁。通常发生在长骨中，上颌骨或下颌骨中较为罕见

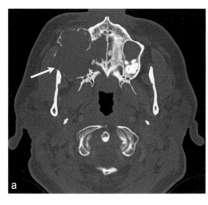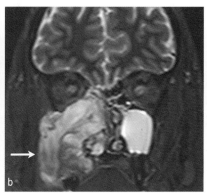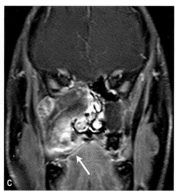

图 4.134　32 岁，牙源性黏液瘤

a. 横断位 CT 示左侧上颌窦内病灶（箭头）呈低密度软组织影，骨皮质边缘变薄，连续性中断，骨质膨隆；**b.** 冠状位 T2WI 病灶呈混合性的低、中、稍高和高信号（箭头）；**c.** 冠状位 FS T1WI 钆对比增强后呈不均匀不规则强化（箭头）。

表 4.6(续)　咀嚼肌间隙病变

病变	影像学表现	点评
成骨细胞瘤	**MRI 表现：**球形或卵圆形的病灶，尺寸大于 1.5～2 cm，局限性生长，位于骨髓质和/或骨皮质内。呈不规则的清晰或欠清的边缘。T1WI 上呈低-中信号，T2WI 和 FS T2WI 上呈低-中和/或高信号。钙化物或钙化区域在 T2WI 上呈低信号区域。钆对比增强后成骨细胞瘤呈不同程度的强化。邻近成骨细胞瘤常可见骨皮质增厚以及髓质骨硬化。邻近成骨细胞瘤的骨髓以及骨外软组织在 T2WI、FS T2WI、钆对比增强后影像上均呈模糊的高信号影±继发性动脉瘤样骨囊肿 **CT 表现：**骨质膨隆，＞1.5 cm 透射影，外围呈骨硬化区，病灶对比增强，骨髓质中会出现典型的透射区，或有包含内部钙化物	罕见的良性成骨肿瘤，组织学上与骨样骨瘤相关。成骨细胞瘤较骨样骨瘤破坏区更大，发展更快。成骨细胞瘤体内会生成典型的血供良好的类骨质以及被成骨细胞包绕的编织骨针状结构。在原发性良性骨肿瘤中占 3%～6%，在所有的原发性骨肿瘤中占比小于 1%～2%。颅颌面骨组织中较为罕见，好发位置下颌骨多于上颌骨。对于发生在上颌骨和下颌骨中的病变，发病年龄为 3～61 岁（平均年龄 26 岁），据报道，长骨中的病变发生的中位数年龄为 15 岁，平均年龄为 20 岁

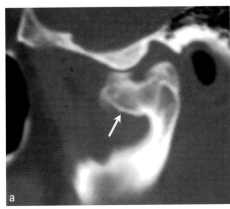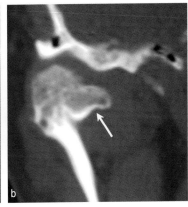

图 4.135　57 岁女性，矢状位(**a**)、冠状位(**b**)，CT 图像示下颌骨前内侧可见骨软骨瘤(箭头)

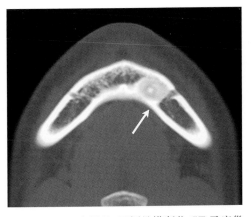

图 4.136　15 岁男性，下颌骨横断位 CT 示瘤巢内的骨样骨瘤(箭头)，＜1.5 cm，周围包覆高密度区域(骨硬化反应)

表 4.6(续) 咀嚼肌间隙病变

病变	影像学表现	点评
巨细胞瘤	**MRI 表现**:T1WI 和 T2WI 上呈低信号的边界清楚的边缘,巨细胞瘤的实质部分在 T1WI 上呈低、中信号,T2WI 上呈中、高信号,FS T2WI 上呈高信号。T2WI 上常见不均匀信号。血红蛋白变化区可见 T2WI 低信号区。约 14% 的巨细胞瘤中可见动脉瘤样骨囊肿,会导致囊肿区呈不同的信号影和液液平面伴或不伴骨皮质破坏以及骨外瘤的扩张 **CT 表现**:相对较窄的溶骨区域呈透射影,典型的骨皮质变薄特征,常见骨质膨隆和骨皮质破坏。无基质钙化	肿瘤具有侵袭性,包含增生的卵圆形的单核细胞和散乱分布的多核的破骨样巨细胞(来源于骨髓单核细胞的融合)。老年患者中,巨细胞瘤偶与佩吉特病(变形性骨炎)相关。高达 10% 的巨细胞瘤是恶性的,在所有骨肿瘤中占比约 5%~9.5%,在良性骨肿瘤中占比高达 23%。发病中位年龄为 30 岁,约 80% 的患者发病年龄大于 20 岁。该肿瘤好发于长骨中,极少发生于脊柱、颅骨或下颌骨中
巨细胞肉芽肿 (图 4.137)	**MRI 表现**:T1WI 和 PD 加权像中病灶呈不均匀的低和/或中信号,T2WI 中呈低、中和/或高信号。脂肪抑制 T1WI 钆对比增强后周围轮状强化和中心强化 **CT 表现**:典型的透射病灶,骨质膨胀或有完整的薄的骨皮质边缘。病灶可能会出现骨外生长	巨细胞肉芽肿(也称实质性动脉瘤样骨囊肿)属反应性肉芽肿病变,与棕色瘤的组织学特征相似。邻近出血区的病灶包含多核巨细胞以及成纤维细胞。邻近出血区还可见类骨质形成。好发年龄多<30 岁,多发于下颌骨、上颌骨以及手足上的小骨。长骨上发生的病灶作为实质性动脉瘤样骨囊肿被提及
恶性软组织肿瘤		
鳞状细胞癌或恶性唾液腺肿瘤的直接转移 (图 4.138,图 4.139)	**MRI 表现**:来源于口腔、口咽、鼻咽和咽旁间隙的恶性病变,可延伸至咀嚼区域并累及肌肉和骨组织。病灶 T1WI 上呈中信号,T2WI 上呈中-稍高信号,钆对比增强后强化。可呈大的病灶(可伴坏死和/或出血表现)。可能出现神经周肿瘤扩展的对比强化,有穿通卵圆孔向颅内扩展的倾向 **CT 表现**:肿瘤呈中密度影,轻度对比剂增强强化,大病灶(可伴坏死组织和/或出血)以及骨质破坏	来源于口腔、口咽、鼻咽和咽旁间隙的恶性肿瘤,可侵犯咀嚼区组织。分类包括:鳞状细胞癌、腺样囊性癌、恶性腺瘤以及黏液表皮样癌。一旦这些肿瘤侵犯咀嚼区,会导致周围神经肿瘤的扩大,并且有沿三叉神经第三分支通过卵圆孔向颅内扩展的倾向

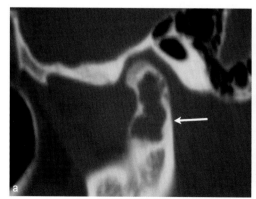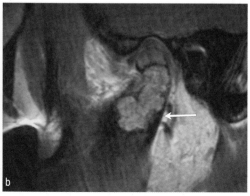

图 4.137 15 岁女性,矢状位 CT

a. 下颌可见一透射影的巨细胞肉芽肿(箭头);**b.** 矢状位 T1WI 钆对比增强后病灶呈不均匀的强化(箭头)。

表 4.6(续) 咀嚼肌间隙病变

病变	影像学表现	点评
非霍奇金淋巴瘤（**图 4.53**）	**MRI 表现**：T1WI 上呈中低信号，T1WI 上呈中-稍高信号，钆对比增强后强化。具有局限性浸润生长的特征，可有骨侵蚀/破坏，颅内扩展可累及脑膜（发生率高达 5%）。B 细胞型非霍奇金淋巴瘤多发生在上颌窦中，而 T 细胞非霍奇金淋巴瘤多发生在中线，包括中隔 **CT 表现**：病灶呈低-中密度影，可有对比增强强化伴或不伴骨质破坏	淋巴瘤是一组肿瘤细胞起源于淋巴组织（淋巴结和网状内皮组织）的淋巴肿瘤，发生在鼻咽部、鼻腔和鼻旁窦等部位的淋巴瘤多为非霍奇金淋巴瘤（B 细胞型非霍奇金淋巴瘤多于 T 细胞非霍奇金淋巴瘤），大多和散播性的疾病有关，较少是原发性的鼻窦肿瘤。鼻窦淋巴瘤预后较差，5 年存活率低于 65%

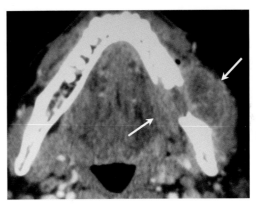

图 4.138 64 岁男性，横断位 CT 示鳞状细胞癌（箭头）

呈不均匀强化，位于咀嚼区域的瘤体扩展破坏左下颌骨。

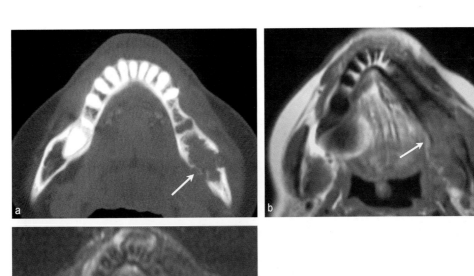

图 4.139 59 岁女性，横断位 CT

a. 鳞状细胞癌（箭头）扩展破坏左下颌骨；**b.** 横断位 T1WI 示病灶呈中信号（箭头）；**c.** 横断位 FS T2WI 示混合性的稍高和高信号（箭头）。

表 4.6(续) 咀嚼肌间隙病变

病变	影像学表现	点评
横纹肌肉瘤 (图 4.140)	**MRI 表现：**有边界的和/或边缘欠清的病灶，T1WI 上常呈低-中信号，T2WI 和 FS T2WI 上呈不均匀信号（中、稍高和/或高信号的不同组合）。钆对比增强后呈不同程度的强化，伴或不伴骨质破坏和侵犯 **CT 表现：**局限性或有不规则边缘的软组织病变。病灶内钙化物较为少见，瘤体常呈混合密度影，有实体区的软组织密度，囊性区和/或坏死区，偶有出血聚集，伴或不伴骨浸润和骨质破坏	原发于软组织，起源于向横纹肌细胞分化的间叶细胞的恶性肿瘤，骨组织中病变很罕见。横纹肌肉瘤分为三种亚型：胚胎型（50%～70%），腺泡型（18%～45%）和多形型（5%～10%）。胚胎型和腺泡型多发生在<10 岁的儿童，多形型好发于成人（中位年龄为 60 岁）。腺泡型和多形型横纹肌肉瘤多发生在四肢，而胚胎型大多发生在头颈部
下颌骨恶性肿瘤		
转移性恶性肿瘤	累及颌骨的单个或多个边界清楚或欠清的占位性病变 **MRI 表现：**累及颌骨的单个或多个边界清楚或欠清的病变，T1WI 上呈低、中信号，T2WI 上呈中、高信号，钆对比增强后强化，伴或不伴骨质破坏，压迫神经或血管 **CT 表现：**病损区呈透射影，可有硬化特征，伴或不伴骨外性肿瘤转移常伴对比增强，压迫神经或血管	转移性病变代表增生的肿瘤细胞原先定植在隔开的或远处的位点或器官。转移性癌是累及骨组织的最常见的恶性肿瘤。成人中，骨组织转移性病变大多来源于肺部、胸部、前列腺、肾脏、甲状腺等部位的癌症以及肉瘤。80%的骨转移是来源于肺部、胸部和前列腺的原发灶。转移性的肿瘤可在单个或多个位点引起不同程度的破坏和浸润性的改变
骨髓瘤 (图 4.141)	骨组织中的多发性骨髓瘤和单发的浆细胞瘤的病灶，边界清晰或欠清 **MRI 表现：**骨组织中边界清楚或模糊不清的病灶，T1WI 上呈低-中信号，T2WI 上呈中-高信号，钆对比增强后强化，伴或不伴骨质破坏 **CT 表现：**病灶呈低-中密度影，对比增强，骨质破坏	多发性骨髓瘤属恶性肿瘤，其特征为来源于单个克隆的分泌抗体的浆细胞过度增生。多发性骨髓瘤原发于骨髓腔。实质性骨髓瘤或浆细胞瘤是一种不太常见的异型，其中浆细胞肿瘤团块发生在骨组织或软组中单个独立的位点。在美国，每年有 14 600 例新增病例，成人原发性骨肿瘤中骨髓瘤最为常见。发病中位年龄为 60 岁，大多数患者患病年龄>40 岁

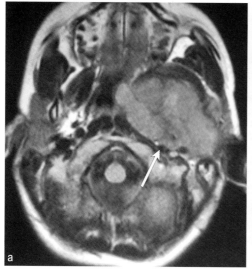
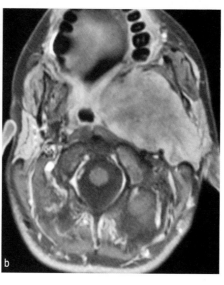

图 4.140 14 岁男性，横纹肌肉瘤

a. T2WI 横断位示左侧咽旁和咀嚼区可见不规则的边缘和不均匀的高信号（箭头）；**b.** 病灶可见 FS T1WI 横断位钆对比增强后强化影像。大的瘤体侵犯并向前占位左侧翼内肌。

表 4.6(续)　咀嚼肌间隙病变

病变	影像学表现	点评
淋巴瘤	**MRI 表现**：病灶在 T1WI 上呈低-中信号，T2WI 上呈中-稍高信号，钆对比增强后强化。局部可侵犯骨组织伴发骨侵蚀/破坏 **CT 表现**：病灶呈低-中等密度影，对比增强，伴或不伴骨质破坏	淋巴瘤是一组肿瘤细胞起源于淋巴组织（淋巴结和网状内皮组织）的淋巴肿瘤。不同于白血病，淋巴瘤通常形成分散的团块。淋巴瘤分为霍奇金病（HD）和非霍奇金淋巴瘤（NHL）。由于两者的临床表现、组织病理学特征和治疗方案不一致，故对两者进行鉴别诊断非常重要。HD 主要来源于淋巴结，且常沿淋巴结链延伸扩展，而 NHL 常起源于非淋巴结位点，扩展延伸方式不可预测。骨组织中原发性淋巴瘤大多数是 B 细胞型 NHL
骨肉瘤	**MRI 表现**：肿物常边界不清，瘤体常从骨髓中通过破坏的骨皮质延伸至邻近的软组织。T1WI 上呈低-中信号。低信号区相当于肿瘤钙化和/或坏死等区域。坏死区在 T2WI 上呈高信号，而钙化区在 T2WI 上往往呈低信号。根据钙化物、类骨质、软骨样组织、纤维样组织、出血物以及坏死复合物等相对含量的不同，在 T2WI 和 FS T2WI 上会呈现不同的信号，可有低，低-中，中-高信号。钆对比增强后骨肉瘤中非钙化部分显著强化 **CT 表现**：病灶呈中-低密度影，常有基质钙化/骨化，对比增强（常不均匀）	骨肉瘤属恶性肿瘤，由增生的梭形肿瘤细胞组成，会产生类骨质和/或不成熟的肿瘤样骨。儿童多为原发性肿瘤，成人中骨肉瘤多与佩吉特病（变形性骨炎）、放疗后骨、慢性骨髓炎、成骨细胞瘤、巨细胞瘤和骨纤维结构发育不良等疾病有关
软骨肉瘤	**MRI 表现**：病灶在 T1WI 上呈低-中信号，T2WI 及 FS T2WI 上呈高信号，伴或不伴 T2WI 上呈低信号的基质钙化，钆对比增强后强化（常不均匀）。软骨肉瘤具有局部侵袭生长的特征，与骨质侵蚀/破坏相关，封闭血管神经 **CT 表现**：病灶呈低-中密度影，与局部骨质破坏程度相关，伴或不伴软骨基质钙化，对比增强	软骨肉瘤属恶性肿瘤，软骨在肉瘤样基质中形成，可包含软骨样基质钙化区、黏液样物质和/或骨化组织。软骨肉瘤常来源于滑膜。软骨肉瘤在恶性骨组织病变中占比约 12%～21%，在原发性骨组织肉瘤中占比约 21%～26%，在所有的骨组织肿瘤中占比约 9%～14%

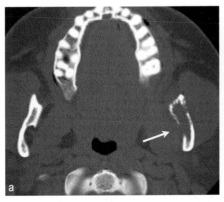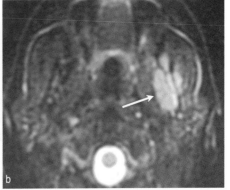

图 4.141　54 岁女性，骨髓瘤

a. 横断位 CT 示左下颌骨透射性的骨破坏病灶（箭头）；**b.** FS T2WI 横断位病灶呈高信号（箭头）。

表 4.6(续) 咀嚼肌间隙病变

病变	影像学表现	点评
尤因肉瘤 (图 4.142)	**MRI 表现**:骨质破坏性病变,T1WI 上呈低-中信号,T2WI 上呈混合性的低、中、高信号,钆对比增强后强化(常不均匀) **CT 表现**:病灶可见骨质破坏,呈低中密度影,对比增强(常不均匀)	骨组织中小圆形细胞的低分化的恶性原发性肿瘤,尤因肉瘤常出现染色体 11 和 22:t(11;22)(q24;q12)的易位,最终会造成 11q24 上的 *FLI-1* 基因与 22q12 上的 *EWS* 基因发生融合。在原发性恶性骨肿瘤中占比约 6%~11%,在原发性骨肿瘤中占比约 5%~7%。好发于 5~30 岁,男性多于女性,具有局部侵袭性、高度转移可能性的特征。下颌骨较为罕见

肿瘤样骨质病变

病变	影像学表现	点评
骨纤维性发育不良 (图 4.143)	**MRI 表现**:根据骨样针状结构、胶原、成纤维梭形细胞、出血和/或囊性改变的构成比不同呈现不同的特征表现。病灶常边界清晰,T1WI 上呈低或低-中信号。T2WI 上呈不同的混合性低、中和/或高信号,通常有厚度不同的低信号边缘包绕。少数病灶可见内部间隔和囊性改变。常有骨质膨隆。所有或部分病灶钆对比增强后呈不均匀弥漫性或外围型强化 **CT 表现**:累及下颌骨的病变常发生颌骨膨隆。根据病灶中骨样针状结构的钙化程度和数量的不同,在 X 线和 CT 中分别呈现不同的密度影和衰减影像。密度范围为 70~400 HU。该病变中不成熟的编织骨中的针状结构致使病灶呈现毛玻璃样影像。部分或所有病灶的周围可见不同厚度的骨硬化边缘	骨组织中良性髓质纤维-骨性病变,常散在分布,单个位点发生时为单发型(占 80%~85%),或多个位点发生(多发型骨纤维性发育不良)。起因于原生骨向成熟板层骨改建过程中的发育障碍,导致不成熟的骨小梁区存在于发育异常的纤维组织中。病灶非正常钙化会因为神经孔变窄、面部畸形、鼻窦引流紊乱和窦炎而导致颅骨神经病变。McCune-Albright 综合征(多发性骨纤维营养不良综合征)在多发性骨纤维性发育不良中占比约 3%,可能在与病灶身体同侧会出现皮肤色素沉着(有时被称为牛奶咖啡斑),具有不规则的锯齿状边缘,伴发性早熟和/或其他内分泌失调,例如肢端肥大症、甲状腺功能亢进、甲状旁腺功能亢进和库欣综合征等。骨性狮面属多发性骨纤维发育不良中一种罕见的类型,累及颌面部骨组织,最终造成面部的变大和畸形。好发年龄为 1~76 岁,约 75% 发生在 30 岁以前,单发型发病中位年龄为 21 岁,多发型平均年龄和发病中位年龄为 8~17 岁。大多数病例在 3~20 岁即被查出
菜花样牙骨质发育不良 (图 4.144)	**CT 表现**:邻近多个牙根可见透射影,可散在,分成小叶的或不规则形状的骨硬化区,伴或不伴骨皮质边缘变薄膨隆	累及下颌骨和上颌骨的反应性非肿瘤性病变,病变区可见大量牙骨质和骨小体组织存在于多孔的纤维血管基质中,好发于中年女性(40~50 岁)。患者通常无症状。常与口腔手术或牙髓或牙周炎症的并发症有关

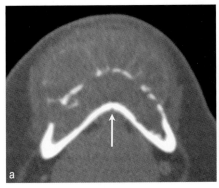 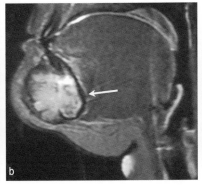 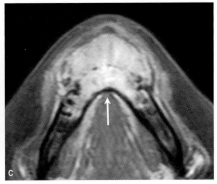

图 4.142 17 岁男性，尤因肉瘤

a. 横断位 CT 示下颌骨(箭头)前部可见透射性的骨破坏病灶，伴发骨外肿瘤扩展；**b.** 矢状位 FS T2WI(箭头)中可见瘤体内部有混合性低信号、稍高信号和高信号；**c.** FS T1WI 示钆对比增强后强化影像(箭头)。

图 4.143 16 岁女性，横断位 CT 示左下颌骨骨纤维性发育不良，可见磨玻璃样骨性膨隆区(箭头)

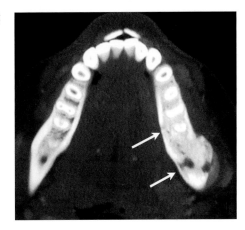

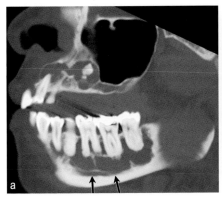 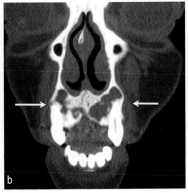 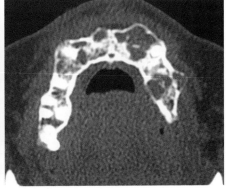

图 4.144 43 岁女性，菜花样牙骨质发育不良

矢状位(**a**)，冠状位(**b**)CT 示邻近多个牙根的透射区，呈不规则形状的骨硬化区，变薄的骨皮质边缘出现膨隆(箭头)。

表 4.6(续) 咀嚼肌间隙病变

病变	影像学表现	点评
佩吉特病(Paget 病) (图 4.145)	**MRI 表现**:大多数涉及下颌骨的病例处于晚期或非活动期。表现包括时的骨性膨胀和皮质增厚,T1 加权像和 T2 加权像上均为低信号。皮层增厚的内缘可能不规则,不清晰。T1 加权像和 T2 加权像上低信号区域可见于继发于骨小梁增厚的外周骨髓。在晚期或不活跃阶段进行骨髓移植的佩吉特病患者可能具有与正常骨髓相似的信号,包含局灶性的脂肪信号,继发的硬化区域于 T1 和 T2 加权像上均呈低信号,水肿或持续的纤维血管组织于脂肪抑制 T2 加权像上呈高信号 **CT 表现**:病变常在骨髓中,呈高、中等混在密度,骨髓与骨皮质内缘间不规则/不清晰的边界,以及骨性扩张	佩吉特病是一种慢性骨骼疾病,其中骨骼无序吸收和编织骨形成,导致骨骼畸形。副黏病毒可能是一种病原体。佩吉特病在多达 66%的患者中是多发性的。佩吉特病发生继发性肉瘤变化的风险低于 1% 在 55 岁以上的高加索人中发生率为 2.5%~5%,85 岁以上的发生率为 10%。可导致神经孔狭窄、脑神经受压、颅底压迫、脑干受压
骨坏死 (图 4.146)	**MRI 表现**:T1 加权像上低信号区,T2WI 和脂肪抑制 T2WI 上高信号和/或低信号,钆对比增强后不均匀强化 **CT 表现**:异常低密度区(骨溶解区),可有高密度区(硬化区),髓质和骨皮质破坏灶点,可有骨膜新骨形成区,晚期死亡,骨骼畸形	下颌骨恶性肿瘤放疗后可发生骨坏死。用于治疗骨质疏松症、佩吉特病、溶骨性骨转移瘤、骨髓瘤或高钙血症(恶性起源)的二膦酸盐药物可引起下颌骨的骨坏死。病变可能与疼痛有关
炎症性病变		
根尖周脓肿 (图 4.147,图 4.148)	**MRI 表现**:T1 加权像上呈中低信号,T2 加权像及 T2 脂肪抑制像上呈高信号,DWI 上呈或不呈高信号,ADC 上呈低信号。钆造影增强后骨髓和邻近软组织通常为不均匀强化 **CT 表现**:局灶性骨破坏、相邻软组织的感染/脓肿区为异常低密度区。受感染的牙齿引起的骨髓炎导致牙齿吸收,呈透射区的根尖周脓肿和相邻的骨质溶解	骨髓炎(骨感染)可由手术,外伤,从其他感染源血源性播散或直接从相邻部位(如牙齿、口腔、鼻咽和腮腺)扩散感染引起

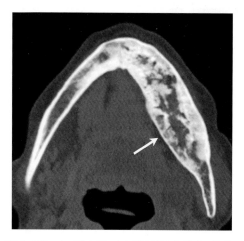

图 4.145 90 岁女性,左下颌骨佩吉特病(箭头)

骨髓腔内呈高、中等混杂密度,骨皮质内侧边缘与骨髓间见不规则、模糊边界,骨质膨隆。

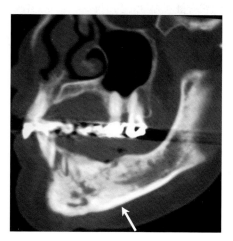

图 4.146 下颌骨放射性坏死

矢状位 CT(箭头)示混合不规则区,低密度(骨溶解)和高密度(硬化),以及局灶性髓质骨破坏。

表 4.6(续)　咀嚼肌间隙病变

病变	影像学表现	点评
青少年下颌骨慢性骨髓炎/慢性复发性多灶性骨髓炎（**图 4.149**）	发生于中段管状骨的多灶性病变（股骨远端、胫骨近端和远端、腓骨、锁骨、椎骨、骨盆和/或下颌骨） **MRI 表现**：骨髓和骨膜软组织于脂肪抑制 T2 加权像上呈不均匀高信号，钆对比增强强化 **CT 表现**：层状增生或"洋葱皮样"骨膜反应，和骨质增生表现为磨玻璃样透亮区和/或硬化性骨性病变。经常可以看到下颌神经管扩大	不明原因的疼痛性自发骨疾病，组织病理学表现为急和慢性骨髓炎。没有可识别的感染因子，所以这是排除型诊断。通常发生在儿童和青少年（中位年龄 10 岁），女性（85%）多于男性（15%）。多发性骨骼疾病可发生 7～25 年。75% 的病变发生在至少一个长骨，约 10% 的病变涉及下颌骨。用 NSAIDs 进行对症治疗。可伴有痤疮或掌跖脓疱病（SAPHO 综合征）

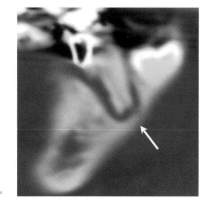

图 4.147　矢状位 CT 示根尖周脓肿

与下颌牙根/尖相邻的异常低密度影（箭头），代表因感染破坏引起的局灶性骨破坏。

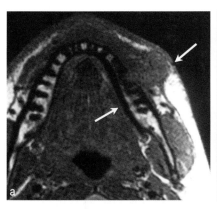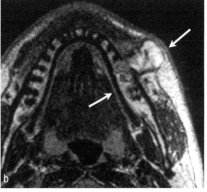

图 4.148　21 岁男性，左侧下颌骨髓炎

a. 横断位 T1 加权像上异常低信号（箭头）；b. 横断位 T2 加权像上高信号（箭头），伴骨皮质破坏和骨外组织外延感染。

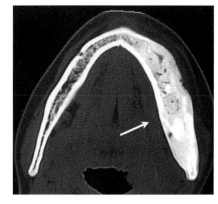

图 4.149　横断位 CT 示左侧下颌骨慢性骨髓炎伴混合密度玻璃样表现和不规则骨质增生（箭头）

表 4.6(续) 咀嚼肌间隙病变

病变	影像学表现	点评
朗格汉斯细胞增生症	骨髓内单发或多发具有边界的软组织病变,表现为局灶性骨质破坏/侵蚀,可延至颅外、颅内或两者兼有 **MRI 表现:** 病变通常表现为,T2WI 上低中等信号。T2WI 和 T2 脂肪抑制(FS)上呈轻度不均匀高或高信号。继发感染后,病灶周围的骨髓和软组织于 T2WI 和 FS T2WI 上呈边界不清的高信号。病变通常表现为骨髓和骨外软组织部分钆对比增强明显强化 **CT 表现:** 病变通常为低中等密度,对比度增强,伴或不伴相邻硬膜增强	骨髓来源的树突状朗格汉斯细胞浸润于各个器官,网状内皮系统紊乱表现为局灶性或弥漫性病灶。朗格汉斯细胞偏心卵圆形或在苍白的嗜酸性细胞质内卷曲的细胞核。病变通常由朗格汉斯细胞、巨噬细胞、浆细胞和嗜酸性粒细胞组成。病变对 S-100、CD1a、CD207、HLA-DR 和 β2 微球蛋白具有免疫反应性。每 10 万名 15 岁以下儿童中有 2 人患病,三分之一的病变发生于成年人。局部病变(嗜酸性粒细胞肉芽肿)可以是单个或多个颅骨,通常在颅底。男性常见的病灶多于女性,年龄<20 岁。骨髓中组织细胞的增殖导致骨皮质的局部破坏,并延伸到相邻的软组织中
创伤性病变		
下颌骨骨折 (**图 4.150**)	**CT 表现:** 骨折按部位分为涉及牙槽嵴和牙齿的部位,涉及支骨的部位,有无累及冠状突或髁突。髁突骨折根据骨折位置、移位或脱位进一步分类。与全景 X 线相比,CT 对髁突骨折的检出更为准确和灵敏	下颌骨创伤可以作为一种孤立的损伤或与其他颅面骨折相关联。67% 以上的下颌骨骨折发生在一个以上的部位:36% 的下颌骨骨折涉及髁突,21% 体部,20% 角部,14% 联合部位,3% 升支或牙槽突,2% 冠状突。图像对于确定手术计划中的骨折是非常重要的。并发症包括断端畸形愈合、假关节炎、骨髓炎和缺血性坏死
发育异常		
皮埃尔·罗班综合征 (**图 4.151**)	**CT 和 MRI 表现:** 先天性下颌骨发育不全导致的小颌畸形发育不全,下颌/上颌长度比<0.75,舌后位(气道变窄),以及 U 形/弓形腭,伴或不伴腭裂	下颌骨发育不良导致的小颌畸形,伴舌后位异常(舌后坠)、弓形腭或腭裂。新生儿发病率为 1/8 500。妊娠 9 周前形成下颌骨发育不全。临床表现包括上呼吸道阻塞、呼吸窘迫、喂食困难以及未能健康成长。可以单独发生于新生儿,或者与半侧面部肢体发育不良(Goldenhar 综合征,眼耳脊椎畸形)和 Treacher Collins 综合征伴行出现。对于上呼吸道阻塞、呼吸窘迫和/或难喂的患者,通常进行下颌骨牵引成骨手术治疗
下颌发育不良 (**图 4.152**)	下颌后部的对称或不对称发育不良	下颌骨发育不良不如皮埃尔·罗班综合征严重,可以是对称或不对称。可与半侧面部肢体发育不良(Goldenhar 综合征)和颌面部骨发育不全综合征有关

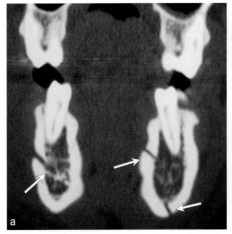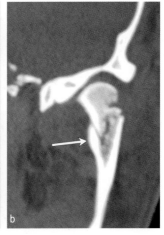

图 4.150　冠状位 CT 示下颌骨骨折病例（箭头）

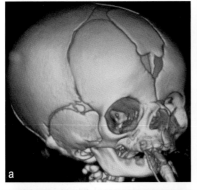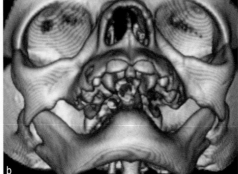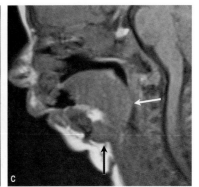

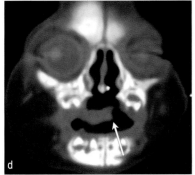

图 4.151　新生儿，皮埃尔·罗班综合征

a、b. CT-VR 重建图像示下颌骨发育不全；c. 矢状位 T1 加权像示一个 U 形/弓形腭和舌后坠（箭头），导致气道狭窄；d. 冠状位 CT 显示一个腭裂（箭头）。

图 4.152　冠状位(a)和矢状位(b)VR 重建示左下颌骨后段不对称的发育不良

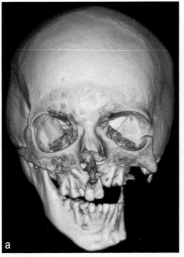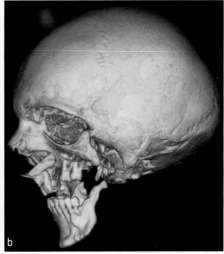

表 4.6(续) 咀嚼肌间隙病变

病变	影像学表现	点评
半侧面部肢体发育不良（Goldenhar综合征）（图4.153,图1.162和图3.23）	面部不对称：下颌骨、上颌骨和颧弓的单侧和/或双侧发育不全,外耳道的闭锁或狭窄,中耳发育不全,小骨的畸形和/或融合,椭圆形窗闭锁和CNⅦ异位	相关的染色体 5q32-q33.1 上 TCOF1 基因的常染色体显性突变有关的第一和第二鳃弓不对称不正常发育。导致耳聋/听力丧失和气道狭窄
特雷彻·柯林斯综合征（图4.154,图3.24）	下颌骨双侧不对称发育不全(伴或不伴下颌后缩-后遗症),上颌骨和颧弓,伴或者伴腭裂,外耳道闭锁,听小骨发育不全,变形的耳郭和眼组织缺损	染色体 5q32 上的 TCOF1 基因的常染色体显性突变导致基因产物糖蛋白的功能受损。糖缺陷导致胚胎神经嵴细胞凋亡,导致双侧对称性第一鳃弓结构发育不全,如上颌骨,下颌骨和颧弓
下颌髁突裂（图4.155）	CT 表现：两倍大的下颌骨髁突,来自髁突颈。可向内外侧、前后方发展。可单侧或双侧发生。有些病例与颞下颌关节强直有关	双侧下颌骨髁突异常,病因和发病机制罕见。可有或无症状

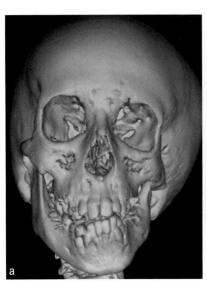
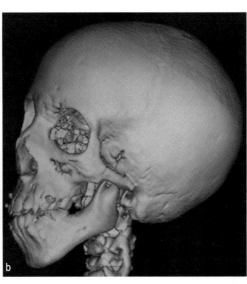

图 4.153　冠状位(a)与矢状位(b)CT 半侧面部肢体发育不良患者（Goldenhar 综合征、眼耳脊椎畸形）显示左下颌骨,不对称发育不良的左上颌骨

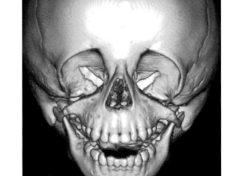

图 4.154　3 岁男性,特雷彻·柯林斯综合征

冠状位 VR 重建 CT 图像示双侧对称下颌骨、上颌骨、颧弓发育不全。

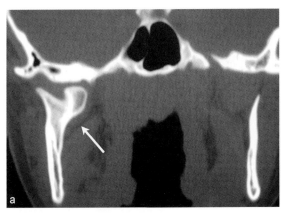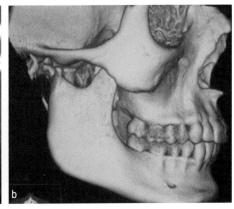

图 4. 155　冠状位 CT(**a** 箭头)和矢状位 CT(**b**)示右下颌骨髁突裂

4.7　颞下颌关节(TMJ)异常

上颌骨、下颌骨、咀嚼肌、颞下颌关节(TMJ)和TMJ关节盘来自第一鳃弓。TMJ在妊娠第8周开始发育。颞下颌关节是一种双关节铰链，它可以在咀嚼食物的过程中以下滑的方式使下颌骨旋转和前后移动(**图 4. 156**)。在闭口位置，下颌骨髁突位于两侧颞骨鳞部下颌关节窝内。开口时，下颌骨髁突顺时针旋转，下颌骨向前平移至颞骨下突起下方的前方位置，称为两侧关节结节。颞下颌关节包含一个双凹型无血管的纤维软骨盘，将滑膜关节分为上下两部分。关节盘有一个三角形的前带，一个薄的中央中间带和一个后带。前带厚度为2 mm，与关节囊连续。开口位置，薄的中间区域通常介于颞骨的下表面和的下颌骨髁突的上表面之间。后带的厚度为

3 mm，在后方邻接一个双层区域，中间包含血管，神经和松散弹性组织的中间层。双层区域被称为关节盘后组织。上层在关节窝的后部和外侧附着于后盂部分。下层附着在髁突颈上。上层防止开口时盘不正常滑动，下层限制盘在髁上的异常移动。盘的内侧和外侧附着在下颌骨髁的内侧和外侧，并且不附着在关节囊上。咀嚼相关的主要肌肉包括翼内外肌、咬肌和颞肌。翼外肌的上腹附着在下颌颈前内侧缘和与上盘前缘相连的上关节囊上，并与关节盘的内侧带相连续。翼外肌的下腹附着于髁突颈部。张口运动是由于翼外肌与其他肌肉如茎突舌骨肌，下颌舌骨肌和颏舌骨肌等的作用而发生的。闭口运动是由咬肌，翼内肌和颞肌的作用发生的。颞下颌关节独特的特征是颞骨和髁突的关节面被纤维软骨覆盖，不同于其他关节面由透明软骨覆盖的滑膜关节。

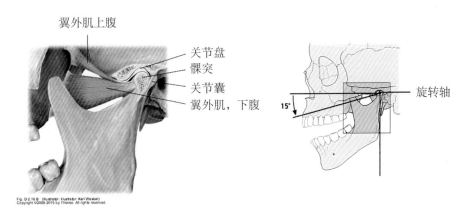

翼外肌上腹

关节盘
髁突
关节囊
翼外肌，下腹

15°　旋转轴

图 4. 156　颞下颌关节(TMJ)解剖关系的侧面图

- TMJ 关节盘：正常位置（闭口/张口）
- TMJ 关节盘位置异常：前移（闭口），开口回复正常位置重新捕获——可复性前移位
- TMJ 关节盘位置异常：前移，开口后未恢复正常位置
- TMJ：关节盘粘连
- TMJ：关节盘穿孔
- TMJ：关节盘后移位

- 骨关节炎
- 滑膜骨软骨瘤病
- 滑膜软骨瘤/软骨瘤病
- 类风湿关节炎
- 青少年特发性关节炎
- 焦磷酸钙沉积（CPPD）病
- 色素沉着绒毛结节性滑膜炎（PVNS）
- 滑液囊肿

表 4.7　颞下颌关节（TMJ）异常

病变	影像学表现	点评
TMJ 关节盘：正常的外观（闭口/张口）（图 4.157）	**MRI 表现**：关节盘是在 T1 加权像、质子密度加权像和 T2 加权像上具有低信号的双凹结构。在闭口位置，后带位于髁突上方 12 点钟位置。在开口位置，下颌骨髁突向前旋转并平移，盘的中间区域置于颞骨和髁突之间	磁共振是评估在闭口和张口位置盘的位置的最佳测试。在开口视图中可以看到后带和双层带。通常在冠状和斜矢状平面上获得 MRI，观察盘相对于下颌骨髁突的位置最佳
关节盘移位：前移（闭口位）开口位回复正常位置——可复性前移位（图 4.158）	**MRI 表现**：在闭口位置，盘相对于髁突向前移位。在开口位置，下颌骨髁突旋转并向前平移，盘的中间区位于颞骨和髁突之间	前外侧盘移位占 80%。如果整个内侧-外侧部分移位，则完全移位，否则是部分移位。在部分移位的情况下，外侧部分比内侧部分更为常见。在开口期间回复时观察到相互碰击
关节盘移位：前移，开口位未回复正常位置（图 4.159，图 4.160）	**MRI 表现**：在闭口位置，盘相对于髁突向前移位。在开口位置，髁突旋转减少，下颌骨向前平移减少，并且盘相对于髁突的持续前移。后带位于髁前方	盘前移位，且不回复，下颌开口受限，患侧下颌骨向前方偏移（闭锁）。损伤可以进展到盘不规则变形或穿孔。通常前带变薄，后带增厚并变圆

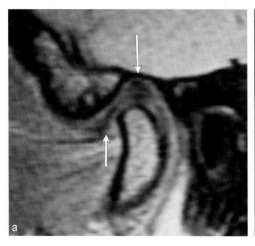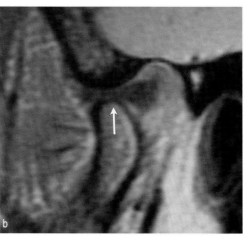

图 4.157　矢状位质子密度成像显示颞下颌关节盘正常形态和位置-（箭头）在闭口（a）和开口（b）位置

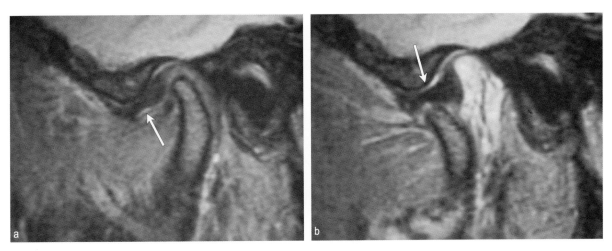

图 4.158 17 岁女性

a. 矢状位 T2 加权像示颞下颌关节的前位/移位关节盘(箭头)相对于下颌髁突的闭口位置；**b.** 在开口位,有回复。关节盘(箭头),称为可复性盘前移位。

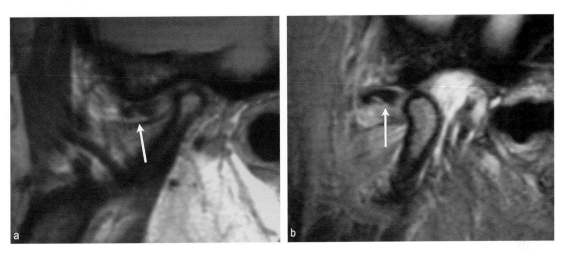

图 4.159 41 岁女性

a. 矢状位 PDWI 示闭口位,颞下颌关节盘相对于髁突位置前移/位置异常；**b.** 在张口位,盘仍前移位(箭头),称为不可复性盘移位。

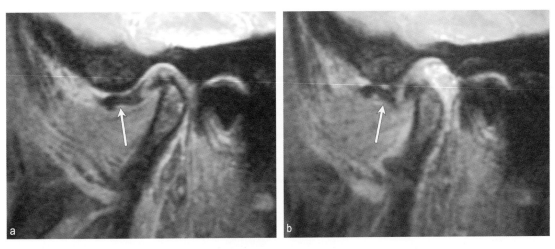

图 4.160 56 岁女性

a. 矢状位 T2 加权像示闭口位,颞下颌关节盘相对于髁突位置前位/位置异常(箭头)；**b.** 在开口位,变形关节盘仍前移位(箭头),称为不可复性盘移位。

表 4.7(续) 颞下颌关节(TMJ)异常

病变	影像学表现	点评
关节盘粘连 (图 4.161)	**MRI 表现**：在闭口位置，盘可以处于正常位置或相对于髁前移。在开口位置，髁突旋转减少，下颌骨向前平移，盘位置无变化	盘受到粘连的束缚而无法改变开口位置的疾病。可能与疼痛和髁突运动减少有关
TMJ：关节盘穿孔 (图 4.162)	**MRI 表现**：盘畸形，盘移位和缺如的可视化或延伸的后颞附着，伴或不伴髁突骨质改变及关节渗出	发生多达 15% 的关节盘位移，更常见的是前部位移的关节盘在非缩小的情况下比在开口位置缩小的关节盘
TMJ：关节盘后移位 (图 4.163)	**MRI 表现**：关节盘后带位置异常，相对于下髁髁突位置超过 1 点钟	罕见疾病，占椎间盘移位<0.01%。患者经常在开口时呈现下颌的急性绞锁
骨关节炎 (图 4.164，图 4.165)	**MRI 表现**：累及髁突的畸形和/或骨赘，可伴关节盘变形和/或移位 **CT 表现**：扁平畸形，硬化和/或髁突关节面侵蚀，可伴骨赘	骨关节炎与硬化、软骨下骨重塑有关，是滑膜内关节软骨常见的慢性退行性疾病。在 TMJ 中，它与咀嚼运动时的疼痛有关
滑膜骨软骨瘤病 (图 4.166)	**MRI 表现**：骨软骨瘤病的特征取决于病变内软骨、钙化软骨和骨化骨组织的相对比例。钙化在 T1WI、质子密度加权像(PDWI)、T2WI 和脂肪抑制(FS)T2WI 上呈低信号。广泛的钙化病变可能有低信号。成熟骨化中央呈脂肪信号，周围包绕一圈 T1 和 T2 低信号。病灶的非钙化部分呈 T1 低至中等信号，PDWI 上中等信号以及 T2WI 和 FS T2WI 上的稍高至高信号。病变可以显示不规则，薄，钆对比增强周边和/或隔膜样强化 **CT 表现**：颞下颌关节内有多灶性软骨样钙化灶	原发性滑膜骨软骨瘤病是一种良性疾病，由关节滑膜软骨和骨化性增殖所致。骨软骨结节可能脱落，形成关节内游离体。继发性滑膜骨软骨瘤病发生于骨软骨碎屑向关节的撕脱，形成松散体，可通过滑膜营养供应而扩大
滑膜软骨瘤/软骨瘤病	**MRI 表现**：在 T1 加权像(即相对于肌肉等信号或高信号)上呈局灶性低到中等信号，质子密度加权像上呈中等信号，在 T2WI 和脂肪抑制 T2WI 上呈稍高-高信号。T2WI 上低信号间隔可见于病灶内。滑膜软骨瘤于钆对比增强可呈不规则，薄，周边和/或隔膜样强化 **CT 表现**：滑膜软骨瘤通常是射线可透的	原发性滑膜软骨瘤病在良性软组织肿瘤中占<1%，是由软骨化性增生在关节滑膜中。通常发生在 25～65 岁患者(平均年龄 44 岁)。软骨结节可能脱落，形成关节内的松散体。结缔组织向软骨的化生也可能出现在滑囊和肌腱鞘中。继发性滑膜软骨瘤病发生于透明软骨撕裂至关节内，形成松散体，可通过滑膜营养供应而增大

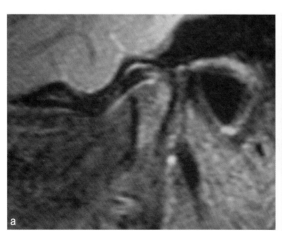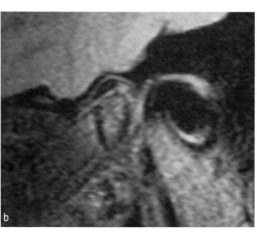

图 4.161 关节盘粘连

a. 矢状位 T2 加权像示颞下颌关节盘相对于下颌髁突位置而言，处于正常位置；**b.** 在张口位置时，旋转和前平移减少。下颌骨，关节盘位置无变化。

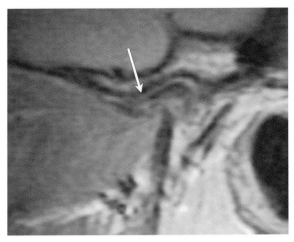

图 4.162 20 岁男性,青少年特发性关节炎

闭口位、矢状位质子密度加权像示 TMJ 中,关节盘有侵蚀,伴变形、穿孔(箭头)。

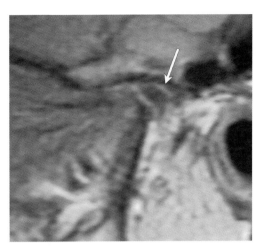

图 4.163 20 岁男性,青少年特发性关节炎

开口位、矢状位、质子密度加权像(与**图 4.162** 所示同一患者)示相对于下颌骨髁突颞下颌关节盘变形(箭头)。

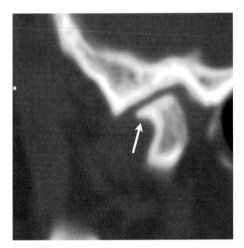

图 4.164 矢状位 CT 显示颞下颌关节(TMJ)骨关节炎的变化(箭头)

关节间隙变窄,髁突嵴顶低平,骨赘和反应性骨硬化。

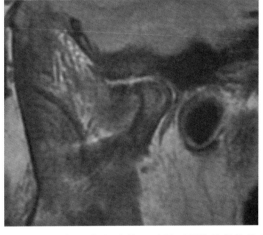

图 4.165 矢状位 T2 加权成像显示颞下颌关节骨关节炎与关节间隙变窄,髁突嵴顶低平,骨赘,少量关节积液

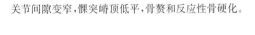

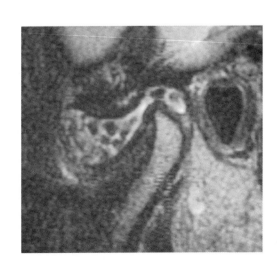

图 4.166 33 岁女性,矢状 T2 加权像显示颞下颌关节较多高信号积液

积液内包含多个呈低信号的骨软骨体,可诊断为滑膜骨软骨瘤病。

表 4.7(续)　颞下颌关节(TMJ)异常

病变	影像学表现	点评
类风湿关节炎 （图 4.167）	**MRI 表现**：类风湿关节炎所见的肥大滑膜呈弥漫的、结节性的和/或绒毛状的，通常在 T1WI、质子密度加权像和 FLAIR 上呈低至中等信号。在 T2WI 上肥大的滑膜可呈低至中等，中等和/或稍高至高信号，其通常低于关节积液。T2WI 上肥大滑膜信号不均匀，可能源于不同成分如：不同程度的纤维蛋白、含铁血黄素和纤维化。慢性、纤维变性、非血管滑膜通常在 T1WI 和 T2WI 上呈低信号。肥厚滑膜钆对比增强后可显示为明显均匀强化或表现各异的不均匀强化。可以看到关节积液，下颌骨髁突、关节窝和关节隆起的骨质吸收 **CT 表现**：骨质区域的吸收和/或破坏	类风湿关节炎是一种病因不明的慢性多系统疾病，影响关节和腱鞘，呈对称分布的持续性炎性的滑膜炎病变。可导致软骨和骨骼逐渐破坏，关节功能障碍。患病人口约占世界人口的 1%。80% 的成年患者年龄在 35～50 岁。
青少年特发性关节炎 （图 4.168）	**MRI 表现**：关节积液和滑膜增厚＞3 mm。所涉及的滑膜在 T1 加权像上呈低-中信号，T2WI 上呈中等或混合中等、轻度稍高-高信号，T2WI 上低信号为含铁血黄素/纤维蛋白干扰，伴或不伴骨髓水肿。通常观察到增厚的滑膜钆对比增强后强化。动态对比度增强的定量评估可测评疾病程度和治疗反应 **CT 表现**：髁突嵴顶扁平畸形，伴或不伴骨侵蚀和髁突吸收。小颌畸形可以发生在髁突生长发育异常的后期	在儿童的炎症性关节炎中，患病率为(16～150)/100 000。通常发生于＜16 岁儿童，并持续至少 6 周。类风湿因子只有 5%～10% 阳性。发生滑膜增殖，有炎症细胞，并与滑膜积液分泌增加、最终的血管翳形成有关。可导致关节和骨质吸收，导致关节功能障碍和残疾。经常涉及膝盖和 TMJ。少关节形式(50%～60%)在 6 个月内涉及少于 5 个关节；全身型(10%～20%)涉及多于五个关节，并伴有发热、肌痛、腺病、肝脾肿大和浆膜炎。颞下颌关节紊乱可导致下颌畸形、面部不对称畸形、疼痛和张口受限。可以用 NSAIDs、甲氨蝶呤、全身皮质类固醇和生物治疗
焦磷酸钙沉积(CPPD)症 （图 4.169）	X 线和 CT 显示软骨钙化和滑膜增厚，伴或不伴毗邻骨侵蚀 **MRI 表现**：滑膜增生，在 T1 和 T2 加权像上呈低中等信号。低信号的小区域对应 CT 所见的钙化。所涉及的滑膜钆对比增强后呈不均匀强化	CPPD 是一种常见的疾病，通常在老年人中，其中存在 CPPD 晶体沉积，导致透明软骨和软骨细胞的钙化。该疾病与软骨退化、软骨下囊肿和骨赘形成有关。症状性 CPPD 由于重叠的临床特征而被称为假性痛风。通常发生在膝关节、髋关节、肩关节、肘关节和腕关节，很少出现在齿状突-C1 关节和颞下颌关节

图 4.167 61 岁女性

a. 矢状位 T1WI，类风湿累及关节凹及髁突，表现为骨皮质的侵蚀性改变（箭头）；**b.** 矢状位增强脂肪抑制 T1 加权像，示钆对比剂增强后，颞下颌关节（TMJ）肥厚滑膜强化（箭头）。

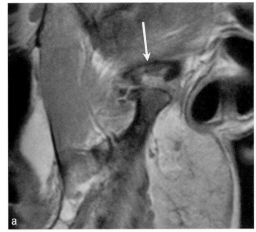
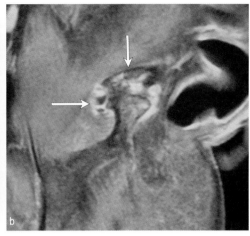

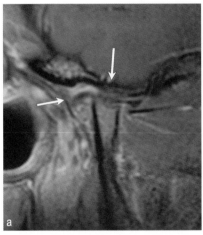
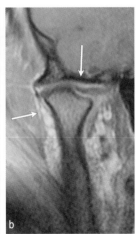

图 4.168 20 岁男性，青少年特发性关节炎

矢状位（**a**）和冠状位（**b**）T1 加权像示关节滑膜积液与钆增强后强化（箭头），髁突嵴顶低平畸形。

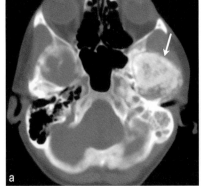
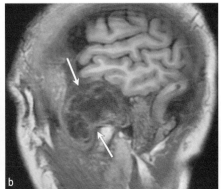
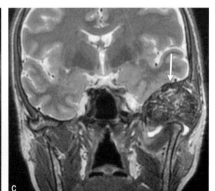
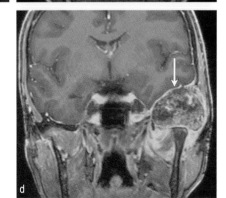

图 4.169 61 岁女性，焦磷酸钙沉积病，涉及左侧颞下颌关节（TMJ）

a. 横断位 CT 见表现为伴密集软骨钙化的滑膜肿块（箭头），邻近骨侵蚀；**b.** 矢状位 T1 加权像示肥厚的滑膜呈低和中等混合信号（箭头）；**c.** 冠状位 T2 加权像上呈混合低、中、高信号（箭头）（小关节予以高信号）；**d.** 冠状位 T1 加权像上钆增强后不均匀强化（箭头）。

表 4.7(续)　颞下颌关节(TMJ)异常

病变	影像学表现	点评
色素沉着绒毛结节性滑膜炎(PVNS) (图 4.170)	**MRI 表现：**通常表现为不规则、多结节和/或弥漫性滑膜增厚。偶尔为单个结节性关节内病变。在 T1WI、质子密度加权像、FLAIR 和 T2WI 上，病变通常呈低或中等信号。T2 和 T2 加权像的低信号区域是 PVNS 中含铁血黄素。水肿和/或炎症反应在 T2WI 和脂肪抑制 T2WI 图像上呈轻度高信号。可见关节积液，很少有液-液平。PVNS 于钆对比增强后不均匀强化，可伴均匀强化区域 **CT 表现：**滑膜增厚，伴或不伴邻近骨侵蚀	增生性滑膜良性病变(腱鞘、关节和囊肿)含有近期或陈旧性出血区域。PVNS 具有与腱鞘/结节性滑膜炎的巨细胞瘤相似的组织病理学特征，然而 PVNS 病变具有叶状或绒毛状的生长模式并含有大量含铁血黄素。PVNS 占良性和全部软组织肿瘤的<1%。年龄从 9~74 岁不等(平均年龄 38 岁，中位年龄 32 岁)
滑膜囊肿 (图 4.171)	**MRI 表现：**球体或卵形边界光整的区域，经常发生于邻近关节相关区域。滑膜囊肿内容物在 T1WI、FLAIR 和质子密度加权像上呈低到中等信号，在 T2WI 和脂肪抑制 T2WI 上呈低信号。囊肿的外围，可见一个薄壁或稍厚边缘，在 T2WI 和 FS T2WI 上呈低信号。一些滑膜囊肿可能有钙化和/或出血，T1WI 上呈中等-高信号，和/或在 T2WI 上呈中等或低信号。钆对比剂增强后，可见稀薄的边缘增强 **CT 表现：**呈液性密度，边界光整的结构	经常发生在四肢关节处或附近的滑膜液性聚集区，偶尔会出现在脊柱的小关节处以及滑囊和肌腱鞘。在成人中，滑膜囊肿往往与骨关节炎、类风湿关节炎和外伤有关

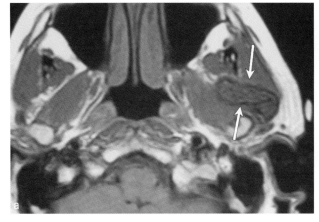 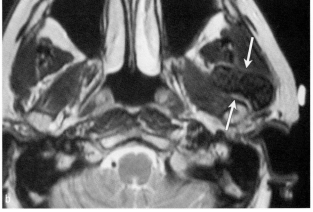

图 4.170　58 岁女性，色素沉着绒毛结节性滑膜炎累及左颞下颌关节(TMJ)

病变位于左上颌骨前方(箭头)，周围有一个低信号的外围边缘，中心区域混合低-中等信号，横断位 T1 加权像(箭头 **a**)和 T2 加权像(箭头 **b**)。

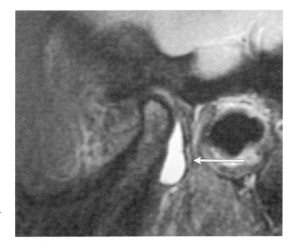

图 4.171　40 岁女性滑膜囊肿（箭头），矢状位 T2 加权像示下颌骨背侧边界光整高信号

4.8　口咽、口腔和口底的病变

口腔包括舌头的前三分之二、颊黏膜、上下牙槽脊、硬腭、后磨牙三角肌、口底和嘴唇（**图 4.172**）。口咽位于口腔后面。口腔和口咽的分界为硬、软腭连接及扁桃体前柱。口腔和口咽都有鳞状上皮衬里。

口咽包括舌后三分之一，舌扁桃体，腭扁桃体，扁桃体前后柱，后、侧咽壁，软腭上部，会厌谿和会厌的下部。

口底由下颌舌骨肌附着于下颌骨两侧的下内侧面，前方附着于下颌骨联合，后方附着于舌骨。下颌舌骨肌是口底与左右颌下间隙的分界。舌下肌群和颏舌骨肌也位于口腔底部。

双侧舌下间隙位于下颌舌骨肌上方，两侧为颏

舌骨肌，从下颌骨前方向后延伸入舌体。舌肌舌下间隙含有脂肪、舌下腺、舌神经、舌动脉和静脉、舌骨舌肌、小唾液腺、颌下腺导管以及下颌颌下腺的深部。舌骨舌肌将位于近中的舌动脉与位于肌肉外侧的舌侧静脉和颌下腺导管分离。

下咽从会厌延伸至食管上括约肌，并包括上喉旁侧的梨状窝。

- 发育/先天性异常
  - 表皮包涵囊肿：表皮样囊肿
  - 表皮包涵囊肿：皮样囊肿
  - 畸胎瘤
  - 血管淋巴管畸形
  - 舌甲状舌管囊肿
  - 舌根异位甲状腺
  - 舌前肠重复囊肿
- 良性肿瘤
  - 舌下腺或小唾液腺的多形性腺瘤
  - 脂肪瘤
  - 血管瘤
  - 神经鞘瘤
- 肿瘤样病变
  - 单纯性舌下囊肿
  - 潜行性舌下囊肿
- 恶性肿瘤
  - 鳞状细胞癌
  - 腺样囊性癌
  - 腺癌和黏液表皮样癌
  - 非霍奇金淋巴瘤
  - 转移性恶性肿瘤

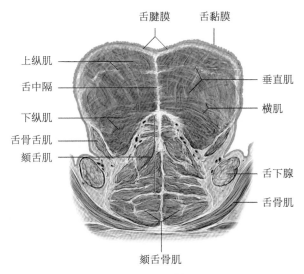

图 4.172　口腔和口底结构的冠状位图

- 横纹肌肉瘤
- 炎性病变
  - 口底蜂窝织炎/脓肿

- 路德维希咽峡炎
- 多血管炎性肉芽肿病
- 下颌下腺导管结石/唾液腺炎

表 4.8 口咽、口腔和口底的病变

病变	影像学表现	点评
发育性/先天性异常		
表皮包涵囊肿：表皮样囊肿 （图 4.173，图 4.174）	**MRI 表现**：边界清晰的球形或多房形包含外胚层囊性病变，T1 加权像上低信号，T2 加权像和弥散加权像上高信号，FLAIR 上混合低信号、中等信号或高信号，钆对比增强后无强化。与颌下间隙相比，通常发生在口底中线区 **CT 表现**：边界清晰的球状体或多圆形外胚层囊肿性病变，中等密度，伴或不伴骨侵蚀	非肿瘤性先天性或后天性病变，内含脱落的细胞和由角质碎屑、鳞状上皮排列的壁所包围。发生原因可能为在第一鳃弓和第二鳃弓的胚胎发育过程中，先天性包涵表皮成分而引起，或由于外伤导致。常在 5～50 岁（平均年龄 30 岁）发生
表皮包含性囊肿：皮样囊肿 （图 4.175，图 4.176）	**MRI 表现**：边界清晰的球状或多房形病变，通常在 T1 加权像上呈高信号，T2 加权像上信号多变，可呈低信号、中等信号和/或高信号，并且钆对比增强无强化 **CT 表现**：边界清楚的球状或多房形病变，通常为低密度，伴或不伴脂肪-液、碎屑-液层	非肿瘤性先天性或获得性外胚层包含表皮的囊性病变，内含脂质、胆固醇、脱屑细胞和角质碎屑，有角化鳞状上皮排列的壁。在第一和第二分支的胚胎发育过程中，先天性包含皮肤成分引起的损害，或由创伤导致。男性皮样囊肿发生率略高于女性，伴或不伴相关的临床症状。如果皮样囊肿破裂，则可引起化学性炎症。发生在下颌下间隙比在口底内更常见
畸胎瘤	**MRI 表现**：病变通常边界光整。在 T1WI、T2WI 和 FS T2WI 上可出现包含各种组合和比例的低信号、中等信号和/或高信号的区域。还可包含 T1WI、T2WI 和 FS T2WI 上呈低信号的牙齿和骨形成区域，以及无定形的、簇状和/或曲线钙化。在畸胎瘤内可能出现液-液平、脂-液平。钆对比增强后通常见实性部分和隔膜强化。恶性畸胎瘤可发现累及邻近组织、骨质破坏以及转移 **CT 表现**：可以包含具有低或中等密度的区域，有或没有钙化物	畸胎瘤是由移位的胚胎生殖细胞（多能生殖细胞）产生的肿瘤，并且含有来源多于一个胚层（内胚层、中胚层、外胚层）的细胞和组织的各种组合。畸胎瘤是第二常见的生殖细胞肿瘤，发生于儿童和男性多于女性。有良性或恶性两型，由外胚层、中胚层和/或内胚层的衍生物组成。成熟的畸胎瘤具有来自外胚层（脑、皮肤和/或脉络丛）、中胚层（软骨、骨骼、肌肉和/或脂肪）和内胚层（具有肠或呼吸道上皮的囊肿）的细胞。未成熟的畸胎瘤含有部分分化的外胚层、中胚层或内胚层细胞

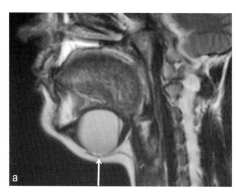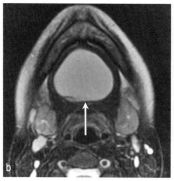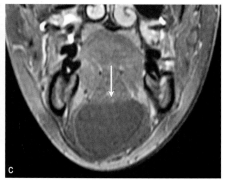

图 4.173 17 岁女性，口底表皮样囊肿

a，b. 矢状位（a）、横断位 T2WI 高信号（箭头 b）和钆对比增强；c. 冠状位脂肪抑制 T1 加权像（箭头）低信号，无强化。

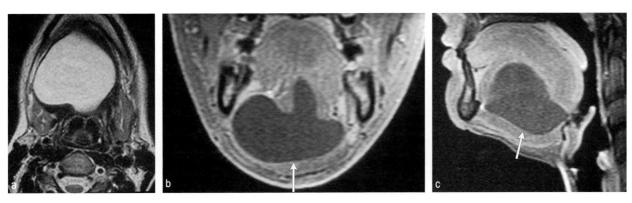

图 4.174 14 岁女性，表皮样囊肿（箭头）

a. 横断位 T2 加权像上高信号；**b，c.** 脂肪抑制 T1 加权像上病变呈低信号，钆增强后无强化（箭头）。

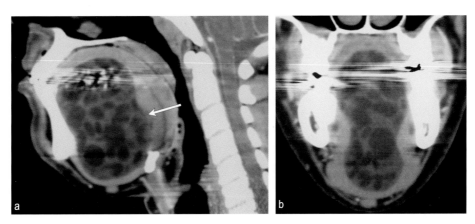

图 4.175 30 岁女性，口底形态较大的皮样囊肿（箭头，**a**）在矢状位（箭头）和冠状位（**b**）CT 上呈混合中、低密度

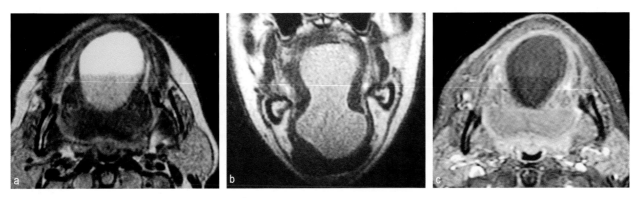

图 4.176 75 岁女性，口底皮样囊肿

a、b. 横断位和冠状位 T2 加权像上呈高信号；**c.** 横断位脂肪抑制 T1 加权像上呈低信号，钆对比增强后无强化。横断位 T2 加权像见液-液平（**a**）。

表 4.8(续)　口咽、口腔和口底的病变

病变	影像学表现	点评
血管淋巴管畸形 （图 4.177）	病变可边界清晰，或渗透性延伸到软组织和肌肉之间 **MRI 表现**：常包含单个或多个囊性区，可以是大的（大囊性型）或小型（微囊型），T1WI 上显著低信号，T2 加权像及脂肪抑制 T2WI 上呈高信号。囊肿内含出血、高蛋白质浓度和/或坏死性碎片，T1WI 可见液-液平及高信号，T2 信号多样。囊性区之间的隔膜厚度不均，钆（Gd）对比增强后强化 病灶内的结节区可以具有不同程度的 Gd 对比增强。与大囊性类型相比，微囊性病变通常表现出更多的 Gd 对比增强	良性血管异常（也称为淋巴管瘤和囊性水瘤）主要由异常淋巴管生成引起。高达 75% 发生在头部和颈部。可以在出生时（50%～65%）或在前 5 年内用 MRI 或超声检查在子宫中观察到，约 85% 在 2 岁时检测到 病变由散布在结缔组织间质内的内皮内衬淋巴管，伴或不伴静脉通道组成。占婴儿和儿童良性软组织肿瘤的不到 1%，占所有良性病变的 5.6%。可能与 Turner 综合征和 Proteus 综合征有关
舌甲状舌管囊肿 （图 4.178）	**MRI 表现**：舌根处边界清楚的球形或卵圆形病灶，在 T1WI 和弥散加权像上呈低信号，T2WI 上通常为高信号。甲状舌管囊肿的壁通常较薄，无钆（Gd）对比增强。甲状舌管囊肿并发症有出血、目前或既往感染时可导致蛋白升高，在 T1WI 和 T2WI 上呈中等-稍高信号。这种囊肿的壁可以很厚，并显示 Gd 对比增强。甲状舌管囊肿出现壁结节的 Gd 对比增强，则预示有潜在的恶性病变的可能 **CT 表现**：低密度的边界清楚病变（黏液性），有薄壁，密度范围为 10～25 HU。偶尔有薄的分隔。甲状舌管囊肿并发感染可出现密度增加、壁增厚、邻近组织边界消失/不清晰 **超声表现**：可表现为边界清晰的无回声囊肿，伴蛋白质浓度升高时有假实性表现	甲状舌管囊肿是颈部最常见的先天性肿块，与甲状腺发育改变有关。妊娠前 3 周，甲状腺滤泡细胞由位于第一和第二咽弓之间的内胚层细胞（中线甲状腺原基）发育而来。在妊娠 24 天时，在甲状腺原基内形成一个小凹陷（甲状腺芽），逐渐发展成沿着邻近主动脉原基的中线向下延伸的一个二叶憩室。甲状舌管（甲状腺舌管）临时存在于舌背部（盲孔）和下降的甲状腺原基之间。甲状舌管通常在妊娠第 10 周时逐渐消退。下降的甲状腺原基和甲状舌管走行于舌骨的前面，再下降至甲状舌骨膜、甲状软骨和气管之前，在舌骨的下缘稍向后弯曲。甲状舌管在胸骨舌骨肌和胸骨甲状肌带之间延伸。妊娠 7 周时下降的甲状腺原基到达下颈部正常位置。甲状腺旁滤泡细胞（C 细胞）从第四咽囊的内胚层细胞（外侧甲状腺原基）发展并迁移到甲状腺正中间降支甲状腺原基的汇合处。甲状舌管囊肿多达三分之二出现在舌骨下颈部，可以是中线，也可以在带状肌内或外侧延伸。近 50% 发生在 20 岁以下的患者中，表现为逐渐扩大的颈部病变
舌根异位甲状腺 （图 4.179，图 4.180）	**MRI 表现**：病变边界清楚，T1WI 上呈中低信号，T2WI 上呈低、中或稍高信号。增强后有不同程度的强化 **CT 表现**：在舌背或舌根部呈局限性的卵圆形或球形的密度稍高影（<70 HU），增强后呈持续性的强化，伴或不伴轻度强化的甲状腺结节及钙化 **核医学表现**：在异位甲状腺中 I^{121}、^{131}I 及 $^{99m}TCO_4$ 的摄取较正常甲状腺区（甲状腺缺如）明显增加	正常的甲状腺位于喉部下方，在颈动脉内侧的带状肌肉后方及气管前外侧。舌根异位甲状腺是一种罕见的发育异常。异位甲状腺组织位于舌后部，因为甲状腺始基在甲状舌管沿舌盲孔下降至颈根处过程中不能自然下降。异位甲状腺的发生率高达 90%，临床上可无任何临床症状或者出现与之相关的吞咽困难、发音障碍和/或喘鸣

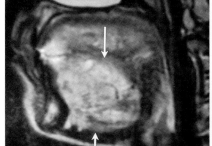
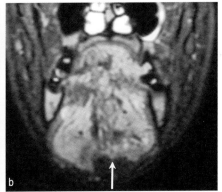

图 4. 177 20 岁女性,血管淋巴管畸形累及下舌部

a. 矢状位 T2 加权像示信号不均匀,大多呈高信号(箭头);**b.** 脂肪抑制 T1 加权像钆增强示信号增高(箭头)。

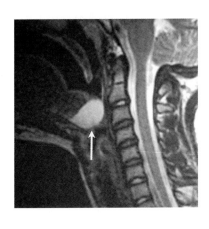

图 4. 178 11 岁女性,舌甲状舌管囊肿

位于舌根部和舌盲孔的边界清楚的病变。矢状位 T2 加权像(箭头)上呈高信号。

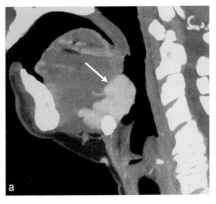
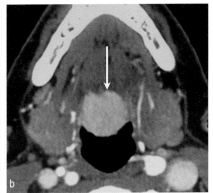

图 4. 179 女性,52 岁,舌根异位甲状腺(箭头)

矢状位(**a**)轴状位(**b**)CT 增强后在舌根部可见高密度影。

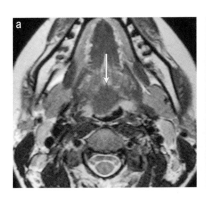
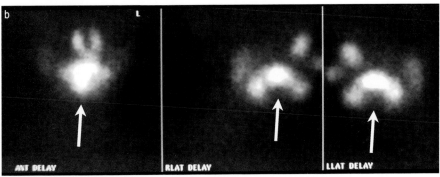

图 4. 180 女性,22 岁,舌根异位甲状腺

a. T2WI 显示轴向位舌根部低中信号影;**b.** 放射性核素显像,箭头所示,舌部异位甲状腺[123]I 的摄取量,及摄取量下降的甲状腺床。

表 4.8(续) 口咽、口腔和口底的病变

病变	影像学表现	点评
舌前肠重复囊肿 (图 4.181)	**MRI 表现**:舌前部圆形或卵圆形界限清楚的病灶,T1WI 上低信号,T2WI 上为高信号。囊腔中含有高蛋白或者出血时在 T1WI 和 T2WI 上均表现为高信号影像,有/无液平面,通常钆增强后无对比增强信号 **CT 表现**:表现为舌前部中低密度的圆形肿块。增强后无明显增强影	在胚胎的第 4 周,内胚层形成原始肠腔,肠腔的头端称为前肠,发育成咽、呼吸道、食道、胃和十二指肠。目前认为,前肠重复囊肿是一种迷离瘤,表现为大团块的组织学上正常的前肠组织附着在肠道管壁上,这些异位前肠组织通常没有正常的肠腔结构。前肠囊肿发生于腹侧的内胚层与背侧的外胚层之间,因脊索与前肠不能正常分离所致。背侧肠窦的局部分闭塞决定了囊肿囊壁被覆呼吸上皮还是胃肠上皮细胞。前肠囊肿包括支气管部位、食管部位或肠道的囊肿。舌前肠重复囊肿占前肠囊肿的 0.3%。舌前肠重复囊肿的发生增加了婴幼儿期气道阻塞的风险
良性肿瘤		
舌下腺或小唾液腺的多形性腺瘤 (图 4.182)	**MRI 表现**:病灶范围局限,T1WI 上中低信号,T2WI 及脂肪抑制 T2WI 为稍高信号影,钆对比增强后有强化 **CT 表现**:病灶呈局限或者分叶状中等密度,对比增强后,有强化	舌下腺或小唾液腺多形性腺瘤发生在舌下区,肿瘤由间充质相关的肌上皮细胞构成。好发年龄,20～60 岁。其他少见的小唾液腺腺瘤类型包括肌上皮瘤和嗜酸细胞瘤
脂肪瘤 (图 4.183)	**MRI 表现**:脂肪瘤在 T1WI 具有与皮下脂肪同等的信号,均表现为高信号。T2WI 频率选择脂肪抑制(FS)、短时反转恢复(IR)表现为极低信号。通常钆对比增强后无强化 **CT 表现**:脂肪瘤的 CT 表现与皮下脂肪的密度类似,对比后无增强	脂肪瘤是最常见的软组织肿瘤,是一种常见的良性错构瘤,主要由分化成熟的脂肪组织构成,无明显细胞异型性。占软组织肿瘤的 16%
血管瘤 (图 4.184)	**MRI 表现**:表现为骨髓或软组织中局限性或边缘不清楚的结构(直径＜4 cm),T1WI 上呈中高信号(通常与骨髓脂肪组织等信号)在 T2WI 和脂肪抑制 T2WI 上呈现高信号,典型的钆对比增强,可有/无骨膨隆 **CT 表现**:骨膨胀性改变,表现骨小梁向中心放射性改变。软组织的血管瘤大部分呈现中等密度,可有或无脂肪积聚区域	血管瘤是存在于骨组织或软组织的良性病变,表现为毛细血管,海绵状血管和/或静脉畸形。通常认为是一种错构瘤。发生年龄 1～84 岁(平均年龄 33 岁)

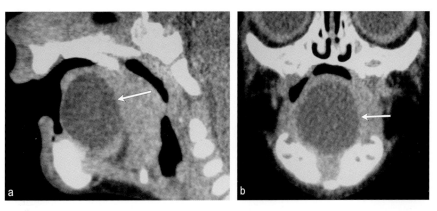

图 4.181 2 个月男性,矢状位(a)、冠状位(b)箭头所示为舌前部液体积聚的前肠重复囊肿

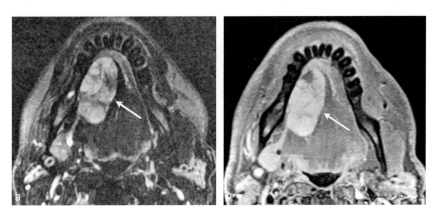

图 4.182 62 岁男性,右侧舌下腺多形性腺瘤

a. 肿物边缘清楚,在轴位脂肪抑制 T2WI 上呈低、中、稍高信号混杂的混合影;**b.** 轴位脂肪抑制 T1WI 钆对比增强呈不均匀强化。

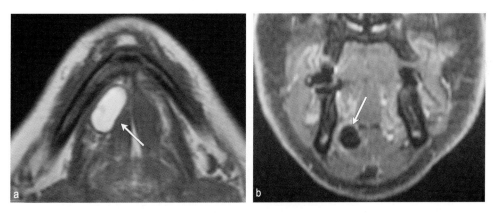

图 4.183 舌下区脂肪瘤

a. T1WI 上呈高信号(箭头);**b.** 增强后 T1WI 脂肪抑制后无信号(箭头)。

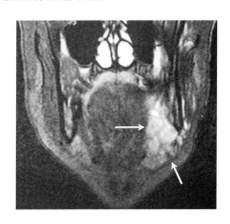

图 4.184 女性,33 岁,血管瘤

累及左舌下、口底区域,冠状位脂肪抑制 T2WI 上呈高信号(箭头)。

表 4.8(续) 口咽、口腔和口底的病变

病变	影像学表现	点评
神经鞘瘤 (图 4.185)	**MRI 表现**:病变呈局限性卵圆形或球形,T1WI 上呈低中信号,在 T2WI 和脂肪抑制 T2WI 上呈高信号,钆对比增强常呈持续性强化。在病变范围较大时,T2WI 上的高信号和钆对比增强有不均匀的强化是由于囊性变和/或出血 **CT 表现**:对比增强后病变呈边界清楚的圆形或椭圆形中等强度影。病变范围大者通常呈囊性变或出血	神经鞘瘤是由分化的施万细胞构成有包膜的良性肿瘤,常呈单发、散发性病变。多发神经鞘瘤常与 2 型神经纤维瘤病相关(NF2),是常染色体 22q12 基因突变的显性疾病。除了神经鞘瘤,NF2 患者还可以有多发性脑膜瘤、室管膜瘤 NF2 在新生儿发病率为 1/37 000～1/50 000。发病年龄在 22～72 岁(平均年龄 46 岁)。发病高峰在 40～60 岁。目前许多 NF2 患者在 30～40 岁常出现双侧前庭神经鞘瘤
肿瘤样病变		
单纯性舌下囊肿 (图 4.186)	**MRI 表现**:病变位于口底区域,边界清楚。T1WI、FLAIR 及扩散加权像上呈低信号,T2WI 呈高信号。除非伴发感染,钆对比增强后无显著强化 **CT 表现**:病变表现为边界清楚的液体积聚的区域	舌下囊肿一般是衬有内皮细胞的黏液潴留性囊肿,可能是由于外伤或唾液腺的炎症引起的。少数能通过下颌舌骨肌间延伸到颌下间隙
潜行性舌下囊肿 (图 4.187,图 4.188,图 4.189)	**MRI 表现**:病变位于口底区域,边界清楚,T1WI、FLAIR 及扩散加权像上呈低信号,T2WI 上呈高信号。囊肿破裂的部分通常通过管状结构与颌下区相通,除非反复感染,钆对比无显著增强影 **CT 表现**:病变区域呈边界清楚的液体积聚	潜行性舌下囊肿,因囊肿向后延伸超过下颌舌骨肌下缘,延伸至颌下间隙,突出破裂的部分无上皮衬里,故通常认为是假性囊肿

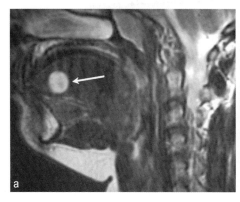

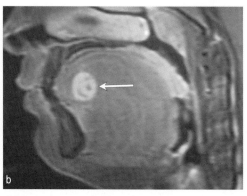

图 4.185 13 岁女性,箭头所示为舌部小神经鞘瘤

a. 矢状位 T2WI 显示高信号;
b. 箭头所示:T1WI 脂肪抑制后钆对比增强影。

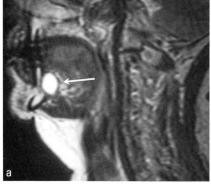

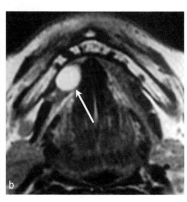

图 4.186 60 岁女性,舌下囊肿

矢状位(a)和轴位(b)T2WI 显示右侧口底高信号。

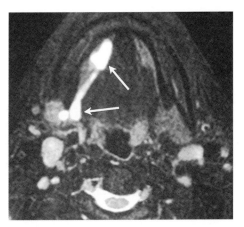

图 4.187　女性,38 岁,潜行性舌下囊肿

轴位脂肪抑制 T2WI 上呈高信号(箭头),病变从右侧前口底
突入右侧下颌舌骨肌外侧缘。

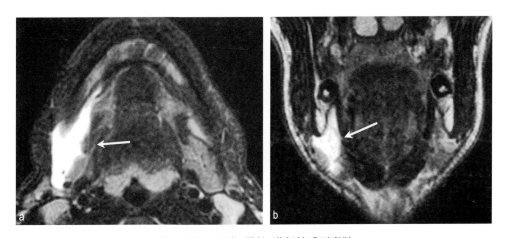

图 4.188　18 岁,男性,潜行性舌下囊肿

a. 轴位脂肪抑制 T2WI 显示高信号(箭头);**b.** 冠状位 T2WI(箭头)病变由右侧口底向后延伸至下颌舌骨肌下方。

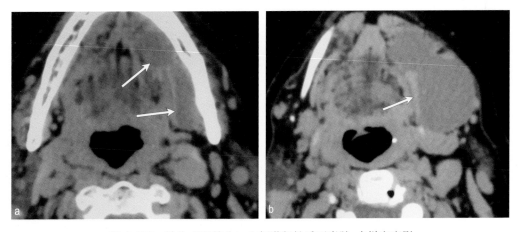

图 4.189　轴位 CT(箭头),左侧潜行性舌下囊肿,水样密度影

表 4.8(续)　口咽、口腔和口底的病变

病变	影像学表现	点评
恶性肿瘤		
鳞状细胞癌 （**图 4.190**）	**MRI 表现**：病变位于鼻腔、鼻旁窦、鼻咽部和口咽部，可有/无侵犯周围神经。病变在 T1WI 上表现为中等信号，T2WI 上呈现中等偏高信号，钆对比后有强化。病变较大时可出现坏死/出血 **CT 表现**：病变呈等密度，对比增强后有强化影，病变范围大者中心可出现坏死/出血	来源于角化上皮和非角化上皮的恶性上皮肿瘤。占口咽部恶性肿瘤的 80%，占头颈部恶性肿瘤的 3%。成人好发，年龄 55 岁以上，男性多于女性。与职业病、长期吸烟、暴露于镍铬、酚类、芥子气、镭的制造及木材制品的加工有关
腺样囊性癌 （**图 4.191**）	**MRI 表现**：病变可累及口腔内大小唾液腺，T1WI 上中等信号，T2WI 上稍高信号，钆对比增强后显示轻度、中度或持续性的不均匀增强 **CT 表现**：病变呈等密度，增强后肿物显示轻度、中度或持续性的不均匀强化，常见邻近骨质受累破坏	唾液腺基底细胞样肿瘤由瘤样上皮和肌上皮组成，形态学上有管状型、筛状型、实体型，占上皮性肿瘤的 10% 左右。最常见发生于腮腺、颌下腺和小唾液腺（腭部、舌体、颊黏膜，口底还包括茎突前和咽旁间隙），肿物好侵犯神经，可造成面瘫。常发生于 30 岁以上成年人，实体型预后最差。诊断后 10～15 年内的死亡率高达 90%
腺癌（**图 4.192**）和黏液表皮样癌	**MRI 表现**：口腔恶性肿瘤，T1WI 上呈中等信号，T2WI 上呈中等偏高信号，钆对比增强后轻度、中度或持续性的不均匀增强，肿瘤常侵犯骨质和神经 **CT 表现**：病变呈等密度，增强后肿物显示轻度、中度或持续性不均匀增强影，常见邻近骨质受累破坏	唾液腺恶性肿瘤中排名第二位和第三位。腺癌组织学上由含有椭圆形细胞核的小型肿瘤细胞构成，角蛋白、波形蛋白和 S-100 蛋白免疫阳性。黏液表皮样癌通常由基底细胞样细胞或立方形上皮细胞构成的实体瘤，肿瘤有时呈囊性，囊腔内含有黏液细胞分泌的黏液蛋白，肿瘤分化较好，通常是中、高级别，可发生远处转移和沿神经扩散
非霍奇金淋巴瘤	**MRI 表现**：T1WI 显示病变呈低中信号影，T2WI 显示稍高信号影，钆增强后明显增强，向周围侵犯，造成邻近骨质破坏/溶骨破坏 **CT 表现**：病变呈现低中密度，增强后可见强化，可有骨质破坏	淋巴瘤是一组来源于淋巴组织（淋巴结和具有网状内皮组织）的肿瘤。发生在鼻咽、鼻腔、口腔和鼻窦的淋巴瘤大部分为非霍奇金淋巴瘤（B 细胞型比 T 细胞型较为常见），比原发于鼻腔鼻窦的肿瘤更易扩散，发生在鼻窦的淋巴瘤预后很差，5 年生存率低于 65%

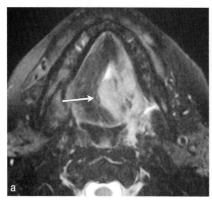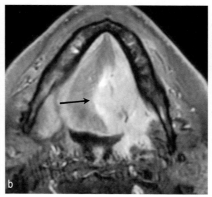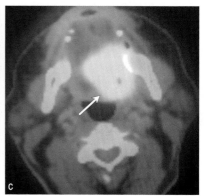

图 4.190　64 岁，男性，左舌鳞状细胞癌已越中线

a. 脂肪抑制 T2WI 显示不均匀高信号；**b.** 钆对比增强后脂肪抑制 T1WI 显示信号增强（箭头）；**c.** PET/CT 轴位显示 ^{18}F FDG 异常高摄取量（箭头）。

表 4.8(续) 口咽、口腔和口底的病变

病变	影像学表现	点评
转移性恶性肿瘤	**MRI 表现**：边界清楚的球形病变在 T1WI 呈中低信号，T2WI 呈稍高信号，常伴发出血、钙化、囊性变、钆增强后不同程度的强化影 **CT 表现**：病变显示低、等密度影，可有出血、钙化、囊性变，增强后示不均匀增强影，可有骨破坏，侵犯神经和血管	原发肿瘤：肺＞乳腺＞胃＞生殖器＞黑色素瘤。可形成单个或多个界限清楚或界限不清的病灶区。转移性肿瘤可在单个/多个病变部位造成不同程度的破坏或侵入性的改变
横纹肌肉瘤	**MRI 表现**：肿瘤的边界清楚或欠清，T1WI 上呈经典中低信号，T2WI 及脂肪抑制 T2WI 显示信号不均匀（等、稍高、高信号混杂），钆对比增强后不同程度的强化，可有骨破坏和侵蚀 **CT 表现**：软组织病变范围清楚或边界不规则。钙化不常见。CT 显示不均匀密度影，可见实体区域、囊性和/或者坏死区，偶尔可出现出血灶，伴有/无骨侵犯，骨破坏	恶性间质肿间伴横纹肌母细胞分化主要发生在软组织中，骨组织中较少见。横纹肌肉瘤主要分为 3 个亚型：胚胎型（57%～70%），腺泡状（18%～45%）和多形性（5%～10%）。胚胎型和腺泡状的横纹肌肉瘤多发于 10 岁以前而多形性横纹肌肉瘤多发于成年人（平均年龄 60 岁）。腺泡型和多形性横纹肌肉瘤发生于四肢。胚胎性横纹肌肉瘤主要发生在头颈部

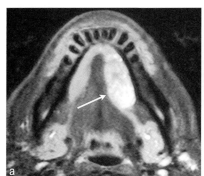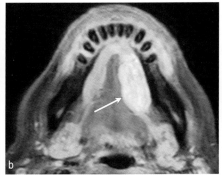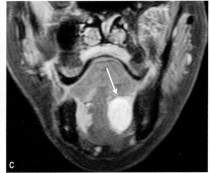

图 4.191 51 岁男性，腺样囊性癌累及左舌下腺

a. 轴位脂肪抑制 T2WI 呈不均匀高信号；**b.** 轴位钆对比增强及冠状位脂肪抑制 T1WI 后增强。

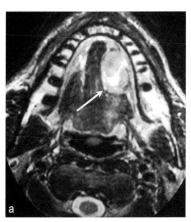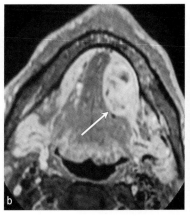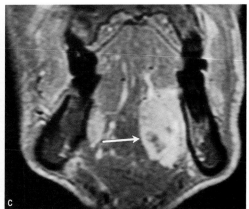

图 4.192 63 岁，男性，左舌下腺腺癌

a. 轴位 T2WI 显示不均匀的稍高和高信号；**b.** 轴位钆对比增强后不均匀增强；**c.** 冠状位脂肪抑制 T1WI 上呈不均匀增强。

表4.8(续) 口咽、口腔和口底的病变

病变	影像学表现	点评
炎性病变		
口底蜂窝织炎/口底脓肿 (**图 4.193**)	**MRI 表现**：蜂窝织炎表现为口底软组织的增厚，T2WI 高信号影，界限模糊，脓肿在脂肪抑制 T2WI 和 DWI 上呈高信号，钆对比增强后呈边缘强化 **CT 表现**： 脓肿：脓液聚集，脓肿边缘环形增强影，且相邻软组织异常增厚 蜂窝织炎：异常软组织增厚，无环形强化影	口底感染可有牙源性/下颌骨来源的感染、创伤、菌血症、败血症和/或颌下腺导管结石阻塞导致
Ludwing 咽峡炎 (**图 4.194**)	**CT 表现**：广泛的软组织异常增厚，边界不清，有液体区域侵及口底，通常延伸至颌下、咽部和/或咽旁间隙，可伴有气道的狭窄或阻塞	严重口底蜂窝织炎会进一步发展，并向下延伸至纵隔，导致胸痛。炎症一般来源于牙齿和下颌骨，包括邻近软组织受累或牙科手术的并发症。高达 10% 的致死率，因而在危及生命时经常需要手术治疗
肉芽肿病伴多血管炎	**MRI 表现**：黏膜软组织增厚，边界不清，T1WI 上呈低或中等信号，T2WI 上呈中高到高信号。钆对比强化，包括鼻腔、鼻旁窦、鼻炎、口咽、眼眶、颞下窝、外耳道伴或不伴骨和软骨侵犯和破坏，伴或不伴硬脑膜、软脑膜、脑、静脉窦等颅底侵犯 **CT 表现**：病变区域软组织增厚，伴或不伴骨破坏	多系统自身免疫病导致的呼吸道坏死性肉芽肿，面部各类组织的小动静脉坏死性血管炎和肾小球肾炎。也包括口腔、鼻旁组织、眼眶、颅底、硬脑膜、软脑膜和颞骨。一般来说，抗中性粒细胞胞质抗体胞质型 (c-ANCA) 阳性。治疗包括糖皮质激素、环磷酰胺和抗 TNF 药物
下颌下腺导管结石/唾液腺炎 (**图 4.195**)	**MRI 表现**：结石一般表现为 T1WI、T2WI 上低信号。下颌下腺内部有时导管扩张伴 T2WI 高信号。结石在磁敏感加权像也可表现为低信号病灶。下颌下腺可能会肿大，伴随 T2 信号增加，钆对比强化影显示较对侧正常腺体信号高。MR 唾液腺造影术通过高加权 T2 的 3D 稳态进动序列或 3D 快速自旋回波技术能够显示导管扩张高信号影像和结石导致的管腔缺损 **CT 表现**：结石一般为高密度。扩张导管可以邻近阻塞性结石也可位于下颌下腺内部。下颌下腺也可肿大，增强后有强化	涎石病是腺体导管内结石形成导致，是大腺体最常见疾病。钙盐沉积于脱落的上皮细胞、黏液、异物或细菌组成的核心上的结果。每位患者可发生一个或多个导管结石。涎石可以大到 9 mm（平均大小约 3～4 mm）。相比腮腺 Stensen 导管，发生于颌下腺 Wharton 导管（多达 80% 的病例）的涎石（结石）更多，这是由于导管向上走行及其分泌液相对于腮腺唾液富含磷酸盐和羟基磷灰石、偏碱性、黏稠导致。涎石可引发弥漫性下颌下腺增大，易反复感染。治疗措施包括唾液腺内镜取石术或腺体摘除术

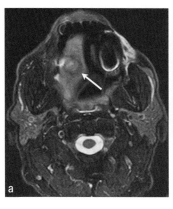 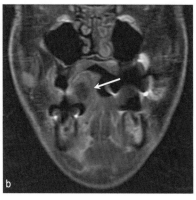

图 4.193 64 岁男性

a. 轴位脂肪抑制 T2WI 显示右侧口腔蜂窝织炎伴早期脓肿影（箭头）；**b.** 冠状位增强脂肪抑制 T1WI 显示相应的异常钆对比强化影。

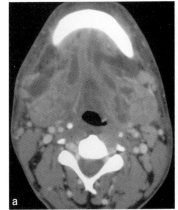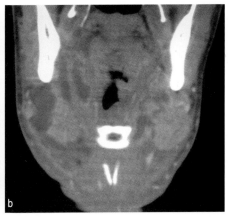

图 4.194 52 岁,男性,路德维希咽峡炎
轴位(**a**)和冠状位(**b**)CT 显示广泛异常不规则的软组织增厚,包括口底和延伸至双侧颌下间隙的低密度的液体积聚区。

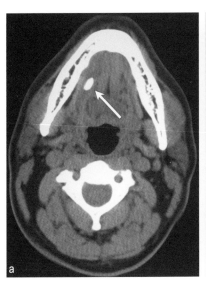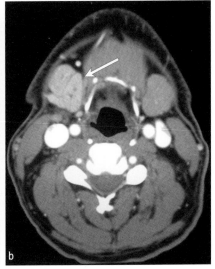

图 4.195 36 岁,男性,下颌下腺导管结石

a. 轴位 CT 显示下颌下腺导管结石;**b.** 增强 CT 显示非对称性肿大和右侧下颌下腺较左侧对比强化明显,显示导管阻塞导致的炎症。

4.9　下颌下间隙病变

　　下颌下间隙是舌骨上颈部最下方的解剖间隙,位于下颌舌骨肌下方和舌骨上方。颈深筋膜浅层分隔并包裹该间隙。筋膜内层与下颌舌骨肌下缘相邻,筋膜外层与颈阔肌内侧边缘相邻。由于中间缺乏筋膜层,双侧下颌下间隙相连。下颌下间隙向后与舌下间隙和茎突咽旁间隙的下段相邻,向下与颈椎前间隙相邻。下颌下间隙有颌下腺表层部分、二腹肌前腹、面静脉、面动脉、舌下神经、脂肪和淋巴结。面神经的下颌缘支位于下颌下腺和颈阔肌的外边缘。下颌下腺是第二大唾液腺,位于颌下三角处于二腹肌前后腹之间和下颌骨下缘。来源于舌前 2/3、口底、舌下和颌下腺的肿瘤会导致颏下(1A 区)和颌下(1B 区)的淋巴结转移。下颌下腺肿瘤也可以

转移到颈深上部淋巴结(Ⅱ区淋巴结)

- 发育性/先天性异常
  - 表皮样囊肿
  - 皮样囊肿
  - 畸胎瘤
  - 血管淋巴管畸形
  - 甲状舌管囊肿
  - 鳃裂囊肿
- 良性肿瘤
  - 颌下腺多形性腺瘤
  - 脂肪瘤
  - 血管瘤
  - 神经鞘瘤
  - 副神经节瘤
- 肿瘤样病变

- 潜行性舌下囊肿
- Castleman 病
- 恶性肿瘤
  - 腺癌和黏液表皮样癌
  - 腺样囊性癌
  - 腺泡细胞癌
  - 鳞状细胞癌
  - 非霍奇金淋巴瘤
  - 白血病

- 转移性恶性肿瘤
- 炎症病变
  - 淋巴腺炎（反应性腺病；化脓前和化脓性腺病）
  - 蜂窝织炎/脓肿
  - Ludwig 咽峡炎
  - 病毒性淋巴结病
  - 下颌下腺导管结石/涎石病
  - 舍格伦综合征
  - 结节病

表 4.9　下颌下间隙病变

病变	影像学表现	点评
发育性/先天性异常		
表皮样囊肿 （图 4.173，图 4.174）	**MRI 表现**：边界清晰，圆形或分叶形内含外胚层的囊性病变，T1WI 上低中信号，T2WI 和 DWI 上高信号，FLAIR 上信号不均匀，无钆对比强化。口底正中处较颌下间隙更易发生表皮样囊肿 **CT 表现**：边界清楚的圆形或分叶状内含外胚层组织的囊性病变，有低-中等密度影	非肿瘤性先天性或获得性病变，内壁是角化的复层鳞状上皮衬里，内含脱落的上皮细胞、角化坏死碎屑。病变由于胚胎第一、第二鳃弓发育时上皮成分先天性遗留包绕而来或来源于创伤。经常发生于 5～50 岁患者（平均 30 岁）
皮样囊肿 （图 4.196，图 4.175）	**MRI 表现**：边界清楚的圆形或分叶状病变，一般 T1WI 上高信号，T2WI 上信号不均匀（低、中等、高信号），无钆对比强化影 **CT 表现**：边界清晰球状或分叶状病变，伴低密度，伴或不伴脂肪-液体或液体-碎片平面	非肿瘤先天性或获得性内含外胚层组织囊性病变，内壁是角化的复层鳞状上皮衬里，内含脂类物质、胆固醇、脱落细胞、角化坏死碎片。病变来源于胚胎第一第二鳃弓发育过程中上皮成分的先天性遗留或来源于创伤。男性发病率略高于女性，伴或不伴相关的临床症状。皮样囊肿破裂可引起化学性炎症。颌下间隙发生率高于口底
畸胎瘤	**MRI 表现**：病变通常边界清晰，T1WI、T2WI、脂肪抑制 T2WI 显示信号不均匀（低、中等、高信号混杂）。可见牙齿和骨影像及无定形、丛状和/或弯曲的钙化区域，表现为 T1WI、T2WI、脂肪抑制 T2WI 上低信号。畸胎瘤可有液-液和脂-液平面。病变实性成分和隔膜可有钆对比强化影。侵犯邻近组织和骨破坏及转移是恶性畸胎瘤表现 **CT 表现**：有区域表现为低和中密度伴或不伴钙化影像	畸胎瘤是胚胎干细胞来源（多能胚芽细胞）的肿瘤，内含来源于不止一个胚层（内胚层、中胚层、外胚层）的各种细胞和组织。他们是第二类型丰富的胚胎细胞肿瘤，发生于儿童，男性比例高于女性，有良恶性之分，由外胚层、中胚层、内胚层衍生物构成。成熟的畸胎瘤有来源于外胚层（大脑，皮肤）、中胚层（软骨、骨、肌肉和/或脂肪）和内胚层（肠上皮，呼吸上皮囊肿）的各种细胞。不成熟畸胎瘤含有部分分化的外胚层、中胚层、内胚层细胞

表 4.9(续) 下颌下间隙病变

病变	影像学表现	点评
血管淋巴管畸形 **(图 4.177)**	病变可边界清晰,或渗透性延伸到软组织和肌肉之间 **MRI 表现:** 常包含单个或多个囊性区,可以是大的(大囊性型)或小型(微囊型),T1WI 上显著低信号,T2 加权像及脂肪抑制 T2WI 上呈高信号。囊肿内含出血、高蛋白质浓度和/或坏死性碎片,T1WI 可见液-液平及高信号,T2 信号多样。囊性区之间的隔膜厚度不均,钆(Gd)对比增强后强化 病灶内的结节区可以具有不同程度的 Gd 对比增强。与大囊性类型相比,微囊性病变通常表现出更多的 Gd 对比增强	良性血管异常(也称为淋巴管瘤和囊性水瘤)主要由异常淋巴管生成引起。高达 75％发生在头部和颈部。可以在出生时(50％～65％)或在前 5 年内用 MRI 或超声检查在子宫中观察到,约 85％在 2 岁时检测到 病变由散布在结缔组织间质内的内皮内衬淋巴管,伴或不伴静脉通道组成。占婴儿和儿童良性软组织肿瘤的不到 1％,占所有良性病变的 5.6％。可能与 Turner 综合征和 Proteus 综合征有关
甲状舌管囊肿 **(图 4.197,图 4.178)**	**MRI 表现:** 舌根处边界清楚的球形或卵圆形病灶,在 T1WI 和弥散加权像上呈低信号,T2WI 上通常为高信号。甲状舌管囊肿的壁通常较薄,无钆(Gd)对比增强。甲状舌管囊肿并发症有出血、目前或既往感染时可导致蛋白升高,在 T1WI 和 T2WI 上呈中等-稍高信号。这种囊肿的壁可以很厚,并显示 Gd 对比增强。甲状舌管囊肿出现壁结节的 Gd 对比增强,则预示有潜在的恶性病变的可能 **CT 表现:** 低密度的边界清楚病变(黏液性),有薄壁,密度范围为 10～25 HU。偶尔有薄的分隔。甲状舌管囊肿并发感染可出现密度增加、壁增厚、邻近组织边界消失/不清晰 **超声表现:** 可表现为边界清晰的无回声囊肿,伴蛋白质浓度升高时有假实性表现	甲状舌管囊肿是颈部最常见的先天性肿块,与甲状腺发育改变有关。妊娠前 3 周,甲状腺滤泡细胞由位于第一和第二咽弓之间的内胚层细胞(中线甲状腺原基)发育而来。在妊娠 24 天时,在甲状腺原基内形成一个小凹陷(甲状腺芽),逐渐发展成沿着邻近主动脉原基的中线向下延伸的一个二叶憩室。甲状舌管(甲状腺舌管)临时存在于舌背部(盲孔)和下降的甲状腺原基之间。甲状舌管通常在妊娠第 10 周时逐渐消退。下降的甲状腺原基和甲状舌管走行于舌骨的前面,再下降至甲状舌骨膜、甲状软骨和气管之前,在舌骨的下缘稍向后弯曲。甲状舌管在胸骨舌骨肌和胸骨甲状肌带之间延伸。妊娠 7 周时下降的甲状腺原基到达下颈部正常位置。甲状腺旁滤泡细胞(C 细胞)从第四咽囊的内胚层细胞(外侧甲状腺原基)发展并迁移到甲状腺正中间降支甲状腺原基的汇合处。甲状舌管囊肿多达三分之二出现在舌骨下颈部,可以是中线,也可以在带状肌内或外侧延伸。近 50％发生在 20 岁以下的患者中,表现为逐渐扩大的颈部病变

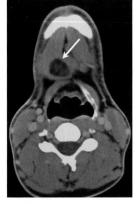

图 4.196 轴位 CT 显示皮样囊肿(箭头),下颌下间隙低密度影

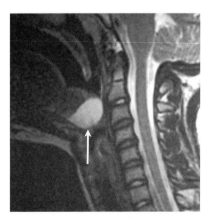

图 4.197 女性,11 岁,舌根部的甲状舌管囊肿

舌根部和舌盲孔处的局限性病变(箭头),矢状面 T2WI 高信号。

表 4.9(续) 下颌下间隙病变

病变	影像学表现	点评
鳃裂囊肿 (图 4.198)	**MRI 表现**：局限性病变,以 T1WI 上低-中信号,T2WI 上高信号为主。无钆对比强化影,除非合并感染 **CT 表现**：局限性、囊性病变,根据蛋白质和水的比例不同可有低到中等密度影。第一鳃裂囊肿位于外耳道附近(1 型第一鳃裂囊肿)或腮腺浅叶部分,可延伸至咽旁间隙、颌下腺后面和/或外耳道上(2 型)。第二鳃裂囊肿位于胸锁乳突肌(SCM)前面,颈动脉内侧(1 型),胸锁乳突肌前内侧,延伸/不延伸至颈动脉鞘的后缘(2 型),或延伸至咽旁间隙和颈动脉内外侧之间(3 型)。第三鳃裂囊肿位于甲状腺上叶水平胸锁乳突肌的下部前缘,可延伸至颈动脉和舌咽神经后的窦道,在喉上神经的内分支水平上缘穿越甲状腺膜部直达梨状窦底部。第四鳃裂囊肿发生于胸锁乳突肌下段侧面和前面以及颈动脉弓水平处的颈下 1/3,伴或不伴位于锁骨下动脉右下方或者颈动脉弓左下方的窦道向上向背侧延伸经过颈动脉直到舌下神经水平,然后沿着胸锁乳突肌向下至梨状窦	鳃裂囊肿是发生于鳃弓的发育性畸形。鳃弓形成于发育第 4 周末,主要由四组主要的和两组外衬外胚层和内衬内胚层保护的中胚层来源的退化弓。中胚层包括主要的动脉、神经、软骨和肌肉。四对主要的鳃弓被鳃裂分开。每个鳃弓随着鳃裂消失发育成颈部结构。第一鳃弓形成外耳道、咽鼓管、中耳和乳突气房细胞。第二鳃弓发育成舌骨和扁桃体,扁桃体上窝。第三和第四鳃弓发育成舌骨下的咽部,鳃弓畸形包括囊肿、窦道和瘘管。第二鳃弓畸形占所有鳃弓畸形的90%。囊肿内衬鳞状上皮(90%)、纤毛柱状上皮(8%)或两种类型(2%)。黏液中也可出现皮脂腺、唾液腺、淋巴组织和黏液的胆固醇结晶。有四种类型的第二鳃裂囊肿。1 型位于胸锁乳突肌前面深达颈阔肌。2 型(最常见)位于胸锁乳突肌前内侧,颈动脉间隙侧缘,颌下腺后缘。3 型位于咽侧壁和颈动脉内侧,可延伸至颈动脉内外侧之间(鸟喙征)。4 型位于颈动脉鞘和咽部中间,在扁桃体隐窝水平,可向上延伸至颅底。一般来说无症状,除非伴随感染

良性肿瘤

病变	影像学表现	点评
颌下腺多形性腺瘤 (图 4.199)	**MRI 表现**：局限性病变,T1WI 上低-中信号,T2WI 及脂肪抑制 T2WI 上稍高信号,通常有钆对比强化影 **CT 表现**：病变呈局限性或分叶状中等密度,增强后有强化	多形性腺瘤源于颌下间隙内的颌下腺。由分化较好的混有散在间质成分的肌上皮细胞组成。好发生于 20～69 岁。此外,发生于小唾液腺的腺瘤罕见类型有肌上皮瘤和嗜酸性细胞瘤
脂肪瘤 (图 4.183)	**MRI 表现**：脂肪瘤和皮下脂肪 T1 信号强度相同(高信号)。T2WI 频率选用脂肪抑制(FS)、短时反转恢复(IR)表现为极低信号。通常无钆对比增强或周围水样信号 **CT 表现**：脂肪瘤的 CT 表现与皮下脂肪的密度类似,对比后无增强或周围水肿样密度	常见良性错构瘤,成熟的脂肪组织,无细胞非典型增生。这是最常见软组织肿瘤,占总软组织肿瘤的16%
血管瘤 (图 4.200)	**MRI 表现**：表现为骨髓或软组织中局限性或边缘不清楚的结构(直径＜4 mm),T1WI 上呈中高信号(通常与骨髓脂肪组织等信号)在 T2WI 和脂肪抑制 T2WI 上呈现高信号,典型的钆对比增强,可有/无骨膨隆 **CT 表现**：表现为骨膨胀,骨小梁向中心放射性改变。软组织的血管瘤大部分呈现中等密度,可有/无脂肪区	骨或软组织的良性病变由毛细血管、海绵状和/或畸形的静脉血管构成。可认为是血管错构导致的功能障碍。可发生于 1～84 岁(平均 33 岁)

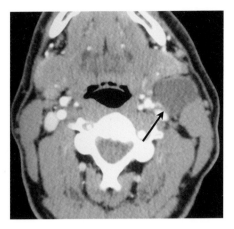

图 4.198 轴位 CT 显示第二鳃裂囊肿（2 型），左颌下腺后面，左胸锁乳突肌前内侧，颈动脉间隙外侧缘（箭头）

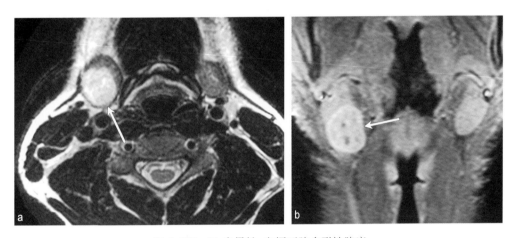

图 4.199 21 岁男性，右颌下腺多形性腺瘤

a. 轴位 T2WI 上呈高信号（箭头）；**b.** 冠状位脂肪抑制 T1WI 显示腺瘤呈钆对比强化影（箭头）。

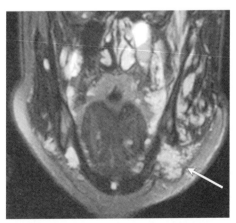

图 4.200 2 岁男性，血管瘤（箭头）

脂肪抑制 T2WI 上呈高信号，累及左侧颌下腺软组织、咀嚼肌间隙及左舌缘。

表 4.9(续) 下颌下间隙病变

病变	影像学表现	点评
神经鞘瘤 (图 4.201)	**MRI 表现**:病变呈局限性卵圆形或球形,T1WI 上呈低中信号,在 T2WI 和 T2WI 脂肪抑制上呈高信号,病变范围较大及因囊性变和/或出血时,钆对比常呈不均匀增强 **CT 表现**:对比增强后病变呈边界清楚的圆形或椭圆形中等密度影。病变范围大者通常呈囊性变或出血	神经鞘瘤是由分化的施万细胞构成有包膜的良性肿瘤,常呈单发、散发性病变。多发神经鞘瘤常与 2 型神经纤维瘤病(NF2)相关,是常染色体 22q12 基因突变的显性疾病。除了神经鞘瘤,NF2 患者还可以有多发性脑膜瘤、室管膜瘤 NF2 新生儿发病率为 1/37 000~1/50 000。发病年龄在 22~72 岁(平均年龄 46 岁)。发病高峰在 40~60 岁。目前许多 NF2 突变患者在 30~40 岁常出现双侧前庭神经鞘瘤
副神经节瘤 (图 4.202)	**MRI 表现**:病变局限,T1WI 上中信号,T2 信号不均匀,呈中-高信号,钆对比强化影。可伴有骨组织侵犯 **CT 表现**:球样或类球样病变,有低-中强度度衰减。病变显示对比强化。常压迫邻近骨组织	良性的包膜型神经分泌性瘤,可发生于全身自主神经节(副神经节)。副神经节细胞是感受 O_2、CO_2,pH 的化学感受器。病变也被称为化学感受器瘤,按部位命名(颈动脉分叉处的颈动脉体瘤、中耳的鼓室球瘤、颈静脉球区的颈静脉球瘤等)。副神经节瘤是中耳最常见的肿瘤。肿瘤一般对细胞角蛋白 5/7 和角蛋白 7、p63、SMA 和 S-100 蛋白免疫阳性
肿瘤样病变		
潜行性舌下囊肿 (图 4.203,图 4.187,图 4.188,图 4.189)	**MRI 表现**:口底局限性病变,T1WI、FLAIR、DWI 上呈低信号,T2WI 上呈现高信号。舌下囊肿的破裂部分由于向下延伸至颌下间隙,常有一个管状形态。一般无钆对比强化,除非伴感染 **CT 表现**:局限性病变伴液化密度影	舌下囊肿是一种内衬来源于舌下腺或小唾液腺上皮的黏膜潴留型囊肿。可以由唾液腺的创伤和炎症发展而来。跳跃型或潜行舌下囊肿是舌下囊肿破裂且沿着下颌舌骨肌背部向后走行,随后向下进一步伸展至颌下间隙而形成。病变的破裂部分不能被内衬上皮包绕,因此被称为假性囊肿
Castleman 病 (图 6.16)	**CT 和 MRI 表现:** **多中心**:胸腔、腹部和/或颈部多个淋巴结肿大,对比增强强化影,可伴有钙化。活动期,淋巴结对 ^{67}Ga 行放射性核素和 PET/CT 检查中的 ^{18}F-FDG 摄取量增加 **单中心**:孤立的肿块,CT 上中等密度影,对比强化影。T1WI 上中信号和 T2WI 上中-高信号,钆对比强化	也称为血管滤泡型淋巴结肿大或巨淋巴结增生病。肿瘤可发生于胸腔(70%),腹部和骨盆(10%~15%),颈部(10%~15%)。单中心或多中心病变。多中心 Castleman 病由多个肿大的淋巴结构成,滤泡间区域有大量多克隆浆细胞积聚。该型患者有肝脾肿大,相比于单中心预后差。变异的多中心型 Castleman 病可发生在与 HIV-8 病毒感染有关的免疫缺陷或 HLV 患者中。治疗包括化疗和利妥昔单抗。单中心型的 Castleman 病淋巴结含有滤泡间毛细血管增殖导致的透明血管型滤泡。这种可以通过手术和/或放疗,一般有比较好的预后

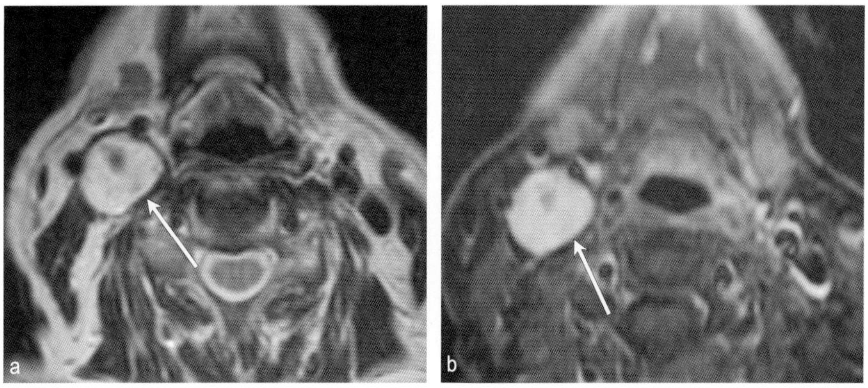

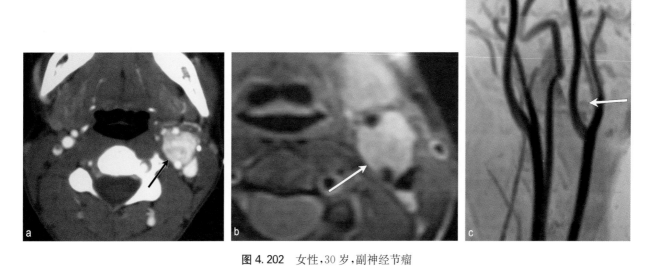

图 4.201　右侧颌下腺后方神经鞘瘤

a. 轴位 T2WI 上高信号；**b.** 冠状位脂肪抑制 T1WI 钆对比强化影，肿物向前推移右颈动脉和颈静脉。

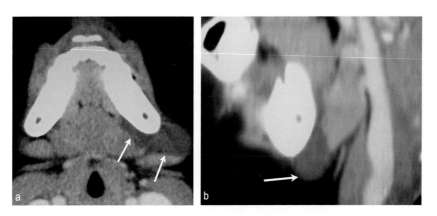

图 4.202　女性，30 岁，副神经节瘤

a、b. 轴位 CT 增强和轴位脂肪抑制 T1WI 显示对比增强（箭头），肿瘤使左颈内、外动脉分离，间距增宽；**c.** 斜冠状位上 MRA 图像（箭头）。

图 4.203　4 岁男性，跳跃性（潜行性）舌下囊肿

轴位(a)和矢状面(b)增强 CT 显示（箭头）液性低密度影，向后延伸至口底，向下穿过下颌舌骨肌。

表 4.9(续) 下颌下间隙病变

病变	影像学表现	点评
恶性肿瘤		
腺癌和黏液表皮样癌 （图 4.192）	**MRI 表现**：位于颌下区的恶性病变通常表现为 T1WI 上呈中信号，T2WI 上呈中-高信号，钆对比增强后显示不均匀强化影。可伴有骨破坏和沿神经周围侵犯 **CT 表现**：肿瘤呈中等密度，增强显示不均匀的强化影像，临近骨组织破坏	黏液表皮样癌是颌下腺最常见的恶性肿瘤。黏液表皮样癌占唾液腺肿瘤的 15%，50% 发生于大唾液腺（>80% 发生于腮腺，13% 颌下腺，4% 舌下腺）。腺癌由小到中型有椭圆形细胞核的肿瘤细胞组成，一般对细胞角蛋白、丝蛋白和 S-100 免疫阳性。黏液表皮样癌经常由基底样或立方形肿瘤细胞构成的实性成分和内衬细胞核和淡均质细胞质组成的黏膜上皮的囊性成分组成。大多数发生于上颌窦和鼻腔。肿瘤经常中到高度分化，随着肿瘤的发展可发生远处转移或周围神经扩散
腺样囊性癌 （图 4.204，图 4.191）	**MRI 表现**：病变可累及颌下腺。T1WI 上呈中信号，T2WI 上呈中高信号影，钆对比增强显示不均匀信号影 **CT 表现**：肿瘤密度不均匀，增强后有对比强化。可破坏邻近骨组织	唾液腺来源的基底样肿瘤由肿瘤上皮细胞和肌上皮细胞组成。肿瘤有多种分型包括管状、筛状、实体型。占上皮性唾液腺肿瘤的 10%。常见于腮腺、颌下腺和小唾液腺（腭部、舌部、颊黏膜、口底和其他部位）。肿瘤沿周围神经转移比较常见，可伴有面神经麻痹，常发生于 30 岁以上的患者。实体型预后最差，90% 的患者确诊后 10~15 年去世
腺泡细胞癌 （图 4.94，图 4.95）	**MRI 表现**：病变可以是实性或囊实相间。肿瘤大小 1~5 mm（平均 3 mm）。肿瘤在 T1WI 上低-中信号，T2WI 上中-高信号，伴或不伴囊性和/或出血区域。肿瘤表现为轻度或中度的钆对比强化 **CT 表现**：肿瘤呈中等密度和各种轻度、中度、显著的对比强化。常可见临近骨组织破坏	唾液腺恶性上皮性肿瘤由向浆液性腺泡细胞分化的肿瘤细胞构成。大的肿瘤腺泡样细胞有多边形形态，圆偏心核，胞质内嗜碱性颗粒含 PAS 阳性酶原样颗粒。细胞角蛋白、转铁蛋白、乳铁蛋白、α 抗胰蛋白酶、IgA 和淀粉酶免疫阳性。发生于小孩和 20 岁以上成年人，尤其见于 38~46 岁。占唾液腺肿瘤 3%。80% 发生于腮腺，17% 小唾液腺，4% 发生于颌下腺，1% 发生于舌下腺。可以双侧，局部复发概率达 35%，Ki-67 指数 >10% 预后差

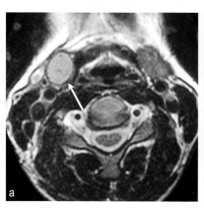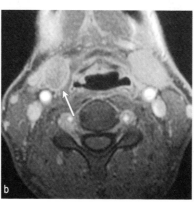

图 4.204 女性，32 岁右颌下腺腺样囊性癌

a. 轴位 T2WI 上呈稍高信号（箭头）；**b.** 轴位脂肪抑制 T1WI 钆对比增强后显示不均匀信号增强影。

表 4.9(续) 下颌下间隙病变

病变	影像学表现	点评
鳞状细胞癌 （图 4.190）	**MRI 表现**：病变位于鼻腔、口腔、口底、鼻旁窦和鼻咽,可有/无骨质破坏或神经侵犯。病变通常表现为 T1WI 上呈中信号,T2WI 上呈中-高信号,钆对比增强后显示不均匀强化影。大的病灶可合并坏死或出血 **CT 表现**：肿瘤呈中等密度,增强显示不均匀的强化影,大的病灶可合并坏死或出血	恶性上皮性肿瘤包括角化型和非角化型。80%的口咽恶性肿瘤和 3%的头颈部恶性肿瘤。发生于大唾液腺的病变可以是转移性病变。通常发生于＞55 岁患者,男性多于女性,与职业或暴露于烟草、镍、氯酚、铬、芥子气、镭以及木制品行业有关
非霍奇金淋巴瘤 （图 4.205）	**MRI 表现**：病变在 T1WI 上呈现中低信号,在 T2WI 上呈现中高信号,注入钆对比剂可增强。可以呈现局部浸润和伴有邻近骨质侵犯的表现 **CT 表现**：下颌下腺的病变会呈现中低密度,有强化,可伴有/不伴有骨的破坏。淋巴瘤也在下颌下间隙里呈现多个异常增大的淋巴结,短径＞15 mm	淋巴瘤的肿瘤细胞通常出现在淋巴组织内(淋巴结和网状内皮)。初级的淋巴瘤很少发生在颌下腺内,而且通常是非霍奇金淋巴瘤(NHL)。B 细胞 NHL 较 T 细胞 NHL 常见。相比起原发性淋巴瘤,更多的淋巴瘤经常作为一些传播性疾病的伴随疾病。预后差,5 年生存率低于 65%
白血病 （图 4.206）	**MRI 表现**：急性淋巴细胞白血病(ALL)、慢性淋巴细胞白血病(CLL)、急性骨髓性白血病(AML)和慢性粒细胞白血病(CML)渗透骨髓,在 T1WI 和 PDWI 上表现为弥漫性或边界不清的低-中等信号影。在脂肪抑制 T2WI 上中等偏高的信号。有类似信号改变的焦点或区域也可以看到。在注入钆(Gd)对比剂后,CLL、AML 和 CML 在 T1WI 和 FS T1WI 上强化明显 **CT 表现**：CLL 患者带有 Richter 转变的往往有颈部的淋巴结病	淋巴肿瘤在骨髓和外周血中广泛传播。最常在儿童和青少年中发生,并且可以同时伴发淋巴结病。CLL 是西方白血病中最常见的类型,通常发生在 50 岁以上的成年人。CLL 是最具惰性的类白血病。CLL 通常表现为无症状淋巴细胞病,并有一个长期的临床过程 4%的 CLL 病人发展成一种侵袭性 B 细胞淋巴瘤(Richter 转换)。粒细胞性白血病是由异常的骨髓细胞衍生而来,如果在正常情况下,粒细胞会形成红细胞、单核细胞、粒细胞、血小板 AML 通常发生在青少年和年轻人身上,占儿童白血病的 20%。CML 发生在 25 岁以上的成年人中

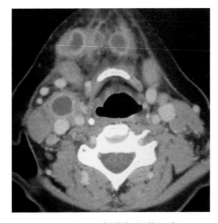

图 4.205 非霍奇金淋巴瘤
横断位增强 CT 显示异常增大的淋巴结内部呈低密度,边缘呈环形强化。

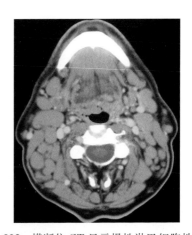

图 4.206 横断位 CT 显示慢性淋巴细胞性白血病(CLL)患者的颈部淋巴结肿大,并且有恶性 B 细胞淋巴瘤的发展趋势(Richter 转换)

表 4.9(续) 下颌下间隙病变

病变	影像学表现	点评
转移性恶性肿瘤（图 4.207，图 4.208）	**MRI 表现**：通常有局限的球形病变，在 T1WI 上呈中低信号，在 T2WI 上呈中高信号，可伴有/不伴有出血、钙化和囊肿，不同形式的钆对比强化 **CT 表现**：病变通常呈低中密度，可伴有/不伴有出血、钙化和囊肿，不同形式的钆对比强化。可伴有/不伴有骨破坏，神经或血管的压迫	**原发性颅外肿瘤来源**：肺＞乳房＞GI＞GU＞黑色素瘤。可表现为单发或多发的边界清楚或边界不清的病灶。转移性肿瘤在单个或多个部位可引起各种不同破坏性或浸润性改变
炎病病变		
淋巴结炎（反应性腺病，化脓性和化脓前腺病）（图 4.209，图 4.71 和图 4.72）	**MRI 表现**：增大的化脓前淋巴结在 T1WI 上呈现中等信号，在 T2WI 上显示高信号，注入钆对比剂后有强化。化脓淋巴结在 T1WI 上显示低信号，在 T2WI 上显示高信号，注入钆对比剂后呈环形强化。能在邻近软组织见 T2 信号不规则的增高和注入钆对比剂后强化。 **CT 表现**：反应性淋巴结炎：肿大的淋巴节直径＜12 mm，保有淋巴结结构，可伴有/不伴有突出的单根门血管或分支血管 化脓前淋巴结炎增大的淋巴结伴有脂肪的减少，轻度的密度降低，对比增强。化脓性淋巴结伴有典型的肿大，中心密度降低，边缘增强	颌下区肿大淋巴结通常小于 12 mm，淋巴结结构保存，可发生于口腔前庭、嘴唇和鼻窦的感染，称为反应性腺病，或化脓前腺病。在儿童，淋巴腺炎可发生于上呼吸道病毒感染，细菌，如金黄色葡萄球菌和脓链球菌。感染革兰氏阴性杆菌能导致自限性的肉芽肿性炎症。这种感染通常发生在 30 岁以下，经常与猫接触（猫抓病）的患者。其他引起淋巴结肿大的传染性肉芽肿性疾病是由细菌如结核分枝杆菌、牛分枝杆菌引起的。肿大的淋巴结可以液化性坏死导致化脓性淋巴结，测量大小约 4.5 cm。当淋巴结＜2 cm 时静脉注射抗生素通常是治疗化脓性淋巴结炎的有效方法，更大的化脓性淋巴结通常需要手术引流，尤其需要注意气道。在成人中，化脓性腺病通常是外伤、手术或手术造成的并发症。革兰氏阳性球菌是常见的成人化脓性腺病的病原体
蜂窝织炎/脓肿（图 4.210，图 4.193）	**MRI 表现**：蜂窝织炎表现为软组织的增厚，并且在 T2WI 和脂肪抑制 T2WI 上显示高信号。脓肿在 T2WI 和 DWI 上显示高信号，钆对比剂边缘增强 **CT 表现**：脓肿显示液体的积聚，有边缘强化及邻近的异常软组织增厚。异常的软组织增厚不伴有环形强化常见于蜂窝织炎	牙齿或下颌的感染。外伤，细菌或下颌下导管结石可导致口底和下颌下间隙的感染
路德维希咽峡炎（图 4.211）	**CT 表现**：广泛的异常软组织增厚，边界不清，包含小片的低密度的液体区域。病变可延伸到颌下、咽或咽旁间隙，可伴有/不伴有气道狭窄或阻塞气道	严重的蜂窝织炎可从口底进展延伸至下颌下间隙和纵隔，引起胸痛。通常是由下颌骨感染邻近的软组织或作为牙齿手术的并发症所引起。被认为是危及生命的疾病，病死率高达 10%

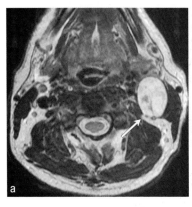
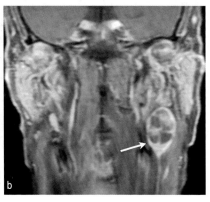

图 4.207　a. T2WI 显示一个异常增大的淋巴结（箭头），来自与人乳头状瘤病毒相关的转移鳞癌，呈不均匀高信号；b. 冠状位脂肪抑制 T1WI 上病灶不均匀强化（箭头）。

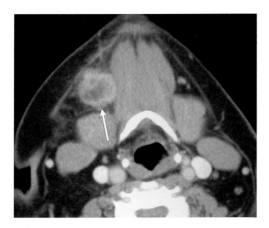

图 4.208 60 岁,女性

轴向 CT 显示淋巴结异常肿大,为转移性鳞状细胞癌的淋巴结(箭头);淋巴结有一个不规则的中央带,由于有包膜外侵犯而呈现边界不清。

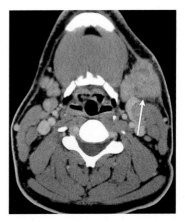

图 4.209 轴位 CT 显示一个异常肿大的淋巴结

边界不清(箭头),表示经革兰阴性菌感染的化脓前淋巴结炎(猫抓病)。

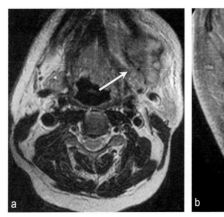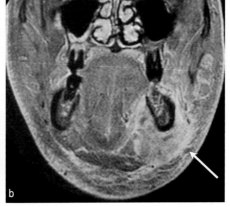

图 4.210 男性,55 岁,左颈部蜂窝织炎

a. 在 T2WI 上可以看到一个边界不清的、不均匀的、稍高的信号(箭头);**b.** 在冠状位脂肪抑制 T1WI 上显示不规则的、轻度强化(箭头)。

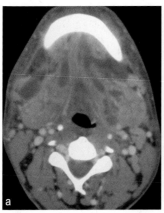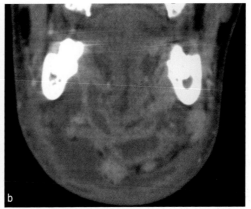

图 4.211 路德维希咽峡炎

轴位(a)、冠状位(b)上 CT 显示广泛、异常、不规则软组织增厚,含低密度液体从口底延伸到双侧颌下间隙。

表 4.9(续) 下颌下间隙病变

病变	影像学表现	点评
病毒性淋巴结病 (**图 4.212**)	**CT 和 MRI 表现**:颈部多发性淋巴结肿大,可伴有强化。常伴发腺样体和腭扁桃体肿大,可伴有/不伴有腮腺和颌下腺肿大	在年轻人中,全身淋巴结病可以来自于EB病毒感染(单核细胞增多症)。单核细胞增多症是一种自限性的疾病,与发烧、不适、咽扁桃体炎淋巴结病或肝脾肿大有关。主要涉及唾液腺。其他原因的病毒淋巴结病包括巨细胞病毒感染、腮腺炎副粘病毒和人类 T 细胞导致艾滋病的淋巴病毒Ⅲ型
下颌下腺导管结石/涎石病 (**图 4.213,图 4.214 和图 4.215**)	**MRI 表现**:结石一般表现为 T1WI、T2WI 上低信号。下颌下腺内部有时导管扩张伴 T2WI 高信号。结石在磁敏感加权像也可表现为低信号病灶。下颌下腺可能会肿大,伴随 T2 信号增加,钆对比强化影显示较对侧正常腺体信号高。MR 唾液腺造影术通过高加权 T2 的 3D 稳态进动序列或 3D 快速自旋回波技术能够显示导管扩张高信号影像和结石导致的管腔缺损 **CT 表现**:结石一般为高密度。扩张导管可以邻近阻塞性结石也可位于下颌下腺内部。下颌下腺也可肿大,增强后有强化	涎石病是腺体导管内结石形成导致,是大腺体最常见疾病。钙盐沉积于脱落的上皮细胞、黏液、异物或细菌组成的核心上的结果。每位患者可发生一个或多个导管结石。涎石可以大到 9 mm(平均大小约 3~4 mm)。相比腮腺 Stensen 导管,发生于颌下腺 Wharton 导管(多达 80% 的病例)的涎石(结石)更多,这是由于导管向上走行及其分泌液相对于腮腺唾液富含磷酸盐和羟基磷灰石、偏碱性、黏稠导致。涎石可引发弥漫性下颌下腺增大,易反复感染。治疗措施包括唾液腺内镜取石术或腺体摘除术

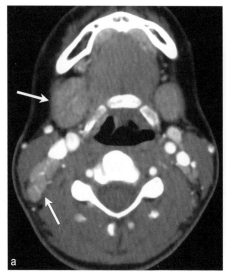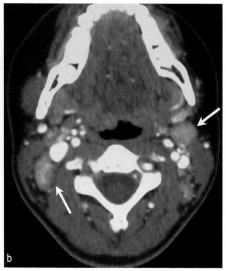

图 4.212 22 岁,EB 病毒感染(单核细胞增多症)

轴位 CT 显示非对称性肿大的右侧颌下腺(a)和多个肿大、强化的颈部淋巴结(箭头)

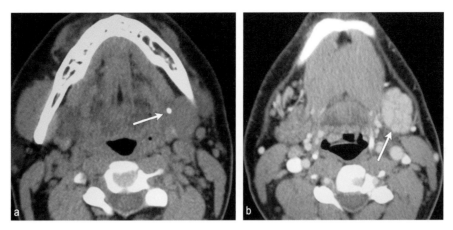

图 4.213　a. 轴位非增强 CT 显示在左下颌下腺导管的结石（箭头）；b. 炎症引起的左下颌下腺（箭头）的增大和不对称增强与其相关。

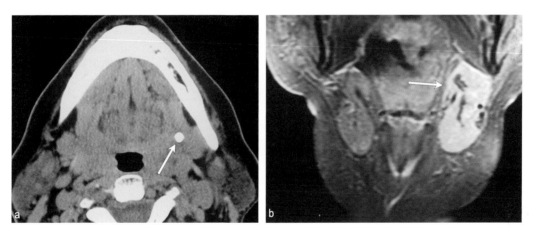

图 4.214　a. 横断位非增强 CT 示左下颌下腺导管结石（箭头）；b. 在冠状位脂肪抑制 T1WI 上由于导管阻塞，钆对比剂增强可显示左颌下腺的肿大和不对称强化（箭头）。

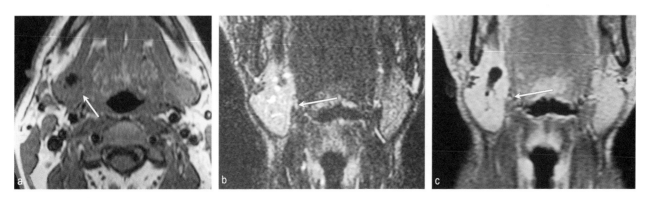

图 4.215　a. 轴位 T1WI 显示在冠状位右颌下腺导管（箭头）中有低信号的结石；b. 脂肪抑制 T2WI 显示右下颌下腺增大和不对称强化的信号（箭头）；c. 由于导管阻塞引起的炎症，右下颌下腺（箭头）冠状位脂肪抑制 T1WI 可显示相应的钆对比剂增强。

表4.9(续) 下颌下间隙病变

病变	影像学表现	点评
舍格伦综合征 （图4.108，图4.109）	**MRI表现**：腮腺在T1WI上有不均匀的等低信号，在T2WI和FS T2WI上有低中高混杂信号。T2WI上有高信号的圆形区域，为含有唾液的扩张的导管。在疾病早期阶段，累及的腺体可能肿大。随着时间进行，腺体由于细胞凋亡而减少，脂肪沉积的增加导致了在T1WI上高信号增加。在病变后期，由于纤维化和淋巴细胞聚集，T2WI可表现为低信号区。晚期受累腺体的ADC值要低于正常泪腺 **CT表现**：腮腺可以在早期增大，在晚期萎缩	舍格伦综合征是一种常见的自身免疫性疾病，一个或多个外分泌腺（泪腺、腮腺、下颌下腺和小唾腺）被单核细胞，淋巴细胞浸润从而产生腺泡细胞破坏和腺体功能的受损。通常发生在40～60岁，女性占90%以上。组织病理可发现由相关的淋巴细胞和浆细胞引起的由外周到中央的腺泡破坏。淋巴细胞的聚集可导致局部的肿块，被称为良性淋巴上皮病变。舍格伦综合征可以是主要疾病或与其他疾病相关的自身免疫性疾病，如类风湿关节炎和系统性红斑狼疮。患者表现泪腺功能减退，口腔干燥，角结膜干燥
结节病	**MRI表现**：单个或多个病灶，在T1WI上显示低中度信号，在T2WI和FS T2WI上的信号稍高。在注入钆（Gd）对比剂后，病变通常显示Gd对比强化 **CT表现**：单个或多个病灶，伴软组织密度，边缘锐利清晰 **核医学表现**：^{67}Ga，柠檬酸和^{18}F FDG葡萄糖的摄取增加	结节病是一种多系统的非干酪性、病因不明的肉芽肿病。5%～15%的病例涉及中枢神经系统。如果未经治疗，它可能导致严重的神经系统缺陷，比如脑病、脑神经病变、脊髓病。30%的病例累及腮腺，表现为无痛性的含单结节或多结节腺体肿大，结节由非特异性上皮样肉芽肿组成。治疗包括口服糖皮质激素和手术切除

4.10 颊间隙病变

颊间隙包括面颊的软组织。颊间隙位于颊肌的外侧（它起源于上颌骨牙槽嵴和与之相邻的翼状切迹上进入咽缩肌附近的翼上颌缝），在面部表情肌肉后面（大、小颧骨肌和笑肌），被颈深筋膜包围，在咀嚼肌间隙前（包括咬肌，翼内、外肌，下颌骨），腮腺间隙前方。此外，颊间隙的脂肪与颞下窝的脂肪相毗邻。颊间隙下部与颌下间隙连续。颊间隙缺乏筋膜的分隔可导致腮腺间隙、颌下间隙和颞下窝的感染和肿瘤侵犯。颊间隙主要成分为脂肪组织（颊脂垫）。颊间隙内的其他结构包括面动脉和颊动脉、面静脉、淋巴管，脑神经Ⅴ和Ⅶ的分支以及腮腺导管、副腮腺小叶和小唾液腺。腮腺导管随着咬肌向内延伸到上颌第二磨牙的颊部黏膜。

- 发育变异
  - 副腮腺小叶
  - 副腮腺组织
  - 表皮样囊肿
  - 皮样囊肿

- 良性肿瘤
  - 脂肪瘤
  - 血管瘤
  - 青少年血管纤维瘤
  - 血管淋巴管畸形
  - 神经鞘瘤
  - 神经纤维瘤
  - 副腮腺或小唾液腺起源的多形性腺瘤
  - 黏液瘤
- 肿瘤样病变
  - 血肿
  - 异物
- 恶性肿瘤
  - 腺样囊性癌
  - 腺癌、黏液表皮样癌
  - 鳞状细胞癌
  - 横纹肌肉瘤
  - 转移性恶性肿瘤
  - 非霍奇金淋巴瘤（NHL）
- 炎症性疾病
  - 蜂窝织炎
  - 脓肿

表 4.10 颊间隙病变

病变	影像学表现	点评
发育变异		
副腮腺小叶 （**图 4.216**）	**MRI 和 CT 表现**：腮腺小叶沿着腮腺导管延伸，为腮腺导管的延续。在 CT/MRI 上相对腮腺呈等密度/等信号	颊间隙内的发育变异往往沿着导管向腮腺内延伸
副腮腺组织 （**图 4.217**）	**MRI 和 CT 表现**：副腮腺组织附着在腮腺导管上，与腮腺分离。CT 和 MRI 上相对于腮腺呈等密度或等信号	腮腺局限性组织发育变异毗邻腮腺导管，位于腮腺前部并与之分离。发生在多达 21% 的患者。副腮腺很少发生肿瘤（70% 良性，30% 恶性）
表皮样囊肿	**MRI 表现**：有明确界限的球形或多结节状外胚层起源的囊性病变，在 T1WI 上呈现中低信号，T2WI 和 DWI 上呈现高信号，在 FLAIR 上呈现混合信号。没有钆对比强化。在口底中线的发病率比下颌间隙的概率高 **CT 表现**：有明确界限的球形或多结节状外胚层起源的囊性病变，中低密度，可伴或不伴骨侵蚀	属于非肿瘤性先天性或后天病变，脱落细胞和角质碎屑被栅栏状的鳞状上皮细胞包绕。病灶来源于先天性胚胎发育时期的第一和第二鳃弓或由创伤造成。通常发生在 5～50 岁的患者（平均为 30 岁）
皮样囊肿	**MRI 表现**：局限的界清的球形病变或分叶状病变，通常在 T1WI 上有高信号，在 T2WI 上信号多种多样，没有钆对比增强 **CT 表现**：界清的球状或分叶状病变，通常呈较低的密度，可伴有或不伴有脂-液或液-碎片平面	属于非肿瘤的先天性或后天的外胚层囊性病变，胆固醇、脱落细胞和角质碎屑被角质化的鳞状上皮包绕。病灶来源于先天性胚胎发育时期的第一和第二鳃弓或外伤。男性发生率略多于女性，可伴有或不伴有相关症状
良性肿瘤		
脂肪瘤	**MRI 表现**：脂肪瘤在 T1WI 具有与皮下脂肪同等的信号，均表现为高信号。T2WI 频率选择脂肪抑制（FS）、短时反转恢复（IR）表现为极低信号。通常钆对比增强后无强化 **CT 表现**：脂肪瘤的 CT 表现与皮下脂肪的密度类似，对比后无增强	脂肪瘤是最常见的软组织肿瘤，是一种常见的良性错构瘤，主要由分化成熟的脂肪组织构成，无明显细胞异型性。占软组织肿瘤的 16%

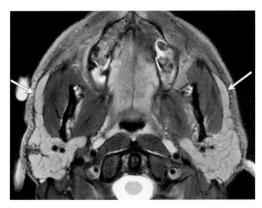

图 4.216 轴向脂肪抑制 T2WI 显示双侧副腮腺小叶（箭头）

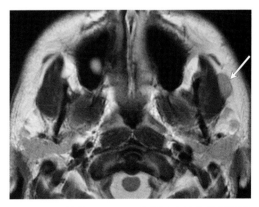

图 4.217 轴向 T2WI 显示副腮腺具有类似腮腺组织的信号（箭头）

表 4.10(续) 颊间隙病变

病变	影像学表现	点评
血管瘤 (图 4.218)	**MRI 表现**：边缘界清或较模糊的结构，直径＜4 cm，在骨髓或软组织中。在 T1WI 上与骨髓脂肪一样呈中高信号，在 T2WI 和脂肪抑制 T2WI 上呈高信号，钆对比剂注入有强化，可伴有或不伴有骨质膨隆 **CT 表现**：可扩张的骨病变，中心有放射状骨小梁。软组织中的血管瘤大多是中等密度，可伴有或不伴有脂肪沉积区	由毛细血管、海绵状或畸形的静脉血管构成的骨或软组织的良性病变，被认为是一种错构性的病损。发生在 1～84 岁的患者(中位数年龄 33 岁)
青少年纤维血管瘤 (图 4.219)	**MRI 表现**：病灶来源为翼腭窝。病损通过蝶腭孔逐渐发展进入鼻腔和鼻咽，再进入翼上颌裂，进一步通过眶下裂进入眶尖，或向前进入上颌窦，或通过眶上裂进入颅中窝。病变常在 T1WI 上呈中等信号，T2WI 上呈稍高信号，持续性钆对比剂强化 **CT 表现**：病变通常中等密度，可伴有或不伴有出血，邻近骨的侵蚀或重塑，例如翼腭窝、翼上颌窝、蝶腭孔和翼管的增宽	属于良性的，细胞和血管化的间充质病损。常发生在后外鼻道或鼻咽。来自于变异的睾酮敏感细胞，易出血，由薄壁的裂缝样或不同大小含纤维基质的内皮细胞排列的扩张血管组成，纤维基质由棱形、圆形或星状细胞的基质以及不同数量的胶原蛋白组成。与血小板生长因子 B、胰岛素样生长因子类型 Ⅱ、波形蛋白、平滑肌肌动蛋白免疫反应有关。通常发生在男性中，在 10～20 岁中发病率最高，总发病率为 1/(5 000～60 000)。病变可局限性侵袭性生长，可侵蚀或重塑邻近骨，可以通过颅底孔扩散。治疗包括栓塞或激素治疗，必要时手术切除
血管淋巴管畸形	可以是局限的病灶，也可渗透性地在软组织和肌肉中间延伸 **MRI 表现**：通常包含单个或多个囊性区域，分为大囊型或微囊性，在 T1WI 上是低信号，在 T2WI 和脂肪抑制 T2WI 上呈现高信号。囊性病灶内部出血、高蛋白积聚和/或坏死碎屑易引起 T1WI 上高信号的液-液平面和 T2WI 上多变的信号。病灶内的分隔厚度多种多样，可有不同程度的钆对比增强。微囊性病变比大囊性通常会显示更多钆对比增强	良性血管异常(也称为淋巴管瘤和囊性水瘤)主要是由于淋巴血管异常造成。高达 75％ 发生在头颈部。出生时或之内的 5 年 50％～65％ 可以用 MRI 或超声在子宫里观察到，2 岁时 85％ 可检查到。病变是由内皮内衬的淋巴管或静脉组织间质组成。在良性软组织肿瘤中占不到 1％，在婴幼儿良性肿瘤中占 5.6％。可以与 Turner 综合征和 Proteus 综合征同时伴发
神经鞘瘤	**MRI 表现**：局限性的球形或卵圆形病变，T1WI 上呈低中信号，T2WI 和脂肪抑制 T2WI 上呈高信号，通常有显著的钆对比增强。在大的病损中由于囊性变或出血，可在 T2WI 上高信号 **CT 表现**：局限性球形或卵圆形病变，中度密度，有明显强化。大的病灶可以有囊性变或出血	神经鞘瘤是良性肿瘤，包含分化的施万细胞，最常见的是单发性病变。多发性神经鞘瘤常与神经纤维瘤病 2 型(NF2)相关，是常染色体显性疾病，涉及染色体 22q12 基因突变。除了神经鞘瘤，NF2 的患者也可以有多发性脑膜瘤和室管膜瘤。NF2 在新生儿中的发生率为 1/37 000～1/50 000。年龄是 22～72 岁(平均年龄 46 岁)。发病高峰在 40～60 岁。许多 NF2 患者在 30 岁以后出现双侧前庭神经鞘瘤

表 4.10(续)　颊间隙病变

病变	影像学表现	点评
神经纤维瘤 （图 4.220）	**MRI 表现**：孤立的神经纤维瘤是球形或卵圆形，T1WI 上低中信号，T2WI 上高信号，钆对比显著增强。大的病变 T2WI 高信号和钆对比强化可以是不均匀的 丛状神经纤维瘤表现为累及多根神经分支的曲线形多结节病变，并在 T1WI 上有较低的信号，在 T2WI 和脂肪抑制 T2WI 上中等或稍高的信号，或伴有线状的低信号带。病变通常表现为钆对比增强 **CT 表现**：卵圆形或梭形病变，低-中等密度。病灶可显示对比度增强，经常侵蚀邻近骨	神经纤维瘤是良性的神经鞘膜肿瘤，包含施万细胞、周围神经细胞以及与之相关的芽胞间束丰富的胶原蛋白。不同于神经鞘瘤，神经纤维瘤缺乏 Antoni A 和 B 区域，不能从病理上区分肿瘤内的神经。神经纤维瘤常见为单一的、局部的、孤立的病灶，不像扩散或丛状的病灶。多个纤维瘤在神经纤维瘤病 1 型（NF1）中常见，是常染色体显性疾病，由神经纤维瘤基因 17 号染色体上 q11.2 突变引起的。NF1 是神经皮肤综合征中最常见的类型，他和中央或周围性神经肿瘤有关，包括视神经胶质瘤、星形细胞瘤、胸膜瘤和单独的神经纤维瘤，也和皮肤病变相关，例如牛奶咖啡斑、腋窝和腹股沟的斑点，还与脑膜和颅骨发育不良，以及虹膜错构瘤（Lisch 结节）有关

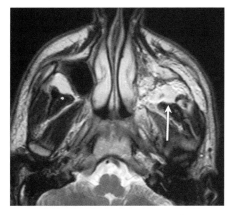

图 4.218　9 岁男性，左面部软组织、左上颌骨、左上颌窦、左咀嚼肌和颊间隙血管瘤

在轴位 T2WI 上病变具有较高的信号（箭头）。

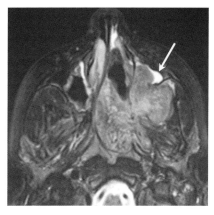

图 4.219　11 岁男性，鼻咽血管纤维瘤

轴位脂肪抑制 T2WI 显示在左侧鼻咽大范围的病变（箭头），邻近骨的破坏和重塑。病变延伸到左侧鼻腔，侧方进入翼上颌裂，并在前面进入左上颌窦。病变呈现不均匀的稍高-高信号。

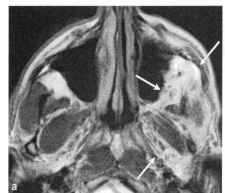
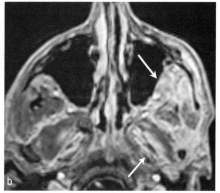

图 4.220　38 岁男性，左上颌、左咀嚼肌、左颊间隙可见边界不清的网状神经纤维瘤

a. 轴位 T2WI（箭头）有不均匀高信号；
b. T1WI 不规则钆对比强化（箭头）。

表 4. 10(续) 颊间隙病变

病变	影像学表现	点评
副腮腺或小唾液腺起源的多形性腺瘤（**图 4. 221**）	**MRI 表现**：病灶在 T1WI 上低中信号，T2WI 和脂肪抑制 T2WI 上呈稍高信号，边界清晰，有钆对比增强 **CT 表现**：局限或分叶病变，中等密度，增强后有强化	多形性腺瘤是良性唾液腺肿瘤中最常见的类型，由变异的肌上皮细胞组成。大多数起源于鼻黏膜下层、鼻中隔或侧壁。通常发生在 20～60 岁。其他罕见类型的腺瘤包括肌上皮瘤和嗜酸性粒细胞瘤
黏液瘤（**图 4. 222**）	**MRI 表现**：病灶在 T1WI 和 PDWI 上低信号，在 T2WI 和 FS T2WI 上高信号。黏液瘤非囊性成分可以有不均匀的轻度或中度的钆对比剂增强。病变可发生在肌肉或皮下脂肪 **CT 表现**：低中等密度的球形或卵形病变	黏液瘤是一种良性病变，包含了梭形细胞和丰富的黏膜物质（黏多糖，其他黏多糖） 占良性软组织肿瘤/病灶的 3%，占所有软组织肿瘤/病变的 2%。发生于 24～74 岁患者（平均年龄 52 岁）

肿瘤样病变

病变	影像学表现	点评
血肿	**MRI 表现**：急性血肿（<3～7 天），在 T1WI 上显示中等信号与肌肉相似，在 PDWI、T2WI 和 FS T2WI 上呈低-中和/或高混杂信号。血肿周围还能看 PDWI、T2WI、FS T2WI 上呈模糊的高信号区，代表相邻的组织水肿 亚急性血肿（1 周～3 个月）在 T1WI 上显示中高信号，在 FS T1WI、PDWI、T2WI、FS T2WI 上呈高信号。亚急性血肿中晚期可在 PDWI、T2WI 和 FS T2WI 上看到外围和中心区的低信号。边缘轻度钆对比增强 慢性血肿（>3 个月）在 T1WI、PDWI、T2WI 和 FS T2WI 上呈高信号。由于含铁血黄素的存在，慢性血肿在 T2WI 上有一个较厚的低信号边缘。慢性血肿最终会发展成 T1WI 和 T2WI 上低信号的区域，继发于纤维化和残留的含铁血黄素	血肿是由于创伤，手术，或凝血病[血友病、血小板减少症、药物（香豆素、肝素）和脓毒症]等造成的红白细胞在血管外的聚集。急性血肿发生时间少于几天。亚急性血肿持续 1 周～3 个月和慢性血肿大于 3 个月。血友病假瘤发生于 1%～2% 的血友病患者中，继发于反复的出血，表现为骨或者软组织中慢性、生长缓慢的、有包膜的囊性病变
异物（**图 4. 223**）	**MRI 表现**：非金属异物，周边可见钆对比剂增强 **CT 表现**：CT 是对金属异物进行安全评估的最佳检查，可探测到 <1 mm 的金属碎片，金属碎片有很高的密度并可以产生大量的条形伪影。>1.5 mm 的玻璃碎片可以在 96% 以上的病例中发现，而较小玻璃碎片 <0.5 mm 大约 50% 可以被检测到。木头异物的密度很低，与空气相似，但是它们有几何形状，且周围的炎症可以帮助提示诊断	脸部的贯通创伤可在皮下组织形成异物。如果怀疑有金属异物，出于安全性考虑，CT 应在核磁共振之前做。残留的异物可能导致蜂窝织炎和脓肿形成

表 4.10(续) 颊间隙病变

病变	影像学表现	点评
恶性肿瘤		
腺样囊性癌	**MRI 表现**：病变主要累及口腔中大小唾液腺。病灶在 T1WI 上呈中等信号，在 T2WI 上呈中高信号，钆对比剂注入后可呈轻度、中度或持续性强化 **CT 表现**：肿瘤中等密度，可呈轻度、中度或持续性强化。侵犯邻近的骨较为常见	由唾液腺起源的基底样肿瘤，由肿瘤上皮细胞和肌上皮细胞组成。形态包括管状、筛状或实体型。占唾液腺上皮肿瘤的 10%。最常见的包括腮腺、颌下腺和小唾液腺（上颚、舌、颊黏膜、口底和其他部位），常侵犯周围神经或引起面瘫。通常发生在 30 岁以上的成年人。实体型的预后最差。高达 90% 的病人在确诊后的 10～15 年内死亡

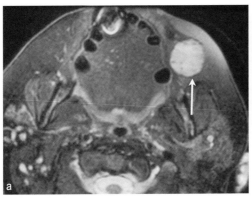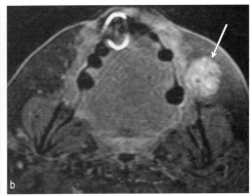

图 4.221　a. 轴位脂肪抑制 T2WI 显示左侧副腮腺组织的多形性腺瘤（箭头）；**b.** 腺瘤在脂肪抑制 T1WI（箭头）上钆对比增强。

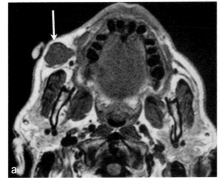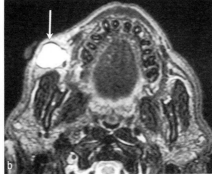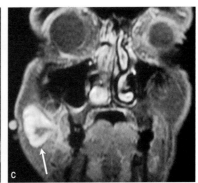

图 4.222　52 岁，男性，右颊部黏液瘤

a. 轴向 T1WI 上有低-中等信号（箭头）；**b.** 轴位 T2WI（箭头）的高信号；**c.** 冠状位脂肪抑制 T1WI 上不均匀钆对比增强（箭头所指）。

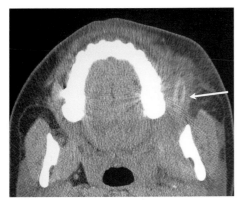

图 4.223　35 岁，女性，轴位 CT 显示左颊部的木头异物（箭头）与邻近的炎症反应

表 4.10(续) 颊间隙病变

病变	影像学表现	点评
腺癌、黏液表皮样癌 （图 4.224）	**MRI 表现**：口腔的恶性病变，通常 T1WI 上呈中等信号，T2WI 上呈中高信号，可呈轻、中度或持续性的钆对比增强。肿瘤可破坏骨，可有神经侵犯 **CT 表现**：肿瘤呈中等密度，可呈轻、中度或持续性的对比增强。可见邻近骨质破坏	起源于唾液腺的鼻窦恶性肿瘤中排名第二和第三。腺癌含有小-中等大小的癌细胞，典型的有卵圆形细胞核，细胞角蛋白、波形蛋白和 S-100 阳性的免疫活性蛋白质。黏液表皮样癌实性成分包含基底细胞样或立方形的癌细胞，囊性成分包含由细胞质外周细胞核的黏液细胞排列而成的唾液黏蛋白。最常见的发生在上颌窦和鼻腔。肿瘤通常为中到高分化，可伴有或不伴有转移和沿神经扩散
鳞状细胞癌 （图 4.225）	**MRI 表现**：病灶发生在鼻腔、口腔、口底、鼻旁窦、口咽和鼻咽。可通过破坏骨质或沿神经的传递向颅内扩展。病变在 T1WI 上呈中等信号，在 T2WI 上呈中-稍高信号，轻度钆对比增强。大的病灶可伴有或不伴有坏死或出血 **CT 表现**：肿瘤有中等密度，可以随着坏死、出血呈现轻度对比增强	恶性上皮肿瘤包括角质化和非角质化两型。占口咽恶性肿瘤的 80% 和头颈部恶性肿瘤的 3%。经常发生在 55 岁以上的中年人，男性多于女性。与职业或其他接触烟草烟雾、镍、氯苯、铬、芥子气、镭和木制品材料有关
横纹肌肉瘤	**MRI 表现**：肿瘤呈局限性，边缘较模糊，通常在 T1WI 上呈低中等信号，在 T2WI 和脂肪抑制 T2WI 上呈不均匀信号（多种信号组合，等、稍高和/或高信号）。肿瘤不同程度的钆对比增强，可伴有或不伴有骨组织的破坏和侵蚀 **CT 表现**：软组织病变通常会有局限性的不规则边缘。钙化少见。肿瘤可以呈现混合密度，软组织包绕的实性区域，有囊性部分和/或坏死区，偶见出血灶，可伴有或不伴有骨质破坏	横纹肌分化的恶性间质肿瘤，主要发生在软组织中，很少在骨组织中。横纹肌瘤有 3 个亚组：胚胎性（50%~70%），腺泡性（18%~45%），多形性（5%~10%）。胚胎性和腺泡性横纹肌肉瘤主要发生在 <10 岁儿童，多形性横纹肌肉瘤多见于成人（中位数 60 岁）。腺泡性和多形性横纹肌肉瘤发生在四肢。胚胎性横纹肌肉瘤主要发生在头颈部
转移性恶性肿瘤 （图 4.226）	**MRI 表现**：通常为局限的球形病变，T1WI 呈现中低信号，T2WI 上呈等-高信号，可伴有或不伴有出血、钙化或形成囊肿。钆对比增强方式多样 **CT 表现**：病变通常呈等-低密度，可伴有或不伴有出血、钙化或囊肿形成。多种多样的强化方式，可伴有或不伴有骨破坏，神经组织或血管的压迫	原发性颅外肿瘤发病率：肺＞乳房＞GI＞GU＞黑色素瘤。可发生为单一或多个界限清晰或不清晰的病灶。肿瘤可能在单个或多个部位引起不同的破坏性或侵蚀性改变
非霍奇金淋巴瘤	**MRI 表现**：病变在 T1WI 上呈低中等信号，在 T2WI 上呈中高信号，有钆对比增强，可有局部侵袭性和相关的骨侵蚀/破坏 **CT 表现**：病灶低-中等密度，有强化，可伴或不伴骨的破坏	淋巴瘤是一组通常出现在淋巴组织（淋巴结、淋巴管）中的肿瘤。大多数发生在鼻咽、鼻部、口腔和鼻窦的淋巴瘤是非霍奇金淋巴瘤（B 细胞 NHL 比 T 细胞 NHL 更常见）。且相比原发的肿瘤，其更偏向与一些传播性疾病有关。鼻窦淋巴瘤的预后很差，5 年生存率低于 65%

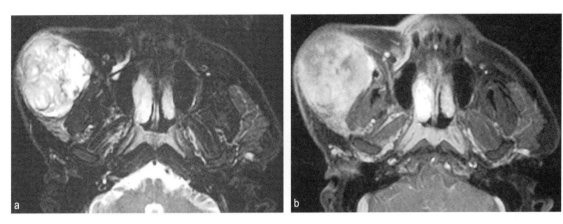

图 4.224　44 岁，男性，右颊部腺癌

a. 病变在轴位脂肪抑制 T2WI 上不均匀高信号；**b.** 病变在轴位脂肪抑制 T1WI 上显示不均匀钆对比增强。

图 4.225　56 岁，女性，轴位 CT 显示左上颌窦鳞状细胞癌，合并骨的破坏并向前进入左颊部，向后进入左翼上颌缝（箭头）

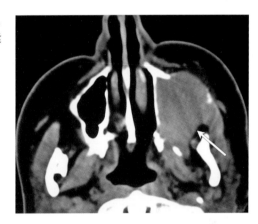

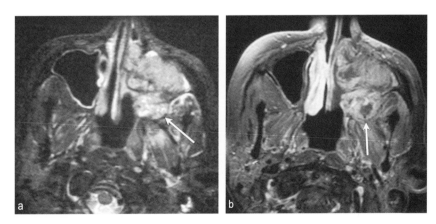

图 4.226　70 岁，女性，转移性肾细胞癌

a. 轴位脂肪抑制 T2WI 上左上颌窦有不均匀高信号（箭头）；**b.** 在轴位脂肪抑制 T1WI 上病变不均匀钆对比增强（箭头）。肿瘤造成骨破坏，向前侵犯左颊间隙，向后侵犯左翼上颌缝和左咀嚼肌间隙。

表 4.10(续) 颊间隙病变

病变	影像学表现	点评
炎症性疾病		
蜂窝织炎 (图 4.227)	**MRI 表现**:累及颊间隙的软组织增厚,在 T2WI 和脂肪抑制 T2WI 上呈现模糊的稍高-高信号,钆对比增强。脓肿在 T2WI 和 DWI 上呈现聚集的高信号影,外周边缘钆对比增强 **CT 表现**:异常软组织增厚,对比增强	口腔颊间隙的感染可能来源于牙或上颌感染的传播、鼻窦部的创伤、菌血症、败血症或结石阻塞腮腺导管
脓肿	**MRI 表现**:在 T2WI 和脂肪抑制信号 T2WI 上呈现边界模糊的稍高-高信号,外周包绕高信号(T2WI 和 DWI),外围边缘钆对比增强 **CT 表现**:液体增多导致边缘增强以及邻近异常的软组织增厚	颊间隙的感染引起蜂窝织炎可导致脓肿的形成。感染可能来源于牙或上颌感染的传播、鼻窦部的创伤、菌血症、败血症或结石阻塞腮腺导管

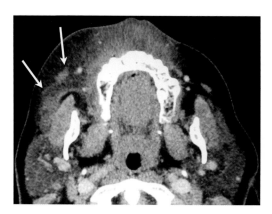

图 4.227 轴位 CT 示右侧颊间隙内边缘模糊的软组织密度影(箭头)

提示了一个由于右侧上颌牙感染导致的蜂窝织炎。

5. 舌骨下颈部

概述

舌骨下颈部包含筋膜包裹的间隙,可以对肿瘤和感染的传播提供相对的障碍,并且可以用于限制和确定各种不同病变之间的鉴别诊断(**图5.1**)。

浅筋膜包括皮下组织、颈阔肌、血管、浅表淋巴结和皮神经。浅筋膜下面是颈深筋膜(DCF)。DCF由三层组成:浅层(封套层)、中层(脏层)和深层(椎前层)。

DCF的浅层包绕颈部至深部筋膜并从颅底延伸至胸部入口。DCF的浅层分层并包围胸锁乳突肌和斜方肌,附着于舌骨、锁骨、肩胛骨和胸骨。

DCF的中层从舌骨延伸至胸腔入口,并从颅底向下延伸至纵隔,形成后空间的前壁。DCF的中层与颊上颈部的颊咽筋膜相连。DCF中层的肌肉部分环抱带状肌,DCF中层的内脏部分形成脏器间隙的

外边界,其包含下咽、喉、喉返神经、气管、甲状腺、甲状旁腺、食管和食管旁淋巴结。

DCF的深层有两部分。后侧主要部分(也称为椎前筋膜层)包绕椎前和椎前肌以及脊柱,它从颅底延伸到尾骨。该层与前部T3水平的纵韧带融合,使得肿瘤或感染被限制在T3水平以下。翼状筋膜位于DCF椎前筋膜层前面的DCF层,并且其从颅底基部向下延伸至内脏筋膜(深颈部筋膜的中间层和颊咽筋膜),最常见的是C7-T1水平。在舌下颈部,翼状筋膜层形成咽后间隙的后缘。咽后间隙的下缘通常在C7-T1水平。然而,内脏筋膜与翼状筋膜的融合可以在C6-T4的水平变化。鼻翼筋膜和DCF的椎前筋膜之间是潜在的危险间隙,由疏松结缔组织组成。危险间隙继续向下延伸至椎前筋膜后部和融合的鼻翼筋膜和内脏筋膜之间的膈肌水平。延伸到危险区域的感染或肿瘤可以在颅底和纵隔之间扩散。椎前筋膜从颅底延伸到尾骨,它与T3水平的前

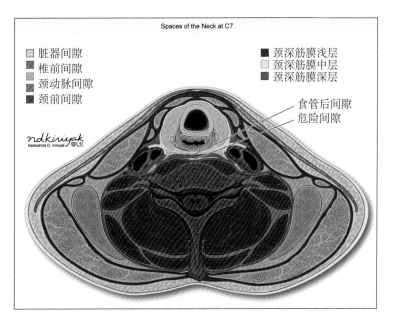

图5.1 轴位图显示了颈深筋膜分层和舌骨下颈部的间隙

纵韧带融合，限制肿瘤或感染在 T3 水平以下。

5.1 舌骨下颈部先天性和发育性异常

脏器间隙被 DCF 的中层包围，内含下咽、喉、喉返神经、气管、甲状腺、甲状旁腺、食管和食管旁淋巴结。脏器间隙位于咽后壁和危险间隙的前方，在颈内动脉的前内侧以及颈前间隙的内侧。

- 甲状舌管囊肿
- 异位甲状腺组织
- 鳃裂囊肿

- 血管淋巴管畸形（淋巴管瘤）
- Klippel-Trenaunay 综合征
- 血管瘤
- 血管内皮瘤
- 表皮样囊肿
- 皮样囊肿
- 畸胎瘤
- 食管闭锁（EA）伴或不伴气管食管瘘（TEF）
- 神经肠源性囊肿
- 颈部胸腺囊肿
- 纤维瘤病

表 5.1　舌骨下颈部先天性和发育性异常

病变	影像学表现	点评
甲状舌管囊肿 （图 5.2，图 5.3）	**MRI 表现**：在中线前颈下方、舌外侧或舌下肌肉深处，从舌根处延伸的沿着甲状舌管的路径的形状良好的球状或卵圆形病变。甲状舌管囊肿通常在甲状舌管囊肿的壁通常较薄，无钆（Gd）对比增强。甲状舌管囊肿合并出血、感染或既往感染可以伴有 T1WI 和 T2WI 上中等至稍高信号。这种囊肿的壁可以很厚并显示 Gd 对比增强。甲状舌管囊肿壁的结节 Gd 对比增强可见于潜在的恶性病变 **CT 表现**：CT 值范围为 10～25 HU 的低黏液性病变，周围有薄壁。有时包含薄的分隔。甲状舌管囊肿并发感染可表现密度增高，厚壁，与邻近组织分界不清 **超声表现**：边界清晰，投射良好的无回声囊肿，可能具有与蛋白质浓度升高相关的假固体外观	甲状舌管囊肿是最好发于颈部的先天性病变，和甲状腺变异发育有关。发育第 3 周，甲状腺滤泡细胞来源于内胚层细胞（甲状腺始基中部）位于第一和第二咽弓之间。在发育 24 天，一浅凹（甲状腺芽）形成甲状腺始基，进一步发育成双叶憩息状结构，并沿着中线向下移行至靠近主动脉原基。甲状舌管临时存在于舌背部（舌盲孔）和向下伴随下行的甲状腺始基。甲状舌管在发育第 10 周逐渐消失。在下行到甲状腺膜，甲状软骨和气管前前，下行的甲状腺始基和甲状舌管在舌骨前面走形，轻微卷曲至舌骨下边缘的后面。甲状舌管在胸骨舌骨肌和胸骨舌骨带状肌之间走形。发育第 7 周，下行的甲状腺始基开始到达位于下颈部的正常位置。甲状腺的旁滤泡细胞（C 细胞）来源于第四咽囊的内胚层细胞（侧甲状腺始基）并迁移和下降来源于中线处甲状腺始基的甲状腺原基融合。多达 2/3 的甲状舌管囊肿发生于舌骨下颈部、中线、延伸至一侧或深至带状肌。最近数据表示，50% 的小于 20 岁患者伴有一个进行性的颈部肿大病变
异位甲状腺组织 （图 5.4，图 5.5，图 5.6）	**CT 表现**：舌背部（根部）周围的卵圆形或球形病变，周围呈现略微增强的密度（～70 HU），对比增强，伴或不伴低密度甲状腺结节及钙化 **MRI 表现**：T1 加权像上低中间信号类圆形病灶，T2 加权像上低信号、中等信号或稍高信号。钆对比增强后不同程度强化 **核医学表现**：^{123}I、^{131}I 或 ^{99m}Tc 高锝酸盐在舌下异位甲状腺组织中被摄取，而在正常甲状腺位置缺乏摄取	正常的甲状腺位于喉下方，带状肌后面，颈内动脉内侧和气管前外侧。异位甲状腺组织是由舌根上的盲孔至下颈部缺乏原始甲状腺的正常胚胎沿舌甲状腺管下降所致。高达 90% 的异位甲状腺病例为舌甲状腺。其他位置包括：邻近舌骨、舌骨下颈部中线和侧颈部。可以无症状，或与吞咽困难、发音困难和/或喘鸣相关

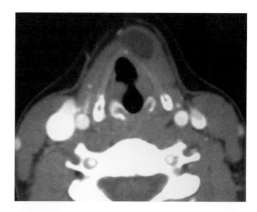

图5.2 女性,45 岁,轴位 CT 显示甲状舌管囊肿位于左侧甲状软骨的前方,由薄壁环绕,呈低密度

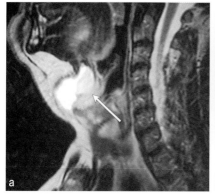 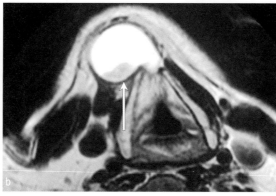 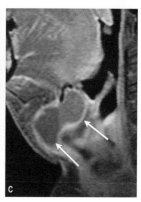

图5.3 男性,73 岁,甲状舌管囊肿

a、b. 矢状位和轴位 T2 加权像显示感染的甲状舌管囊肿(箭头),其信号多为等高及高信号;**c.** 增强后矢状位脂肪抑制 T1 加权像显示包裹囊液囊壁(箭头)的不均匀对比增强。

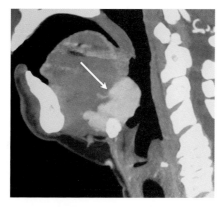 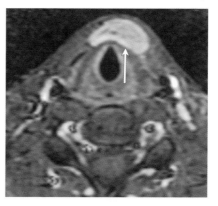

图5.4 增强后矢状位 CT 显示舌根处的异位甲状腺组织增强(箭头)

图5.5 增强后轴位脂肪抑制 T1 加权像显示异位甲状腺组织强化(箭头)

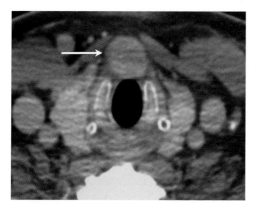

图5.6 轴位 CT 显示异位甲状腺组织(箭头),其具有稍高的密度,与在视野中正常位置的甲状腺组织相似

表 5.1(续)　舌骨下颈部先天性和发育性异常

病变	影像学表现	点评
鳃裂囊肿 （**图 5.7、图 5.8、图 5.9 和图 5.10**）	**CT 表现**：囊肿，囊肿病变伴低至中等密度，取决于蛋白质和水的比例。第一鳃裂囊肿可以位于外耳道(1 型第一分支囊肿)附近部分腮腺可延伸到咽旁间隙，下颌下腺后和/或外耳上道(2 型)。第二鳃裂囊肿可位于胸锁乳突肌前缘(SCM)和深层到颈阔肌(1 型)，前内侧上 1/3 的 SCM 上部靠近舌骨水平，可伸向颈动脉鞘(2 型)，或延伸进入咽旁间隙，以及颈内动脉和颈外动脉之间(3 型)。4 型位于颈内动脉鞘内侧和咽扁桃窝水平面之间。第三鳃裂囊肿位于 SCM 的下前缘位于甲状腺上叶水平，伴或不伴颈动脉和舌咽神经后的窦道扩张，通过甲状腺膜上方水平的内支喉上神经进入梨状窦基部。第四鳃裂囊肿发生在颈部下三分之一的侧面，并且在下面的 SCM 和主动脉弓的水平之前，伴或不伴右侧下方连接的窦道，锁骨下动脉或主动脉弓下方的左侧，其上部和背部延伸至颈动脉直至舌下神经的水平，然后沿着 SCM 向下至梨状窦。可以追踪喉返神经的走向 **MRI 表现**：在 T1 加权像上经常有低-中等信号的环形病变，在 T2 加权像上高信号。除非有继发感染，否则通常没有钆对比增强	鳃裂囊肿涉及鳃裂器官的发育异常。鳃器由四个主要的外胚层和两个中胚层结构构成，外胚层外部内胚层内部形成于妊娠第 4 周末形成的囊内。中胚层包含主要的动脉，神经，软骨和肌肉。四个主要的鳃弓被鳃裂隔开。每一个鳃弓发展成一个明确的颈部结构，最终形成鳃裂。第一鳃弓形成外耳道、咽鼓管、中耳和乳突气囊。第二鳃弓发展成舌骨和扁桃体和扁桃体上隐窝。第三和第四鳃弓形成舌骨下面的咽部。分支异常包括囊肿窦道和瘘管。第二鳃裂囊肿占所有鳃裂畸形的 90%。囊肿由鳞状上皮(90%)，纤毛柱状上皮(8%)组成或兼有两种类型(2%)。黏液中的胆固醇结晶和皮脂腺，唾液组织，淋巴组织也可能发生。有四种类型的第二鳃裂囊肿。1 型位于 SCM 的前面并深入颈阔肌；2 型(最常见的类型)位于 SCM 的前内侧表面，颈外侧和颌下腺后部；3 型位于咽侧壁和颈内动脉的内侧，可延伸至外颈动脉之间(鸟喙征)；4 型位于颈内动脉鞘内侧与扁桃体窝水平面之间的咽部，可以向上延伸至颅底。通常，除非并发感染，否则鳃裂囊肿无症状

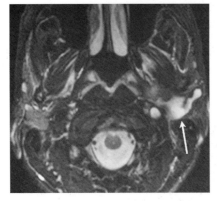

图 5.7　轴位脂肪抑制 T2 加权像显示第一鳃裂囊肿(2 型)位于左腮腺表面的高信号影并向左咽旁间隙延伸(箭头)。

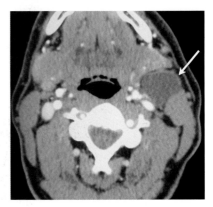

图 5.8　轴位 CT 显示第二鳃裂囊肿(2 型)在左胸锁乳突肌前内侧和颈外侧(箭头)

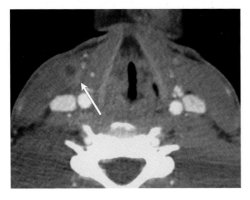

图 5.9　轴位后对比 CT 显示右侧胸锁乳突肌下前缘感染的第三鳃裂囊肿低密度肿块中心由不规则厚壁包围(箭头)，相邻周边界限不清，呈低密度。

表 5.1(续)　舌骨下颈部先天性和发育性异常

病变	影像学表现	点评
血管淋巴管畸形(淋巴管瘤) （**图 5.11**）	局限性病变,可向软组织和肌肉之间生长 　**MRI 表现:**病变常包含单个或多个囊性区,其可以是大型(囊性型)或小型(微囊型),并且在 T1WI 上低信号,在 T2 加权像和脂肪抑制 T2WI 上高信号。T1WI 上高信号和 T2WI 上可变信号的液体平面区域可能由包含出血,高蛋白浓度和/或坏死碎片的囊肿引起。囊性区之间的隔膜厚薄不等,并在钆(Gd)对比增强后不同程度强化 　病灶内的结节区可以具有不同程度的 Gd 对比度增强。微囊型畸形通常表现出比大囊型更多的 Gd 对比增强 　**CT 表现:**大囊性畸形通常是由薄壁分隔的低密度囊性病变(10~25 HU),由出血或感染引起的,可为中或高密度,伴或不伴液液平面	良性血管畸形(也称为淋巴管瘤或囊性水瘤),主要由异常淋巴管生成引起。在头部和颈部发生率高达 75%。在出生时(50%~65%)或在前 5 年内,可以在子宫内用 MRI 或超声检出。大约 85%在 2 岁被检出。该病变是由结缔组织间质内散布的内皮细胞淋巴管-静脉通道组成。占少于 1%的良性软组织肿瘤和 5.6%的婴儿和儿童期良性病变。发生可能与 Turner 综合征和 Proteus 综合征有关

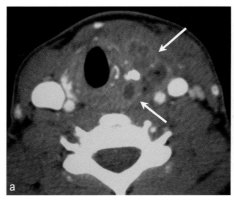
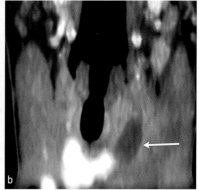

图 5.10

轴位(**a**)、冠状位(**b**)显示感染的第四条分支包含闭合性淋巴结区域,增强后左下胸锁乳突肌前方低密度影(箭头),并延伸至颈内动脉区内侧以累及左上甲状腺叶。

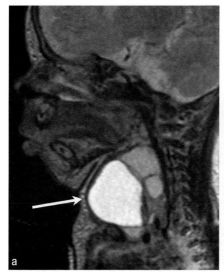
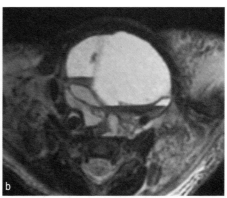

图 5.11　4 周龄男性,淋巴管畸形(淋巴管瘤)

矢状位(**a**)、轴位(**b**)T2 加权像示信号混杂,压迫气道,有多个高、中、低信号(a 箭头)。

表 5.1(续) 舌骨下颈部先天性和发育性异常

病变	影像学表现	点评
Klippel-Trenaunay 综合征（图 5.12）	**MRI 表现**：单个或多个大囊肿 T1WI 上低信号，T2WI 和脂肪抑制 T2WI 上高信号。T1WI 上高信号和 T2WI 上混杂的液平面可能由出血、高蛋白质浓度和/或坏死碎片所致。囊性区之间的隔膜厚度不同，强化也不同	罕见的先天性异常，由毛细血管或海绵状血管瘤和静脉曲张组成的软组织增厚和/或肥大。可伴有血小板减少（Kasabach-Merritt 综合征）的消耗性凝血障碍，以及 Parkes-Weber 和 Proteus 综合征。颈部病变可以导致气道狭窄，引起呼吸窘迫
血管瘤（图 5.13）	**MRI 表现**：边界清晰或不清晰的骨髓或软组织结构（直径＜4 cm），T1 加权像上通常与骨髓脂肪等信号，T2 加权像上高信号和脂肪抑制 T2WI 上高信号，通常显示钆对比增强，骨膨胀 **CT 表现**：骨膨胀性改变，骨小梁辐射状朝向中心。软组织中的血管瘤多数具有中等密度，可同脂肪密度	由毛细血管，海绵状血管和/或静脉畸形组成的骨或软组织的良性病变。被认为是一种错构瘤样结构紊乱。发生于 1～84 岁（中位年龄 33 岁）的患者
血管内皮瘤（图 5.14）	**MRI 表现**：分叶状，边界清晰或不清晰，在 T1 加权像上有中等信号，在 T2 加权像上有异质性，主要为高信号，有或没有内部低信号分隔/流空信号。钆对比不均匀增强	具有血管分化和相关的卡波西肉瘤样束状非典型梭形细胞的局部侵袭性肿瘤。肿瘤很少转移。经常发生在 2 周～20 岁（平均年龄 3.75 岁），或 64 岁以上成年人。由于肿瘤脉管系统内的血块激活，大的病变可能与贫血和消耗性凝血障碍（Kasabach-Merritt 综合征或现象）有关。与 Kasabach-Merritt 综合征相关的大型腹腔内病变的预后较位于软组织中的患者更好，易手术治疗。肿瘤偶尔会扩散区域淋巴结组织，但通常不会转移到远处
表皮样囊肿	**MRI 表现**：T1 加权像上等低信号，T2 加权像和弥散加权像上高信号，FLAIR 上混杂低信号、中信号或高信号，包膜完整的球状体或多圆形囊性病变，起源于外胚层。钆对比增强无强化 **CT 表现**：边界清楚的球状体或多中心轴外包裹的囊外病灶，中央低密度	先天性或获得性非肿瘤性病变伴有脱落的细胞和由简单鳞状上皮排列的壁包围的角质残留物。在第一鳃弓和第二鳃弓的胚胎发育过程，或者由创伤引起的表皮样先天性病损。常发生于 5～50 岁（平均年龄 30 岁）的患者

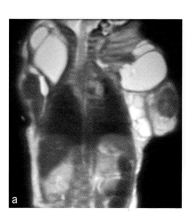
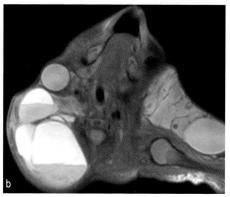

图 5.12 1 日龄新生儿（37 周妊娠），Klippel-Trenaunay 综合征

冠状位（**a**）和轴位（**b**）T2 加权像显示多囊性病变，高信号和液-液平面，由出血、高浓度蛋白和/或坏死碎片构成。

表5.1(续) 舌骨下颈部先天性和发育性异常

病变	影像学表现	点评
皮样囊肿	**MRI 表现**：限定性球状或多圆形病变，通常在 T1 加权像上高信号，在 T2 加权像上可变的低，中等和/或高信号，并且无钆对比增强 **CT 表现**：边界清楚的球状体或多圆形病变，通常低衰减，伴或不伴脂-液或碎片-液平面	非肿瘤性先天性或获得性外胚层包涵体囊性病变伴有脂质物质、胆固醇、脱落细胞和被角化鳞状上皮排列的壁所包围的角质碎屑。在胚胎发育或创伤过程中，先天性皮肤成分包含损伤。男性发生率略高于女性，伴或不伴相关的临床症状。会导致化学物质的沉淀
畸胎瘤	**MRI 表现**：病变通常具有明确的边界，并且在 T1WI、T2WI 和 FS T2WI 上可以包含各种组合和比例的低信号、中信号和/或高信号区 可包含牙齿和骨形成区域，在 T1WI、T2WI 和 FS T2WI 上有低信号的无定形、团块状和/或钙化。在畸胎瘤内可能会出现脂-液平面。钆对比增强通常见于实性成分和隔膜。恶性畸胎瘤可侵犯邻近组织和骨质破坏，以及转移 **CT 表现**：可以包含具有低或中等密度的区域，有或没有钙化物	畸胎瘤是由异位的胚胎生殖细胞（多能生殖细胞）产生的肿瘤，并且含有来自多于一个胚层（内胚层、中胚层、外胚层）的细胞和组织的各种组合。是第二常见的生殖细胞肿瘤。儿童、男性发生的比女性多。可以是良性的或恶性的。成熟的畸胎瘤具有来自外胚层（皮肤）、中胚层（软骨、骨骼、肌肉和/或脂肪）和内胚层（包含肠道或呼吸道上皮的囊肿）的细胞。未成熟的畸胎瘤含有部分分化的外胚层、中胚层或内胚层细胞

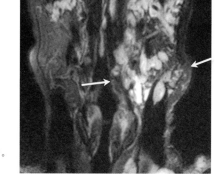

图 5.13　22 岁男性，血管瘤

冠状位 T2 加权像，左颈部和面部的软组织内高信号（箭头）。

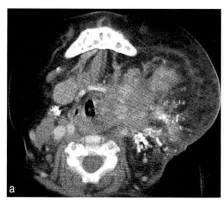
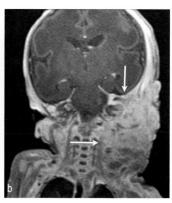

图 5.14　1 日龄新生儿，Kasabach-Merritt 综合征

a. 轴位 CT 示左下颌和颈部边缘不规则软组织密度的卡波西样血管内皮瘤，内含高密度钙化影；**b.** 病灶在冠状位 T1 加权像上显示钆对比增强（箭头）。

表 5.1(续) 舌骨下颈部先天性和发育性异常

病变	影像学表现	点评
食管闭锁(EA)伴或不伴气管食管瘘(TEF) (图 5.15)	**产前超声表现**：妊娠晚期发现包括羊水过多、胃小或无胃泡以及肠道脓肿。这些结果的阳性预测率为 56% **X 线和 CT 表现**：对于无 TEF 的 EA,显示近端气袋,无气腹(A 型)。对于接近 TEF(B 型)或远端 TEF(C 型)的 EA,显示扩张的气囊。类似的情况发生在食道两端的 EA 伴 TEF(D 型)。TEF 没有 EA 为 H 型,可用非离子型水溶性对比剂进行评估。三维 CT 的表面投影技术可以用来评估或没有 TEF 的 EA	无或有气管食管瘘(TEF)的食管闭锁(EA)代表一组涉及前肠的先天性畸形,与气管食管隔膜的形成相关,通常在妊娠 22 周后发育中分离为呼吸道和消化道。每 3 000～5 000 例活产中有 1 例发生。新生儿出现过度流涎、咳嗽、反胃、无法吞咽食物以及呼吸困难。可有心血管、神经系统、肌肉骨骼和/或肾系统的异常相关。还包括 VACTERL(椎骨缺损、肛门闭锁、气管食管伴有食管闭锁、心脏异常、肾脏异常和肢体异常)联合征
神经肠源性囊肿 (图 1.104)	**MRI 表现**：边界清、球状、硬膜内的髓外病灶,T1、T2 加权像上有低信号、中信号或高信号,通常无钆对比增强 **CT 表现**：周围环绕,硬膜内,具有低中等密度的髓外结构。通常无对比增强	神经肠源性囊肿是一种位于腹侧的内胚层和继发于脊索和前肠分离发育失败的背外侧外胚层之间的持续沟通引起的畸形。消化背部的肠窦部分可形成线/窦样内皮,内衬囊肿。发生在＜40 岁的患者中。位置：胸椎＞颈椎＞颅后窝＞颅颈交界处＞腰部。通常位于中线、脊髓或脑干的腹侧。与相邻椎骨和斜坡的异常相关。病变可以从椎管延伸到颈部的脏器间隙
颈部胸腺囊肿 (图 5.16)	**CT 表现**：环形薄壁病变,通常伴随水样,位于颈椎的外侧部分,甲状腺水平的脏器间隙内,伴或不伴壁结节。通常没有对比增强,除非合并感染或出血 **MRI 表现**：环形薄壁病变,通常在 T1 加权像上为低信号,在 T2 加权像上为高信号,伴或不伴增厚的结节区。除非合并感染或出血,否则在病灶内通常无钆对比增强。大约 50% 与纵隔胸腺邻接。囊肿可能延伸到颈上动脉和颈上静脉之间的颈动脉鞘内	第三鳃囊发育异常累及胸腺导管。胸腺导管是由在妊娠 8 周时开始从咽部向纵隔移动的原始胸腺细胞形成。该导管通常在胸腺细胞迁移不足后逐渐退缩。囊肿沿着这个管道,从梨状窦到纵隔均可发生。囊肿壁通常包含赫氏小体。通常在 20 岁前出现。通常无症状。但可因颈部肿块的增大引起吞咽困难、声带麻痹或瘫痪及呼吸窘迫
纤维瘤病 (图 5.17)	**MRI 表现**：病变表现为下胸锁乳突肌(SCM)的梭形增大。扩大的下部通常不会出现离散的局灶性病变 SCM。所涉及的肌肉在 T1WI 和 T2WI 上可以有等低信号,并且在 FS T2WI 上可以有低信号、中等信号和/或稍高信号 **CT 表现**：通常可以看到下 SCM 的梭形肿胀	颈部纤维瘤病是一种良性的婴儿型的纤维瘤,可能涉及远端 SCM。可发生于胎位不正或难产分娩后。这些病例很少见,发生率为 0.4%。大多数病例是在＜6 个月的婴儿中被发现确诊。表现为肌肉增厚并缩短,导致颈面不对称。病变为黏液瘤内含有丰富的梭形细胞和/或胶原基质。在多达 20% 的有症状的婴儿中可见斜颈。可与其他发育异常相关,如前足异常(跖趾关节,马蹄内翻足)和先天性髋关节脱位及髋关节发育不良

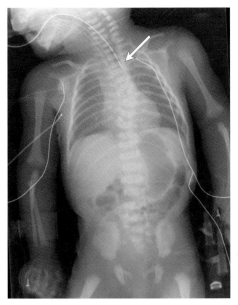

图 5.15 新生儿,气管插管

正位 X 线显示管位于近端腔内(箭头)充气的胃和肠。

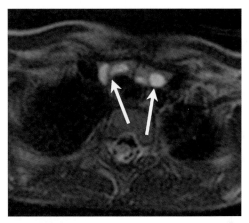

图 5.16 轴位 T2 加权像显示高信号的小胸腺囊肿(箭头)

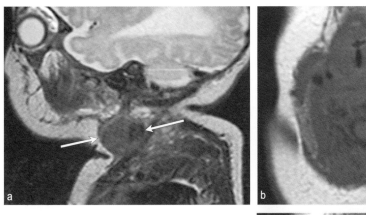

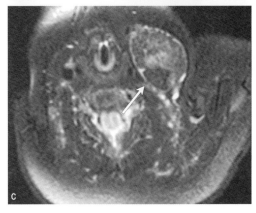

图 5.17 5 周龄男性婴儿,左侧胸锁乳肌纤维瘤

a. 矢状位 T2 加权像(箭头)上等低信号;**b.** 轴向 T1加权像(箭头)上等信号和混合的低,中等信号的左胸锁骨肌的梭形增厚;**c.** 中等、稍高信号的轴位脂肪抑制 T2 加权像(箭头)。

5.2 下咽和喉病变

舌骨是由舌骨上肌和舌下肌支撑的可移动骨骼,它将颈部分为舌骨上和舌骨下部(**图5.18**)。舌骨支撑喉和下咽。下咽部是咽部的最下部,从舌骨和喉部背部到喉部的下方和后方延伸至甲状软骨的水平(**图5.19**)。下咽部包括梨状窝,环状韧带包含咽下缩肌和咽后咽交界处以及咽后壁。咽后壁是口

咽后壁的下延续部分,从会厌的水平延伸至环状软骨和环咽肌的下缘水平。梨状窦与喉由杓会厌皱襞分开。

喉具有由会厌、杓状软骨、甲状腺和环状软骨组成的软骨骨架以及真声带(**图5.20**)。喉软骨由透明软骨组成。杓状软骨、甲状腺和环状软骨通常在20岁开始发生软骨内骨化。会厌的透明软骨、杓状软骨、甲状腺和环状软骨通常不会骨化。会厌是一种柔软的叶状薄结构,由弹性软骨构成,其前端逐渐变

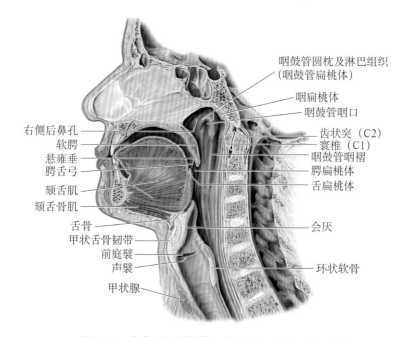

图5.18 与邻近解剖结构相关的下咽和喉的矢状面图

(引自:THIEME Atlas of Anatomy:Head and Neuroanatomy,© Thieme 2007,Illustration by Karl Wesker.)

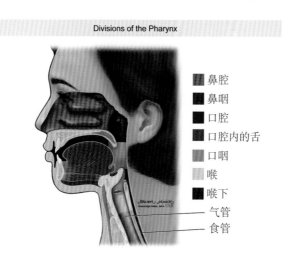

图5.19 咽部、下咽部和喉部间隙的矢状面图

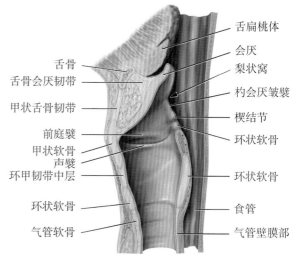

图5.20 会厌和喉的矢状面图

(引自:THIEME Atlas of Anatomy:Head and Neuroanatomy,© Thieme 2007,Illustration by Karl Wesker.)

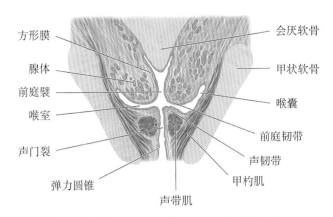

图 5.21 声带水平的喉部解剖结构冠状位图

(引自：THIEME Atlas of Anatomy：Head and Neuroanatomy，© Thieme 2007，Illustration by Karl Wesker.)

细至一个点（叶柄），并附着在前连合上方的甲状软骨上。会厌可预防吞咽时食物进入喉部。甲状软骨的上前缘通过甲状舌骨膜与舌骨相连。甲状软骨的下前缘通过环甲膜与环状软骨相连。有助于喉部支持的肌肉包括甲杓肌，其中包括大部分声带，以及环状杓状软骨、杓间肌和环甲肌。

　　喉可划分为三个空间。声门处于真声带水平（**图 5.21**）。喉室是真声带与假声带之间的薄空间。声门区的上缘位于喉室下缘，下缘在喉室下 1 cm 处。喉的声门上部位于喉室的上方，并位于会厌和喉腭孔上部以下。假声带位于声门上喉的下部。声门下区位于环状软骨的声门和下缘之间。

　　声门前间隙位于会厌的后甲状舌下膜前部和舌下部之间。声门旁（咽旁）间隙是位于喉黏膜和喉软骨之间的成对对称空间。在其上缘，声门旁间隙与会厌前间隙和杓会厌皱襞邻接。在声门上区域，声门旁间隙主要由脂肪组织组成，并向下延伸至假声带水平。在声门层面，声门旁间隙位于甲状腺肌肉和声带内侧，甲状腺和环状软骨侧方。由于它们之间的解剖关系，声门和声门旁间隙是声门上方和下方肿瘤的扩散路径，也是喉部边界之外的扩散路径，是一种选择分期和治疗的重要结构。

　　下咽部和喉部的大多数恶性肿瘤是鳞状细胞癌（SCC）。目前被广泛接受的这些肿瘤的分期方法是美国癌症联合委员会（AJCC）第七版，2010 年制定。SCC 的分期对于预后和治疗计划很重要。AJCC 评估肿瘤大小（T）、淋巴结（N）和转移灶（M）的存在。喉癌的 TNM 分类系统（框 5.1，框 5.2）根据肿瘤位于何处（声门上、声门、声门下）评估 SCC。侵入声门上或声门旁间隙的声门上型和声门型癌为 T3 期病变，通常伴有淋巴结转移和不良后果。肿瘤侵入到声门前间隙会改变手术计划。少量肿瘤侵入到声门前间隙并伴有环杓关节炎是声门周围喉切除术的禁忌证。肿瘤广泛侵入到声门前间隙，禁止使用环状杓状软骨切除术及喉上喉切除术。前部或后部连合处的肿瘤累及限制了采用经口切除或激光技术治愈的有效性。标准的声门上型喉切除术禁用于声门下或声门下或延伸到声门下的肿瘤。其他声门上喉切除术的禁忌证包括：环状软骨或甲状软骨侵入，杓状软骨瘤和延伸入梨状窦或舌根部>1 cm。通过包裹颈动脉延伸到椎前间隙或颈内空间的肿瘤通常是 T4b 损伤并且被认为是不可切除的。恶性淋巴结的存在降低了 50% 的生存率。由于声门旁间隙内更大的淋巴血管网络，声门上型肿瘤比声门型和声门下型肿瘤具有更高的淋巴结肿瘤发生率。声门上型肿瘤通常转移到Ⅱ、Ⅲ、Ⅲ和Ⅳ区颈部淋巴结，而声门下肿瘤扩散至Ⅳ区，内脏淋巴结Ⅵ区和纵隔淋巴结，而声门下肿瘤则扩散至Ⅱ、Ⅲ和Ⅳ区。

框 5.1　下咽癌鳞状细胞癌的 TNM 系统

原发性肿瘤（T）
- **TX**：原发肿瘤无法评估。
- **T0**：没有原发肿瘤的证据。
- **T1**：肿瘤<2 cm，范围局限。
- **T2**：肿瘤 2~4 cm 或以上，位于下咽部。
- **T3**：肿瘤>4 cm 或声带。
- **T4a**：肿瘤侵入以下任何部位：舌骨、甲状腺或环状软骨、甲状腺、食道、喉前带肌或皮下脂肪。
- **T4b**：肿瘤侵犯椎前筋膜、颈内动脉或纵隔。

局部淋巴结（N）
- **NX**：不能评估区域淋巴结。
- **N0**：无区域淋巴结转移。
- **N1**：单一同侧转移淋巴结测量<3 cm。
- **N2a**：测量>3 cm 且<6 cm 的单侧同侧转移淋巴结。
- **N2b**：多个同侧节点<6 cm。
- **N2c**：双侧或双侧外侧，<6 cm。
- **N3**：转移淋巴结>6 cm。

远处转移（M）
- **MX**：无法评估远处转移。
- **M0**：无远处转移。
- **M1**：远处转移。

框 5.2 喉癌的 TNM 系统

原发性肿瘤(T)
声门上
- T1:肿瘤限于声门活动度正常的声门旁的一侧。
- T2:肿瘤侵入多于一个邻近的声门下黏膜,声门或外部声门下黏膜,或超过声门上但无喉固定。
- T3:肿瘤局限于声带喉的喉部和/或侵入声门旁间隙、声门前间隙及喉部软骨内缘。
- T4a:中度恶化的局部疾病(肿瘤侵入并通过软骨延伸,和/或侵入邻近的喉外软组织)。
- T4b:侵袭性的局部疾病(肿瘤侵入并延伸穿过软骨,并侵入邻近的喉外软组织,包括椎前、颈内间隙以及纵隔)。

声门
- T1:肿瘤局限于一条声带,可能涉及前连合或后连合,声带活动度正常。
- T1a:肿瘤局限于一条声带。
- T1b:肿瘤包括声带。
- T2:肿瘤延伸至舌根和/或声门下,和/或声带移动受损。
- T3:肿瘤局限于声带喉和/或侵入喉旁空间,会厌前间隙,甲状软骨内缘。
- T4a:中度恶化的局部疾病(肿瘤侵入并延伸,穿过甲状软骨的外缘,和/或侵入邻近的喉外软组织)。
- T4b:高度侵袭性的局部疾病(肿瘤侵入并延伸穿过软骨,并侵入邻近的喉外软组织,包括椎前和颈内间隙以及纵隔)。

声门下
- Tis:原位癌。
- T1:肿瘤局限于声门下的一侧。
- T2:肿瘤向上延伸,伴或不伴声带运动功能受损。
- T3:肿瘤局限于声带喉部。
- T4a:中度恶化的局部疾病(肿瘤侵袭并延伸穿过环状软骨或甲状软骨和/或侵入邻近的喉外软组织)。

- T4b:侵袭性的局部疾病(肿瘤侵入并延伸穿过软骨,并侵入邻近的喉外软组织,包括椎前和颈内间隙以及纵隔)。

局部淋巴结(N)
- NX:不能评估区域淋巴结。
- N0:无区域淋巴结转移。
- N1:单一同侧转移淋巴结测量<3 cm。
- N2a:测量>3 cm 且<6 cm 的单侧同侧转移淋巴结。
- N2b:多个同侧节点<6 cm。
- N3:转移淋巴结>6 cm。

远处转移(M)
- M0:无远处转移。
- M1:远处转移。

解剖/预后
- 0 级:Tis,N0
- Ⅰ级:T1,N0
- Ⅱ级:T2,N0
- Ⅲ级:T3,N0
    - T1,N1,M0
    - T2,N1,M0
    - T3,N1,M0
- Ⅳa 级:T4a,N0,M0
    - T4a,N1,M0
    - T1,N2,M0
    - T2,N2,M0
    - T3,N2,M0
    - T4a,N2,M0
- Ⅳb 级:T4b,AnyN,M0
    - AnyT,N3,M0
- Ⅳc 级:AnyT,AnyN,M1

- 下咽病变
    - 下咽和会厌的鳞状细胞癌(SCC)
    - 会厌炎
- 恶性喉部病变
    - 鳞状细胞癌(SCC)
    - 声门上喉癌
    - 声门型喉癌
    - 贯声门癌
    - 原发性声门下喉癌
    - 小唾液腺肿瘤
    - 软骨肉瘤
    - 骨肉瘤
    - 淋巴瘤
    - 转移性肿瘤
    - 骨髓瘤
    - 声带麻痹/轻瘫
- 良性喉肿瘤
    - 血管瘤
    - 脂肪瘤
    - 神经鞘瘤
    - 副神经节瘤
    - 软骨瘤
- 肿瘤样病变
    - 喉囊肿

- 甲状舌管囊肿
- 第三鳃裂囊肿
- 淀粉样瘤
- 炎性病变
  - 化脓性感染
  - 坏死性筋膜炎
  - 喉结核
  - 复发性多软骨炎
  - 类风湿关节炎

- 外伤性喉部病变
  - 钝性伤/喉部骨折
  - 血肿
  - 穿透伤
- 其他病变
  - 放射治疗后的变化
  - 喉软骨坏死
  - Reinke 水肿

表 5.2　下咽和喉病变

病变	影像学表现	点评
下咽病变		
下咽部和会厌的鳞状细胞癌(SCC) （**图 5.22,图 5.23** 和**图 5.24**）	**CT 和 MRI 表现**：软组织肿瘤,CT 上中等密度,T1 加权像上中等信号,T2 加权像上中等–稍高信号,对比增强,伴或不伴声门上型扩展,喉软骨侵袭。咽后壁的 SCC 可以看作是后咽壁的不对称增厚,椎间隙结构的侵入 **PET/CT 表现**：^{18}F FDG 积聚异常增加	下咽部的 SCC 出现在梨状窝(65%)、环后区(20%)或咽后壁(15%)。梨状窝内侧壁上的肿瘤可以通过延伸进入会厌或声门旁间隙——喉部软骨侵袭侵入喉部。肿瘤在梨状窝边缘常常侵入颈部的相邻软组织。环状 SCC 通常在黏膜下扩散,并与 Plummer-Vinson 综合征相关。咽后壁的 SCC 常常涉及口咽和下咽。在初步诊断下咽部 SCC 时,75% 的患者转移至颈部淋巴结

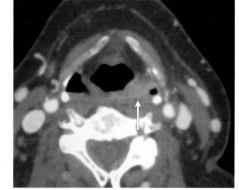

图 5.22　50 岁男性,轴位 CT 显示鳞状细胞癌累及左侧梨状窝的下咽部（箭头）

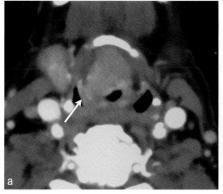
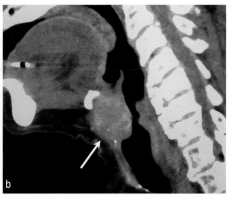

图 5.23　69 岁男性,轴位(**a**)和矢状位(**b**)CT 显示下咽鳞状细胞癌累及右侧杓会厌皱襞（a 箭头）,并且向下延伸至会厌前间隙（b 箭头）中

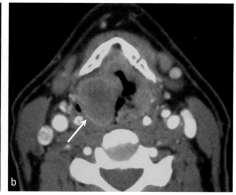

图 5.24 51 岁男性，矢状位(**a**)和轴位(**b**)CT 检查

鳞状细胞癌侵犯会厌引起肿大（箭头 a），沿右侧梨状窝向下延伸（箭头 b）。

表 5.2(续) 下咽和喉病变

病变	影像学表现	点评
会厌炎 (**图 5.25，图 5.26**)	**CT 表现：**增大的水肿性会厌，黏膜对比增强，水肿性改变，包括舌、扁桃体、下咽、杓会厌皱襞和颈部脓肿	在儿童中，会厌炎会危及生命，可能需要紧急插管。在成人中发生率较低。患者出现发烧，突然发生喘鸣和吞咽困难。在相关疫苗出现之前，由流感嗜血杆菌引起的感染是一种常见病因。来自流感嗜血杆菌的会厌炎患儿，通常累及整个声门上喉、舌根和/或扁桃体，并且可以迅速进展至需要插管的严重呼吸窘迫。其他会导致会厌炎的微生物，例如链球菌和病毒，会发生在年长的儿童和成年人中，通常有一个更缓发的过程。在非洲和亚洲，肉芽肿疾病，如肺结核、梅毒和麻风，会引起咽、会厌和喉部感染
恶性喉部病变		
鳞状细胞癌(SCC)		SCC 占喉部恶性肿瘤的 90% 以上。SCC 发生于声门上区（30%）、声门区（65%）和声门下区（5%）。在美国，每年有 11 000 例新发喉鳞状细胞癌。肿瘤具有异常分化和浸润性生长的鳞状细胞。肿瘤分为高分化、中分化和低分化三类。分化良好的 SCC 具有类似鳞状上皮的特征，而分化不良的 SCC 具有未成熟细胞的特征，具有细胞核多形性和高度非典型有丝分裂活性。中度分化 SCC 介于良性和恶性分化 SCC 之间。肿瘤分类使用 TNM 系统

表 5.2(续)　下咽和喉病变

病变	影像学表现	点评
声门上喉癌 （图 5.27）	**CT 和 MRI 表现：**累及会厌和/或会厌前间隙，杓会厌皱襞，假声带或喉室的软组织肿瘤。肿瘤在 T1 加权像上中等信号，CT 为等密度，T2 加权像上中等至稍高信号，正常会厌前间隙脂肪信号，杓会厌皱襞和假声带消失。在弥散加权像中，ADC 值可以按 SCC 细胞性、基质含量和核质比的程度相应减低。SCC 通常显示对比增强。肿瘤通常通过声门旁间隙传播 **PET/CT 表现：**^{18}F FDG 浓聚异常增加	SCC 通常会在会厌中发生，经常侵入到声门间隙。可以进一步扩展到下面的会厌前间隙、前联合、声门旁间隙、声门和声门下（跨声门鳞癌）。声门上型 SCC 的其他主要部位包括：杓会厌皱襞、假声带和/或喉室。声门上型 SCC 扩散到上颈静脉淋巴结。淋巴结转移常见并且通常是双侧的。若 T3 肿瘤扩展到声门前或声门旁的间隙，用环状喉切除术及治疗带环状杓状软骨瘤的药物是禁忌。其他治疗包括放射治疗或联合放化疗

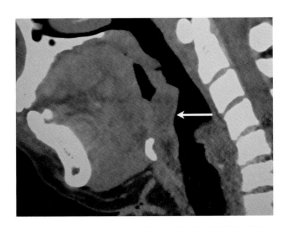

图 5.25　30 岁女性，矢状位 CT 显示会厌增厚（箭头）

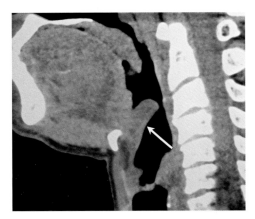

图 5.26　49 岁男性，矢状位 CT 显示会厌增厚（箭头）

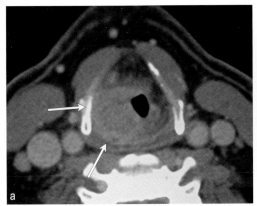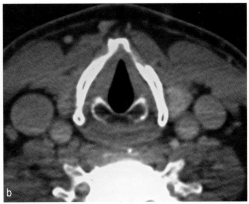

图 5.27　68 岁男性，鳞状细胞癌

a. 轴位 CT 显示声门上鳞状细胞癌（箭头），涉及右侧假声带；**b.** 轴位 CT 显示真声带的正常外观，没有肿瘤延伸的证据。

表5.2(续) 下咽和喉病变

病变	影像学表现	点评
声门型喉癌 (图5.28,图5.29和图5.30)	**CT和MRI表现**:软组织肿瘤,CT上等密度,T1加权像中等信号,T2加权像中等-稍高信号。在弥散加权成像中,ADC值可以与SCC细胞性程度、基质含量和核质比成比例地降低。SCC通常显示对比增强。前和/或后连合>2 mm的软组织增厚,被视为肿瘤侵犯,甲状腺肌肉和喉软骨延伸,伴或不伴唇腭裂或舌外肿瘤延伸。不规则的环甲膜增厚被认为是声门下和声门受累 **PET/CT表现**:^{18}F FDG浓聚异常增加	SCC通常来自前半部分声带。通常延伸到前联合体而没有或伴随相关的肿瘤扩散到甲状腺、对侧声带、声门旁间隙、声门下。常伴有声带麻痹或瘫痪。声门下延伸是常见的。除非肿瘤已扩展到喉外软组织,否则来自声门区SCC的淋巴转移并不常见。肿瘤扩展到声带或声门旁间隙为T3肿瘤,禁止使用环状喉切除术治疗环状杓状软骨瘤。其他治疗包括放射治疗或联合放化疗
贯声门癌 (图5.31)	**CT和MRI表现**:CT上等密度软组织肿瘤,T1加权像中等信号,T2加权像等高信号。在弥散加权成像中,ADC值可以与SCC细胞性程度、基质含量和核质比成比例地降低/降低。SCC通常显示对比增强,喉部软骨侵袭、声门上型、环甲膜和喉外肿瘤延伸 **PET/CT表现**:^{18}F FDG浓聚异常增加	穿过喉室的SCC,诊断时涉及声门和声门旁。跨声门鳞状细胞癌常发生淋巴结转移。标准的水平声门上喉切除术是禁忌。其他治疗包括放射治疗或联合放化疗
原发性声门下喉癌	**CT和MRI表现**:软组织肿瘤,CT上中等密度,T1加权像上中等信号,中等-稍高信号在T2加权像上可见。在弥散加权像中,ADC值可以与SCC细胞性程度、基质含量和核质比成比例地降低。SCC通常显示对比增强 **PET/CT表现**:^{18}F FDG浓聚异常增加	常见SCC的主要部位,常侵犯环状软骨和气管、甲状腺、食道。治疗包括放射治疗或联合放化疗

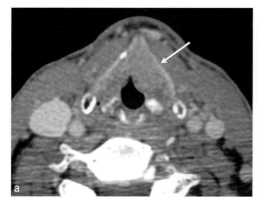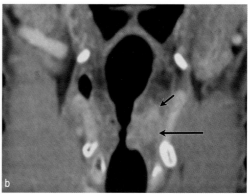

图5.28 轴位(a)和冠状位(b)CT图像显示鳞状细胞癌,包括左侧真假声带(箭头)

表 5.2(续)　下咽和喉病变

病变	影像学表现	点评
小唾液腺肿瘤	**MRI 表现**：病变在 T1 加权像上有等信号，在 T2 加权像上有中高信号，可变轻度、中度或显著钆对比增强，伴或不伴软骨或骨破坏，神经周围肿瘤扩散 **CT 表现**：肿瘤具有中等密度，并且可变轻度、中度或显著对比增强。常见邻近软骨和骨破坏	小唾液腺发生在整个呼吸道以及喉内。肿瘤的小唾液腺占喉部肿瘤＜1％。这些肿瘤大多数是恶性的，包括腺样囊性癌、黏液表皮样癌、腺癌、腺泡细胞癌和肌上皮癌。通常发生在成年人身上与吸烟无关 腺样囊性癌通常发生在声门下，而黏液表皮样癌和腺癌经常发生在声门上

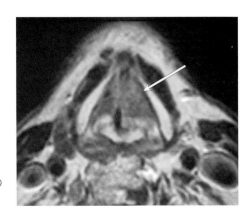

图 5.29　86 岁男性，鳞癌，轴位 T2 加权像上等信号，累及左侧真声带（箭头）的癌肿

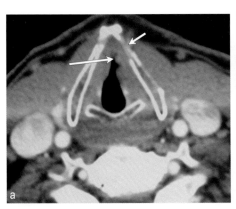
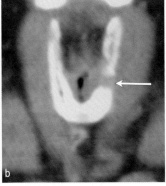

图 5.30　70 岁男性，轴位（a）、冠状位（b）CT 显示来自左侧声带（箭头）的不规则形鳞状细胞癌

这与局部侵袭和邻近甲状软骨有关（箭头 b）。

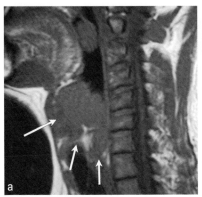
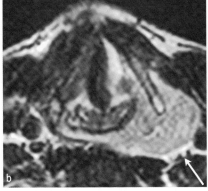
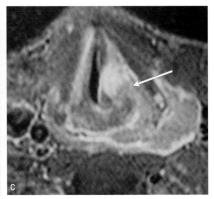

图 5.31　贯声门癌

a. 在矢状面 T1 加权像可见大的转移灶（箭头）；**b.** 轴位 T2 加权像（箭头）稍高信号；**c.** 钆对比增强脂肪抑制 T1 加权像，肿瘤（箭头）累及左侧真声带，并延伸入声门旁软组织，并向左侧甲状软骨延伸。

表 5.2(续) 下咽和喉病变

病变	影像学表现	点评
软骨肉瘤	**CT 表现**:病变具有等低密度,局部喉软骨破坏,伴或不伴软骨细胞基质钙化,对比增强 **MRI 表现**:T1WI 上低信号,T2WI 上高信号,T2WI 上低信号,伴或不伴基质钙化,钆对比增强(通常为不均匀强化)。局部浸润并与喉部软骨侵蚀/破坏有关 **PET/CT 表现**:SUVs>2.0 的 ^{18}F FDG 摄取量增加	软骨肉瘤是包含在肉瘤性基质内形成的软骨的恶性肿瘤。软骨肉瘤可以包含钙化/骨化区域,黏液样物质和/或骨化阳离子。软骨肉瘤占 12%~21% 的恶性骨肿瘤,21%~26% 的骨原发性肉瘤和 9%~14% 的所有骨肿瘤。是最常见的非上皮性喉癌。为少于 1% 喉部肿瘤。继发于放射治疗或特氟龙注射治疗,声带麻痹可能增加其风险
骨肉瘤	**CT 表现**:肿瘤具有等低密度,通常伴基质钙化/骨化,并且经常显示对比增强(通常是不均匀的) **MRI 表现**:肿瘤通常边界不清,并且通常从喉部软骨的破坏部分延伸到相邻的软组织中。T1 加权像上等低信号,低信号区域通常对应于肿瘤钙化/骨化和/或坏死区域。坏死区通常在 T2WI 上高信号,而骨化区在 T2WI 上通常低信号。肿瘤可以在 T2WI 和 FS T2WI 上可变的信号,这取决于钙化/骨化的类骨质、软骨样、硬化、出血和坏死组织的量。肿瘤可能在 T2WI 和 FS T2WI 上低信号、低中信号或中高信号。在注射钆对比剂后,骨肉瘤通常在肿瘤的非骨化/非钙化部分中显示出显著增强	骨肉瘤是由增生的梭形细胞组成的恶性肿瘤,其产生类骨质和/或未成熟的肿瘤骨。在儿童中为原发性肿瘤,成人与佩吉特病、辐照骨、慢性骨髓炎、成骨细胞瘤、巨细胞瘤、和"不典型增生"相关,占喉部肿瘤<1%
淋巴瘤 (图 5.32)	**CT 表现**:病变具有等低,可显示中度对比度增强,伴喉部软骨破坏 **MRI 表现**:在 T1 加权像上病变具有低中间信号,T2 加权像上中等至稍高信号,伴中度钆对比增强。局部浸润并与软骨和骨侵蚀/破坏有关 **PET/CT 表现**:^{18}F FDG 浓聚异常增加	淋巴瘤是一组肿瘤细胞通常在淋巴组织内的肿瘤(淋巴结网状内皮器官和黏膜相关的淋巴组织)。与白血病不同,淋巴瘤通常以散在的肿块形式出现。淋巴瘤细分为霍奇金病(HD)和非霍奇金淋巴瘤(NHL)。喉部原发性淋巴瘤罕见,常为 B 细胞 NHL。原发性淋巴瘤的常见喉部位包括:假声带>杓会厌皱襞>真声带>会厌。来自颈部淋巴结的淋巴瘤可累及到喉
转移性肿瘤 (图 5.33)	单个或多个包含喉软骨,边界清晰或不清晰 **CT 表现**:病变通常具有软组织密度,伴或不伴硬化、喉外肿瘤延伸,通常对比增强,伴或不伴神经组织或血管的压迫 **MRI 表现**:单个或多个局限或弥漫病灶,在 T1 加权像上等低信号,在 T2 加权像上中高信号,并且通常钆对比增强,伴或不伴软骨和/或骨破坏及神经组织或血管的压迫 **PET/CT 表现**:^{18}F FDG 浓聚异常增加	转移性病变代表增殖性肿瘤细胞分离或远离其起源的远处。转移癌是累及喉软骨的最常见类型的转移性肿瘤。在成人中,转移性病变最常见于肺癌、乳腺癌、前列腺癌、肾癌和甲状腺癌以及肉瘤。转移性肿瘤可能在单个或多个区域形成不同的病损

表5.2(续) 下咽和喉病变

病变	影像学表现	点评
骨髓瘤 (**图5.34**)	多发性(骨髓瘤)或单发(浆细胞瘤)累及喉软骨的病变,边界清晰或不清晰 **CT表现**:病变具有等低密度,通常对比增强,伴软骨和/或骨质破坏 **MRI表现**:包括喉软骨在内的周围神经损伤,T1加权像上为等低信号,T2加权像上为中高信号,通常为钆对比增强伴骨破坏 **PET/CT表现**:^{18}F FDG浓聚异常增加	多发性骨髓瘤是由来源于单克隆增殖的分泌抗体浆细胞组成的恶性肿瘤。大多数多发性骨髓瘤位于骨髓,但也可能发生在喉软骨内。单发的骨髓瘤或浆细胞瘤是一种罕见的变异体,其中肿瘤块的浆细胞发生在骨或软组织的单个部位。在美国,每年14 600起新病例。多发性骨髓瘤是成人中最常见的原发性骨肿瘤。中位年龄60岁。大多数患者年龄>40岁

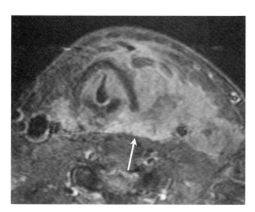

图5.32 轴位增强喉脂肪抑制 T1 加权像显示左侧颈部、颈部间隙的 B 细胞非霍奇金淋巴瘤(箭头)的较大强化病灶,延伸累及左声门旁间隙和左声带

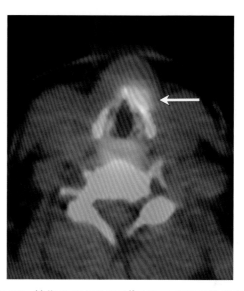

图5.33 轴位 PET/CT 显示^{18}F FDG 在转移性肺癌左侧甲状软骨中的异常聚集(箭头)

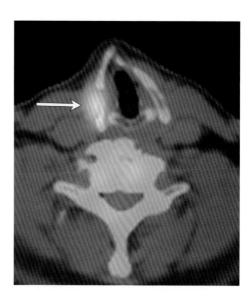

图5.34 轴位 PET/CT 显示来自右甲状软骨骨髓瘤中^{18}F FDG 异常聚集(箭头),也有局部软骨破坏

表5.2(续) 下咽和喉病变

病变	影像学表现	点评
声带麻痹/轻瘫 (图5.35)	**CT 表现**：声带麻痹的症状包括：声带的内侧位置，同侧梨状窝的扩张，同侧杓会厌皱襞的增厚和轻微内侧定位，同侧杓状软骨的前内侧旋转，同侧喉段和喉室的扩张，以及患侧喉室充盈。常规进行成像以寻找沿喉返神经病程的致病病灶。下颈部和上纵隔的成像是必要的，因为右侧锁骨下动脉右侧喉返神经环，以及主动脉弓下方的左侧喉返神经环	声带麻痹是指声带完全不动，而轻瘫是指部分丧失声带活动。通常由损伤、压迫或肿瘤侵犯引起的喉返神经或迷走神经近端神经引起，累及中枢神经系统的病变相对而言不常见。喉返神经支配喉的内在肌肉，包括甲状腺和后环杓肌。喉返神经作为上部迷走神经的一个分支出现在胸部。右侧喉返神经在右锁骨下动脉下环行，然后沿右气管食管沟向上延伸，直至穿入下咽缩肌后进入环甲关节。左喉返神经在主动脉之下环行，然后沿左气管食管沟向上伸展，直至穿入下咽缩肌后进入环甲关节。麻痹/轻瘫可能是手术的并发症，如甲状腺切除术。85%的病例在成像时可能没有发现致病性病变
良性喉肿瘤		
血管瘤	**MRI 表现**：喉部有环状或边缘不规整的结构（直径<4 cm），T1 加权像上呈中高信号（通常部分与骨髓脂肪等信号），T2WI 和脂肪抑制 T2WI 上高信号，通常有钆对比增强 **CT 表现**：通常主要等密度，伴或不伴脂肪密度	由毛细血管、海绵状血管瘤和/或静脉畸形组成的软组织良性病变。通常无症状。分为婴儿和成人型。成人型（中位年龄 33 岁）通常发生在声门上或声门上。婴儿型通常出现在头 3 个月，通常发生在声门下区，并伴随进行性扩大引起的呼吸窘迫。在多达 50%的病例中，婴儿声门下血管瘤与皮肤血管瘤相关
脂肪瘤	**MRI 表现**：脂肪瘤在增强 T1 加权像（高信号）上呈皮下脂肪信号，在 T2 加权像中频率选择性脂肪饱和技术或短时间反转恢复（STIR）上，高信号被抑制。通常没有钆对比剂增强或外周水肿 **CT 表现**：脂肪瘤的密度与皮下脂肪相似，通常没有对比增强或外周水肿	常见的良性错构瘤，由成熟的白色脂肪组织组成，没有细胞异型性。最常见的软组织肿瘤，占所有软组织肿瘤的 16%。喉部最常见的位置是杓会厌皱襞
神经鞘瘤 (图5.36)	**MRI 表现**：周围卵圆形或球状病变，T1 加权像为低中间信号，T2WI 上为高信号，脂肪抑制 T2WI 上为高信号，通常为钆（Gd）对比增强。T2WI 上的高信号和 Gd 对比增强可以是不均匀的，因囊性变性和/或出血引起的大的病变中 **CT 表现**：周围卵圆形或球状病变，中等衰减，对比增强。大的病变可能有囊性变性和/或出血	神经鞘瘤是良性包裹的肿瘤，其包含分化的施万细胞。最常见的表现为孤立性散发性病变。神经鞘瘤很少发生在喉部，占良性喉部肿瘤的 1.5%以下。大部分发生在黏膜下层间隙，多达 80%涉及到杓会厌皱襞。多发性神经鞘瘤常与 2 型神经纤维瘤病（NF2）相关，NF2 是染色体 22q12 基因突变的常染色体显性遗传疾病。此外对神经鞘瘤患者来说，NF2 患者也可能有多处脑膜瘤和室管膜瘤 NF2 的发生率为 1/37 000～1/50 000 新生儿。年龄 22～72 岁（平均年龄 46 岁）。高峰发生在 40～60 岁。许多患有 NF2 的患者在 30 岁左右出现双侧前庭神经鞘瘤
副神经节瘤	**CT 表现**：边界清楚的病灶，中等密度，对比增强，常伴有骨质破坏 **MRI 表现**：T1 加权像上中等信号，T2 加权像上经常是不均匀中等至稍高信号，伴或不伴瘤内空隙，钆对比增强，通常具有相关的骨质破坏	该病变也称为化学性假瘤，来源于体内多个部位的副神经节，并被相应地命名（血管球瘤、鼓室瘤、迷走神经瘤等）。副神经节瘤通常是众所周知，由嵌套在巢中的主要细胞（1 型）的双相集合组成的分化的肿瘤或由单层支持细胞（类型 2）包围的小叶（器官样结构）。存在于 24～70 岁（平均年龄 47 岁）的患者中。很少累及喉

表 5.2(续) 下咽和喉病变

病变	影像学表现	点评
软骨瘤 (**图 5.37**)	**CT 表现**：包含软骨样钙化的喉软骨内的膨胀性病变 **MRI 表现**：T1 加权像上为中间信号的喉部软骨膨胀性病变，T2 加权像上常为不均匀中等至稍高信号，伴软骨样钙化的低信号肿瘤区及钆对比增强	良性软骨喉肿瘤，占喉部肿瘤<1%。最常发生于环状软骨（75%），其次是甲状软骨（20%）和其余部位。通常发生于 50～60 岁的患者。可能难以与低分化软骨肉瘤区分

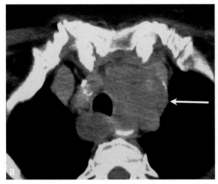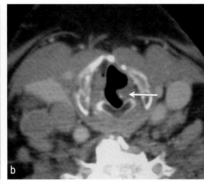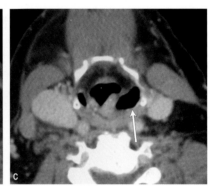

图 5.35 69 岁男性，肺癌合并纵隔肿瘤

a. 包括主肺动脉窗（箭头），导致左侧喉返神经的压迫和侵犯；**b.** 轴位 CT 显示左侧杓状软骨内侧旋转出现左声带麻痹（箭头）；**c.** 轴位 CT 显示同侧梨状窝增大（箭头）。

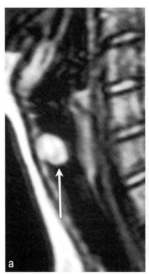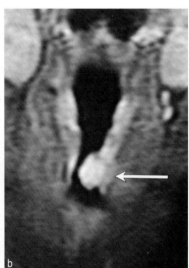

图 5.36 12 岁女性，喉部下缘的神经鞘瘤

a. 矢状位 T2 加权像上呈高信号（箭头）；**b.** 冠状位脂肪抑制 T1WI 上可见有强化（箭头）。

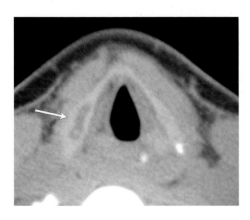

图 5.37 轴位 CT 显示右侧甲状软骨（箭头）中有一个膨胀性软骨瘤，中央低中等密度，周边稍高密度

表 5.2(续) 下咽和喉病变

病变	影像学表现	点评
肿瘤样病变		
喉囊肿 (图 5.38,图 5.39,图 5.40,图 5.41)	**CT 表现:**限定范围很广的气道损伤或囊性结构,黏膜密度 10~25 HU 或同软组织密度,由薄壁环绕。中央没有对比增强,伴或不伴周边壁薄增强。伴有感染的喉囊肿可能会密度增高,厚壁,与邻近组织分界不清 **MRI 表现:**喉囊肿在所有序列上都呈低信号。流体型咽喉囊肿为 T1WI 上低信号,T2WI 上低信号和高信号的卵圆形病变。这些囊肿的壁通常较薄,无钆(Gd)对比增强。喉囊肿并发出血或感染,有蛋白质成分可以在 T1WI 和 T2WI 上信号升高,呈中等至稍高信号。这种囊肿的壁可以很厚,且 Gd 对比增强。囊肿壁结节 Gd 对比增强可见于潜在的恶性病变 **超声表现:**边界清晰的无回声囊肿,或者可能具有与蛋白质浓度升高有关的假实性表现	在喉室的前上部,有一个小袋(喉部小囊,附件小室),与甲状软骨的声带和内表面接触,形成声带。喉囊肿是一种喉部囊泡的异常增大,它在假声带内向上延伸,进入喉腔。以 7:1 的男性:女性比例发生,通常发生在 50~60 岁。喉囊肿可以通气,与或不与喉室相通,内含液体(囊状囊肿,或喉头黏液囊)。当位于假声带的声门旁和甲状舌骨膜的内侧时,喉囊肿被分成内部喉隆起。外喉喉部有一部分可以穿过甲状舌骨膜。混合或组合的喉囊肿是最常见的类型,并在两个地方都有病灶。可能有症状,并可在喉镜检查中看到假声带的黏膜下隆起,特别是在上缘以上延伸到甲状软骨。多达 17% 可能与肿瘤有关。治疗包括用于小型喉头的内镜激光治疗和大型病变的常规手术

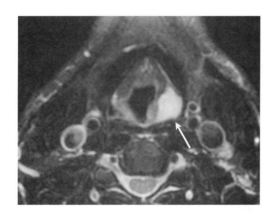

图 5.38 轴位 T2 加权像显示左侧假声带内有高信号(箭头)的喉内囊肿

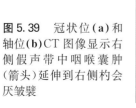

图 5.39 冠状位(a)和轴位(b)CT 图像显示右侧假声带中咽喉囊肿(箭头)延伸到右侧杓会厌皱襞

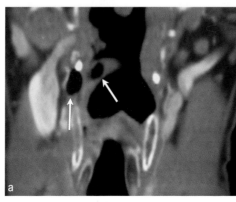
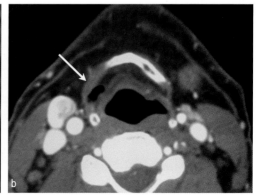

表 5.2(续)　下咽和喉病变

病变	影像学表现	点评
甲状舌管囊肿 （**图 5.42**）	**MRI 表现**：在舌根处或沿甲状舌管走行，在 T1 加权像（T1WI）和扩散加权成像上通常具有低信号，在 T2 加权像（T2WI）上具有高信号。甲状舌管囊肿壁通常较薄，无钆（Gd）对比增强。甲状舌管囊肿并发出血或感染可以在 T1WI 和 T2WI 上呈中等至稍高信号。这种囊肿的壁可以很厚，并显示 Gd 对比增强。如有甲状舌管囊肿壁的结节 Gd 对比增强可见于潜在的恶性病变 **CT 表现**：范围为 10～25 HU 的低黏液性病变，周围有薄壁。偶尔包含薄的分隔。甲状舌管囊肿并发感染可以增加密度、厚壁，与邻近组织分界不清 **超声表现**：边界清晰的无回声囊肿，或者可能具有与蛋白浓度升高相关的假实性表现	颈部最常见的先天性肿块，与甲状腺发育改变有关，在舌背部（盲孔）和甲状腺正常位置之间存在胚胎性甲状舌管。甲状舌管通常在妊娠第 10 周时逐渐消退。甲状舌管在舌骨前方走行，并稍稍在舌骨下缘后方环绕，然后向甲状舌骨膜、甲状软骨和气管前方下降。甲状舌管在胸骨舌骨肌和胸骨甲状肌之间延伸。甲状舌管囊肿多达 2/3 出现在舌骨下颈部，并且可以在中线，或者在带状肌内侧或深侧延伸。近 50% 发生在＜20 岁患者中，表现为逐渐增大的颈部病变

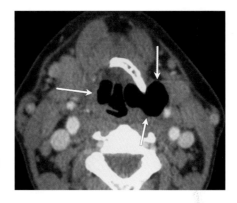

图 5.40　轴位 CT 示左侧混合喉囊肿穿过甲状舌骨膜（左下箭头）另外，在右侧（上箭头）看到了喉头隆起。

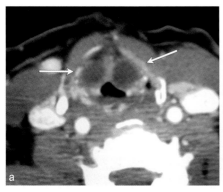
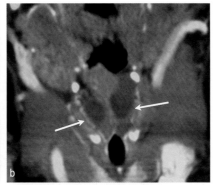

图 5.41　轴位(**a**)和冠状位(**b**)图像显示双侧喉囊肿（箭头）

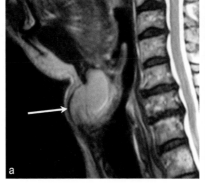
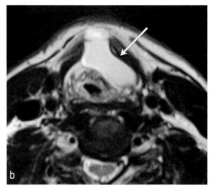

图 5.42　矢状位(**a**)和轴位(**b**)T2 加权像显示甲状舌管囊肿（箭头），高信号向后延伸穿过甲状软骨的上切迹

表 5.2(续)　下咽和喉病变

病变	影像学表现	点评
第三鳃裂囊肿 （图 5.43）	**CT 表现**：囊肿，囊性病变伴低至中度密度，取决于蛋白质和水的比例。如果继发感染，可有中等密度和增厚的壁。第一鳃裂囊肿可位于外耳道附近（1 型第一鳃裂囊肿）或腮腺上极，可延伸进入咽旁间隙、下颌下腺后部和/或中央神经管（2 型）。第二鳃裂囊肿通常位于下颌下腺后部，胸内乳突肌前部或前内侧和颈内动脉，向咽旁间隙延伸，内外颈动脉之间。通常，囊肿至少 50％位于 SCM 的腹侧缘前方。第三鳃裂囊肿位于 SCM 的下前缘，位于甲状腺上叶水平或上颈后颈间隙，伴或不伴颈内动脉和舌咽神经后方窦道扩张，穿过喉上神经内支水平以上的甲状腺膜进入梨状窝基部。第四鳃裂囊肿发生在颈部下 1/3 的侧面，并且在下面的 SCM 和主动脉弓的水平的前面，在锁骨下动脉的右下方或主动脉弓的左下方可见连接窦道，至颈动脉至舌下神经的水平，然后沿着 SCM 向下至梨状窝 **MRI 表现**：在 T1 加权像上有等低信号的环形病变，在 T2 加权像上呈高信号。除非有继发感染，否则通常没有钆对比增强	鳃裂囊肿是发生于鳃弓的发育性畸形。鳃弓形成于发育第 4 周末，主要由四组主要的和两组外衬外胚层和内衬内胚层保护的中胚层来源的退化弓。中胚层包括主要的动脉、神经、软骨和肌肉。四对主要的鳃弓被鳃裂分开。每个鳃弓随着鳃裂消失发育成颈部结构。第一鳃弓形成外耳道、咽鼓管、中耳和乳突气房细胞。第二鳃弓发育成舌骨和扁桃体，扁桃体上窝。第三和第四鳃弓发育成舌骨下的咽部，鳃弓畸形包括囊肿、窦道和瘘管。第二鳃弓畸形占所有鳃弓畸形的 90％。囊肿内衬鳞状上皮（90％）、纤毛柱状上皮（8％）或两种类型（2％）。皮脂腺、唾液腺、淋巴组织和黏液的胆固醇结晶也可发生。有四种类型的第二鳃裂囊肿。1 型位于胸锁乳突肌前面深达颈阔肌。2 型（最常见）位于胸锁乳突肌前内侧，颈动脉间隙侧缘，颌下腺后缘。3 型位于咽侧壁和颈动脉内侧，可延伸至颈动脉内外侧之间（鸟喙征）。4 型位于颈动脉鞘和咽部中间，在扁桃体隐窝水平，可向上延伸至颅底。一般来说无症状，除非伴随感染
淀粉样瘤	淀粉样瘤可以单发或多发，边界不清 **MRI 表现**：在 T2 加权像上，病变可以具有低中等或稍高信号和可变异质轻微高至高信号，具有或不具有低信号区。可以看到不同程度的钆对比增强 **CT 表现**：病变可以具有低、中等和/或高密度以及对比增强	淀粉样瘤是由不溶性嗜酸性粒细胞的细胞外沉积引起的复合物，具有 β 折叠的明骨蛋白。淀粉样蛋白沉积物可以全身分布或局部发生。全身分布通常由浆细胞恶液质和遗传性疾病或由于慢性疾病引起。淀粉样瘤占喉部病变的 1％以下。黏膜下病变发生在前庭皱襞＞杓会厌皱襞，声门下＞声带

炎性病变

病变	影像学表现	点评
化脓性感染 （图 5.44，图 5.45）	**CT 表现**：不规则的软组织增厚，边界不清蜂窝织炎伴或不伴边缘增强的脓液积聚 **MRI 表现**：在 T2WI 和脂肪抑制 T2WI（蜂窝织炎）表现为轻度高信号。脓肿在 T2WI 上高信号，其被周围的钆对比增强边缘包围。软组织增厚伴 T2WI 稍高或高信号，通常见于脓肿周围	在儿童中，扁桃体周围脓肿是涉及头颈部的最常见感染。常发生于儿童和成人，发病率最高的是链球菌性咽炎和渗出性扁桃体炎。感染可以延伸到相邻的咽旁、咽后、危险、咀嚼器和/或下颌下间隙，可能涉及下咽、喉和下颈。咽后间隙（RPS）感染的其他病因包括：气管插管、鼻胃管、手术、异物和坏死性外耳炎等并发症。涉及 RPS 和危险间隙的感染可能扩展到喉和/或纵隔，引起纵隔炎。颈部感染和脓肿形成可能是由于骨髓炎引起的牙齿感染的恶劣延伸。颈部感染也可能是化脓或结核性椎骨骨髓炎通过椎前筋膜延伸的结果。RPS 和危险间隙感染的患者往往伴有吞咽痛、吞咽困难、头痛、头后倾和呼吸困难

表5.2(续) 下咽和喉病变

病变	影像学表现	点评
坏死性筋膜炎	**CT 表现：**广泛的异常软组织变厚，边界不清，包含小的低密度气体影，伴或不伴产气杆菌产生的气体。通常涉及多个颈部空间，筋膜和肌肉增厚和/或对比增强	急性的，迅速进行的多微生物破坏性感染，导致结缔组织和筋膜液化。发生于糖尿病和免疫功能低下或免疫抑制患者。通常涉及多个颈部空间，并导致脓毒症和下行性纵隔炎。伴随病死率增加 25%～40%。对这种侵袭性疾病常规使用广谱抗生素、清创术和高压氧治疗

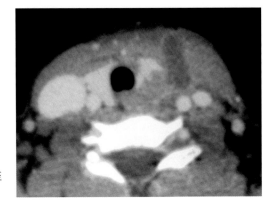

图 5.43 轴位 CT 显示感染的第三鳃裂囊肿

低密度，不规则周边对比增强，位于左下胸锁乳突肌前方和内侧，向颈内侧延伸至甲状腺左叶上极。

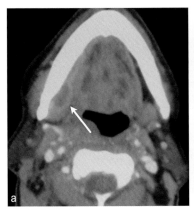
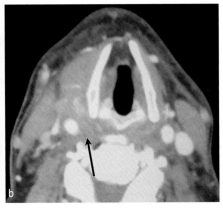

图 5.44 74 岁男性，伴有化脓性脓肿（箭头）

a. 位于右侧下颌内侧缘牙齿感染继发部位；**b.** 轴位 CT 显示沿右侧甲状软骨外缘感染的延伸，并累及右侧颈动脉间隙（箭头）。

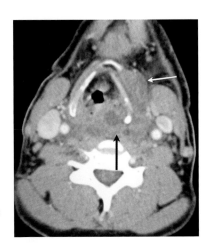

图 5.45 50 岁男性，轴位 CT 扫描在左侧假声带（黑色箭头）水平处，咽后脓肿延伸至喉后部，左侧带状肌（白色箭头）

表 5.2(续)　下咽和喉病变

病变	影像学表现	点评
喉结核	**MRI 表现**:双侧弥漫喉软组织病变,T1加权像上中低信号和 T2 加权像上中高信号,实性或边缘对比增强,弥散受限 **CT 表现**:弥散,喉部软组织病变,伴或不伴钙化。喉部软骨的破坏可以在疾病过程的后期发生。通常与肺结核有关	发生在免疫受损患者和发展中国家免疫功能正常的患者身上。上皮肉芽肿发生于包括喉在内的多种组织中
复发性多软骨炎	**CT 表现**:包括声门下狭窄,气管支气管狭窄,密集的气管和喉软骨,以及环状软骨后部的"轨道样"钙化。其他发现包括软骨塌陷,支气管扩张和外周支气管狭窄 **PET/CT 表现**:在病变部位发现¹⁸F FDG 摄取异常增加	罕见的和可能致命的自身免疫性疾病,其中广泛破坏软骨的炎性病变。累及透明软骨和关节软骨,以及耳、鼻、喉、气管和支气管中的软骨。喉部受累的患者表现为声音嘶哑,慢性咳嗽和运动时呼吸困难。炎症还可以累及动脉、结膜、眼巩膜和心脏瓣膜。多达 50% 的患者出现喉、气管和/或支气管受累,并可伴有进行性呼吸窘迫。高峰年龄是 40~50 岁,年发病率为 3.5/1 000 000,男女比例为 3∶1。耳郭软骨炎和多发性关节炎的组合发生率为 80%。治疗包括皮质类固醇、甲氨蝶呤和环磷酰胺
类风湿关节炎	**CT 表现**:结果包括环甲关节狭窄(高达 80%),环甲关节强直(9%),软骨密度增加(45%)和声带水肿(27%)。很少涉及环杓关节	慢性多系统疾病,病因不明,持续存在的炎症性滑膜炎,涉及关节对称分布。可导致软骨和骨骼逐渐破坏,关节功能障碍。患者约占世界人口的 1%。80% 发生在成人患者,年龄在 35~50 岁。喉部受累很常见,但通常无明显症状。累及滑膜关节的环甲和环杓关节。患者会出现嘶哑、声带疲劳和呼吸困难

外伤性喉部病变

病变	影像学表现	点评
钝性伤/喉部骨折 (图 5.46,图 5.47)	**CT 表现**:轴向和/或重建的矢状和冠状位图像可显示甲状软骨、环状软骨以及舌骨的骨折。可以在骨折部位附近看到软组织气肿。可以看到伴有环杓关节脱位的杓状软骨缺损	喉部骨折通常由机动车碰撞或运动相关损伤引起。甲状软骨的中线垂直骨折是最常见的喉部骨折类型,其次是环状软骨环骨折。环杓关节脱位是最常见的软骨脱位类型,其次是环甲关节脱位
血肿 (图 5.48)	**CT 表现**:结节病变,中度至稍高的密度和不规则的边缘,伴或不伴或软骨骨折	外伤的血液渗出可能是一种孤立的结果,也可能与喉部损伤有关,包括骨折
穿透伤	**CT 表现**:喉头软骨骨折,血肿,异物和/或皮下气肿	穿透伤可能导致喉部、神经和/或血管的直接损伤。可能导致呼吸窘迫和/或声带麻痹。或由喉部骨折、软骨脱位或神经损伤引起的麻痹

其他病变

病变	影像学表现	点评
放射治疗后的变化 (图 5.49)	**CT 表现**:放疗诱发的黏膜炎和黏膜下水肿与会厌,杓会厌皱襞和/或假声带增厚的喉头增厚以及声门和声门上脂肪内的绞合有关。经常看到黏膜突出,对比增强。这些患者中 50% 可以持续数月至数年。其他发现包括:表皮和颈阔肌增厚,并与皮下脂肪内绞合 **MRI 表现**:会厌,杓会厌皱襞和/或假声带增厚,T2 加权像上稍高至高信号,黏膜显著的对比增强。	放疗或放化疗治疗颈部恶性肿瘤通常会引起结缔组织急性炎症,白细胞和组织细胞增多以及出血和坏死(黏膜炎)。小动脉和静脉内皮损伤导致血管渗透性增加引起水肿。治疗后 1~8 个月,胶原蛋白逐渐沉积,导致硬化和恶化,结缔组织纤维化以及小血管闭塞

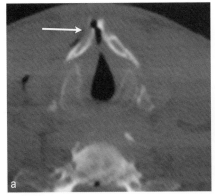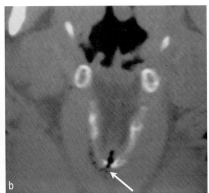

图 5.46 轴位(a)、冠状位(b)图像显示穿过甲状软骨的创伤性骨折(箭头)

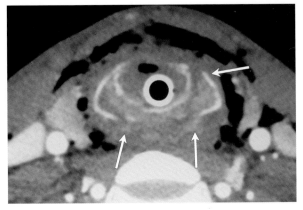

图 5.47 插管患者的轴位 CT 表现为环状软骨的严重骨折伴有广泛皮下气肿(箭头)

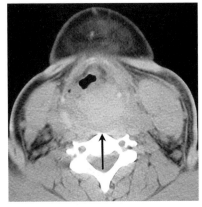

图 5.48 轴位图像显示喉部血肿(箭头)有轻度密度增高

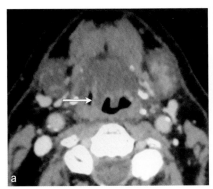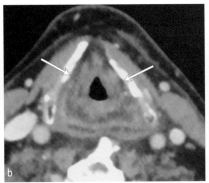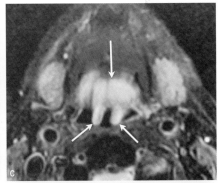

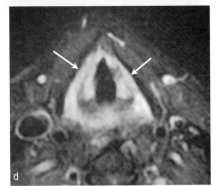

图 5.49 放射治疗 2 年后的 60 岁男性

a、b. 轴位 CT 显示原发性声门上皱襞和假声带增厚,以及在先声门上和声门上脂肪内(箭头);
c、d. 轴位脂肪抑制 T2 加权像显示在原始声门上皱襞,声门下软组织和声带(箭头)中的异常高信号。

表 5.2(续) 下咽和喉病变

病变	影像学表现	点评
喉软骨坏死 (图 5.50)	**CT 表现**:喉软骨硬化,软骨碎裂,软骨塌陷,气泡	治疗结束后 1 年以上经常出现放疗延迟并发症。治疗 T3 和 T4 病变比治疗 T1 或 T2 肿瘤更常见。症状可能无特异性,包括声音嘶哑、吞咽困难、吞咽痛和疼痛。与软骨坏死相关的进展性问题包括肿瘤形成、呼吸窘迫和呼吸道阻塞。软骨坏死也可以作为气管插管的并发症发生
Reinke 水肿 (图 5.51)	**CT 及 MRI 表现**:声带弥漫性肿胀,没有明显病灶	声带的水肿性膜性肿胀导致喉气道变窄。水肿涉及声带的固有层(Reinke 间隙)。与激活相关 CD34$^+$ 成纤维细胞在声带基质中的表达有关。可能源自吸烟、过度使用声带或甲状腺功能减退。组织学改变包括细胞外基质渗出液增多,胶原和弹性纤维紊乱。对因治疗通常有满意疗效

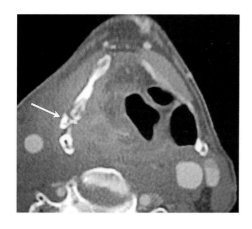

图 5.50 56 岁男性,霍奇金病放射治疗晚期患者
轴位 CT 表现为右侧甲状软骨(箭头)碎裂的软骨坏死。

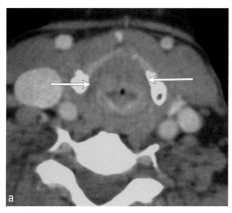
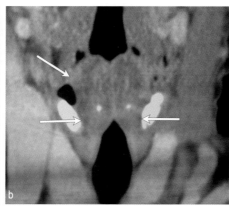

图 5.51 Reinke 水肿患者
轴位(**a**)和冠状位(**b**)CT 图像,其声带(箭头)和气道狭窄,无局灶性病变迹象。

5.3 脏层间隙：甲状腺和甲状旁腺病变

甲状腺

成对的甲状腺和甲状旁腺位于脏器间隙（**图5.52**），并且是内分泌腺，它们缺乏导管并直接将激素分泌到血液中。甲状腺产生三碘甲状腺原氨酸（T3）和甲状腺素（T4），它们参与调节身体代谢和胎儿大脑发育。T3 和 T4 从甲状腺释放，通过下丘脑的反馈调节发生，该下丘脑分泌促甲状腺激素释放激素（TRH），刺激脑下垂体分泌促甲状腺激素（TSH）。TSH 刺激甲状腺中甲状腺球蛋白的产生。甲状腺球蛋白是一种参与 T3 和 T4 生成的关键蛋白，其发生于甲状腺滤泡细胞摄取和浓缩血清碘后，通过甲状腺过氧化物酶将碘氧化，以及甲状腺内酪氨酸碘化形成单碘酪氨酸（MIT）和二碘酪氨酸（DIT）。T3 由 MIT 和 DIT 耦联形成，T4 由两个 DIT 分子耦联形成。随后 T3 和 T4 在从甲状腺球蛋白分离后释放到血流中。

甲状腺也产生和分泌降钙素，参与钙稳态。甲状旁腺产生并分泌甲状旁腺激素，它通过与肾、骨骼肌和肠中的受体相互作用来调节钙代谢。

甲状腺由滤泡细胞和滤泡旁细胞组成。甲状腺的滤泡细胞在妊娠的前 3 周内由位于第一和第二咽弓之间的内胚层细胞（中线甲状腺原基）发育而来。在妊娠 24 天时，在甲状腺下方形成一个小凹陷（甲状腺芽），逐渐形成双耳憩室，沿双侧原基附近的中线向下延伸。一个小通道（甲状舌管）暂时存在于舌背部（盲孔）和下降的甲状腺原基之间（**图5.53**）。甲状舌管通常在妊娠第 10 周时逐渐消退。下降的甲状腺原基和甲状舌管位于舌骨前面，并在舌骨下缘稍后方，在甲状舌骨膜、甲状软骨和气管前下降。甲状舌管在胸骨舌骨肌和胸骨甲状肌之间延伸。下降的甲状腺原基在怀孕 7 周时达到其下颈部的正常位置。甲状腺的滤泡旁细胞（C 细胞）从第四个咽囊的内胚层细胞（外侧甲状腺鞘）发展迁移并与中线甲状腺原始下降的甲状腺原基合并。

甲状腺通常位于下颈部的脏器间隙，位于下喉和上气管的前部和前外侧，以及在舌下带肌之后（胸骨舌骨肌和胸骨甲状肌）。甲状腺有左叶和右叶，通常由中线峡部连接（**图5.54**）。在胎儿，甲状舌管剩余下部的甲状腺组织导致一个细长的锥体叶，向下附着在右侧或左侧甲状腺叶上。甲状腺通常重约 30 g。

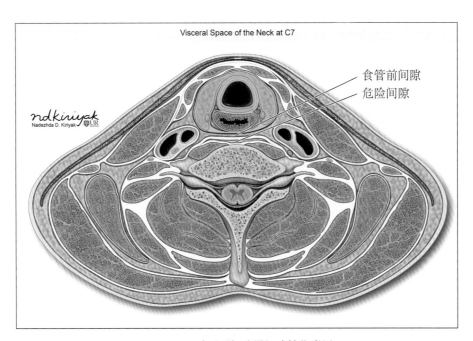

图 5.52　舌下颈部脏器间隙轴位彩图

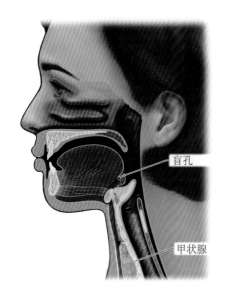

图 5.53 甲状舌管通路的矢状位图

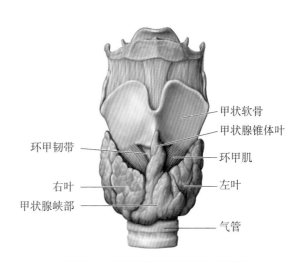

图 5.54 甲状腺和邻近结构的正面图

（引自：THIEME Atlas of Anatomy：Head and Neuroanatomy，
© Thieme 2007，Illustration by Karl Wesker.）

甲状腺的血液供应来自甲状腺下动脉、甲状腺颈干和甲状腺上动脉，它是颈外动脉的第一支（**图 5.55**）。静脉引流进入颈内静脉和头臂静脉。甲状腺的交感神经支配通过中、下颈神经节，副交感神经支配来自迷走神经。

在超声检查中，正常甲状腺表现出均匀的回声。在不进行静脉造影的情况下进行 CT 检查时，甲状腺呈中度至稍高的密度，范围为 80～100 HU，与其内在的碘含量有关。给予碘化对比剂后，甲状腺显示明显的均匀对比增强。对于 MRI，甲状腺在 T1 加权像时通常呈等信号，相对于肌肉稍呈高信号，T2 加权像上呈中等信号，稍微高于肌肉。甲状腺通常表现出显著的钆对比增强。在放射性核素闪烁显像中，正常甲状腺显示均匀摄取 ^{123}I 或 ^{99m}Tc 高锝酸盐。

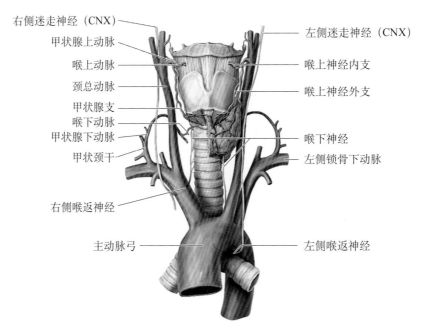

图 5.55 甲状腺的动脉供应和神经支配

（引自：THIEME Atlas of Anatomy：Head and Neuroanatomy， © Thieme 2007，Illustration by Karl Wesker.）

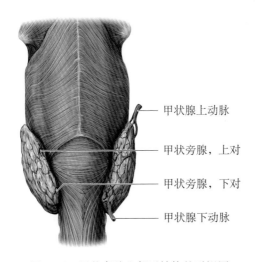

图 5.56 甲状旁腺和邻近结构的后视图

甲状腺上动脉
甲状旁腺，上对
甲状旁腺，下对
甲状腺下动脉

(引自：THIEME Atlas of Anatomy：Head and Neuroanatomy，© Thieme 2007，Illustration by Karl Wesker.）

甲状旁腺

甲状旁腺来源于第三和第四咽囊。最常见的是位于甲状腺背侧的两套成对腺体（**图 5.56**）。上腺来源于第四鳃囊，通常位于环状软骨下缘水平的甲状腺后方。下腺来自第三鳃囊，位于甲状腺下方（50%）的后方，甲状腺下方 1 cm（15%），或下颌角与纵隔之间的任何位置。异位优势腺体可能发生在甲状腺内，因为甲状腺的滤泡旁细胞也从第四鳃囊发育而来。异位下腺可以发生在胸腺或胸腺韧带内，因为胸腺也来源于第三鳃囊。甲状旁腺的大小范围 5~10 mm，横向尺寸 2~4 mm，厚度 2 mm，并重达 40 mg。重量超过 60 mg 的甲状旁腺被认为是异常的。大多数甲状旁腺腺瘤的重量超过 100 mg。

上、下甲状腺动脉分别供应上、下甲状旁腺。静脉引流为甲状腺静脉。甲状旁腺分泌与血液中钙浓度成正比的甲状旁腺激素，其正常范围为 8.8~10.2 mg/dL。高钙血症导致甲状旁腺激素产生减少。原发性甲状旁腺功能亢进症是指散发性甲状旁腺腺瘤（85%）、甲状旁腺增生（10%）、多发性腺瘤（4%）和癌（1%）。原发性甲状旁腺功能亢进的发生率为（10~300）/1 000 000。原发性甲状旁腺功能亢进症女性比男性多 2~3 倍，平均年龄 55 岁。通常手术治疗。继发性甲状旁腺功能亢进症包括肾功能衰竭、高磷血症、钙三醇缺乏症和/或维生素 D 缺乏导致的甲状旁腺激素升高。与肾功能衰竭/终末期肾病相关的继发性甲状旁腺功能亢进症比原发性甲状旁腺功能亢进症更常见。药物治疗通常是继发性甲状旁腺功能亢进的初始疗法，手术通常在药物治疗失败后进行。

- 发育异常
  - 甲状舌管囊肿
  - 异位甲状腺组织
- 甲状腺良性肿瘤
  - 甲状腺腺瘤
  - 多结节性甲状腺肿
- 甲状腺肿瘤样病变
  - 甲状腺结节
- 甲状腺恶性肿瘤
  - 甲状腺乳头状癌（分化型）
  - 甲状腺滤泡状癌
  - 髓样癌
  - 甲状腺低分化癌（PDTC）
  - 间变性（未分化）甲状腺癌（ATC）
  - 甲状腺淋巴瘤
  - 转移瘤
- 甲状腺感染性病变
  - 急性化脓性甲状腺炎
  - 亚急性（de Quervain）甲状腺炎
  - 结核性甲状腺炎
- 自身免疫性甲状腺疾病
  - Graves 病
  - 桥本甲状腺炎
  - Riedel 甲状腺炎
  - 肉芽肿性甲状腺炎
- 甲状旁腺良性肿瘤
  - 甲状旁腺腺瘤
  - 甲状旁腺增生
  - 多发性甲状旁腺腺瘤
- 甲状旁腺恶性肿瘤
  - 甲状旁腺癌

表5.3 脏层间隙:甲状腺和甲状旁腺病变

病变	影像学表现	点评
发育异常		
甲状舌管囊肿 (图5.2,图5.3)	**MRI 表现**:位于舌根部或甲状舌管走行区域,边界清楚的圆形或卵圆形病变,通常在 T1WI 和弥散加权像上呈低信号,在 T2WI 上呈高信号。典型的甲状舌管囊肿壁薄而无强化。当甲状舌管囊肿并发出血或感染时引起蛋白含量增高,在 T1WI 和 T2WI 上呈中等至稍高信号。此时囊肿壁可增厚并伴有强化。当甲状舌管囊肿壁出现结节状强化时,提示恶变的可能 **CT 表现**:病灶边界清晰,呈低密度(黏液),CT 值 10~25 HU,被薄壁环绕。偶尔可见薄的分隔。甲状舌管囊肿并发感染时密度可增高,壁增厚,与邻近组织分界变模糊 **超声表现**:囊肿边界清、无回声,但内部蛋白质浓度增高时可呈假实性外观	甲状舌管囊肿是颈部最常见的先天性肿块,与甲状腺发育异常有关。甲状腺滤泡细胞在妊娠的前 3 周起源于第一和第二咽弓之间的内胚层细胞(中线甲状腺原基)。在妊娠第 24 天,在甲状腺原基内形成一个小凹陷(甲状腺芽),并逐渐形成一个双叶憩室沿中线向下延伸至主动脉的原基。在舌背部(盲孔)和下降的甲状腺原基之间形成了一个暂时性小通道(甲状舌管)。甲状舌管正常时于妊娠第 10 周消失。下行的甲状腺原基和甲状舌管走行于舌骨前方,并稍稍向后环绕舌骨下缘,最后下降到甲状舌骨膜、甲状软骨和气管前方。甲状舌管在胸骨舌骨肌和胸骨甲状肌之间延伸。下降的甲状腺原基在妊娠第 7 周时达到下颈部正常位置。甲状腺的滤泡旁细胞(C细胞)从第四咽囊的内胚层细胞(外侧甲状腺鞘)发展并迁移到与正中甲状腺原始下降的甲状腺原基融合。多达 2/3 的甲状舌管囊肿出现在舌骨下部,可以在中线,也可以向外侧或深部延伸至带状肌。在 20 岁以下的患者中,近 50% 的病变表现为逐渐增大的颈部病变
异位甲状腺组织 (图5.4,图5.5,图5.6)	**CT 表现**:在舌背侧(底部)或沿着甲状舌管路径分布的卵圆形或球状局限性病变,呈稍高密度(~70 HU),增强后显著强化,伴或不伴低密度甲状腺结节及钙化 **MRI 表现**:局限性病变,在 T1 加权像上呈中低信号,在 T2 加权像上可呈低、中等或稍高信号。增强后呈不同程度的强化 **核医学表现**:在舌或沿甲状舌管走行的异位甲状腺组织摄取 ^{123}I、^{131}I 或 ^{99m}Tc 高锝酸盐,而在甲状腺床的正常位置缺乏正常摄取	正常的甲状腺位于喉部下方,带状肌后面,颈内动脉内侧和气管前外侧。异位甲状腺组织是由于胚胎时期原始甲状腺未能正常的沿着甲状舌管从舌根部的盲孔下降到下颈部所致。高达 90% 的异位甲状腺位于舌部。其他位置包括:舌骨附近、舌骨下颈部中线部位和颈侧。可以无症状,或可伴吞咽困难、发音困难和/或喘鸣
甲状腺良性肿瘤		
甲状腺腺瘤 (图5.57,图5.58)	**CT 表现**:局限性、卵圆形或球状病变,密度低于正常腺体。增强后呈不同程度的强化,伴或不伴囊变、钙化和/或出血 **MRI 表现**:局限性病变,在 T1 加权像上呈中低信号,在 T2 加权像上可呈中等至高信号,伴或不伴囊变,当内部蛋白含量增高或出血时在 T1 加权像上呈高信号。增强后呈不同程度的强化	滤泡性腺瘤是纤维包裹的滤泡良性肿瘤性增生引起。通常为正常腺体内的孤立性病变。通常小于 4 cm,除非并发出血或囊变。腺瘤通常是无功能的,虽然它们可以有自主功能。当病变较大时可伴有甲亢。好发于 20~60 岁患者。通过针吸活检确诊的滤泡状甲状腺病变中 85% 为良性腺瘤,但由于恶性肿瘤的发生概率为 15%,因此通常需要行甲状腺部分切除术。Hürthle 细胞腺瘤是滤泡性腺瘤的变异,其包含许多具有粉红色染色细胞质的颗粒状滤泡细胞(嗜酸细胞特征)

表 5.3(续)　脏层间隙：甲状腺和甲状旁腺病变

病变	影像学表现	点评
多结节性甲状腺肿 （图 5.59，图 5.60）	**CT 表现**：单纯性甲状腺肿表现为甲状腺弥漫性增大。多结节性甲状腺肿呈多发低密度结节，伴或不伴囊变区和钙化。边界通常清楚。可推挤和/或压迫气管和/或食管，可向下延伸至纵隔 **超声表现**：单纯性甲状腺肿表现为甲状腺弥漫性增大，回声均匀或不均匀。多结节性甲状腺肿回声不均匀，伴有多发性低回声结节，伴或不伴囊性或坏死区、钙化、出血。彩色多普勒超声显示毒性结节血流收缩期速度加快 **MRI 表现**：单纯性甲状腺肿表现为甲状腺弥漫性增大。多结节性甲状腺肿边界清晰伴多发结节。结节在 T1 和 T2 加权像上可呈低、中或高信号。T1 加权像上高信号可由于囊变含黏液或出血引起。T1 和 T2 加权像上均为低信号的区域可能是钙化。可推挤和/或压迫气管和/或食管，可向下延伸至纵隔 **核医学表现**：^{123}I、^{131}I 或 ^{99m}Tc 高锝酸盐通常在多发结节中呈高摄取	甲状腺肿是指甲状腺增大，可伴有或不伴有多发结节（多结节性甲状腺肿）。单纯的弥漫性甲状腺肿是由甲状腺激素分泌不足引起，导致滤泡性甲状腺上皮代偿性肥大。单纯、弥漫性、无毒性的甲状腺肿大通常表现为早期滤泡细胞生长伴充血。单纯性甲状腺肿的患者通常甲状腺功能是正常的。地方性甲状腺肿则发生在饮食摄入碘不足的地区。还有一种类型是单纯性偶发性甲状腺肿，通常发生在女性青春期。最终常发生胶质退化，从而形成甲状腺肿内部的结节（多结节性甲状腺肿）。毒性多结节性甲状腺肿会引起甲亢，有一个或多个自主功能结节（Plummer 病）。大多数毒性甲状腺肿发生于原本就有无毒性甲状腺肿的患者。患者出现颈部肿块和颈部不适。肿大的甲状腺可延伸到纵隔内，伴或不伴有气管和食管的移位、压迫，导致呼吸急促和吞咽困难。多结节性甲状腺肿含有不同大小的结节，其滤泡内可见胶质、乳头状增生、囊变和/或出血性、胆固醇结晶，营养不良性钙化、骨化和坏死

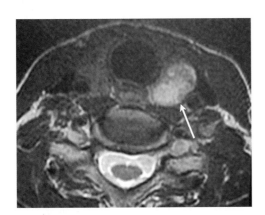

图 5.57　女性，45 岁，横断位 T2 加权像示甲状腺左叶腺瘤（箭头）呈不均匀稍高信号

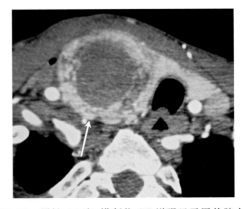

图 5.58　男性，52 岁，横断位 CT 增强显示甲状腺右叶大腺瘤（箭头）呈混杂低密度及稍高密度

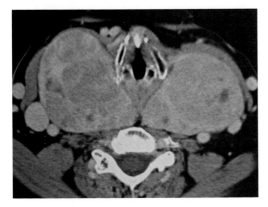

图 5.59　多结节性甲状腺肿

横断位 CT 增强示甲状腺双侧叶弥漫异常增大，边界清晰，内部呈低、中等和稍高密度。

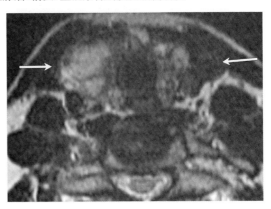

图 5.60　女性，49 岁，多结节性甲状腺肿

横断位 T2 加权像示甲状腺双侧叶内部多发低、等和稍高信号区（箭头）。

表 5.3(续) 脏层间隙：甲状腺和甲状旁腺病变

病变	影像学表现	点评
甲状腺肿瘤样病变		
甲状腺结节 （**图 5.61，图 5.62**）	**超声表现**：良性结节的征象包括：实性低回声和以囊性为主的病变，可见声晕，无血管，边界清楚，甲状腺肿大伴多发结节。胶样囊肿典型的呈低回声，内部见线性回声带和来自胶质钙化的"彗尾"反射。提示恶性结节风险增高的征象包括：微小钙化、中央高血供、边缘不规则和颈部淋巴结肿大 **CT 表现**：边界清晰的椭圆形或球形病变，相对于正常腺体呈低密度。可有不同程度的强化，伴或不伴囊变、钙化和/或出血。病变大，边缘不规则和淋巴结肿大提示为恶性 **MRI 表现**：局限性病变，在 T1 加权像上呈中低信号，在 T2 加权像上呈中等至高信号，伴或不伴囊变，内部含蛋白质成分出血时在 T1 加权像上呈高信号。胶样囊肿在 T1 加权像上可呈低、中等或高信号，在 T2 加权像上通常呈高信号。边界不清和淋巴结肿大提示恶性。在弥散加权像上，恶性结节的平均表观扩散系数（ADC）值明显低于良性结节，分界值为 $0.98 \times 10^{-3}\ mm^2/s$。增强后病灶呈不同程度的强化。利用动态 Gd 对比增强技术，得到了不一致的结果。一些研究显示良性病变呈快进快出的强化方式，而恶性病变可表现或不表现为延迟强化，时间-强度曲线的斜率减小，峰值到达时间延长 **核医学表现**：^{123}I、^{131}I 或 ^{99m}Tc 高锝酸盐摄取减低（冷结节）或增高（热结节）。冷结节（20%）恶性可能高于热结节（5%） ^{18}F - FDG PET 表现：当结节的标准化摄取值 SUV>5 时，其恶性的可能性增高	甲状腺结节在成年人中的发生率高达 50%。CT 和 MRI 偶然发现的甲状腺结节达 15%。然而，只有 7% 的患者甲状腺结节可触及。这些病变大部分是未封闭的良性滤泡结节，由腺性甲状腺肿内的增生和胶质退化循环引起。良性滤泡结节由不同比例的良性滤泡细胞、胶质和纤维组织构成。滤泡结节可发生于多结节性甲状腺肿，或形成腺瘤样或增生性结节，Graves 病结节或胶样囊肿（主要由胶质组成，仅含有少量滤泡细胞）。细针穿刺活检不能区分不同类型的良性结节。大多数可触及的甲状腺结节是良性的，5%～7% 是恶性肿瘤。结节恶性可能性增加的因素包括：年龄<20 岁或>80 岁，一个或多个一级亲属有甲状腺癌病史，外部放射治疗史，多发性内分泌肿瘤（MEN），家族性甲状腺髓样癌（FMTC），MEN2/FMTC 相关的 RET 原癌基因突变和降钙素>100 pg/ml

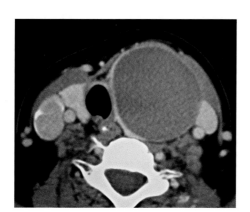

图 5.61 女性，59 岁，横断位 CT 示甲状腺左侧叶巨大胶样囊肿，边界清晰

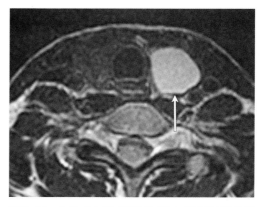

图 5.62 女性，16 岁，横断位 T2 加权像示甲状腺左侧叶胶样囊肿（箭头）呈高信号，边界清晰

表5.3(续)　脏层间隙：甲状腺和甲状旁腺病变

病变	影像学表现	点评
甲状腺恶性肿瘤		
甲状腺乳头状癌(分化型) **(图5.63,图5.64)**	**CT表现**：软组织密度的病变,常伴微小钙化(<1 mm),伴或不伴大块钙化、边界不规则、增强后强化。局部淋巴结转移率高达20%。转移性淋巴结的相关特征包括钙化、囊变和/或出血性改变(高达70%) **超声表现**：肿瘤形态及边缘不规则,内部可见回声,高血供和/或微小钙化 **MRI表现**：肿瘤在T1加权像上呈中低信号,在T2加权像上呈中等至稍高信号,伴或不伴囊变和/或出血性改变。通常呈不均匀强化。MRI对评估肿瘤是否侵犯甲状腺包膜有用 **核素扫描**：¹³¹I术后评估可用来发现肿瘤复发或转移 **PET/CT表现**：肿瘤摄取¹⁸F - FDG增高,标准化摄取值SUV可高达7	是甲状腺最常见的原发性恶性肿瘤(占原发性恶性肿瘤的80%)。通常发生在年轻人。肿瘤通常为低度恶性,包含排列成乳头状的恶性滤泡细胞。也可见乳头状和滤泡状混合的组织学形式,按照单纯乳头状来处置。肿瘤在甲状腺内可为多灶性。由于存在多灶性肿瘤的可能,治疗应采用全甲状腺切除术,并辅以放射性碘消融术。预后通常良好,10年生存率为90%。预后不良的因素包括：晚期肿瘤和患者年龄>45岁。CT和MRI对伴有声嘶、声带麻痹、吞咽困难和喘鸣患者的肿瘤分期有作用

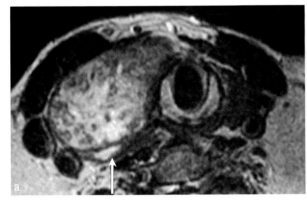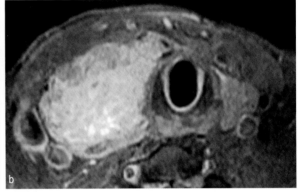

图5.63　男性,76岁,甲状腺右侧叶乳头状癌(箭头)

a. 横断位T2加权像示病灶边界不清,信号不均匀,内部可见高信号、稍高信号、等信号和低信号区;**b.** 横断位T1增强脂肪抑制序列显示病灶(箭头)呈不均匀强化。

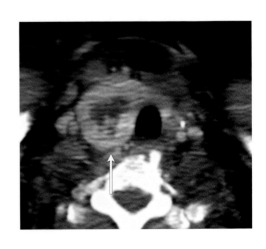

图5.64　女性,43岁,甲状腺右侧叶乳头状癌(箭头)

横断位CT示病灶中央见不规则低密度,外周呈等密度,病灶内部可见数枚小钙化。

表5.3(续)　脏层间隙：甲状腺和甲状旁腺病变

病变	影像学表现	点评
甲状腺滤泡状癌 (图5.65)	**CT表现**：软组织密度的孤立性病变，常伴微小钙化(<1 mm)，伴或不伴大块钙化、边界不规则，增强后强化 **超声表现**：肿瘤形态及边缘不规则，内部可见回声，高血供和/或微小钙化 **MRI表现**：肿瘤在T1加权像上呈中低信号，在T2加权像上呈中等至稍高信号，伴或不伴囊变和/或出血性改变。通常呈不均匀强化。MRI对评估肿瘤是否侵犯甲状腺包膜有用 **核素扫描**：^{131}I术后评估可用来发现肿瘤复发或转移 **PET/CT表现**：肿瘤摄取^{18}F-FDG增高，标准化摄取值SUV可高达7	为低度恶性的实性肿瘤，由肿瘤性滤泡细胞组成，占甲状腺原发性癌的10%。滤泡状癌的变异是Hürthle细胞癌，含嗜酸性瘤细胞。Hürthle细胞癌占原发性甲状腺恶性肿瘤的3%。这两种类型常侵犯包膜，伴或不伴相关血管侵袭。发病率男性高于女性。治疗方法为全甲状腺切除术，可行放射性甲状腺消融术。滤泡状癌10年生存率为85%，Hürthle癌为76%。预后不良的因素包括患者在诊断时>45岁以及肿瘤处于晚期阶段。转移性肿瘤通常发生在肺和骨，较少累及淋巴结
髓样癌 (图5.66，图5.67)	**CT表现**：软组织密度的孤立性病变，通常边界不规则，增强后强化，伴或不伴钙化(<1 mm)及囊性变 **超声表现**：肿瘤形态及边缘不规则，内部可见回声，富血供 **MRI表现**：肿瘤在T1加权像上呈中低信号，在T2加权像上呈中等至稍高信号，伴或不伴囊变。通常呈不均匀强化。MRI对评估肿瘤是否侵破甲状腺包膜有用 **核素扫描**：因该肿瘤不摄取碘，因此^{123}I、^{131}I或^{99m}Tc高锝酸盐检查不适用。其他对神经内分泌组织有特异性的放射性核素(^{131}I MIBG和生长抑素)可用于评估肿瘤残余/复发和转移 **PET/CT表现**：肿瘤摄取^{18}F-FDG增高	为来源于神经内分泌C细胞的原发性甲状腺恶性肿瘤，可分泌降钙素。占原发性甲状腺恶性肿瘤的4%。大多数肿瘤是孤立的。多达80%是散发性肿瘤，其余20%与遗传综合征相关，如常染色体显性多发性内分泌腺瘤(MEN2a型和2b型)。与MEN相关的其他病变包括甲状旁腺增生和嗜铬细胞瘤。甲状腺髓样癌不摄取碘，因此^{131}I消融术不适用。肿瘤在局部浸润并可扩散至区域淋巴结或转移至肺、骨和/或肝脏。治疗为全甲状腺切除术。10年生存率为75%。由于这些肿瘤来自分泌降钙素的滤泡旁细胞，所以血清降钙素水平可用于术后对肿瘤的监测
甲状腺低分化癌(PDTC) (图5.68)	**CT表现**：软组织密度的孤立性病变，边界不规则，典型病变有强化，伴或不伴钙化及囊变 **超声表现**：肿瘤形态及边缘不规则，内部可见回声，富血供 **MRI表现**：肿瘤在T1加权像上呈中低信号，在T2加权像上呈中等至稍高信号，边界不规则，伴或不伴囊变。病灶通常呈不均匀强化。MRI对评估肿瘤是否侵破甲状腺包膜有用 **核素扫描**：^{131}I术后评估可用来发现肿瘤复发或转移 **PET/CT表现**：肿瘤摄取^{18}F FDG增高	PDTC是中度恶性的甲状腺肿瘤，分化程度介于分化型甲状腺癌(甲状腺乳头状癌，甲状腺滤泡状癌)和未分化/间变性甲状腺癌之间。PDTC的肿瘤细胞不排列成乳头状结构。大多数PDTC可以浓聚碘，因此可用放射性碘进行评估和治疗

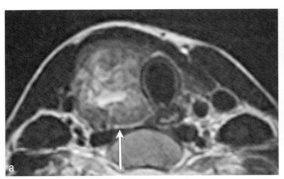
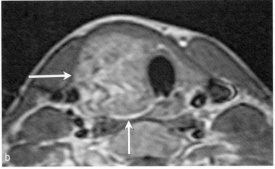

图 5.65　甲状腺右侧叶滤泡状癌（箭头）

a. 横断位 T2 加权像示，病灶边界不清，信号不均匀，内部可见等信号、稍高信号和高信号区；**b.** 横断位 T1 增强脂肪抑制序列显示病灶（箭头）呈不均匀强化。

图 5.66　49 岁女性，髓样癌

横断位（**a**）和冠状位（**b**）CT 示甲状腺右侧叶、峡部和左侧叶前下极完全被巨大的髓样癌浸润（箭头），肿瘤边界不清，侵犯邻近软组织，内部呈混杂等低密度。

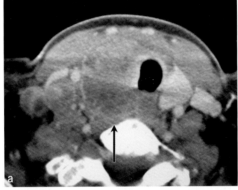
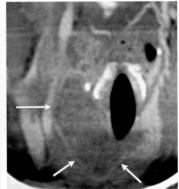

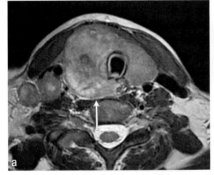
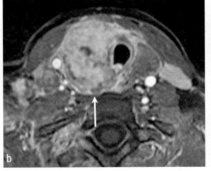
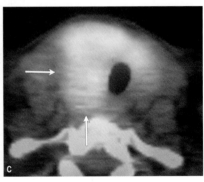

图 5.67　女性，59 岁，髓样癌

a. 横断位 T2 加权像示甲状腺右侧叶、峡部和左侧叶前部髓样癌，病灶边界不清，信号混杂，内部可见等信号、稍高信号和高信号区（箭头）；**b.** 横断位脂肪抑制 T1 增强序列显示病灶（箭头）呈不均匀强化，颈Ⅲb 和Ⅴ区淋巴结转移；**c.** 横断位 PET/CT 示肿瘤[18]F‑FDG 摄取异常增高（箭头）。

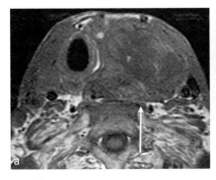
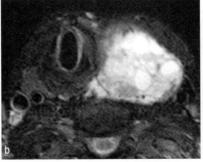
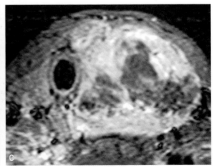

图 5.68　男性，73 岁，甲状腺癌

a. 横断位 T1 加权像示甲状腺左侧叶巨大甲状腺癌（箭头），病灶边界不清，信号不均匀，内部可见低等信号区；**b.** 横断位脂肪抑制 T2 序列示肿瘤呈混杂等高信号；**c.** 横断位脂肪抑制 T1 增强序列显示病灶（箭头）呈不均匀强化并侵犯邻近软组织。

表5.3(续) 脏层间隙:甲状腺和甲状旁腺病变

病变	影像学表现	点评
间变性(未分化)甲状腺癌(ATC) (图5.69)	**CT表现:**甲状腺弥漫性巨大病变,呈软组织密度,边缘不规则,向腺体外侵犯,直径大于5 cm。病变可伴有坏死/出血区(75%)和钙化(60%),呈不同程度强化,伴或不伴颈淋巴结肿大 **超声表现:**肿瘤形态及边缘不规则,呈低回声或内部可见回声,多为富血供 **MRI表现:**肿瘤由于继发坏死和/或出血,因此在T1及T2加权像上可呈不均匀低、中等或高信号。通常呈不均匀强化。MRI对评估肿瘤是否侵破甲状腺包膜有用 **核素扫描:**该肿瘤通常不浓聚碘,因此[123]I、[131]I或[99m]Tc高锝酸盐检查不适用 **PET/CT表现:**肿瘤摄取[18]F FDG增高	ATC是罕见的甲状腺恶性肿瘤,占甲状腺恶性肿瘤的2%,占甲状腺癌死亡病例的40%。这些肿瘤生长迅速,通常发生在老年患者(平均年龄71岁)。可发生于长期甲状腺肿的患者或由侵袭性较差的甲状腺肿瘤如甲状腺乳头状癌(PTC),滤泡状癌(FCTC)或Hürthle细胞癌(HCTC)发展而来。因此可同时看到PTC,FCTC和HCTC的肿瘤细胞与间变性肿瘤细胞的存在。诊断时,超过90%的肿瘤已侵破包膜,40%有颈部淋巴结肿大,40%有远处转移。淋巴结转移往往伴有坏死。预后一般极差,1年生存率仅为20%
甲状腺淋巴瘤 (图5.70,图5.71)	**CT表现:**孤立性(80%)或多发性(20%)病变,呈低密度 **MRI表现:**肿瘤在T1加权像上呈中低信号,在T2加权像上呈稍高信号,增强后可见强化 **核素扫描:**该肿瘤不浓聚碘,因此[123]I、[131]I或[99m]Tc高锝酸盐检查不适用 **PET/CT表现:**肿瘤摄取[18]F FDG增高	为恶性淋巴细胞的克隆性增殖,约占原发性甲状腺恶性肿瘤的3%。最常见的类型是结外边缘区B细胞淋巴瘤(黏膜相关淋巴样组织淋巴瘤 MALToma)和弥漫大B细胞淋巴瘤。在罹患桥本甲状腺炎或有长期甲状腺肿病史的患者中,非霍奇金淋巴瘤发病率略有增加。治疗方式为化疗。弥漫大B细胞淋巴瘤的预后较差,但好于MALT淋巴瘤

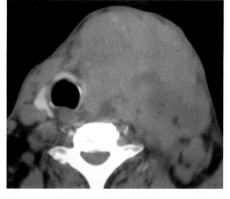

图5.69 男性,83岁,横断位CT示甲状腺左侧叶巨大间变性甲状腺癌,边界不清,邻近软组织受侵犯

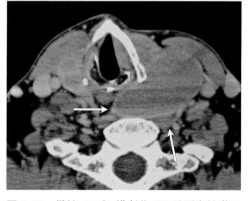

图5.70 男性,60岁,横断位CT示原发性淋巴瘤侵犯甲状腺左侧叶(箭头),病灶边界相对清晰

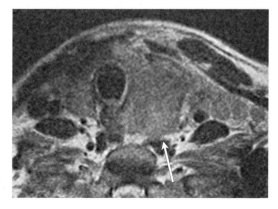

图5.71 男性,64岁,B细胞非霍奇金淋巴瘤

横断位T2加权像示甲状腺左侧叶及峡部巨大病变(箭头),呈等信号,边界不清。左颈前区和左颈总动脉周围间隙可见肿瘤性肿大淋巴结。

表 5.3(续)　脏层间隙：甲状腺和甲状旁腺病变

病变	影像学表现	点评
转移瘤	**CT 表现**：孤立性或多发性病变，呈低密度 **超声表现**：病变可呈低回声 **MRI 表现**：肿瘤在 T1 加权像上呈中低信号，在 T2 加权像上呈稍高信号，增强后可见强化 **核素扫描**：该肿瘤不浓聚碘，因此[123]I、[131]I 或[99m]Tc 高锝酸盐检查不适用 **PET/CT 表现**：肿瘤摄取[18]F FDG 增高	转移可能由远处的恶性肿瘤或直接从邻近肿瘤扩散而来。占活检的恶性甲状腺肿瘤的 5％。转移最常见的原发性恶性肿瘤来自肺、乳腺或肾脏
甲状腺感染性病变		
急性化脓性甲状腺炎（图 5.72）	**CT 表现**：甲状腺弥漫性增大，边界不清，密度不均匀，增强后有强化，伴或不伴脓肿及甲状腺潜在损伤 **MRI 表现**：甲状腺弥漫性增大，边界不清，在 T1 加权像上呈中低信号，在 T2 加权像上呈稍高至高信号，增强后可见甲状腺及邻近软组织不均匀强化，伴或不伴脓肿 **超声表现**：弥漫性回声减低，伴强回声小梁和血供轻度增加，伴或不伴脓肿	正常甲状腺因为碘含量高（限制细菌生长），具有纤维包膜，淋巴系统丰富，极少发生感染。甲状腺感染可由于血行和淋巴播散、创伤或从邻近部位播散引起。化脓性甲状腺炎通常发生于有腺瘤、甲状腺肿、甲状腺癌、淋巴瘤或发育异常的甲状腺，如甲状舌管囊肿，第 3 和第 4 鳃裂囊肿，梨状窝瘘以及有自身免疫性甲状腺炎病史的患者。感染通常由革兰氏阳性菌引起，如葡萄球菌和链球菌。不常见的致病菌包括沙门氏菌和真菌，如放线菌、球孢子菌或隐球菌。临床表现为几天到几周内发展起来的柔软、温暖、质韧、可移动的包块。甲状腺功能检查通常正常，可伴有短暂性甲亢或甲减。治疗是使用抗生素
亚急性（de Quervain）甲状腺炎	**CT 表现**：甲状腺单侧或双侧叶增大伴密度减低，增强后有轻中度强化 **MRI 表现**：甲状腺单侧或双侧叶增大，伴或不伴边缘不规则。在 T1 加权像上呈等信号，在 T2 加权像上呈高信号，增强后可见不均匀强化 **超声表现**：回声减低 **核素扫描**：[123]I 或[99m]Tc 高锝酸盐低摄取	由病毒感染（麻疹、腮腺炎、腺病毒、流感病毒、Epstein-Barr 病毒、柯萨奇病毒）引起的甲状腺自限性、短暂性肉芽肿性疾病。是最常引起疼痛伴发展迅速的甲状腺病变，通常发生在 20～50 岁的女性。大多数患者为 HLA-Bw 阳性。患者有白细胞增高和血沉加快。早期可由于甲状腺组织受损释放 T3 和 T4，引起一过性甲状腺毒性症状。随后的 6 个月内患者可能出现甲状腺功能减退，最终恢复正常

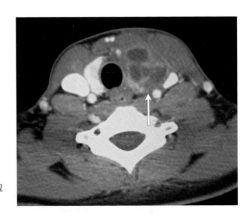

图 5.72　女性，22 岁急性化脓性甲状腺炎
横断位 CT 增强示甲状腺左侧叶急性化脓性甲状腺炎（箭头），病灶内部见多发脓肿伴边缘强化。

表 5.3(续) 脏层间隙：甲状腺和甲状旁腺病变

病变	影像学表现	点评
结核性甲状腺炎	**CT 表现**：圆形或椭圆形病灶，中央呈低密度，外周呈环状伴强化，伴或不伴邻近软组织炎性改变伴强化 **MRI 表现**：圆形或椭圆形病灶，边缘可不规则，在 T1 加权像上呈等低信号，在 T2 加权像上呈稍高至高信号，增强后可见外周带不均匀强化，伴或不伴邻近软组织强化 **超声表现**：圆形或椭圆形低回声病变，边缘不规则，内部可见回声 **核素扫描**：^{123}I 或 ^{99m}Tc 高锝酸盐低摄取	是罕见的甲状腺感染，好发于中青年女性。最常表现为甲状腺结节，不伴有身体其他部位病变。其他表现包括：甲状腺内多发病变，急性脓肿或冷脓肿，甲状腺肿大伴干酪样坏死。甲状腺功能通常在正常范围内。患者可出现喉返神经麻痹

自身免疫性甲状腺疾病

病变	影像学表现	点评
Graves 病	**CT 表现**：甲状腺增大伴密度轻度减低，增强后有中度强化 **MRI 表现**：甲状腺增大，在 T1 加权像上呈等低信号，在 T2 加权像上呈稍高至高信号，增强后呈不均匀强化 **超声表现**：甲状腺增大，回声常减低，彩色多普勒显示血流显著增加（称为"甲状腺火海"），甲状腺血管峰值收缩速度增加，可多发，小的 2~3 mm 的低回声灶 **核素扫描**：弥漫性肿大的甲状腺对 ^{123}I 或 ^{99m}Tc 高锝酸盐摄取显著增高	Graves 病是发达国家甲亢最常见的原因。在美国人口中的发病率为 0.4%，好发于女性（女性：男性比例为 8∶1），30~50 岁是发病高峰期。由于产生自身抗体，与甲状腺上皮细胞表面的促甲状腺素受体（也称为促甲状腺激素或 TSH）结合而引起。这些自身抗体（TRAbs）与甲状腺中的促甲状腺素（TSH）受体结合，可以导致甲状腺生长，甲状腺素产生增加和甲状腺功能亢进。这些与促甲状腺素受体结合的自身抗体也被称为甲状腺刺激免疫球蛋白。异常增大的甲状腺滤泡细胞增生，间质血管增多伴局部淋巴细胞浸润。超过 50% 的患者也有抗甲状腺过氧化物酶抗体（anti-TPO）。治疗包括甲状腺功能亢进药物，β受体阻滞剂治疗心动过速，还包括放射性碘消融或甲状腺次全切除术
桥本氏甲状腺炎 （图 5.73，图 5.74）	**CT 表现**：甲状腺增大伴密度不均匀减低，增强后相对正常甲状腺强化程度减低 **MRI 表现**：甲状腺增大，在 T1 和 T2 加权像上呈等低信号，在 T2 脂肪抑制像上呈不均匀中等至稍高信号，增强后呈轻中度不均匀强化 **超声表现**：甲状腺增大，内部多发边界不清的不均匀低回声区伴纤维分隔，与多结节性甲状腺肿的表现有一定的相似之处 **核素扫描**：对 ^{99m}Tc 高锝酸盐的摄取不均匀增高或减低	桥本氏甲状腺炎是甲状腺弥漫性肿大的自身免疫性疾病，是美国 6 岁以上患者甲状腺功能减退最常见的原因。桥本甲状腺炎可分为两个亚型：IgG4 甲状腺炎和非 IgG4 甲状腺炎。IgG4 相关疾病是一种弥漫性淋巴浆细胞浸润组织的系统性疾病，包含 IgG4 阳性浆细胞和不规则的纤维化，嗜酸性粒细胞增高和闭塞性血管炎。大多数桥本氏甲状腺炎患者中可检测到甲状腺过氧化物酶抗体。超过半数的患者抗甲状腺球蛋白抗体阳性。该疾病累及甲状腺、唾液腺、泪腺、眼眶、淋巴结、垂体柄和鼻窦腔。桥本甲状腺炎主要发生于 40~50 岁的女性。患者发生淋巴瘤、白血病和 Hürthle 细胞肿瘤的概率增加

表5.3(续) 脏层间隙：甲状腺和甲状旁腺病变

病变	影像学表现	点评
Riedel 甲状腺炎	**CT 表现**：甲状腺增大伴密度不均匀减低，伴或不伴局部纤维化，边缘不规则，边界不清晰。增强后呈轻度不均匀强化，伴或不伴邻近软组织受累 **MRI 表现**：甲状腺增大，在 T1 和 T2 加权像上呈等低信号，为纤维成分。增强后轻度不均匀强化，伴或不伴甲状腺边缘不规则。邻近软组织可受累 **超声表现**：甲状腺增大伴弥漫性低回声 **核素扫描**：对 ^{99m}Tc 高锝酸盐的摄取通常减低	是一种十分罕见的自身免疫性甲状腺炎，以甲状腺纤维化、正常甲状腺滤泡破坏、闭塞性静脉炎和淋巴细胞、嗜酸性粒细胞、IgG4$^+$ 浆细胞浸润为特征。纤维化可以延伸到甲状腺以外的邻近组织。好发于30～60岁的女性。33%患者有甲状腺功能减退和甲状旁腺功能减退，需要药物治疗。治疗方法还包括手术减积或切除，三苯氧胺和/或类固醇激素治疗
肉芽肿性甲状腺炎	**CT 表现**：局限性结节样病变，相对正常甲状腺密度减低 **超声表现**：结节样低回声病变 **MRI 表现**：结节样病变，在 T1 加权像上呈等低信号，在 T2 加权像上呈等至稍高信号，±增强后强化 **核素扫描**：对 ^{99m}Tc 高锝酸盐低摄取——"冷结节"	由真菌和分枝杆菌感染、异物反应、结节病、肉芽肿病伴多血管炎（韦格纳肉芽肿）和朗格汉斯细胞增生症引起的肉芽肿性反应

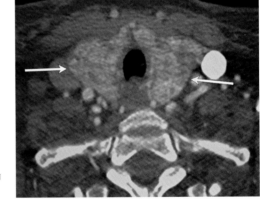

图 5.73 女性，58 岁，桥本氏甲状腺炎
横断位 CT 增强示甲状腺增大（箭头），内部见不均质稍低密度区伴强化，为正常甲状腺组织。

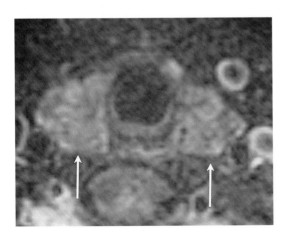

图 5.74 女性，33 岁，桥本氏甲状腺炎
横断位脂肪抑制 T2 加权像示甲状腺轻度增大，呈不均质中等至稍高信号（箭头）。

表5.3(续)　脏层间隙：甲状腺和甲状旁腺病变

病变	影像学表现	点评
甲状旁腺良性肿瘤		
甲状旁腺腺瘤 （图5.75）	**超声表现：**病变最常见于甲状腺背侧或异位，如前上纵隔，后上纵隔或咽后部。病灶呈圆形或卵圆形，边界清晰，相对于甲状腺呈均匀低回声，伴或不伴囊性变。在多普勒上，甲状旁腺腺瘤的一极可见一根明显的甲状腺外供血动脉（极动脉） **CT表现：**圆形或卵圆形病变，边界清晰，通常呈软组织密度<80 HU，增强后有强化。在动态增强时，甲状旁腺腺瘤在45 s达到强化峰值130 HU，在延迟期CT值降低幅度>20 HU **MRI表现：**病变在T1加权像上呈等低信号，在T2加权和脂肪抑制T2加权像上呈稍高至高信号，伴或不伴囊变和/或出血区。增强后强化明显 **核素扫描：**甲状腺和甲状旁腺腺瘤均浓聚MIBI。然而，MIBI从甲状腺中比从甲状旁腺腺瘤中更快地洗脱，延迟成像可以用于甲状旁腺异常的定位。[123]I和MIBI双重同位素显像可以显示两者在甲状旁腺病变中摄取不一致，而正常情况下两者的摄取应当一致 **SPECT/CT表现：**可以代替平面成像技术，提高对病变的检出率和灵敏性 **PET/CT表现：**甲状旁腺功能亢进组织可摄取[11]C甲硫氨酸，被证明可用于术前甲状旁腺腺瘤的定位	孤立性甲状旁腺腺瘤是甲状旁腺最常见的病变，高达89%的患者可有原发性甲状旁腺功能亢进（血清PTH水平异常升高）。其他导致甲状旁腺功能亢进的原因包括甲状旁腺增生（10%）和甲状旁腺癌（1%）。甲状旁腺功能亢进症的患病率在40岁以上的女性中为1/500，在40岁以上的男性中1/2 000。大多数腺瘤含有主细胞或线粒体嗜酸性细胞，可摄取MIBI。在80%～85%的病例中，甲状旁腺腺瘤位于甲状腺背侧。其余的可以异位存在，如纵隔。在手术切除前对腺瘤的定位十分重要

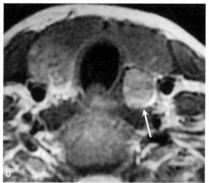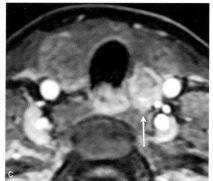

图5.75　女性，42岁，甲状旁腺腺瘤

a. 横断位CT增强示甲状腺左侧叶背部甲状旁腺腺瘤伴强化（箭头）；**b.** 横断位T2加权像上该腺瘤呈轻度高信号；**c.** 横断位脂肪抑制T1增强序列显示病灶有强化（箭头）。

表 5.3(续) 脏层间隙：甲状腺和甲状旁腺病变

病变	影像学表现	点评
甲状旁腺增生	**CT 表现**：甲状旁腺弥漫增大，平扫呈等密度，增强后明显强化 **MRI 表现**：当＞5 mm 时，甲状旁腺可以看到。增生的甲状旁腺在 T1 加权像上呈等信号，在 T2 加权像上呈稍高信号，通常增强后有强化 **核素扫描**：甲状腺和增生的甲状旁腺都浓聚 MIBI。然而，MIBI 在甲状腺中比在增生的甲状旁腺中更快地洗脱，延迟显像可以显示甲状旁腺异常。使用[123]I 和 MIBI 的双重同位素标记可以显示两者在甲状旁腺病变中摄取不一致，正常情况下两者的摄取应当一致 **SPECT/CT 表现**：可以代替平面成像技术，提高对病变的检出率和灵敏性 **PET/CT 表现**：甲状旁腺高功能的组织可摄取[11]C 甲硫氨酸，可用于术前甲状旁腺增生的定位	甲状旁腺增生占原发性甲状旁腺功能亢进病因的 10%。通常涉及双侧甲状旁腺
多发性甲状旁腺腺瘤	**超声表现**：病灶呈圆形或卵圆形，边界清晰，相对于甲状腺呈均匀低回声，伴或不伴囊变。超声上，甲状旁腺腺瘤的一极可见一根明显的甲状腺外供血动脉（极动脉） **CT 表现**：圆形或卵圆形病变，边界清晰，通常呈软组织密度＜80 HU，增强后有强化。在动态增强时，甲状旁腺腺瘤在 45 s 达到强化峰值 130 HU，在延迟期 CT 值降低幅度＞20 HU **MRI 表现**：病变在 T1 加权像上呈等低信号，在 T2 加权和脂肪抑制 T2 加权像上呈稍高至高信号，伴或不伴囊变和/或出血区。增强后强化明显 **核素扫描**：甲状腺和甲状旁腺腺瘤都浓聚[99m]Tc 司他比。然而，MIBI 在甲状腺中比在甲状旁腺腺瘤中更快地洗脱，延迟显像可以用于甲状旁腺异常的定位。使用[123]I 和 MIBI 的双重同位素标记可以显示二者在甲状旁腺病变中摄取不一致，正常情况下两者应表现为摄取一致 **SPECT/CT 表现**：可以代替平面成像技术，更好地显示病变 **PET/CT 表现**：甲状旁腺高功能的组织可摄取[11]C 甲硫氨酸，可用于术前甲状旁腺腺瘤的定位	多发性内分泌腺瘤（MEN）患者可有一个或多个内分泌腺体增生或肿瘤增殖，包括垂体、甲状旁腺（增生、腺瘤、腺癌）、肾上腺（嗜铬细胞瘤）和甲状腺（甲状腺髓样癌）。MEN 1 型常伴发甲状旁腺、垂体和副肿瘤神经内分泌肿瘤。MEN 2 型患者罹患甲状腺髓样癌的风险＞95%。MEN1 型中高达 90% 的患者有甲状旁腺功能亢进症。在 MEN2 型中 30% 的患者有甲状旁腺功能亢进症

表5.3(续) 脏层间隙：甲状腺和甲状旁腺病变

病变	影像学表现	点评
甲状旁腺恶性肿瘤		
甲状旁腺癌	**超声表现**：病灶呈圆形或卵圆形，边缘不规则，呈低回声或可见不均匀回声。肿瘤大小在2～7 cm(平均3.3 cm)。影像学表现与甲状旁腺腺瘤有部分重叠 **CT表现**：圆形或卵圆形病变，边缘不规则，通常呈软组织密度，伴或不伴囊变，增强后有强化 **MRI表现**：病变在T1加权像上呈等低信号，在T2加权和脂肪抑制T2加权像上呈稍高至高信号，伴或不伴囊变和/或出血区。增强后强化明显 **核素扫描**：甲状腺和甲状旁腺癌都浓聚MIBI。然而，MIBI在甲状腺中比在甲状旁腺癌中更快地洗脱，延迟显像可以用于甲状旁腺异常的定位。使用^{123}I和^{99m}Tc的双重同位素标记可以显示两者在甲状旁腺病变中摄取不一致，正常情况下两者应表现为摄取一致 **SPECT/CT表现**：可以代替平面成像技术，更好地显示病变 **PET/CT表现**：甲状旁腺高功能的组织可摄取^{11}C甲硫氨酸，可用于术前甲状旁腺癌的定位。^{18}F-FDG对于评估甲状旁腺癌转移灶有用	甲状旁腺癌是罕见的恶性肿瘤，占原发性甲状旁腺肿瘤的1%以下。患者可表现出高血钙和PTH水平升高，以及可触及的颈部包块，伴或不伴喉返神经的麻痹。大多数肿瘤发生在45～60岁的成人。可能与家族性甲状旁腺功能亢进或多发性内分泌瘤(MEN)有关。与*HRPT2*基因的突变有关。组织学上，肿瘤通常具有细胞异型性和多形性、不典型分裂和分裂旺盛，有包膜、血管或周围神经浸润，伴或不伴淋巴结肿大。治疗方法为完整的手术切除，切缘阴性。肿瘤易侵入邻近组织。肿瘤大小与预后无关。超过50%的患者有肿瘤残留和复发。化疗和外部放射治疗无效。五年生存率在40%～85%

5.4 脏层间隙：咽、食管和气管病变

- 咽部病变
  - Zenker憩室
  - 咽膨出(咽侧壁憩室)
  - 鳞状细胞癌
- 食管病变
  - 食管重复性囊肿
  - 神经肠源性囊肿
  - 食管癌
- 气管病变
  - 气管癌
  - 气管良性病变
  - 气管旁含气囊肿
  - 气管狭窄

表5.4 脏层间隙：咽、食管和气管病变

病变	影像学表现	点评
咽部病变		
Zenker憩室 (图5.76)	**CT表现**：咽部和食管交界处下咽部后壁局限性、单侧性薄壁扩张。憩室内可见空气、液体和/或固体食物，伴或不伴气-液平面	下咽部环咽肌上部肌肉功能障碍引起黏膜和黏膜下组织脉冲型疝出。憩室通常向下延伸，内部常含有液体和食物，导致口臭、返流和吞咽困难。并发症包括吸入性肺炎、出血和鳞状细胞癌风险增高。可以手术切除或内镜下治疗

表 5.4(续)　脏层间隙：咽、食管和气管病变

病变	影像学表现	点评
咽膨出（咽侧壁憩室）（图 5.77）	**CT 表现**：位于咽侧的局限性含气区，通常为单侧，也可以双侧，大小通常在 1～2.5 cm。Valsalva 动作可以增加其大小	累及咽部的脉冲型黏膜疝，典型的部位位于咽上、下缩肌间的交界处（瓣膜水平）或咽中、下缩肌之间（通过梨状窝下部水平的甲状舌骨膜）。通常发生在老年人，男性多于女性。好发于吹管乐器的音乐家或吹玻璃工人。被认为是年龄增长引起咽侧壁肌肉弹性丧失而薄弱和/或咽内气压增高引起。患者可出现吞咽困难、颈部肿胀、食物潴留或返流。治疗可采取手术或内镜修复
鳞状细胞癌	**CT 和 MRI 表现**：软组织肿瘤，在 CT 上呈等密度，在 T1 加权像上呈等信号，在 T2 加权像上呈等至稍高信号，增强后有强化，伴或不伴咽喉壁不对称增厚，可侵犯椎旁间隙内结构 **PET/CT 表现**：异常高摄取[18]F－FDG	是咽部最常见的恶性肿瘤。肿瘤从舌根部可以延伸到下咽部
食管病变		
食管重复性囊肿	**MRI 表现**：局限性球形病变，在 T1 和 T2 加权像上呈低、等或高信号，增强后通常无强化。可推挤气管和/或食管 **CT 表现**：局限性、等低密度病变，通常无对比增强	为前肠重复囊肿的一型，还包括支气管囊肿和肠源性囊肿。食管重复性囊肿是由于妊娠3～6周前肠出芽错误而引起。在妊娠期间，喉气管沟形成并将此两个结构分开，形成背后侧的食管和腹侧的气管。食管重复性囊肿是由于食管通道形成异常所致。可无症状或有吞咽困难、呼吸窘迫、上腹或胸骨后疼痛。有症状的患者可以通过手术或内镜进行治疗

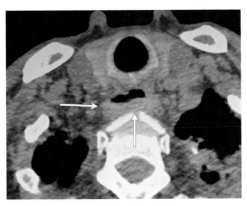

图 5.76　横断位 CT 示 Zenker 憩室（箭头），内含气-液平

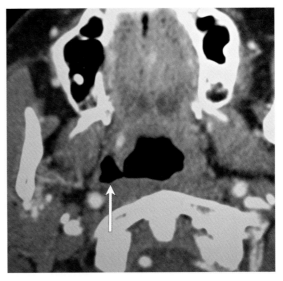

图 5.77　男性，53 岁，横断位 CT 示右侧咽膨出（箭头）内含气体

表 5.4(续) 脏层间隙:咽、食管和气管病变

病变	影像学表现	点评
肠源性囊肿	**MRI 表现:** 局限性球形病变,在 T1 和 T2 加权像上呈低、等或高信号,增强后通常无强化。可发生在食管背侧缘和椎管之间 **CT 表现:** 局限性、等低密度病变,通常无对比增强	肠源性囊肿是先天性前肠重复囊肿延伸到椎管所致。这种畸形是由于脊索和前肠分离发育失败使得位于腹侧的内胚层和位于背侧的外胚层之间存在持续沟通所致。部分背侧肠窦闭塞可形成由内皮、纤维索或窦穴排列成的囊肿。好发于 40 岁以下人群。可伴有邻近椎骨和斜坡发育异常
食管癌 (图 5.78)	**CT 和 MRI 表现:** 软组织肿瘤,在 CT 上呈等密度,在 T1 加权像上呈等信号,在 T2 加权像上呈等至稍高信号,增强后有强化,伴或不伴食管壁不对称增厚、肿瘤侵犯至脏层间隙外,累及颈总动脉、咽后和/或椎前间隙。颈部Ⅵ、Ⅳ 和/或Ⅴ区淋巴结广泛受累 **PET/CT 表现:** 异常高摄取[18]F-FDG	大多数食管鳞状细胞癌发生在胃食管移行处。仅 20% 发生在颈段食管。肿瘤通常发生在成年人,55～65 岁,男性多于女性(比例 4:1)。与慢性吸烟及饮酒史、贲门失弛缓症、既往辐射暴露以及 Plummer-Vinson 综合征有关。使用 TNM 分期系统: T1:肿瘤侵犯固有层 T2:肿瘤侵犯黏膜下肌层 T3:肿瘤侵犯外膜层 T4:肿瘤侵入邻近的结构 N0:没有累及邻近的淋巴结 N1:累及 1～2 个邻近的淋巴结 N2:累及 3～6 个邻近的淋巴结 N3:累及到 7 个或更多的淋巴结 M0:无远处转移 M1:转移到远处淋巴结和/或其他器官
气管病变		
气管癌 (图 5.79)	**CT 和 MRI 表现:** 气管腔内的软组织肿瘤,在 CT 上呈等密度,在 T1 加权像上呈等信号,在 T2 加权像上呈等至稍高信号,增强后有强化,伴或不伴气管软骨破坏,肿瘤可侵犯至颈总动脉、咽后和/或椎前间隙。颈部Ⅵ、Ⅳ 和/或Ⅴ区淋巴结广泛受累 **PET/CT 表现:** 异常高摄取[18]F-FDG	颈段气管鳞状细胞癌是罕见的气管原发性恶性肿瘤。更常见的气管恶性肿瘤是由喉、甲状腺、肺和食管原发性肿瘤侵袭而来

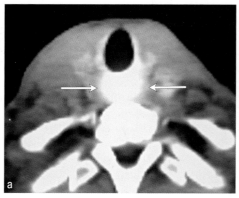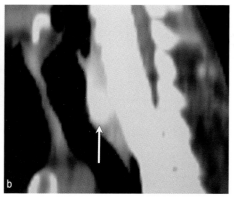

图 5.78 男性,67 岁,横断位(a)和矢状位(b)PET/CT 食管癌伴[18]F FDG 摄取增高(箭头)

表 5.4(续)　脏层间隙：咽、食管和气管病变

病变	影像学表现	点评
气管良性病变	**CT 和 MRI 表现**：气管腔内的软组织病变，在 CT 上可呈等密度，在 T1 加权像上呈等信号，在 T2 加权像上呈等至稍高信号，增强后有强化。气管软骨和淋巴结无受累	气管原发性良性肿瘤非常罕见，包括软骨瘤、血管瘤、神经鞘瘤、平滑肌瘤、脂肪瘤、乳头状瘤和多形性腺瘤
气管旁含气囊肿（**图 5.80**）	**CT 表现**：局限性、单房、薄壁含气囊腔，通常位于胸廓出口附近的气管右后旁	气管含气良性憩室，发生率为 3%，通常无症状
气管狭窄（**图 5.81**，**图 5.82**）	**CT 表现**：气管壁软组织增厚导致管腔不规则狭窄，伴或不伴气管塌陷和气管软骨向内移位	气管狭窄可由气管插管、气管切开术、复发性多软骨炎、肉芽肿病伴多血管炎、结节病、淀粉样变性、气管支气管骨软骨发育不良等引起

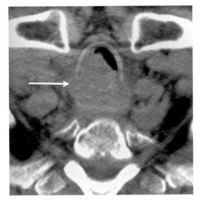

图 5.79　横断位 CT 示气管鳞状细胞癌

呈软组织密度，填充了大部分气管管腔（箭头）并侵入邻近后方软组织内。

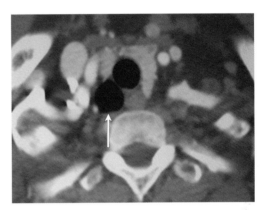

图 5.80　男性，68 岁，横断位 CT 示气管旁右后方含气囊肿（箭头）

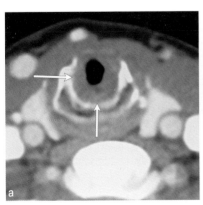
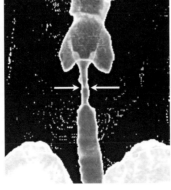

图 5.81　气管狭窄

a. 横断位 CT 示气管管壁软组织增厚导致气管管腔狭窄（箭头）；b. CT 冠状位容积再现示节段性气管狭窄（箭头）。

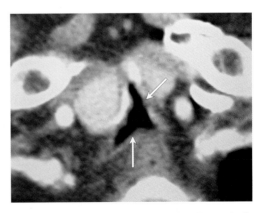

图 5.82　横断位 CT 示继发于气管插管后的气管狭窄（箭头）

5.5 舌骨下颈动脉间隙病变

颈动脉间隙包含颈内动脉，颈内静脉，第Ⅸ、Ⅹ、Ⅺ和Ⅻ对脑神经，交感神经丛和颈深淋巴结链。颈动脉间隙位于椎前间隙前方，胸锁乳突肌后内侧（**图5.83**）。颈动脉间隙被颈动脉鞘包围，颈动脉鞘由颈深筋膜的三层（浅、中、深）组成。颈动脉间隙位于舌骨上的部分与茎突后咽旁间隙连续。

在颈动脉鞘内，颈内动脉位于颈内静脉的内侧，迷走神经位于颈内动脉和颈内静脉背侧。颈交感神经丛位于颈动脉鞘的后部。颈袢是由第Ⅰ～Ⅲ或Ⅰ～Ⅳ颈神经的腹侧支的分支构成，支配着舌骨下、胸骨上、胸骨舌骨和舌骨肌。颈袢位于颈动脉鞘的前部。

第Ⅸ、Ⅹ和Ⅺ对脑神经从颈静脉孔穿出颅底。第Ⅸ对脑神经连同其上、下神经节位于颈静脉孔的神经部。第Ⅹ和Ⅺ对脑神经位于颈静脉孔的血管部。第Ⅻ对脑神经经延髓发出后，经舌下神经管穿过颅底。第Ⅻ对脑神经出颅底后与第Ⅹ和Ⅺ对脑神经在颈动脉间隙内伴行，直到在二腹肌后腹水平从颈动脉分叉处外侧离开颈动脉鞘。

第Ⅸ对脑神经（舌咽神经）核团位于在延髓上、中部，具有多种功能：支配茎突咽肌，舌后1/3的味觉，鼓膜、咽、软腭和舌根的感觉，副交感神经支配腮腺，并从其最下端延伸至颈鞘内，向颈动脉体提供副交感神经。

第Ⅹ对脑神经（迷走神经）是最长的脑神经，具有头部、颈部和胸腹腔脏器的副交感神经功能，以及传导鼓膜（通过Arnold神经）、喉、气管、食管和胸腹腔脏器的感觉。迷走神经的运动功能包括通过喉返神经支配喉、咽缩肌以及上颚的肌肉。在颈静脉孔内，迷走神经具有上颈静脉神经节和下神经节（节状神经节）。这些神经节与上颈交感神经节、第Ⅸ、Ⅺ、Ⅻ和Ⅶ对脑神经相沟通。在颈部，迷走神经位于颈动脉鞘内颈内动脉和颈内静脉之间。

第Ⅻ对脑神经（舌下神经）是支配舌的内部和外部肌肉的运动神经。其神经核团位于延髓下部背侧，向第四脑室凸出（舌下神经隆凸）。舌下神经从髓质椎体和橄榄核之间的脑干发出，延伸到蛛网膜下腔，并通过颈静脉孔下方的舌下神经管离开颅底。

- 良性肿瘤
  - 副神经节瘤
  - 神经鞘瘤
  - 神经纤维瘤
  - 脂肪瘤
  - 血管瘤
- 恶性肿瘤
  - 直接从喉鳞癌或甲状腺癌侵犯而来
  - 横纹肌肉瘤
  - 转移瘤
  - 非霍奇金淋巴瘤（NHL）
  - 血管内皮瘤

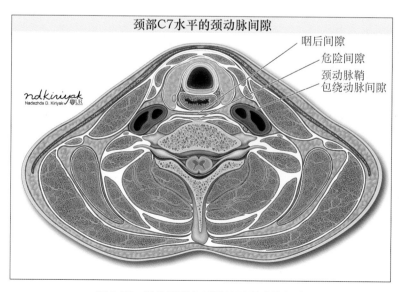

图 5.83　轴位图紫色区域显示颈动脉间隙

- 肿瘤样病变
  - 鳃裂囊肿
- 感染性病变
  - 颈部蜂窝织炎和/或脓肿感染蔓延
- 血管性异常
  - 颈动脉扩张和迂曲

- 颈动脉瘤
- 动脉夹层
- 血管炎
- 特发性颈动脉痛（颈动脉疼痛综合征）
- 血栓形成和/或颈内静脉血栓性静脉炎
- 血管淋巴管畸形

表 5.5 舌骨下颈动脉间隙病变

病变	影像学表现	点评
良性肿瘤		
副神经节瘤（图 4.41，图 4.42，图 4.43）	椭圆形或梭形等低密度病变 **CT 表现**：病变可有对比增强，邻近骨质可受侵蚀 **MRI 表现**：病变呈球形或分叶状，在 T1 加权像上呈等信号，在 T2 加权和脂肪抑制 T2 加权像上呈等高信号，可伴管状流空区域，增强后通常强化显著，可伴局灶性 T1 高信号黏液或出血及边缘 T2 低信号环（含铁血黄素）	良性有包膜的神经内分泌肿瘤，起源于全身自主神经节（副神经节）的神经嵴细胞。也称为化学性假瘤，病变根据部位进行命名（例如：颈动脉体瘤、颈静脉球瘤、鼓室球瘤、血管球瘤）。副神经节瘤占头颈部肿瘤的 0.6%，占所有肿瘤的 0.03%
神经鞘瘤（图 5.84，图 5.85）	**MRI 表现**：边界清晰的球形或椭圆形病变，在 T1 加权像上呈等低信号，在 T2 加权和脂肪抑制 T2 加权像上呈高信号，增强后通常强化显著。当肿瘤较大时常有囊性变和/或出血，在 T2 加权和增强序列可呈不均匀高信号 **CT 表现**：边界清晰的球形或椭圆形病变，增强后有强化。大的病变可有囊性变和/或出血	神经鞘瘤是良性有包膜的肿瘤，内含分化的肿瘤性施万细胞。最常见的是孤立性、散发性病变。多发性神经鞘瘤常与神经纤维瘤病 2 型（NF2）相关，为常染色体显性疾病，定位在 22q12 染色体的基因突变。除了神经鞘瘤外，NF2 患者还可有多发性脑膜瘤和室管膜瘤。NF2 在新生儿中的发病率为 1/37 000～1/50 000。发病年龄在 22～72 岁（平均年龄 46 岁）。发病高峰年龄在 31～60 岁。许多患有 NF2 的患者在 31～40 岁出现双侧前庭神经鞘瘤
神经纤维瘤（图 5.86）	**MRI 表现**：单发性神经纤维瘤为边界清晰的球形、椭圆形或分叶状病变，在 T1 加权像上呈等低信号，在 T2 加权像上呈等高信号，增强后强化显著。当肿瘤较大时在 T2 加权和增强序列可呈不均匀高信号。丛状神经纤维瘤呈扭曲和多结节状病变，累及多个神经分支，在 T1 加权像上呈等低信号，在 T2WI 和脂肪抑制 T2 加权像上呈等高信号，伴或不伴有条带状低信号。病变增强后通常有强化 **CT 表现**：椭圆形、球形或梭形等低密度病变，增强后可有强化。常侵蚀邻近骨质	为一种良性神经鞘瘤，包含施万细胞、周围神经样细胞以及成纤维细胞和丰富的胶原形成的交织束。但与神经鞘瘤不同的是，神经纤维瘤缺乏 Antoni A 区和 B 区，且从病理学上不能将其与局部神经分离。多为散发性、局限性、孤立性病变，少数情况下呈弥漫性或丛状病变。多发性神经纤维瘤通常见于神经纤维瘤病 1 型，为染色体 17q11.2 上神经纤维瘤基因突变导致的一种常染色体显性遗传病（新生儿中发病率为 1/2 500）。NF1 最常见的类型为神经皮肤综合征，表现为中枢和外周神经系统肿瘤（视神经胶质瘤、星形细胞瘤、丛状和孤立性神经瘤）和皮肤（牛奶咖啡斑、腋窝和腹股沟色素斑）。还可伴有脑膜和颅骨发育异常、虹膜错构瘤（Lisch 结节）

表5.5(续) 舌骨下颈动脉间隙病变

病变	影像学表现	点评
脂肪瘤 (**图5.87**)	**MRI表现:** 脂肪瘤在MRI T1和T2加权像上的信号与皮下脂肪类似,在脂肪饱和和STIR序列可见脂肪信号被抑制。增强后通常无强化或周围水肿 **CT表现:** 脂肪瘤在CT上的密度与皮下脂肪类似,增强后通常无强化或周围水肿	常见的良性错构瘤,由成熟的白色脂肪组织组成,无细胞异型。为最常见的软组织肿瘤,占所有软组织肿瘤的16%。可含有钙化和/或穿支血管

图5.84 右侧神经鞘瘤

横断位T2加权像(**a**)和冠状位脂肪抑制T2加权像(**b**)示右侧颈动脉间隙一高信号神经鞘瘤(箭头),推挤右侧颈动脉前移。

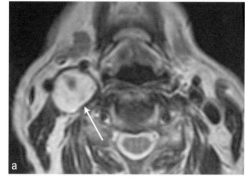
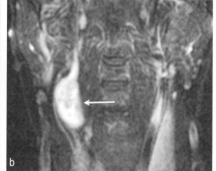

图5.85 女性,46岁,神经鞘瘤

a. 横断位T2加权像示左侧颈动脉间隙高信号神经鞘瘤(箭头),推挤左侧颈动脉前移;**b.** 横断位脂肪抑制T1增强序列示病灶有强化。

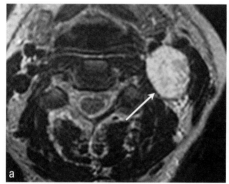
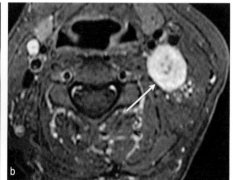

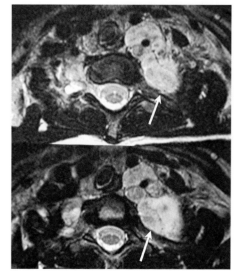

图5.86 男性,8岁,神经纤维瘤病1型

横断位T2加权像示颈部双侧颈动脉间隙内多发高信号神经纤维瘤(箭头),推挤颈动脉前移。

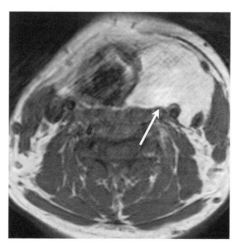

图5.87 横断位T1加权像示颈部左侧高信号脂肪瘤,累及左侧颈动脉间隙(箭头)

表5.5(续)　舌骨下颈动脉间隙病变

病变	影像学表现	点评
血管瘤 (图5.88)	**MRI 表现**：边界清晰或不清晰的结构(直径<4 cm)，位于软组织或骨髓内，在T1 加权像上呈等高信号(常含有和骨髓脂肪相似的信号成分)，在 T2WI 和脂肪抑制 T2 加权像上呈高信号，增强后显著强化，可侵犯骨质 **CT 表现**：软组织血管瘤多呈等密度，伴或不伴内部脂肪密度区	骨或软组织的良性病变，由毛细血管，海绵状血管和/或静脉畸形组成。被认为是错构瘤的一种。发生于1～84 岁的患者(中位年龄 33 岁)
恶性肿瘤		
直接从喉鳞状细胞癌或甲状腺癌侵犯而来 (图5.89)	**MRI 表现**：肿瘤在 T1 加权像上呈等信号，在 T2 加权像上呈等稍高信号，增强后轻度强化。病变可以长得很大(伴或不伴坏死和/或出血) **CT 表现**：肿瘤呈等密度，增强后轻度强化。病变可以长得很大(伴或不伴坏死和/或出血)	下咽、喉或甲状腺的恶性肿瘤可直接侵犯颈动脉间隙
横纹肌肉瘤 (图4.52)	**MRI 表现**：肿瘤边界清晰或不清晰，典型的病变在 T1 加权像上呈等低信号，在 T2 加权和脂肪抑制 T2 加权像上信号不均匀(混杂等、稍高和/或高信号)。增强后强化程度不一，伴或不伴骨质破坏和侵犯 **CT 表现**：软组织病变，通常边界清晰，边缘不规则。钙化少见。肿瘤可呈混杂密度，实性部分呈软组织密度，伴有囊性和/或坏死区，偶可见小灶性出血，伴或不伴骨质破坏和侵犯	为具有横纹肌细胞分化的恶性间叶来源肿瘤，主要发生在软组织中，发生在骨罕见。分为三个亚型：胚胎型(50%～70%)，腺泡型(18%～45%)和多形型(5%～10%)。胚胎型和腺泡型横纹肌肉瘤主要发生在<10 岁的儿童中，多形性横纹肌肉瘤主要发生在成人(年龄 50～60 岁)。腺泡型和多形性横纹肌肉瘤常发生在四肢。胚胎型横纹肌肉瘤多发生在头颈部
转移瘤 (图5.90)	**MRI 表现**：边界清晰的球形病变，在 T1 加权像上常呈等低信号，在 T2 加权像上常呈等高信号，伴或不伴出血、钙化和囊变，增强后强化程度不一 **CT 表现**：病变通常呈等低密度，伴或不伴出血、钙化和囊变，增强后强化程度不一，伴或不伴骨质破坏、神经组织或血管受压	转移性肿瘤可在单个或多个部位引起不同程度的破坏或侵犯
非霍奇金淋巴瘤(NHL) (图5.91)	**CT 表现**：病变呈等低密度，增强后可有强化，伴或不伴骨质破坏 **MRI 表现**：病变在 T1 加权像上呈等低信号，在 T2 加权像上呈等稍高信号，增强后有强化。可有局部侵犯，引起骨质侵蚀/破坏。B 细胞淋巴瘤常发生于上颌窦，而 T 细胞淋巴瘤好发于中线部位，包括鼻中隔	淋巴瘤是一组淋巴样肿瘤，典型的肿瘤细胞起源于淋巴样组织(淋巴结和网状内皮)。大多数鼻咽、鼻腔和鼻旁窦的淋巴瘤是非霍奇金淋巴瘤(B 细胞型比 T 细胞型更常见)

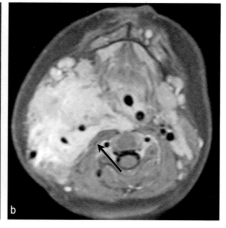

图 5.88 女性，8 个月，血管瘤

a. 横断位 T2 加权像示右颈部血管瘤呈混杂稍高和高信号（箭头）；**b.** 横断位脂肪抑制 T1 增强序列示病灶显著强化（箭头），并延伸进入右侧颈动脉间隙（箭头）。

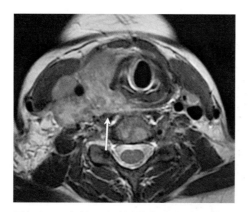

图 5.89 女性，59 岁，甲状腺右叶髓样癌（箭头）

横断位 T2 加权像示信号不均，内部可见中等、稍高和高信号区。肿块向外侧侵犯，累及右颈动脉间隙。

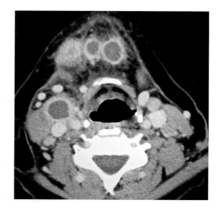

图 5.90 横断位 CT 增强示鳞状细胞癌颈部多发淋巴结转移

累及右侧颈动脉间隙。病灶呈低密度，增强后边缘环形强化。

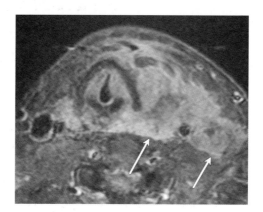

图 5.91 男性，64 岁，横断位脂肪抑制 T1 增强像示左侧颈部 B 细胞非霍奇金淋巴瘤（箭头）

病灶范围大伴强化，累及左颈前区、颈动脉间隙和脏层间隙，左侧声门旁间隙和左侧声带受累。

表5.5(续) 舌骨下颈动脉间隙病变

病变	影像学表现	点评
血管内皮瘤 (图4.54)	**MRI 表现**：肿瘤边缘不规则或清晰，在 T1 加权像上常呈等信号，在 T2 加权像上常呈不均匀高信号，内部伴或不伴有低信号分隔。增强后呈不均匀强化 **CT 表现**：病变呈等低密度，增强后通常强化，伴或不伴病灶内血管强化	发生于软组织和骨的低度恶性的肿瘤，由血管内皮细胞组成。与血管肉瘤等高级别内皮瘤相比，这些肿瘤具有局部侵袭性，但很少转移。占恶性肿瘤和所有软组织肿瘤的<1%。患者年龄 17～60 岁（平均年龄 40 岁）
肿瘤样病变		
鳃裂囊肿 (图5.92)	**CT 表现**：边界清晰，等低密度的囊性病变，密度取决于内部蛋白质和水的比例 第一鳃裂囊肿可位于外耳道旁（1 型第一鳃裂囊肿）或腮腺浅表部，可延伸到咽旁间隙、颌下腺后方和/或向上蔓延至外耳道（2 型） 第二鳃裂囊肿通常位于胸锁乳突肌的前面或前内侧，颈内动脉的内侧，可延伸至咽旁间隙以及内外动脉之间 第三鳃裂囊肿位于甲状腺叶上部水平的胸锁乳突肌前下缘，可在颈动脉和舌咽神经后方窦道延伸，在喉上神经的喉内支上方穿过甲状腺包膜进入梨状窝底部 第四鳃裂囊肿发生在颈下三分之一的侧面，在胸锁乳突肌下部前方和主动脉弓水平，右侧在锁骨下动脉下方水平或左侧在主动脉弓下方水平可见连接窦道，向上方和背侧延伸至颈总动脉舌下神经水平，然后沿着胸锁乳突肌向下到梨状窝 **MRI 表现**：边界清晰的病变，在 T1 加权像上常呈等信号，在 T2 加权像上常呈高信号。增强后通常不强化，若合并感染可强化	鳃裂囊肿由鳃器发育异常引起。在妊娠第四周末，鳃器由中胚层的四个主要和两个初级腮弓及内外胚层共同构成。中胚层内主要含有动脉、神经、软骨和肌肉。四个主要的腮弓由裂缝分开。每一个腮弓发育成为一个特定的颈部结构，最终鳃裂闭合。第一腮弓形成外耳道、咽鼓管、中耳和乳突气房。第二腮弓形成舌骨、扁桃体和扁桃体上隐窝。第三和第四腮弓形成舌骨下方的咽部。鳃裂异常包括囊肿、窦道和瘘管。第二鳃裂囊肿占所有鳃裂畸形的90%。囊肿衬有鳞状上皮（90%）、纤毛柱状上皮（8%）或两者皆有（2%）。黏液中可含有皮脂腺、唾液组织、淋巴样组织和胆固醇结晶。第二鳃裂囊肿有四型：1 型位于胸锁乳突肌前方并深入到颈阔肌；2 型（最常见）位于胸锁乳突肌的前内侧浅面、颈动脉间隙外侧和颌下腺后方；3 型位于咽侧壁和颈动脉之间，伴或不伴在颈内和颈外动脉之间延伸（鸟喙征）；4 型位于扁桃体隐窝水平的颈动脉鞘和咽之间，可以向上延伸至颅底。鳃裂囊肿通常是无症状的，除非并发感染

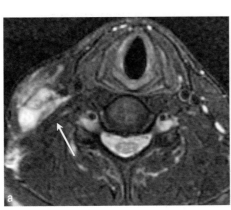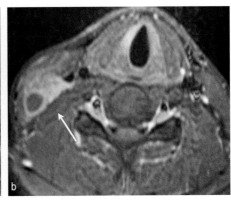

图 5.92 第三鳃裂囊肿伴感染

a. 横断位 T2 脂肪抑制加权像示右侧胸锁乳突肌后方第三鳃裂囊肿伴感染（箭头），累及右侧胸锁乳突肌和右侧颈动脉间隙后部。病变呈混杂稍高至高信号，边界不清；**b.** 横断位脂肪抑制 T1 增强像示病变强化相对不均匀，边界不清（箭头）。

表5.5(续) 舌骨下颈动脉间隙病变

病变	影像学表现	点评
感染性病变		
颈部蜂窝织炎和/或脓肿感染蔓延（**图5.93**，**图5.94**）	**CT表现**：软组织不规则增厚，可有液性区伴周围环形强化。颈动脉间隙周围软组织异常增厚，伴或不伴颈内静脉血栓形成 **MRI表现**：软组织不规则增厚，边界不清，在T2加权和脂肪抑制T2加权像上呈稍高信号。脓肿在T2加权像上呈中央高信号，周围可见环形强化。软组织增厚伴T2加权像上稍高至高信号，不伴有边缘强化区则代表蜂窝织炎	颈部颈动脉间隙的感染可由血行、淋巴道播散，创伤或从邻近部位如口咽部、下咽部、甲状腺、咽旁、舌下和颌下部区域播散而来。临床表现包括：发热、疼痛、张口受限、斜颈、霍纳综合征和第Ⅸ、Ⅹ、Ⅺ和Ⅻ对脑神经麻痹。并发症包括颈静脉血栓性静脉炎和/或脓毒性栓塞。治疗为手术引流和抗生素治疗
血管性异常		
颈动脉扩张和迂曲（**图5.95**）	**CTA和MRA表现**：上颈部颈总和/或颈内动脉走行向内侧偏斜	上颈部颈内动脉可以局限性扩张和迂曲，走行向内侧偏斜，可引起咽后冲击感或扁桃体后肿块。识别该动脉位置对于制定手术计划和避免不必要的活检非常重要
颈动脉瘤（**图5.96**）	**囊状动脉瘤**：在血管造影、CTA、MRA上为局限性、边界清晰的强化区域。在MRI和CT有时也可见 **梭形动脉瘤**：受累动脉呈管状扩张 **夹层动脉瘤（壁内血肿）**：最初受累动脉壁环形或半月形增厚，呈等密度，中央管腔变窄。壁内血肿的演变可导致动脉壁血肿的局灶性扩张 **巨大动脉瘤**：为直径>2.5cm的囊状动脉瘤，常伴有附壁血栓，在CT上呈等高密度，在T1和T2加权像上呈等高信号，CT、CTA、MRI和MRA增强后有强化	动脉的异常梭形或局限性囊状扩张继发于：获得性/退行性疾病、多囊性疾病、结缔组织病、动脉粥样硬化、外伤、感染（白念珠菌性）、肿瘤性疾病、动静脉畸形、血管炎和药物。局限性动脉瘤，也称囊状动脉瘤，通常发生在动脉分叉处，在20%的病例中为多发性。囊状动脉瘤破裂引起蛛网膜下腔出血的概率与动脉瘤的大小有关。直径>2.5cm的囊状动脉瘤称为巨大动脉瘤。梭形动脉瘤通常与动脉粥样硬化或胶原血管疾病有关（马方综合征、Ehlers-Danlos综合征等）。在夹层动脉瘤中，动脉壁内血肿由偶然性或重大创伤引起

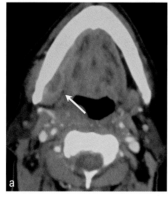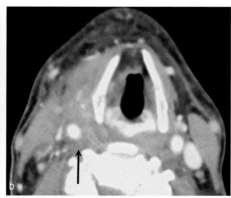

图5.93 男性，74岁，蜂窝织炎伴脓肿

a. 横断位CT增强示右下颌内缘牙源性感染引起的蜂窝织炎伴脓肿形成（箭头）；**b.** 横断位CT增强示感染沿右侧甲状软骨外缘向下蔓延，累及右侧颈动脉间隙（箭头）。

表 5.5(续)　舌骨下颈动脉间隙病变

病变	影像学表现	点评
动脉夹层 (图 5.97)	**MRI 表现**：颈动脉壁内在质子密度加权像和脂肪抑制 T1 加权像上呈高信号的新月形区，导致管腔内流空区域变窄。壁内血肿可以进展性填塞，使管腔堵塞，血液流空消失 **CT 表现**：受累的动脉管腔环形或半月形增厚，呈等密度，管腔狭窄或阻塞	动脉夹层可由创伤、胶原血管疾病（马方综合征、Ehlers-Danlos 综合征等）和肌纤维发育不良引起，也可为特发性。动脉壁内的血肿可引起狭窄、阻塞和卒中

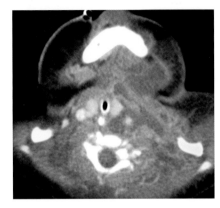

图 5.94　左侧颈部感染和脓肿形成

横断位 CT 增强示气管内插管患者左侧颈部感染和脓肿形成，引起气道狭窄和血栓性静脉炎，左侧颈内静脉闭塞无强化（Lemierre 综合征）。

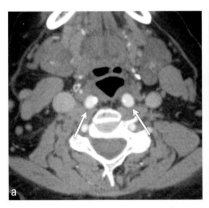
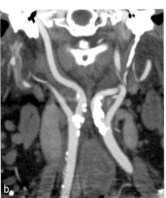

图 5.95　横断位(a)和冠状位(b)CT 增强图像示上颈部颈内动脉迂曲，向内侧偏斜（箭头）

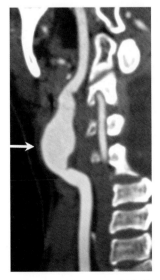

图 5.96　女性，27 岁，斜矢状位 CTA 示颈动脉瘤（箭头）

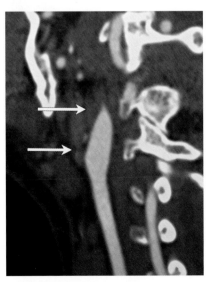

图 5.97　男性，44 岁，斜矢状位 CTA 示颈内动脉近端由于壁内血肿/动脉夹层引起的突然性中断和阻塞（箭头）

表 5.5(续) 舌骨下颈动脉间隙病变

病变	影像学表现	点评
血管炎 (图 5.98)	**MRI/MRA 表现**:动脉阻塞区和/或狭窄及狭窄后继发性扩张,可累及颅内和颅外的中、小动脉。增强后动脉管壁可见强化,提示存在急性或亚急性炎症 **CTA 表现**:动脉阻塞区和/或狭窄及狭窄后继发性扩张,可累及颅内和颅外的中、小动脉 **传统的动脉造影表现**:显示动脉阻塞区和/或狭窄及狭窄后继发性扩张,可累及颅内和颅外的大、中、小动脉	为少见的累及管壁的炎症性疾病。可涉及小动脉(中枢神经系统血管炎),中小动脉(结节性多动脉炎,川崎病)或直径 7～35 mm 的大动脉,如主动脉及其主要分支(大动脉炎,巨细胞性动脉炎)。脑膜和脑的活组织检查显示软脑膜和脑实质中的血管透壁性炎症。血管炎也可继发于其他异常,如系统性疾病(结节性多动脉炎、肉芽肿病伴多血管炎、巨细胞性动脉炎、大动脉炎、结节病、白塞病、系统性红斑狼疮、干燥综合征、皮肌炎、混合性结缔组织病),药物(苯丙胺、麻黄碱、苯丙烯、可卡因),或感染(病毒、细菌、真菌或寄生虫)
特发性颈动脉痛(颈动脉疼痛综合征) (图 5.99)	**超声表现**:颈部于颈动脉分叉处可见动脉壁低回声增厚,伴或不伴颈内和颈外动脉近端累及。动脉管壁可呈环形或局限性增厚。随访检查可见病变消退 **MRI 表现**:颈动脉管壁增厚,在脂肪抑制 T2 加权像上可呈稍高信号。增强后管壁可见强化,周围软组织亦可见模糊强化影。管腔轻度狭窄或无狭窄 **CT 表现**:颈动脉管壁增厚伴强化,周围软组织亦可见模糊强化影。管腔轻度狭窄或无狭窄 **PET/CT 表现**:引起症状的部位可见 ^{18}F-FDG 摄取增高	特发性自限性的颈动脉疼痛综合征,颈动脉有压痛,在颈动脉分叉处及邻近的动脉壁增厚,和/或周围强化。组织学检查可见近端颈动脉外膜有低度慢性炎症细胞、成纤维细胞和血管增生。患者无发热,无白细胞增高。红细胞沉降率通常正常范围或轻度升高。颈动脉疼痛有一个相对良性的临床过程,通常在两周后痊愈。治疗包括非甾体类抗炎药,可使用类固醇和苯二氮䓬类药物

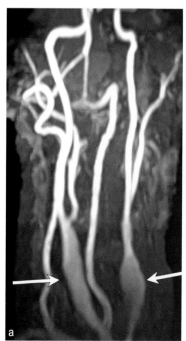

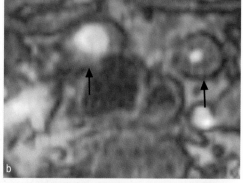

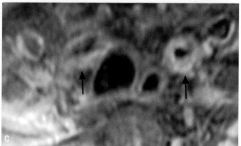

图 5.98 女性,32 岁,大动脉炎

a. 冠状位 MRA 示双侧颈总动脉异常扩张(箭头)伴远端狭窄;**b.** 横断位梯度回波序列示左侧颈动脉狭窄部位管壁增厚(左箭头)及右侧颈总动脉扩张(右箭头);**c.** T1 对比增强序列可见左侧颈动脉壁强化(左箭头),而右侧颈动脉壁目前未见强化(右箭头)。

表 5.5(续)　舌骨下颈动脉间隙病变

病变	影像学表现	点评
血栓形成和/或颈内静脉血栓性静脉炎 （图5.100,图5.101）	**增强 CT 和 CTA 表现**：腔内低密度条状区,强化减弱或无强化,伴或不伴的滋养血管壁边缘强化 **MRI 表现**：急性血栓在 T2 加权像上可呈高信号。Lemierre 综合征时,茎突后、咽后及舌骨下颈动脉间隙内血管周围软组织在 T2 加权像上可见边界不清的高信号伴强化 **超声表现**：静脉扩张,压迫受限,在多普勒上血流信号消失	颈内静脉血栓形成可由手术或手术后并发症、外伤、红细胞增多症、凝血异常、恶性肿瘤、静脉药物滥用和邻近淋巴结肿大压迫引起,也可由邻近炎症和/或感染引起。牙源性和/或口咽部感染可引起颈内静脉血栓性静脉炎（Lemierre 综合征）。Lemierre 综合征常发生在身体健康的年轻成年人,由于黏膜损伤（外伤、细菌性或病毒性咽炎）,宿主防御机制改变,使得原本为共生菌的坏死梭形杆菌由口咽部扩散而引起。并发症包括脓毒性栓塞和菌血症 　　Lemierre 综合征的治疗方法是广谱抗生素,可使用抗凝药物

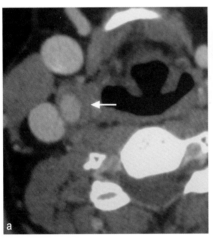
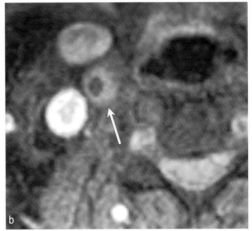

图 5.99　特发性颈动脉瘤

a. 横断位 CT 增强示颈动脉疼痛患者颈动脉壁增厚,管腔未见狭窄(箭头);**b.** 横断位脂肪抑制 T1 增强像示病变周围软组织模糊强化影(箭头)。

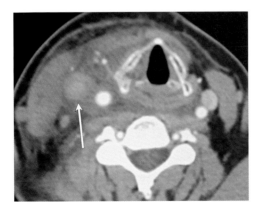
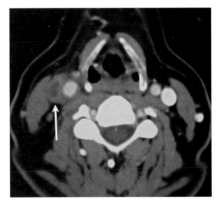

图 5.100　右侧颈内静脉血栓性静脉炎

横断位 CT 示右颈部可见形态不规则、边界不清的软组织密度区,右侧颈内静脉强化减低(箭头)。

图 5.101　右侧颈内静脉血栓形成

横断位 CT 示右侧颈内静脉内低密度,增强后无强化。

表 5.5(续)　舌骨下颈动脉间隙病变

病变	影像学表现	点评
血管淋巴管畸形 （**图 5.102**）	为局限性或浸润性生长的病变，可向软组织和肌间隙蔓延 　　**MRI 表现**：常含有一个或多个囊性区，可为大囊型或小囊型。病变在 T1 加权像上呈低信号，在 T2 加权和脂肪抑制 T2 加权像上呈高信号。当囊内含有血液、高浓度蛋白质和/或坏死碎片时，可产生液-液平、T1 加权像高信号以及 T2 加权像信号不均。囊内分隔厚薄不均伴增强后不均匀强化 　　病变内的结节状区域可呈不同程度强化。小囊型畸形通常比大囊型畸形强化更显著 　　**CT 表现**：大囊型畸形通常呈低密度（10～25 HU），壁薄，伴或不伴出血或感染引起内部等信号或高信号及液-液平	为良性的血管异常（也称为淋巴管瘤或囊状水瘤），主要由淋巴管生成异常引起。高达 75％ 的病变发生在头颈部。孕期可以在子宫 MRI 或超声检查时发现，也可在出生时（50％～65％）或生后 5 年内发现。大约 85％ 的病例在 2 岁内发现。病变由内皮细胞排列而成的淋巴管（伴或不伴静脉）散布在结缔组织间质内构成。占良性软组织肿瘤的 1％，婴儿和儿童良性病变的 5.6％。可伴发 Turner 综合征和 Proteus 综合征

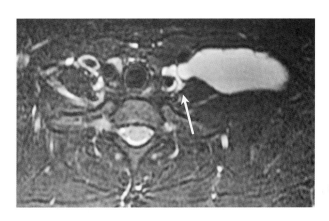

图 5.102　男性，15 岁，血管淋巴管畸形

横断位脂肪抑制 T2 加权像示左侧颈动脉间隙大囊型血管淋巴管畸形（箭头）呈高信号，并向外侧延伸。

5.6　颈前间隙异常

　　颈前间隙是颈部前外侧的一个小的含脂肪区，位于脏层间隙的外侧、颈动脉间隙的前方和胸锁乳突肌的内侧（**图 5.103**）。颈前间隙周围无筋膜包绕，向上延伸至颌下间隙，向下延伸至锁骨水平。颈前间隙的后缘是覆盖甲状腺的筋膜层，后外侧缘是颈动脉鞘周围的筋膜。

- 先天性和发育性异常
  - 甲状舌管囊肿
  - 异位甲状腺组织
  - 静脉淋巴管畸形
  - 表皮样囊肿
  - 皮样囊肿

  - 颈前静脉扩张
- 良性肿瘤
  - 脂肪瘤
  - 血管瘤
  - 神经鞘瘤
  - 神经纤维瘤
- 恶性肿瘤
  - 邻近肿瘤扩散
  - 肉瘤
  - 淋巴瘤
- 炎症/感染
  - 蜂窝织炎/脓肿
- 创伤
  - 血肿

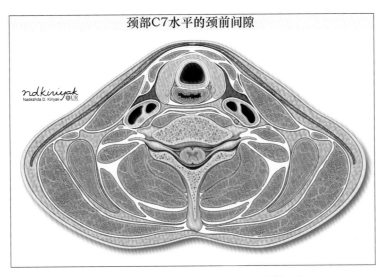

图 5.103 轴位图深蓝色区域显示颈前间隙

表 5.6 颈前间隙异常

病变	影像学表现	点评
先天性和发育性异常		
甲状舌管囊肿 **(图 5.2,图 5.3)**	**MRI 表现:** 位于舌根部或甲状舌管走行,区域边界清楚的圆形或卵圆形病变,通常在 T1 加权像和弥散加权像上呈低信号,在 T2 加权像上呈高信号。典型的甲状舌管囊肿壁薄而无强化。当甲状舌管囊肿并发出血或感染时引起蛋白含量增高,在 T1WI 和 T2WI 上呈中等至稍高信号。此时囊肿壁可增厚并伴有强化。当甲状舌管囊肿壁出现结节状强化时,提示恶变的可能 **CT 表现:** 病灶边界清晰,呈低密度(黏液),CT 值 10~25 HU,被薄壁环绕。偶尔可见薄的分隔。甲状舌管囊肿并发感染时密度可增高,壁增厚,与邻近组织分界变模糊 **超声表现:** 囊肿边界清、无回声,但内部蛋白浓度增高时可呈假实性外观	甲状舌管囊肿是颈部最常见的先天性肿块,与甲状腺发育异常有关。甲状腺滤泡细胞在妊娠的 3 周起源于第一和第二咽弓之间的内胚层细胞(中线甲状腺原基)。在妊娠第 24 天,在甲状腺原基内形成一个小凹陷(甲状腺芽),并逐渐形成一个双叶憩室沿中线向下延伸至主动脉原基。在舌背部(盲孔)和下降的甲状腺原基之间形成了一个暂时性小通道(甲状舌管)。甲状舌管正常时于妊娠第 10 周消失。下行的甲状腺原基和甲状舌管走行于舌骨前方,并稍稍向后环绕舌骨下缘,最后下降到甲状舌骨膜、甲状软骨和气管前方。甲状舌管在胸骨舌骨肌和胸骨甲状腺带肌之间延伸。下降的甲状腺原基在妊娠第 7 周时达到下颈部正常位置。甲状腺的滤泡旁细胞(C 细胞)从第四咽囊的内胚层细胞(外侧甲状腺鞘)发展并迁移到与正中甲状腺原始下降的甲状腺原基融合。多达三分之二的甲状舌管囊肿出现在舌骨下颈部,可以在中线,也可以向外侧或深部延伸至带状肌。在 20 岁以下的患者中,近 50% 的病变表现为逐渐增大的颈部病变

表5.6(续) 颈前间隙异常

病变	影像学表现	点评
异位甲状腺组织 （图5.4，图5.5，图5.6）	**CT表现**：在舌背侧（底部）或沿着甲状舌管路径分布的卵圆形或球状局限性病变，呈稍高密度（~70 HU），增强后显著强化，伴或不伴低密度甲状腺结节及钙化 **MRI表现**：局限性病变，在T1加权像上呈中低信号，在T2加权像上可呈低、中等或稍高信号。增强后呈不同程度的强化 **核医学表现**：在舌或沿甲状舌管走行的异位甲状腺组织摄取^{123}I、^{131}I或^{99m}Tc高锝酸盐，而在甲状腺床的正常位置缺乏正常摄取	正常的甲状腺位于喉部下方，带状肌后面，颈内动脉内侧和气管前外侧。异位甲状腺组织是由于胚胎时期原始甲状腺未能正常的沿着甲状舌管从舌根部的盲孔下降到下颈部所致。高达90%的异位甲状腺位于舌部。其他位置包括：舌骨附近、舌骨下颈部中线部位和颈侧。可以无症状，或可伴吞咽困难、发音困难和/或喘鸣
静脉淋巴管畸形 （图5.11，图5.102）	为局限性或浸润性生长的病变，可向软组织和肌间隙蔓延 **MRI表现**：常含有一个或多个囊性区，可为大囊型或小囊型。病变在T1加权像上呈低信号，在T2加权和脂肪抑制T2加权像上呈高信号。当囊内含有血液、高浓度蛋白质和/或坏死碎片时，可产生液-液平、T1高信号以及T2信号不均。囊内分隔厚薄不均伴增强后不均匀强化 病变内的结节状区域可呈不同程度强化。小囊型畸形通常比大囊型畸形强化更显著 **CT表现**：大囊型畸形通常呈低密度（10~25 HU），壁薄，可伴出血或感染引起内部等信号或高信号，可伴液-液平	为良性的血管异常（也称为淋巴管瘤或囊状水瘤），主要由淋巴管生成异常引起。高达75%的病变发生在头颈部。孕期可以在子宫MRI或超声检查时发现，也可在出生时（50%~65%）或生后5年内发现。大约85%的病例在2岁内发现。病变由内皮细胞排列而成的淋巴管（伴或不伴静脉管）散布在结缔组织间质内构成。占良性软组织肿瘤的1%，婴儿和儿童良性病变的5.6%。可伴发Turner综合征和Proteus综合征
表皮样囊肿	**MRI表现**：边界清晰的球形或多分叶状由外胚层包裹形成的囊性病变，在T1加权像上呈等低信号，在T2加权和质子密度加权像上呈高信号，在Flair图像上呈低、等、高混杂信号，增强后无强化 **CT表现**：边界清晰的球形或多分叶状由轴外外胚层包裹形成的囊性、低密度病变	为非肿瘤性、先天性或获得性病变，充满脱落的细胞和角质碎屑，壁由简单的鳞状上皮排列而成。病变或由第一鳃弓和第二鳃弓胚胎发育过程中先天性表皮成分融合而成，或由创伤引起。常发生于5~50岁（平均年龄30岁）的患者
皮样囊肿	**MRI表现**：边界清晰的球形或多分叶状病变，在T1加权像上通常呈高信号，在T2加权像上信号多变，可呈低、等和/或高信号，增强后无强化 **CT表现**：边界清晰的球形或多分叶状病变，通常呈低密度，伴或不伴脂-液平或液-屑平	为非肿瘤性、先天性或获得性由外胚层包裹形成的囊性病变，充满脂质成分、胆固醇、脱落的细胞，以及角质碎屑，壁由角化鳞状上皮排列而成，伴或不伴相关的临床症状。病变或由胚胎发育过程中先天性皮样成分融合而成，或由创伤引起。在男性中的发病率比女性稍高。如果皮样囊肿破裂，可引起化学性炎症
颈前静脉扩张	**MRI、CT、超声表现**：单侧或双侧颈前静脉增宽	为MRI和CT上偶然发现，无临床症状

表 5.6(续)　颈前间隙异常

病变	影像学表现	点评
良性肿瘤		
脂肪瘤 (图 5.104)	**MRI 表现:** 脂肪瘤在 MRI T1(高信号)和 T2 加权像上的信号与皮下脂肪类似,在脂肪饱和和 STIR 序列可见脂肪信号被抑制。增强后通常无强化或周围水肿 **CT 表现:** 脂肪瘤在 CT 上的密度与皮下脂肪类似,增强后通常无强化或周围水肿	常见的良性错构瘤,由成熟的白色脂肪组织组成,无细胞异型性。为最常见的软组织肿瘤,占所有软组织肿瘤的 16%
血管瘤 (图 5.13)	**MRI 表现:** 边界清晰或不清晰的结构(直径<4 cm),位于软组织或骨髓内,在 T1 加权像上呈等高信号(常含有和骨髓脂肪相似的信号成分),在 T2 加权和脂肪抑制 T2 加权像上呈高信号,增强后显著强化,伴或不伴侵犯骨质 **CT 表现:** 为骨质膨胀性病变,骨小梁呈放射状向中央排列。软组织血管瘤多呈等密度,伴或不伴内部脂肪密度区	骨或软组织的良性病变,由毛细血管,海绵状血管和/或静脉畸形组成。被认为是错构瘤的一种。发生于 1~84 岁的患者(中位年龄 33 岁)
神经鞘瘤 (图 5.84,图 5.85)	**MRI 表现:** 边界清晰的球形或椭圆形病变,在 T1 加权像上呈等低信号,在 T2 加权和脂肪抑制 T2 加权像上呈高信号,增强后通常强化显著。当肿瘤较大时常有囊性变和/或出血,在 T2 加权像和增强序列可呈不均匀高信号 **CT 表现:** 边界清晰的球形或椭圆形病变,增强后有强化。大的病变可有囊变和/或出血	神经鞘瘤是良性有包膜的肿瘤,内含分化的肿瘤性施万细胞。最常见的是孤立性、散发性病变。神经鞘膜瘤在喉部罕见,占喉良性肿瘤不到 1.5%。大部分发生在黏膜下层,多达 80% 的病例累及杓会厌襞。多发性神经鞘瘤常与神经纤维瘤病 2 型(NF2)相关,为常染色体显性疾病,定位在 22q12 染色体的基因突变。除了神经鞘瘤外,NF2 患者还可有多发性脑膜瘤和室管膜瘤。NF2 在新生儿中的发病率为 1/37 000~1/50 000。发病年龄在 22~72 岁(平均年龄 46 岁)。发病高峰年龄在 31~60 岁。许多患有 NF2 的患者在 31~40 岁出现双侧前庭神经鞘瘤

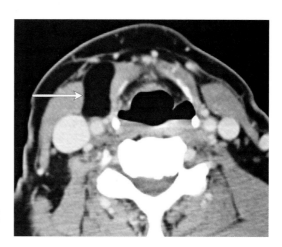

图 5.104　横断位 CT 示右侧颈前间隙脂肪瘤(箭头),与皮下脂肪密度相似

表 5.6(续)　颈前间隙异常

病变	影像学表现	点评
神经纤维瘤 (图 5.86)	**MRI 表现:**单发性神经纤维瘤为边界清晰的球形、椭圆形或分叶状病变,在 T1 加权像上呈等低信号,在 T2 加权像上呈等高信号,增强后强化显著。当肿瘤较大时在 T2 加权和增强序列可呈不均匀高信号。丛状神经纤维瘤呈扭曲和多结节状病变,累及多个神经分支,在 T1 加权像上呈等低信号,在 T2 加权和脂肪抑制 T2 加权像上呈等高信号,伴或不伴有条带状低信号。病变增强后通常有强化 **CT 表现:**椭圆形、球形或梭形等低密度病变,增强后可有强化。常侵蚀邻近骨质	为一种良性神经鞘瘤,包含施万细胞、周围神经样细胞以及成纤维细胞和丰富的胶原形成的交织束。但与神经鞘瘤不同的是,神经纤维瘤缺乏 Antoni A 区和 B 区,且从病理学上不能将其与局部神经分离。多为散发性、局限性、孤立性病变,少数情况下呈弥漫性或丛状病变。多发性神经纤维瘤通常见于神经纤维瘤病 1 型,为染色体 17q11.2 上神经纤维瘤基因突变导致的一种常染色体显性遗传病(新生儿中发病率为 1/2 500)
恶性肿瘤		
邻近肿瘤扩散 (图 5.105)	**MRI 表现:**肿瘤通常在 T1 加权像上呈等信号,在 T2 加权像上呈等稍高信号,增强后轻度强化。病变可以长得很大(伴或不伴坏死和/或出血) **CT 表现:**肿瘤呈等密度,增强后轻度强化。病变可以长得很大(伴或不伴坏死和/或出血)	下咽、喉或甲状腺的恶性肿瘤可直接侵犯前间隙
肉瘤 (图 5.106)	**MRI 表现:**肿瘤边界清晰和/或不清晰,典型的病变在 T1 加权像上呈等低信号,在 T2 加权和脂肪抑制 T2 加权像上信号不均匀(混杂等、稍高和/或高信号)。增强后强化程度不一,伴或不伴骨质破坏和侵犯 **CT 表现:**软组织病变,通常边界清晰,边缘不规则。钙化少见。肿瘤可呈 CT 混杂密度,实性部分呈软组织密度,伴有囊性和/或坏死区,偶可见小灶性出血,伴或不伴骨质侵犯和破坏	颈部原发性肉瘤罕见

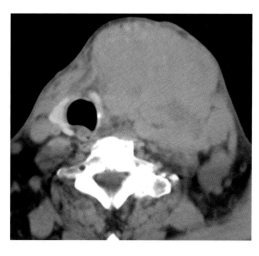

图 5.105　男性,83 岁,横断位 CT 示甲状腺左叶巨大间变性甲状腺癌边界不清,邻近软组织受侵犯,累及颈前间隙。

表 5.6(续) 颈前间隙异常

病变	影像学表现	点评
淋巴瘤 (图 5.107)	**CT 表现**：病变呈等低密度，增强后可有强化，伴或不伴骨质破坏 **MRI 表现**：病变在 T1 加权像上呈等低信号，在 T2 加权像上呈等稍高信号，增强后有强化。可有局部侵犯，引起骨质侵蚀/破坏	淋巴瘤是一组淋巴样肿瘤，典型的肿瘤细胞起源于淋巴样组织(淋巴结和网状内皮)。大多数累及颈部的淋巴瘤为非霍奇金淋巴瘤(B 细胞型比 T 细胞型常见)
炎症/感染		
蜂窝织炎/脓肿 (图 5.108)	**CT 表现**：软组织不规则增厚，可有邻近环形强化的液性区(脓肿) **MRI 表现**：软组织不规则增厚，边界不清，在 T2 加权像和脂肪抑制 T2 加权像上呈稍高信号。脓肿在 T2 加权像上呈中央高信号，周围可见环形强化。软组织增厚伴 T2 加权像上稍高至高信号，不伴有边缘强化区则代表蜂窝织炎	可由创伤、感染性甲状舌管囊肿或鳃裂囊肿，或下颌下间隙(牙源性骨髓炎)、下咽部或甲状腺的感染蔓延而来。治疗为手术引流和/或抗生素治疗
创伤		
血肿 (图 5.109)	**CT 表现**：结节状等或稍高密度病变，边缘不规则，可伴骨或软骨骨折	创伤引起的外出血，可以单发或合并其他损伤，包括骨或喉软骨骨折

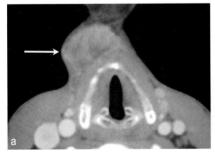
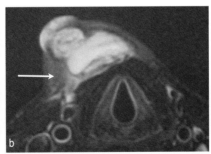
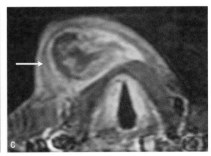

图 5.106 女性，35 岁，颈部软组织浅面黏液样脂肪肉瘤

a. 累及颈前间隙，边界不清，增强后在横断位 CT 上呈混杂等低密度(箭头)；**b.** 肿块在 T2 加权像上呈不均质高信号(箭头)；**c.** 增强后在横断位脂肪抑制 T1 加权像上呈不规则强化(箭头)。

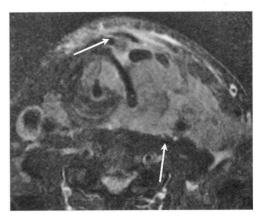

图 5.107 男性，64 岁，横断位脂肪抑制 T2 加权像示左颈部 B 细胞非霍奇金淋巴瘤(箭头)

边界不清，呈稍高信号，累及左颈前、颈动脉和脏层间隙，并侵犯左侧声门旁间隙和左声带。

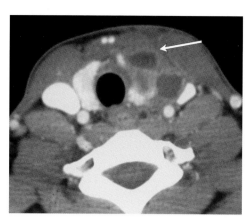

图 5.108 女性,22 岁,横断位 CT 增强示甲状腺左叶急性化脓性甲状腺炎

可见多发囊肿伴边缘强化,感染蔓延至颈前间隙(箭头)。

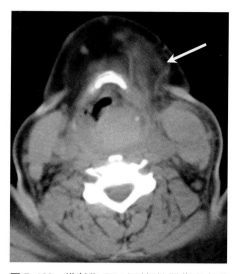

图 5.109 横断位 CT 示颈部钝器伤患者喉后方血肿,呈稍高密度

左侧颈前间隙可见血肿和水肿性改变(箭头)。

5.7 颈后间隙异常

颈后间隙也称为颈后三角,位于颈动脉间隙后外侧,胸锁乳突肌内侧,斜方肌前方和脊柱旁间隙外侧(**图 5.110**)。颈后间隙向下延伸至锁骨,其内含有脂肪、第 XI 对脑神经、颈深淋巴结的脊髓附属链以及腋前臂丛。舌骨肌从颈后间隙的下部穿过。

* 先天性和发育性异常
  * 第三鳃裂囊肿
  * 血管淋巴管畸形
* 良性肿瘤
  * 脂肪瘤
  * 血管瘤
  * 神经鞘瘤
  * 神经纤维瘤
* 恶性肿瘤
  * 淋巴结转移
  * 非霍奇金淋巴瘤和霍奇金病
  * 肉瘤
* 炎症/感染
  * 淋巴结炎(反应性淋巴结肿大;化脓前和化脓性淋巴结肿大;肉芽肿性淋巴结肿大)
  * 结节病
  * 蜂窝织炎/脓肿

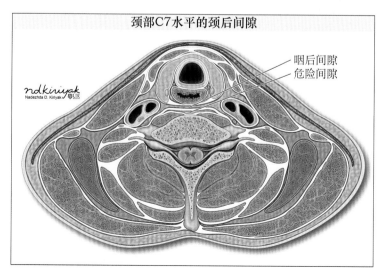

图 5.110 轴位图紫色区域显示颈后间隙

表 5.7 颈后间隙异常

病变	影像学表现	点评
先天性和发育性异常		
第三鳃裂囊肿 （图 5.111）	**CT 表现**：边界清晰，等低密度的囊性病变，密度取决于内部蛋白质和水的比例。第三鳃裂囊肿位于甲状腺叶上部水平的胸锁乳突肌前下缘，可在颈动脉和舌咽神经后方窦道扩张，在喉上神经的喉内支上方穿过甲状腺包膜进入梨状窝底部 **MRI 表现**：边界清晰的病变，在 T1 加权像上常呈等信号，在 T2 加权像上常呈高信号。增强后通常不强化，若合并感染可强化	鳃裂囊肿由鳃器发育异常引起。在妊娠第 4 周末，鳃器由中胚层的四个主要和两个初级腮弓及内外胚层共同构成。中胚层内主要含有动脉、神经、软骨和肌肉。第三和第四腮弓形成舌骨下方的咽部。鳃裂异常包括囊肿、窦道和瘘管。第二鳃裂囊肿占所有鳃裂畸形的 90%。囊肿衬有鳞状上皮（90%）、纤毛柱状上皮（8%）或两者皆有（2%）。黏液中可含有皮脂腺、唾液组织、淋巴样组织和胆固醇结晶。鳃裂囊肿通常是无症状的，除非并发感染
血管淋巴管畸形 （图 5.11，图 5.102）	为局限性或浸润性生长的病变，可向软组织和肌间隙蔓延 **MRI 表现**：常含有一个或多个囊性区，可为大囊型或小囊型。病变在 T1 加权像上呈低信号，在 T2 加权像和 T2 脂肪抑制像上呈高信号。当囊内含有血液、高浓度蛋白质和/或坏死碎片时，可产生液-液平、T1 加权像高信号以及 T2 加权像信号不均。囊内分隔厚薄不均伴增强后不均匀强化。病变内的结节状区域可呈不同程度强化。小囊型畸形通常比大囊型畸形强化更显著 **CT 表现**：大囊型畸形通常呈低密度（10～25 HU），壁薄，伴或不伴出血或感染引起内部等信号或高信号，±液-液平	为良性的血管异常（也称为淋巴管瘤或囊状水瘤），主要由淋巴管生成异常引起。高达 75% 的病变发生在头颈部。孕期可以在子宫 MRI 或超声检查时发现，也可在出生时（50%～65%）或生后头 5 年内发现。大约 85% 的病例在 2 岁内发现。病变由内皮细胞排列而成的淋巴管伴或不伴静脉管散布在结缔组织间质内构成。占良性软组织肿瘤的 1%，婴儿和儿童良性病变的 5.6%。可伴发 Turner 综合征和 Proteus 综合征
良性肿瘤		
脂肪瘤 （图 5.87）	**MRI 表现**：脂肪瘤在 MRI T1（高信号）和 T2 加权像上的信号与皮下脂肪类似，在脂肪饱和技术和 STIR 序列可见脂肪信号被抑制。增强后通常无强化或周围水肿 **CT 表现**：脂肪瘤在 CT 上的密度与皮下脂肪类似，增强后通常无强化或周围水肿	常见的良性错构瘤，由成熟的白色脂肪组织组成，无细胞异型性。为最常见的软组织肿瘤，占所有软组织肿瘤的 16%。内部可含有钙化和/或穿支血管

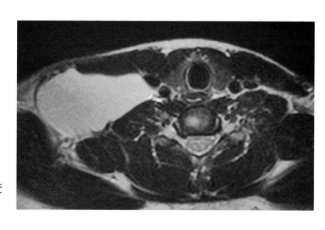

图 5.111 横断位 T2 加权像示第三鳃裂囊肿呈高信号，病变位于右胸锁乳突肌背侧和颈动脉间隙后方

表 5.7(续)　颈后间隙异常

病变	影像学表现	点评
血管瘤 (图 5.112)	**MRI 表现**：边界清晰或不清晰的结构（直径<4 cm），位于软组织或骨髓内，在 T1 加权像上呈等高信号（常含有和骨髓脂肪相似的信号成分），在 T2 和脂肪抑制 T2 加权像上呈高信号，增强后显著强化，可侵犯骨质 **CT 表现**：软组织血管瘤多呈等密度，伴或不伴内部脂肪密度区	骨或软组织的良性病变，由毛细血管，海绵状血管和/或静脉畸形组成。被认为是错构瘤的一种。发生于 1～84 岁的患者（中位年龄 33 岁）
神经鞘瘤 (图 5.84,图 5.85)	**MRI 表现**：边界清晰的球形或椭圆形病变，在 T1 加权像上呈等低信号，在 T2 加权像和 T2 脂肪抑制像上呈高信号，增强后通常强化显著。当肿瘤较大时常有囊性变和/或出血，在 T2 加权和增强序列可呈不均匀高信号 **CT 表现**：边界清晰的球形或椭圆形病变，增强后有强化。大的病变可有囊变和/或出血	神经鞘瘤是良性有包膜的肿瘤，内含分化的肿瘤性施万细胞。最常见的是孤立性、散发性病变。多发性神经鞘瘤常与神经纤维瘤病 2 型（NF2）相关，为常染色体显性疾病，定位在 22q12 染色体的基因突变。除了神经鞘瘤外，NF2 患者还可有多发性脑膜瘤和室管膜瘤 NF2 在新生儿中的发病率为 1/37 000～1/50 000。发病年龄在 22～72 岁（平均年龄 46 岁）。发病高峰年龄在 31～60 岁。许多患有 NF2 的患者在 31～40 岁间出现双侧前庭神经鞘瘤
神经纤维瘤 (图 5.113)	**MRI 表现**：单发性神经纤维瘤为边界清晰的球形、椭圆形或分叶状病变，在 T1 加权像上呈等低信号，在 T2 加权像上呈等高信号，增强后强化显著。当肿瘤较大时在 T2 加权和增强序列可呈不均匀高信号。丛状神经纤维瘤呈扭曲和多结节状病变，累及多个神经分支，在 T1 加权像上呈等低信号，在 T2 加权像和 T2 脂肪抑制像上呈等高信号，伴或不伴有条带状低信号。病变增强后通常有强化 **CT 表现**：椭圆形、球形或梭形等低密度病变，增强后可有强化。常侵蚀邻近骨质	为一种良性神经鞘瘤，包含施万细胞、周围神经样细胞以及成纤维细胞和丰富的胶原形成的交织束。但与神经鞘瘤不同的是，神经纤维瘤缺乏 Antoni A 区和 B 区，且从病理学上不能将其与局部神经分离。多为散发性、局限性、孤立性病变，少数情况下呈弥漫性或丛状病变。多发性神经纤维瘤通常见于 1 型神经纤维瘤病，为染色体 17q11.2 上神经纤维瘤基因突变导致的一种常染色体显性遗传病（新生儿中发病率为 1/2 500）。NF1 最常见的类型为神经皮肤综合征，表现为中枢和外周神经系统肿瘤（视神经胶质瘤、星形细胞瘤，丛状和孤立性神经瘤）和皮肤（牛奶咖啡斑、腋窝和腹股沟色素斑）。还可伴有脑膜和颅骨发育异常、虹膜错构瘤（Lisch 结节）

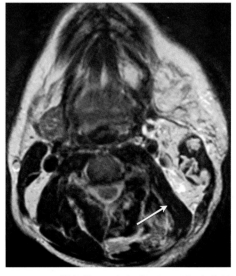

图 5.112　横断位 T2 加权像示左颈部高信号血管瘤，呈浸润生长，累及左颌下、颈动脉和颈后间隙（箭头）。

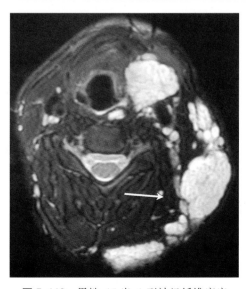

图 5.113　男性，15 岁，1 型神经纤维瘤病

横断位脂肪抑制 T2 加权像示颈部多发高信号神经纤维瘤，累及左颈前间隙（箭头）。

表 5.7(续)　颈后间隙异常

病变	影像学表现	点评
恶性肿瘤		
淋巴结转移 （**图 5.114**）	**MRI 表现**：增大的圆形或椭圆形结节，在 T1 加权像上常呈等低信号，在 T2 加权像上呈等高信号，伴或不伴 T2 高信号区坏死、边缘不规则（包膜侵犯）、质子密度加权像上 ADC 值减低（$<1.4\times10^{-3}$ mm^2/s）。增强后强化方式多样 **CT 表现**：受累淋巴结通常呈等低密度伴或不伴边缘不规则（包膜侵犯）、低密度区（坏死），增强后强化方式多样。淋巴结短径通常大于 8 mm **超声表现**：增大的低回声结节，伴或不伴囊变-坏死区、边缘不规则（包膜侵犯）。彩色多普勒常见高血供	颈部淋巴结转移可由原发性颈部肿瘤，如鳞状细胞癌或甲状腺癌，或来源于原发性颅外肿瘤：肺癌＞乳腺癌＞胃肠道肿瘤＞泌尿生殖系统肿瘤＞黑色素瘤。可为单发或多发的边界清晰或不清晰的病变。转移瘤可在单个或多个部位引起不同程度的破坏或浸润性改变
非霍奇金淋巴瘤和霍奇金病 （**图 5.115**）	**CT 表现**：肿大的淋巴结呈软组织密度伴或不伴增强后强化 **MRI 表现**：肿大的淋巴结在 T1 加权像上常呈等信号，在 T2 加权像上呈稍高信号，伴或不伴增强后强化。坏死和囊变少见 **超声表现**：增大的低回声结节，边界清晰。彩色多普勒常见高血供	非霍奇金淋巴瘤和霍奇金病都会累及颈部淋巴结
肉瘤	**MRI 表现**：肿瘤边界清晰和/或不清晰，典型的病变在 T1 加权像上呈等低信号，在 T2 加权像和脂肪抑制 T2 加权像上信号不均匀（混杂等、稍高和/或高信号）。富于细胞的肉瘤在弥散加权像上 ADC 值降低。增强后强化程度不一，伴或不伴骨质破坏和侵犯 **CT 表现**：软组织病变，边界清晰，边缘不规则。钙化少见。肿瘤可呈 CT 混杂密度，实性部分呈软组织密度，伴有囊性和/或坏死区，偶可见小灶性出血，伴或不伴骨质侵犯和破坏 **PET/CT 表现**：^{18}F-FDG 有助于对肿瘤分级。分级高的肿瘤 SUV 值（2.8）高于分级低的肉瘤（1.8）和良性肿瘤（＜1.4）。PET/CT 还有助于评估转移	颈部原发性肉瘤罕见。软组织肉瘤的年发病率为 3/100 000。颈部肉瘤占成年人软组织肉瘤的 15％ 和儿童软组织肉瘤的 35％。世界卫生组织根据其主要组织学表现，同时参考免疫组织化学和基因数据来对肉瘤分类。肉瘤的亚型包括脂肪细胞肿瘤、成纤维细胞瘤、肌纤维母细胞瘤、纤维组织细胞瘤、平滑肌或骨骼肌瘤、血管瘤、神经鞘瘤、软骨-骨肿瘤和未分化肿瘤。治疗和预后根据肉瘤的类型、肿瘤分级和分期而有所不同

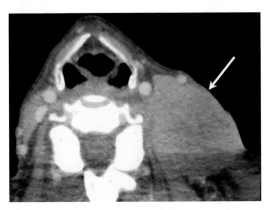

图 5.114　男性，65 岁，前列腺癌
横断位 CT 示左颈后间隙巨大淋巴结转移（箭头）。

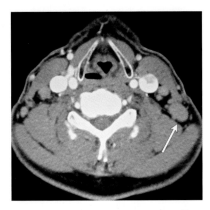

图 5.115　男性，63 岁，非霍奇金淋巴瘤
横断位 CT 示左颈后部异常增大淋巴结（箭头）。

表 5.7(续)　颈后间隙异常

病变	影像学表现	点评
淋巴结炎(反应性淋巴结肿大；化脓前和化脓性淋巴结肿大；肉芽肿性淋巴结肿大) **(图 5.116，图 5.117)**	**CT 表现：** **反应性淋巴结肿大：**肿大的淋巴结直径＜12 mm，结构完整，伴或不伴淋巴门单血管型或分支血管型。化脓前淋巴结肿大时，淋巴门脂肪消失，密度轻度减低，强化程度增高，邻近脂肪网格状改变。化脓性淋巴结肿大时，中央可见低密度区伴周围环形强化 **MRI 表现：**肿大的化脓前淋巴结在 T1 加权像上呈等信号，在 T2 加权像上呈稍高信号，增强后有强化。化脓性淋巴结在 T1 加权像上呈等低信号，在 T2 加权像上呈稍高至高信号，增强后呈环形强化。邻近软组织在 T2 加权像上信号不规则增高伴强化 **超声表现：**反应性淋巴结通常增大呈边界清晰的低回声。化脓性淋巴结呈增大的、低回声、充血结节或分叶状、无回声伴分隔的病变伴轻度回声增强	肿大的淋巴结通常＜12 mm，结构完整，可由口腔、口咽和下咽部感染引起，称为反应性淋巴结肿大或化脓前淋巴结炎。在儿童中，淋巴结炎可由上呼吸道病毒或细菌感染引起，如金黄色葡萄球菌和化脓性链球菌。革兰氏阴性杆菌汉塞巴尔通体感染可引起一种自限性局部肉芽肿性淋巴炎。这种感染通常发生于 30 岁以下的患者，常与接触猫有关（猫抓病）。其他引起淋巴结肿大的感染性肉芽肿疾病由分枝杆菌引起，如结核分枝杆菌、鸟-胞内分枝杆菌、牛分枝杆菌和堪萨斯分枝杆菌。肿大的淋巴结可发生液化坏死（化脓性淋巴结炎）形成脓性的淋巴结。脓性淋巴结可达 4.5 cm。当化脓性低密度淋巴结＜2 cm 时，用静脉抗生素治疗通常有效。更大的化脓性淋巴结通常需要手术引流，特别是当压迫气道时。在成年人中，化脓性淋巴结炎通常由创伤、操作或手术并发症引起。革兰氏阳性球菌是成人化脓性淋巴结炎的常见病原体
结节病 **(图 5.118)**	**MRI 表现：**颈部单发或多发淋巴结肿大，在 T1 加权像上呈等低信号，在 T2 加权像和脂肪抑制 T2 加权像上呈稍高信号，增强后受累淋巴结可强化 **CT 表现：**颈部单发或多发淋巴结肿大，呈软组织密度 **核医学：**^{67}Ga 柠檬酸盐和 ^{18}F-FDG-葡萄糖摄取增高	结节病是一种原因不明的多系统性非干酪性肉芽肿病变，5%～15% 的病例可累及中枢神经系统。如果不治疗，可引起严重的神经病变，如脑病、脑神经病变和脊髓病变。结节病可累及大唾液腺并引起颈部淋巴结肿大。治疗包括口服皮质醇激素和手术减瘤

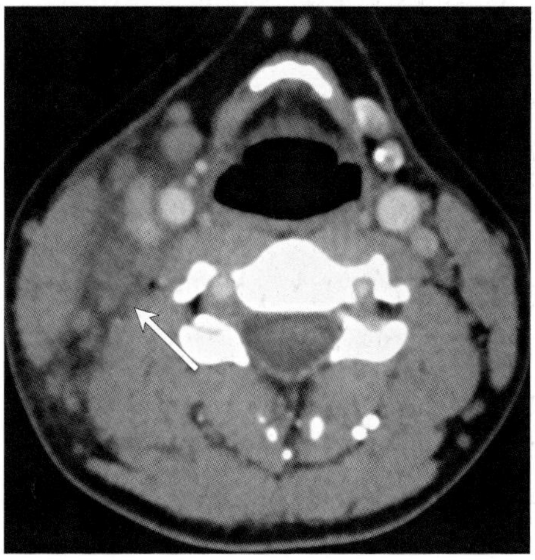

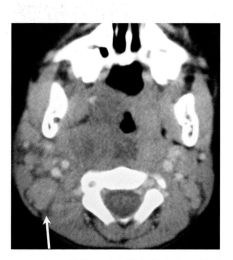

图 5.116　女性，32 岁，牙源性感染引起颈 Ⅱb 区化脓前淋巴结炎（箭头）

淋巴门脂肪消失，密度轻度减低，周围脂肪网格状改变，累及颈后间隙。

图 5.117　男性，5 岁，横断位 CT 示咽后脓肿和右侧颈后间隙反应性淋巴结肿大（箭头）

表 5.7(续)　颈后间隙异常

病变	影像学表现	点评
蜂窝织炎/脓肿 **(图 5.119)**	**CT 表现:** 软组织不规则增厚,伴或不伴邻近环形强化的液性区 **MRI 表现:** 软组织不规则增厚,边界不清,在 T2 加权像和脂肪抑制 T2 加权像上呈稍高信号。脓肿在 T2 加权像上呈中央高信号,周围可见环形强化。软组织增厚伴 T2 加权像上稍高至高信号,不伴有边缘强化区则代表蜂窝织炎	蜂窝织炎/脓肿可由创伤、鳃裂囊肿感染、化脓性淋巴结炎或邻近结构的感染蔓延而来。治疗为手术引流和/或抗生素治疗

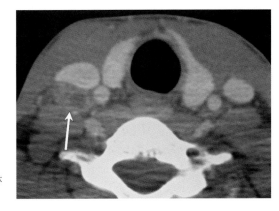

图 5.118　男性,30 岁,结节病

横断位 CT 示右颈动脉间隙后方异常增大的淋巴结(箭头),呈混杂等低密度。

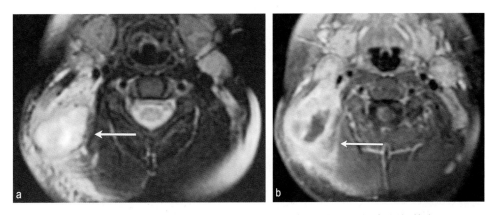

图 5.119　男性,2 岁,横断位脂肪抑制 T2 加权像示右侧颈后间隙脓肿(箭头)

a. 呈中央高信号,周围软组织内见模糊稍高信号;**b.** 横断位脂肪抑制 T1 增强像示脓肿边缘和周围软组织呈不均匀强化(箭头)。

6. 同时累及颈部舌骨上下区域的病变

概述

颈部淋巴结病变

人体中高达 40% 的淋巴结分布于头颈部（**图 6.1**）。虽然也可以通过血行途径播散，但恶性肿瘤细胞通常通过侵犯淋巴系统进入淋巴结。一旦侵入淋巴结内，肿瘤细胞可分泌细胞外蛋白酶和纤溶酶原激活物，使肿瘤通过特定通路转移到淋巴结和侵犯淋巴系统。根据肿瘤的原发部位，肿瘤细胞通常随所侵袭淋巴系统的淋巴引流途径播散（框 6.1，框 6.2）。及时发现有病理改变的淋巴结对于肿瘤正确分期和治疗方案选择具有重要意义。

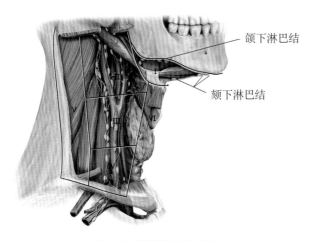

图 6.1 颈部淋巴结分区

（引自 THIEME Atlas of Anatomy：Head and Neuroanatomy，© Thieme 2007，Illustration by Karl Wesker.）

淋巴结成像特征

正常的淋巴结通常较小，约 1～3 mm，呈肾形，边缘光整并有一个脂肪组成的淋巴门结构。

当免疫反应被启动时，可以发生非恶性的淋巴结肿大，受累淋巴结内产生滤泡样增生。这些受累淋巴结在 CT 表现为呈中等密度并有锐利清晰的边界，MRI 的 T1 加权像呈等低信号，T2 加权像呈稍高信号。反应性淋巴结常呈椭圆形或"青豆"状，长短轴比大于 2。反应性淋巴结保有脂肪组成的淋巴门结构。

框 6.1　头颈部淋巴结的分类和定位

分区	定位
Ⅰa	颏下淋巴结：下颌舌骨肌下方、舌骨上方、二腹肌前腹之间，颌下腺的后缘
Ⅰb	颌下淋巴结：下颌舌骨肌下方、二腹肌外侧
Ⅱ	颈前/颈内静脉淋巴结上组：颅底至舌骨层面，颌下腺后方、胸锁乳突肌内侧
Ⅱa	位于颈内静脉前方的Ⅱ区淋巴结
Ⅱb	位于颈内静脉后方的Ⅱ区淋巴结
Ⅲ	颈内静脉淋巴结中组：舌骨到环状软骨层面，胸锁乳突肌内侧
Ⅳ	颈内静脉淋巴结下组：环状软骨扫锁骨层面，颈动脉外侧
Ⅴ	后区/脊副淋巴结：胸锁乳突肌后方，颅底至锁骨层面
Ⅴa	颅底至环状软骨层面的Ⅴ区淋巴结
Ⅴb	环状软骨至锁骨层面的Ⅴ区淋巴结
Ⅵ	内脏周围淋巴结：颈动脉内侧，舌骨至胸骨柄上缘层面
Ⅶ	上纵隔淋巴结：颈动脉间，胸骨柄至无名静脉层面

框6.2　淋巴引流途径

分区	引流区域
咽后淋巴结	鼻咽、鼻窦区、口腔
Ⅰ	鼻窦区、唇、口腔
Ⅱ	口腔后部、口咽、腮腺、喉（声门上）
Ⅲ	下咽部、声门及声门下区
Ⅳ	声门下区、食管、甲状腺
Ⅴ	鼻咽、后部头皮及颈部浅表软组织
Ⅵ	声门下区、食管、甲状腺
Ⅶ	声门下区、食管、甲状腺
锁骨上淋巴结	胸部

恶性淋巴结具有肿瘤性淋巴结肿大的特征，包括：大小和形状的变化、坏死、钙化、CT 和 MRI 可见内部不均值，反映了肿瘤细胞的特性、肿瘤的包膜外侵犯和临近结构的受累。

结节大小本身并不是肿瘤性病变的可靠标志。在炎症增生性反应时也会有淋巴结肿大。采用不同的大小阈值来判断肿瘤性病变，可以改变诊断敏感性和特异性。使用最小径 1 cm 为阈值，敏感性为 88%，特异性为 39%。而若采用 1.5 cm 阈值，则敏感性降低（56%），特异性增加至 84%。临床通常采用的诊断方法为：Ⅰ区和Ⅱ区的淋巴结短轴>1.5 cm，而头颈部其他区域淋巴结>1 cm，当然，小于以上标准的淋巴结仍有可能是恶性的。

就淋巴结形状而言，恶性淋巴结通常呈圆形或球状，长短径比值小于 2。淋巴门的正常脂肪结构常由浸润的肿瘤替代。

淋巴结坏死是最可靠的影像学表现，特异性超过 90%。淋巴结坏死的发生率会随淋巴结的增大而增加，但也可见于<1 cm 的淋巴结中。在 CT 图像上，淋巴结坏死表现为受累淋巴结内局灶性低密度区，周围环绕强化组织。在 MRI 上，恶性淋巴结的坏死表现为 T1 加权像上低到中等信号，在 T2 加权像和脂肪抑制 T2 加权像表现为稍高到高信号，周围

实性成分有强化。HPV 相关鳞状细胞癌和甲状腺癌的转移淋巴结大多呈囊性。

颈部淋巴结钙化与纵隔淋巴结钙化不同，后者常由良性病变导致，而前者往往提示恶性病变可能。颈部淋巴结钙化常见于甲状腺髓样癌或乳头状癌转移、黏液腺癌、淋巴瘤或鳞状细胞癌治疗后和结核。

受累淋巴结的包膜外侵犯是重要的组织学发现，与患者的预后和治疗方案密切相关。CT 和 MRI 上，包膜外侵犯的表现包括淋巴结形态不规则和强化不均匀并累及结外组织。

淋巴结临近组织受侵犯的证据包括有增大淋巴结与周围组织包括颈动脉间隙的融合和侵袭。颈动脉的侵犯是手术禁忌证之一。如果转移淋巴结包绕范围少于 180°，则直接侵犯血管的可能性很小。如果包绕范围超过 270°则通常提示血管受侵可能。血管壁形态的改变也是颈动脉受侵的标志。

6.1　颈部淋巴结肿大

- 肿瘤性病变
  - 转移
  - 非霍奇金淋巴瘤（NHL）和霍奇金病（HD）
  - 白血病
- 感染
  - 反应性淋巴结和化脓性淋巴结前期
  - 化脓性淋巴结
  - 猫抓病
  - 分枝杆菌感染（结核性）
  - EB 病毒感染—单核细胞增多症
- 炎性病变
  - 结节病
  - 朗格汉斯细胞增生症
  - 淋巴结窦组织细胞增生（Rosai-Dorfman 病）
  - Castleman 病
  - 木村病

表 6.1　颈部淋巴结肿大

病变	影像学表现	点评
肿瘤性病变		
转移 （图 6.2，图 6.3，图 6.4，图 6.5）	**MRI 表现：**淋巴结增大呈球体或卵圆形，T1 加权像呈低到等信号、T2 加权像呈等到高信号，伴或不伴 T2 加权像高信号区（坏死）、形态不规则（包膜侵犯）、弥散加权序列 ADC 值减低（$<1.4\times10^{-3}$ mm^2/s）和钆剂增强序列不均匀强化。HPV 感染相关口咽鳞状细胞癌中常见囊性颈部淋巴结转移 **CT 表现：**受累淋巴结常呈低到等密度，伴或不伴形态不规则（包膜侵犯）、低密度区（坏死）和不均匀强化。淋巴结短轴常大于 8 mm **超声表现：**淋巴结肿大、呈低回声，伴或不伴囊性坏死区、形态不规则（包膜侵犯）。彩色多普勒常见丰富的血流信号 **PET/CT 表现：**淋巴结的^{18}F - FDG 摄取增加	颈部淋巴结转移瘤可来源于颈部原发性肿瘤，如鳞状细胞癌或甲状腺癌。可来源于原发性颅外肿瘤转移：肺＞乳腺＞胃肠＞泌尿生殖系统＞黑色素瘤。可表现为单个或多个边界清晰或不清的病灶。转移性肿瘤可能具有不同的破坏侵袭程度，涉及单个或多个部位

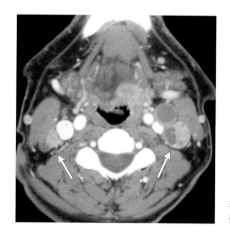

图 6.2　62 岁男性，左舌鳞状细胞癌

轴位增强 CT 显示 Ⅱ 区淋巴结转移（箭头）伴不均匀强化。

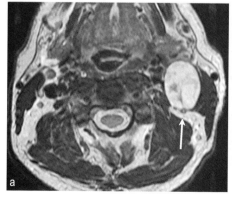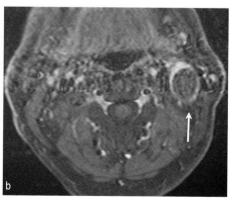

图 6.3　HPV 相关的口咽鳞状细胞癌

a. 轴位 T2 加权像可见囊性转移性淋巴结（箭头），呈不均匀高信号；**b.** 增强后脂肪抑制 T1 加权像呈中央低信号伴周围薄环状强化（箭头）。

表 6.1(续)　颈部淋巴结肿大

病变	影像学表现	点评
非霍奇金淋巴瘤(NHL) 和霍奇金病(HD) **(图 6.6)**	**CT 表现**：淋巴结增大、呈软组织密度，增强扫描可见强化 **MRI 表现**：淋巴结增大，T1 加权上呈等信号，T2 加权上呈稍高信号，增强扫描可见强化。坏死和囊变罕见 **超声表现**：淋巴结增大、呈低回声，边界光整。彩色多普勒常表现为丰富的血流信号 **PET/CT 表现**：$^{18}F-FDG$ 摄取增加	NHL 和 HD 都可累及颈部淋巴结

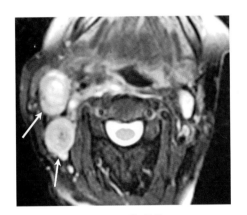

图 6.4　鼻咽癌

轴位脂肪抑制 T2 加权像见转移淋巴结异常肿大，呈不均匀稍高和高信号(箭头)。

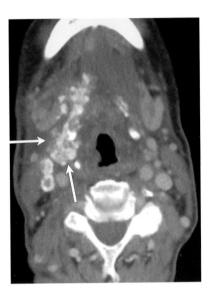

图 6.5　口咽部鳞状细胞癌放疗后

增强 CT 显示右侧转移淋巴结融合成团伴营养不良性钙化(箭头)。

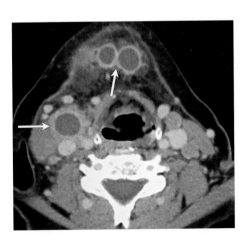

图 6.6　T 细胞非霍奇金淋巴瘤

轴位 CT 增强图像可见淋巴结异常肿大，中央低密度伴环状强化(箭头)。

表 6.1(续) 颈部淋巴结肿大

病变	影像学表现	点评
白血病 (图 6.7,图 6.8)	**CT 表现**:淋巴结增大、呈软组织密度,增强扫描可见强化 **MRI 表现**:淋巴结增大,T1 加权上呈等信号,T2 加权上呈稍高信号,增强扫描可见强化。坏死和囊变罕见 **超声表现**:淋巴结增大、呈低回声,边界光整 **PET/CT**:^{18}F - FDG 摄取增加	淋巴结肿大可见于儿童急性淋巴细胞白血病(ALL)或成人慢性淋巴细胞白血病(CLL)
感染		
反应性淋巴结和化脓性淋巴结前期 (图 6.9,图 6.10)	**CT 表现**:反应性淋巴结肿大的淋巴结大小通常<12 mm,保留正常淋巴结形态,伴或不伴显著的单淋巴门血管或分支状血管。化脓性淋巴结前期可表现为淋巴结肿大伴淋巴门脂肪结构消失,密度轻度减低,增强程度增加和周围脂肪组织网状改变 **MRI 表现**:化脓性淋巴结前期淋巴结肿大,T1 加权像上呈等信号,T2 加权像上呈稍高信号,增强扫描可见强化 **超声表现**:反应性淋巴结肿大呈低回声,边缘光整 **PET/CT 表现**:^{18}F - FDG 摄取增加	<12 mm 的淋巴结肿大,淋巴结正常形态和淋巴门结构存在可能来源于口腔、口咽和下咽感染所致的反应性淋巴结肿大和化脓性淋巴结炎前期。儿童淋巴结炎可来源于上呼吸道病毒或细菌性感染如金黄色葡萄球菌和脓链球菌
化脓性淋巴结	**CT 表现**:化脓性淋巴结常见淋巴结肿大,可表现为中央低密度区伴环状强化 **MRI 表现**:化脓性淋巴结在 T1 加权像呈低到等信号,T2 加权像呈稍高到高信号,增强序列呈环状强化。T2 加权像和增强可见邻近软组织信号不规则的增高 **超声表现**:化脓性淋巴结表现多变,可表现为淋巴结肿大、低回声、充血或分叶状无回声/分隔病变伴轻度回声增强 **PET/CT 表现**:^{18}F - FDG 摄取增加	细菌性感染所致的淋巴结肿大可以发生液化性坏死(化脓性淋巴结炎)。化脓性淋巴结可达 4.5 cm。当化脓性淋巴结小于 2～3 cm 时,静脉注射抗生素的治疗通常有效。更大的化脓性淋巴结通常需要手术引流,特别是造成气道受累时。在成人中,化脓性淋巴结炎通常源于外伤或手术并发症。革兰阳性球菌是成人化脓性淋巴结炎的常见病原体

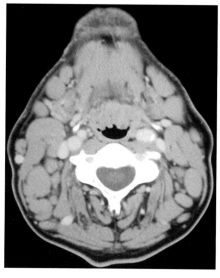

图 6.7 61 岁男性,颈部多发淋巴结肿大的轴位 CT

患者有慢性淋巴细胞白血病和侵袭性 B 细胞淋巴瘤(Richter 综合征)。

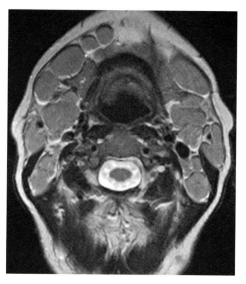

图 6.8 慢性淋巴细胞白血病,轴位 T2 加权像显示多个异常增大的颈部淋巴结,呈等信号

表 6.1(续)　颈部淋巴结肿大

病变	影像学表现	点评
猫抓病 (图 6.11)	**CT 表现**：淋巴结肿大伴淋巴门结构消失，密度轻度减低，增强程度增加和周围脂肪组织网状改变 **MRI 表现**：淋巴结肿大在 T1 加权像上呈低到等信号，T2 加权像上呈稍高到高信号，增强扫描可见强化。周围软组织在 T2 加权像和增强表现为不规则的信号增高 **超声表现**：可表现为淋巴结肿大、低回声、充血，或分叶状无回声/分隔病变伴轻度回声增强	革兰阴性杆菌汉塞巴尔通体的感染可导致自限性的局限性肉芽肿性淋巴结炎。这种感染通常发生在 30 岁以下的患者，通常与接触猫有关

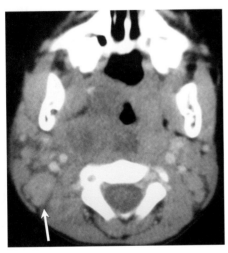

图 6.9　5 岁男性，轴位 CT 显示在右颈后间隙的咽后脓肿和反应性淋巴结肿大(箭头)

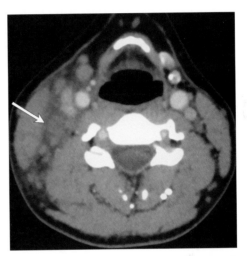

图 6.10　32 岁女性，轴位 CT 见右侧化脓性淋巴结前期(箭头)表现为淋巴门结构消失，密度轻度减低和周围脂肪组织网状改变

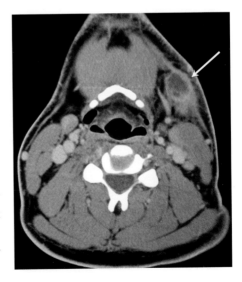

图 6.11　轴位 CT 显示一枚异常肿大的淋巴结(箭头)，中央低密度区伴不规则环状强化，边缘模糊

本例为继发于革兰阴性杆菌汉塞巴尔通体的感染——猫抓病。

表 6.1(续) 颈部淋巴结肿大

病变	影像学表现	点评
分枝杆菌感染(结核性) (图 6.12)	**CT 表现**:淋巴结肿大伴淋巴门结构消失、中央密度轻度减低、周边增强后强化、周围脂肪组织网状改变,伴或不伴中央坏死、淋巴结融合、邻近皮肤增厚、窦道、淋巴结钙化 **MRI 表现**:淋巴结肿大,T1 加权像上呈等信号,T2 加权像上呈稍高到高信号,增强扫描见强化 **超声表现**:淋巴结肿大,低回声,边界光整或轻度不规则 **PET/CT 表现**:活动期^{18}F - FDG 摄取增加	肉芽肿性淋巴结肿大的致病菌通常为结核分枝杆菌和非典型分枝杆菌、鸟-胞内分枝杆菌、牛分枝杆菌和堪萨斯分枝杆菌
EB 病毒感染——单核细胞增多症 (图 6.13)	**CT 和 MRI 表现**:颈部多发淋巴结肿大,增强扫描见强化。常伴有腺样体和扁桃体肿大,伴或不伴腮腺和颌下腺肿大 **超声表现**:淋巴结肿大,呈圆形。多普勒超声见肿大淋巴结的对称性放射状血管分布	年轻人可由于 EB 病毒感染(单核细胞增多症)而引起全身淋巴结肿大。单核细胞增多症是一种自限性疾病,常有发烧、不适、扁桃体炎、淋巴结肿大和/或肝脾肿大。并可累及大唾液腺。病毒性淋巴结肿大的其他原因包括巨细胞病毒感染、腮腺炎副黏病毒和 HIV 感染

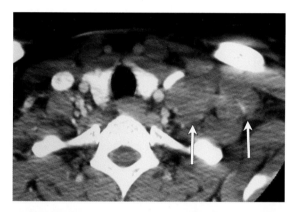

图 6.12 29 岁女性,轴位增强CT 见左锁骨上结核性淋巴结肿大(箭头)

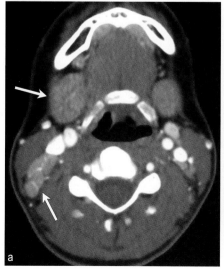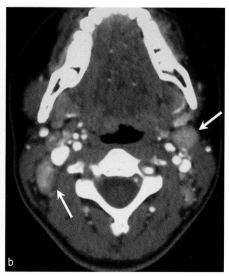

图 6.13 22 岁女性,EB 病毒感染(单核细胞增多症)

轴位 CT 图像显示右侧颌下腺不对称性肿大(箭头,a)和多发肿大的颈部淋巴结强化。

表 6.1(续)　颈部淋巴结肿大

病变	影像学表现	点评
炎性病变		
结节病 （图 6.14）	**MRI 表现**：单个或多发颈部淋巴结肿大，T1 加权像呈低到中等信号，T2 加权像和脂肪抑制 T2 加权像呈稍高信号。增强扫描可见淋巴结强化。淋巴结边界光整或轻度不规则 **CT 表现**：单个或多发颈部淋巴结肿大，呈软组织密度 **核医学表现**：⁶⁷Ga 摄取增加 **PET/CT 表现**：¹⁸F - FDG 摄取增加	结节病是一种多系统、非干酪性、肉芽肿性疾病，10％～20％病例可伴有淋巴结肿大。治疗包括口服皮质类固醇类药物和外科手术
朗格汉斯细胞增生症 （图 6.15）	**MRI 表现**：颈部单个或多发淋巴结肿大，T1 加权像上呈低到等信号，T2 加权像和脂肪抑制 T2 加权像上呈稍高信号，增强扫描可见强化 **CT 表现**：单个或多发淋巴结肿大，呈软组织密度 **PET/CT 表现**：活动期¹⁸F - FDG 摄取增加	网状内皮系统异常，骨髓来源的巨噬细胞和树突状朗格汉斯细胞浸润多器官产生局灶性或弥漫性病变。朗格汉斯细胞苍白浅染或嗜酸性的细胞质中有偏心的卵圆形或回旋状的细胞核。病灶通常由朗格汉斯细胞、巨噬细胞、浆细胞和嗜酸性粒细胞组成。S - 100、CD1a、CD207、HLA - DR、β2 微球蛋白免疫反应阳性。在 15 岁以下的儿童中，每 10 万人中有 2 人患病，只有 1/3 的病例发生在成人身上。局灶性病变（嗜酸性肉芽肿）可为骨内单发或多发病变。硬膜内病变发生在垂体柄/下丘脑，可表现为尿崩症。朗格汉斯细胞增生症极少在脑组织中发生（＜4％）。20％的病例发生淋巴结受累。患者的中位年龄 10 岁（平均年龄 13.5 岁），发病高峰在 5～10 岁（80％～85％的病例发生于 30 岁以下的患者）
淋巴结窦组织细胞增生 （Rosai-Dorfman 病）	**MRI 表现**：颈部单个或多发淋巴结肿大，T1 加权像上呈低到等信号，T2 加权像和脂肪抑制 T2 加权像上呈稍高信号，增强扫描可见强化 **CT 表现**：单个或多发淋巴结肿大，呈软组织密度 **PET/CT 表现**：活动期¹⁸F - FDG 摄取增加	罕见的良性组织细胞病，淋巴浆细胞和组织细胞聚集在多组织的纤维基质中，如淋巴结、骨、眼眶、鼻腔和颅内硬脑膜。S - 100 蛋白和 CD68（巨噬细胞）免疫反应阳性，CD1a（朗格汉斯细胞标记）免疫反应阴性。发生在儿童和青壮年（发病高峰 30～40 岁）

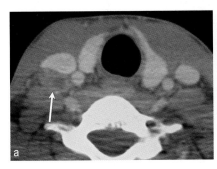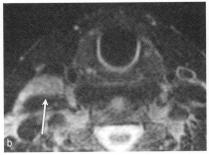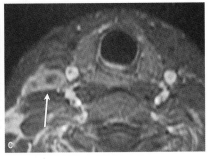

图 6.14　30 岁男性，结节病

a. 轴位 CT 显示右侧颈动脉后方一枚异常肿大的淋巴结，呈混杂等低密度（箭头）；**b.** MRI 上，轴向脂肪抑制 T2 加权像上呈稍高信号（箭头）；**c.** 增强后脂肪抑制 T1 加权像上呈不均匀强化。

表 6.1(续) 颈部淋巴结肿大

病变	影像学表现	点评
Castleman 病 (图 6.16)	**CT 和 MRI 表现:** **多中心型:** 多发淋巴结肿大,CT 呈低到等信号,增强扫描有强化,T1 加权像上呈等信号,T2 加权像上呈等到稍高信号,增强扫描有强化,可累及胸部、腹部和/或头颈部,伴或不伴钙化 **局灶性:** 实性肿块性病变,CT 呈等密度,增强扫描见强化。T1 加权像上呈等信号,T2 加权像上呈等到稍高信号,增强扫描可见强化 **核医学表现:** 淋巴结^{67}Ga 摄取增加 **PET/CT 表现:** 活动期^{18}F - FDG 摄取增加	Castleman 病也被称为血管滤泡性淋巴结增生或巨淋巴结增生。淋巴结肿大可发生在胸部(70%)、腹部和盆腔(10%~15%)和颈部(10%~15%)。有两种类型,多中心型和局灶型。多中心型有淋巴结肿大,在滤泡间广泛积累多克隆浆细胞。多中心型患者伴有肝脾肿大,预后常比局灶型患者差。在免疫缺陷或 HIV 感染患者中可发生一种变异的多中心型,与 8 型人类疱疹病毒(HHV - 8)感染相关。治疗方法包括化疗和利妥昔单抗。在局灶型,淋巴结中包含有透明样血管滤泡和滤泡间毛细血管增生。局灶型 Castleman 病可以手术和/或放疗,通常预后良好

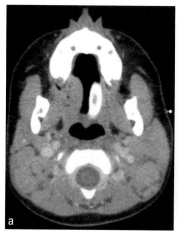
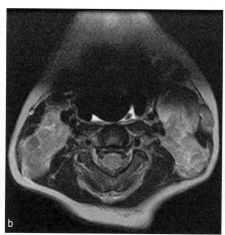
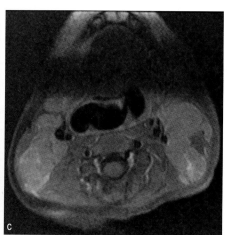

图 6.15 朗格汉斯细胞增生症

a. 轴位 CT 可见双侧多发异常肿大的颈部淋巴结;**b.** 在轴位 T2 加权像上呈等、稍高混杂信号;**c.** 在轴位增强脂肪抑制 T1 加权像相可见强化。

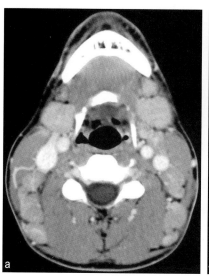
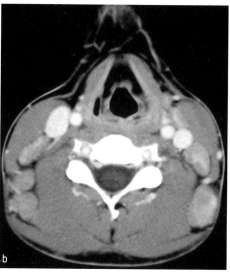

图 6.16 18 岁男性,Castleman 病

轴位 CT 增强图像示双侧颈部多发、异常肿大,有强化的淋巴结。

表 6.1(续)　颈部淋巴结肿大

病变	影像学表现	点评
木村病	**MRI 表现**：淋巴结肿大，T1 加权像上呈等信号，T2 加权像上呈稍高到高信号，增强扫描可见强化 **CT 表现**：边界模糊，呈等密度。高达 80% 病例可发生淋巴结肿大，肿大的淋巴结在增强后呈明显强化	木村病，即嗜酸性淋巴肉芽肿，是一种免疫介导的炎性疾病，表现为头颈部（腮腺、颊间隙、泪腺、颌下腺、皮下组织）多发或局灶型病变伴淋巴结肿大。病灶呈滤泡样外观，含有嗜酸性粒细胞、淋巴细胞、浆细胞和肥大细胞，伴有基质纤维化和血管增生。可能是自限性自身免疫反应，伴 T 细胞调控和 IgE 介导的 1 型超敏反应。患者通常嗜酸性粒细胞升高＞10%、IgE 水平升高（800～35 000 IU/mL）。木村病常发生于亚洲男性（平均年龄 32 岁）。治疗方法包括手术、皮质类固醇、细胞毒性药物和/或环孢素

6.2　椎前(椎周)间隙病变

椎前(椎周)间隙位于危险间隙后方、颈动脉间隙的后内方(**图 6.17**)。间隙内包括椎前筋膜(颈深筋膜的深层)、颈长肌和其他的脊柱旁肌肉、脊椎、椎间盘、椎管、椎动静脉、膈神经和臂丛神经根。椎前间隙的肿瘤或炎性病变可由椎体病变直接蔓延或头颈部病灶侵犯所致。

椎前间隙由颈深筋膜深层包绕。颈深筋膜的深层后部的大部分(也称为椎前筋膜层)将椎前和椎旁肌肉、脊柱包绕在其中，从颅底延伸到尾骨。这层筋膜在 T3 水平与前纵韧带融合。颈深筋膜的其他层包括：位于椎前筋膜前方的翼状筋膜，从颅底延伸到上胸段，并与内脏筋膜融合(颊咽筋膜/颈深筋膜中层向舌骨下延伸)。在颈部舌骨以上，翼状筋膜形成咽后间隙的后缘。咽后间隙的下缘在 C7 - T1 水平。内脏筋膜和翼状筋膜融合处可位于 C6～T4 之间的任意水平。翼状筋膜和颈深筋膜的椎前筋膜之间是潜在的危险间隙，由疏松蜂窝组织组成。危险间隙的下缘位于横膈水平。感染或肿瘤一旦侵犯咽后间隙或危险间隙则可在颅底至纵隔范围扩散。

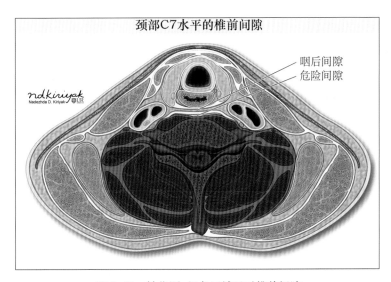

图 6.17　轴位图，红色区域显示椎前间隙

- 恶性脊椎病变
  - 转移性骨肿瘤
  - 骨髓瘤/浆细胞瘤
  - 脊椎淋巴瘤
  - 白血病
  - 脊索瘤
  - 软骨肉瘤
  - 骨肉瘤
- 颈部恶性肿瘤转移
  - 鳞状细胞癌
  - 鼻咽癌
  - 淋巴瘤
  - 甲状腺癌
  - 淋巴结转移
  - 血管内皮瘤
- 良性肿瘤
  - 神经纤维瘤
  - 脂肪瘤
  - 血管瘤

- 感染
  - 脊椎骨髓炎
  - 结核性脊柱骨髓炎
  - 椎旁感染
  - 咽后间隙和危险间隙的蜂窝织炎/脓肿
- 炎性病变
  - 焦磷酸钙沉积症
  - 颈长肌急性钙化性肌腱炎
  - 强直性脊柱炎
  - 风湿性关节炎
  - 朗格汉斯细胞组织细胞增生症
- 创伤
  - 脊椎骨折/血肿
  - 外伤性和骨质疏松性脊椎骨折
  - 恶性病理性脊椎骨折
- 退行性病变
  - 脊椎骨赘
  - 佩吉特病
  - 肢骨纹状肥大

表 6.2　椎前（椎周）间隙病变

病变	影像学表现	点评
恶性脊椎病变		
转移性骨肿瘤 （**图 6.18**）	椎骨髓腔内单发或多发边界清或不清的病变 **CT 表现**：病变常呈低密度，可能有硬化，伴或不伴骨外侵犯，有强化，伴或不伴神经血管压迫 **MRI 表现**：椎骨单发或多发边界清或不清的病变。T1 加权像呈等低信号，T2 呈等高信号，有强化，伴或不伴骨质破坏、病理性骨折、神经或血管压迫、骨外侵犯	转移性病变是指病灶或器官内的增殖肿瘤细胞来自于远离或不相连的原发灶。转移瘤是最常见的骨恶性肿瘤。成人骨转移常见于肺癌、乳腺癌、前列腺癌、肾癌、甲状腺癌和肉瘤。其中，肺癌、乳腺癌和前列腺癌的骨转移占全部骨转移的 80%。转移性肿瘤可能引起单个或多个部位的不同程度的破坏或浸润性改变
骨髓瘤/浆细胞瘤 （**图 6.19**）	多发（骨髓瘤）或单发（浆细胞瘤）脊椎内边界清楚或模糊的病变 **CT 表现**：呈低-等密度，有强化及骨质破坏 **MRI 表现**：脊椎内边界清楚或模糊的病灶，T1 加权像呈低-等信号，T2 加权像呈等-高信号，有强化，骨质破坏和病理性骨折，伴或不伴骨外侵犯、硬脊膜肿瘤压迫神经或血管	多发性骨髓瘤是一种恶性肿瘤，由单克隆衍生的抗体分泌浆细胞增殖形成。多发性骨髓瘤首先累及骨髓。孤立性浆细胞瘤是一种罕见的变异，是浆细胞在骨头或软组织中形成的单个肿瘤。在美国，每年有 14 600 例新发病例。多发性骨髓瘤是成人最常见的原发性骨肿瘤。发病年龄中位数 60 岁。大多数患者大于 40 岁。肿瘤发生部位：脊椎＞肋骨＞股骨＞髂骨＞肱骨＞颅骨＞骶骨＞锁骨＞胸骨＞耻骨＞胫骨

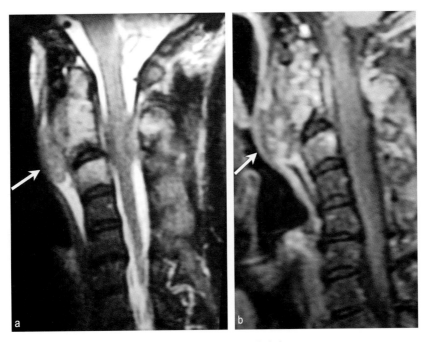

图 6.18　56 岁女性，乳腺癌

a. 矢状位脂肪抑制 T2 加权像可见 C2 和 C3 椎骨转移性骨质破坏呈高信号（箭头）；**b.** 增强后矢状位脂肪抑制 T1 加权像可见病变强化（箭头）。骨内转移瘤向前和向后生长，突破骨皮质侵犯到椎前间隙和椎管。

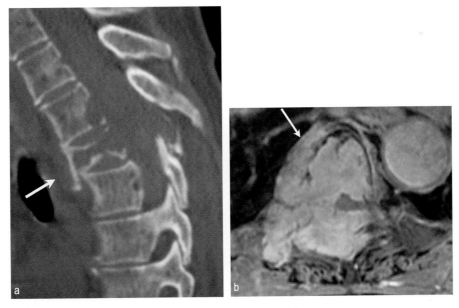

图 6.19　74 岁男性，骨髓瘤

a. 矢状位 CT 可见两相邻椎骨的溶骨性骨质破坏（箭头），其中一个椎体伴有病理性压缩性骨折；**b.** 轴位 T1 脂肪抑制加权像可见骨内肿瘤强化（箭头），肿瘤向骨外生长并突破前方的骨皮质侵入椎前间隙（箭头），并侵入右侧椎旁软组织和向后侵及椎管、压迫脊髓。

表 6.2(续) 椎前(椎周)间隙病变

病变	影像学表现	点评
脊椎淋巴瘤	单发或多发边界清或不清的病变 **CT 表现**：呈低-等密度，可能有强化，伴或不伴骨质破坏。霍奇金病可能引起骨硬化和象牙椎而呈弥漫高密度 **MRI 表现**：T1 加权像上呈低-等信号，T2 加权像上呈等-高信号，有强化。可有局部侵袭性并可能伴有骨质侵蚀/破坏和邻近软组织侵犯	淋巴瘤是一组淋巴样肿瘤，其肿瘤细胞通常来源于淋巴样组织(淋巴结和网状内皮)。与白血病不同的是，淋巴瘤通常以单发肿块起病。淋巴瘤又分为霍奇金病和非霍奇金淋巴瘤。两者在临床、组织病理、治疗方式上有重要差异。霍奇金病通常起源于淋巴结并常沿淋巴引流扩散，而非霍奇金淋巴瘤常发生在结外且扩散无规律。几乎所有的原发性骨淋巴瘤都是 B 细胞非霍奇金淋巴瘤
白血病	**MRI 表现**：骨髓腔弥漫性异常信号，T1 加权像呈低-等信号，T2 加权像呈等-高信号，伴或不伴强化、骨质破坏、向骨外侵犯周围软组织 **CT 表现**：伴或不伴骨质破坏灶	白血病是造血细胞的肿瘤性增殖。髓样肉瘤(也称绿色瘤或粒细胞性肉瘤)是由成髓细胞和肿瘤粒细胞前体细胞组成的局灶性肿瘤，发生于 2% 急性粒细胞白血病患者中。病变可累及脊椎骨髓、软脑膜和硬脑膜。病灶可孤立或多发
脊索瘤 (图 6.20)	边界清楚的分叶状肿瘤，发生于斜坡背面、椎体或骶骨，伴局灶性骨质破坏 **CT 表现**：呈低-等密度，伴或不伴钙化，有强化 **MRI 表现**：T1 加权像上呈低-等信号，T2 加权像上呈高信号，有强化(常呈不均匀强化)。可有局部侵袭性并伴有骨质侵蚀/破坏、包绕血管和神经。颅底-斜坡是常见发病部位，通常居于中线	脊索瘤是一种罕见的、具局部侵袭性、生长缓慢，低至中度的恶性肿瘤，起源于中轴骨的异位脊索残余。软骨样脊索瘤(占脊索瘤的 5%~15%)同时向脊索和软骨分化。含有肉瘤成分的脊索瘤被称为去分化或肉瘤样脊索瘤(占脊索瘤的 5%)。脊索瘤占原发性恶性骨肿瘤的 2%~4%、原发性骨肿瘤 1%~3%，占颅内肿瘤 1%以下。据报道，年发病率为(0.18~0.3)/1 000 000。颅内脊索瘤患者的平均年龄为 37~40 岁

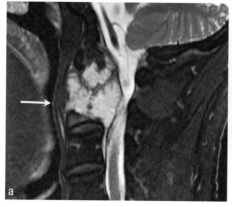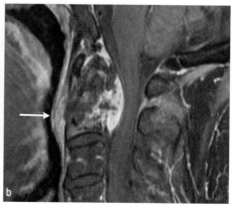

图 6.20 67 岁男性，脊索瘤

a. 矢状位脂肪抑制 T2 加权像可见 C2 椎骨不均匀高信号(箭头)；**b.** 增强脂肪抑制 T1 加权像上呈不均匀强化。肿瘤突破前方骨皮质向骨外生长侵犯椎前间隙，向后生长累及椎管、压迫脊髓。

表 6.2(续)　椎前(椎周)间隙病变

病变	影像学表现	点评
软骨肉瘤 (图 6.21)	**CT 表现**：呈低-等密度,伴局灶性骨质破坏伴或不伴软骨基质钙化,有强化 **MRI 表现**：T1 加权像上呈低-等信号,T2 加权像上呈高信号,伴或不伴基质钙化在 T2 加权像上呈低信号,有强化(常不均匀)。可有局部侵袭性,可伴有骨质侵蚀/破坏和血管神经包绕以及骨外侵犯	软骨肉瘤是一种在肉瘤基质中形成软骨的恶性肿瘤。软骨肉瘤可含有局部钙化/骨化、黏液样物质和/或骨化,很少起源于滑膜内。软骨肉瘤占恶性骨肿瘤的 12%~21%、占原发性骨的肉瘤的 21%~26%、占全部骨肿瘤的 9%~14%、占颅底肿瘤 6%和所有颅内肿瘤的 0.15%
骨肉瘤	骨质破坏,可累及脊椎和颅底 **CT 表现**：呈低-等密度,基质钙化/骨化,通常有强化(常不均匀) **MRI 表现**：肿瘤通常边界不清并从骨髓腔向外生长、突破骨皮质侵犯临近软组织。T1 加权像呈低-等信号,低信号区域对应肿瘤内钙化/骨化和/或坏死。坏死区在 T2 加权像上呈高信号而骨化区域呈低信号。T2 和脂肪抑制 T2 加权像信号多变,与病灶内钙化/骨化、软骨样、纤维样、出血、坏死成分的相对量有关。肿瘤在 T2 和脂肪抑制 T2 加权像可能有低、低-等或等-高信号。增强扫描后非钙化/骨化区域常呈明显强化	骨肉瘤是恶性肿瘤,由增殖的肿瘤梭形细胞组成,形成骨样和/或未成熟肿瘤骨。儿童发病为原发性肿瘤,成人发病与佩吉特病、辐照骨、慢性骨髓炎、成骨细胞瘤、巨细胞瘤和纤维性发育不良有关
颈部恶性肿瘤转移		
鳞状细胞癌 (图 6.22)	**MRI 表现**：颈部侵袭性软组织肿瘤,伴或不伴骨质破坏或沿神经侵犯。病变 T1 加权像呈等信号,T2 加权像上呈等-稍高信号,轻度强化。可为大病灶(伴或不伴坏死和/或出血),可侵犯邻近软组织 **CT 表现**：呈等密度,轻度强化。病灶可较大(伴或不伴坏死和/或出血),可侵犯邻近软组织	起源于黏膜上皮的恶性上皮性肿瘤。包括角化和非角化型。占头颈部恶性肿瘤的 3%。发生在成年人(通常>55 岁),男性多于女性。与职业或其他接触史如烟草、镍、氯酚、铬、芥子气、镭和木材产品制造材料有关
鼻咽癌 (图 6.23)	**CT 表现**：肿瘤呈等密度,增强后见轻度强化。病灶可较大(伴或不伴坏死和/或出血) **MRI 表现**：鼻咽部侵袭性病变(侧壁/咽隐窝和后上壁)通过骨质破坏和沿神经生长侵入颅内。T1 加权像上呈等信号,T2 加权像呈等-稍高信号,通常有强化。病灶可较大(伴或不伴坏死和/或出血),可有邻近软组织侵犯和转移灶	鼻咽癌起源于鼻咽黏膜,伴不同程度的鳞状细胞分化。亚型包括鳞状细胞癌、非角化性癌(分化和未分化)和基底样鳞状细胞癌。鼻咽癌在南亚和非洲的发病率高于欧洲和美洲。发病高峰 40~60 岁。男性的发病率是女性的 2~3 倍。与 EB 病毒、含亚硝胺饮食,和长期接触烟草、甲醛、化学烟雾和灰尘有关。高达 40%的患者发生椎前间隙的侵犯,并与预后不良有关
淋巴瘤 (图 6.24)	**CT 表现**：淋巴结肿大呈软组织密度,可有强化 **MRI 表现**：淋巴结肿大,T1 加权像上呈等信号,T2 加权像上呈稍高信号,可有强化。囊变坏死罕见。肿瘤可向淋巴结外侵犯,累及邻近软组织,包括椎前间隙	霍奇金病和非霍奇金淋巴瘤都可以侵犯邻近组织包括椎前间隙
甲状腺癌 (图 6.25)	**CT 表现**：甲状腺病变,呈软组织样密度、边界不光整、向腺体外侵犯,增强扫描呈不均匀强化,伴或不伴颈部淋巴结肿大 **MRI 表现**：由于内部存在坏死和/或出血,T1 和 T2 加权像上呈低-等-高混杂信号。增强扫描常呈不均匀强化	高级别恶性甲状腺肿瘤(髓样癌、低分化和未分化)常侵犯邻近组织,偶尔可突破椎前筋膜进入椎前间隙

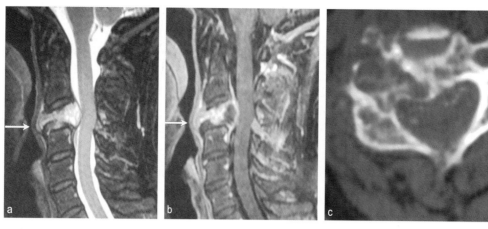

图 6.21　60 岁女性，软骨肉瘤导致 C3 椎体病理压缩性骨折

a. 肿瘤在矢状位脂肪抑制 T2 加权像上呈高信号（箭头）；**b.** 增强后矢状位脂肪抑制 T1 加权像肿瘤呈不均匀强化（箭头）；**c.** 轴位 CT 可见软骨样基质骨化。骨内肿瘤突破椎体前方的骨皮质侵袭至椎前间隙，并向后侵及椎管、导致脊髓受压。

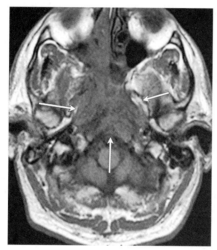

图 6.22　鼻咽部鳞状细胞癌

在轴位 T1 加权像（箭头）可见肿瘤向后侵犯椎前间隙和斜坡下方的枕侧部分。

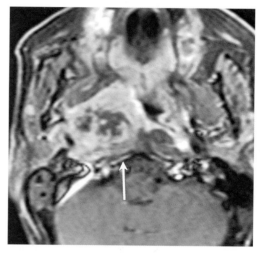

图 6.23　60 岁女性，轴位脂肪抑制 T1 加权像可见右侧咽旁间隙的鼻咽癌，呈不规则、不均匀的强化

肿瘤边缘不规则，并侵入咽后和右侧椎前间隙（箭头）。

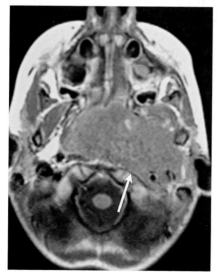

图 6.24　6 岁男性，轴位 T1 加权像可见鼻咽部淋巴瘤，呈等信号并侵犯左侧椎前间隙（箭头）

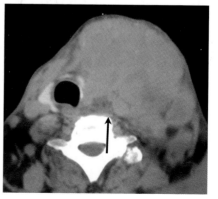

图 6.25　83 岁男性，轴位 CT 可见甲状腺左叶一枚较大的间变型甲状腺癌

边界模糊并侵入邻近的软组织，包括左侧的椎前间隙（箭头）。

表 6.2(续)　椎前(椎周)间隙病变

病变	影像学表现	点评
淋巴结转移	**MRI 表现**：淋巴结肿大呈圆形或卵圆形，T1 加权像上呈低-等信号，T2 加权像上呈等-高信号伴或不伴 T2 序列高信号区(坏死)、边界不光整(包膜侵犯)、ADC 值减低($<1.4\times10^{-3}$ mm²/s)，增强扫描可见不同程度的强化。肿瘤结外侵犯可累及邻近组织，包括椎前间隙 **CT 表现**：受累淋巴结常呈低-等密度伴或不伴边界不光整(包膜侵犯)及低密度区(坏死)，增强扫描可见不同程度的强化。短径常>8 mm **PET/CT 表现**：淋巴结 [18]F - FDG 摄取增加	颈部淋巴结转移可来源于颈部原发性恶性肿瘤如鳞状细胞癌或甲状腺癌。也可能是原发性颅外转移：肺>乳腺>胃肠>泌尿生殖系统>黑色素瘤。可表现为单发或多发边界清或不清的病变，可能引起不同程度的破坏或浸润改变
血管内皮瘤 (**图 6.26**)	**MRI 表现**：肿瘤呈分叶状，边界光整或不光整，T1 加权像上呈等信号，T2 加权像上呈混杂信号，高信号为主，内部可有低信号分隔。增强扫描呈不均匀强化 **CT 表现**：肿瘤呈分叶状，边界清或不清，大多呈软组织/等密度。通常可见强化，伴或不伴钙化和血管影	低级别的局灶性侵袭性肿瘤伴血管分化。肿瘤含梭形和饱满的上皮样内皮细胞和血管间隙。血管内皮瘤罕见转移。常见于 2 周～20 岁(平均年龄 3.75 岁)，但也可发生于 64 岁。由于肿瘤血管内血栓的激活，大的病变可能伴发贫血和消耗性凝血疾病(卡萨巴赫-梅里特综合征)。与外科手术容易处理的浅表软组织病变相比，与卡萨巴赫-梅里特综合征相关的大的腹腔内病变预后相对较差。肿瘤有时会扩散到结旁组织，但通常不会发生远处转移

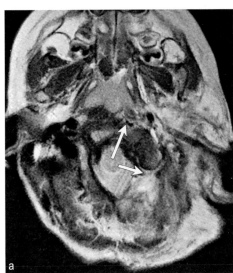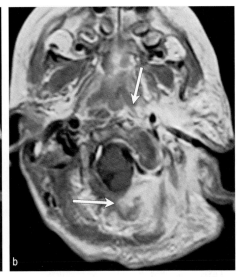

图 6.26 　5 岁男性，卡萨巴赫-梅里特综合征和血管内皮瘤

a. 轴位 T2 加权像可见左侧面颈部病变，边界不清，侵及左侧椎前间隙，呈不均匀高信号(箭头)；**b.** 病变在轴位增强 T1 加权呈不均匀强化(箭头)。

表 6.2(续) 椎前(椎周)间隙病变

病变	影像学表现	点评
良性肿瘤		
神经纤维瘤 (**图 6.27**)	**MRI 表现**:孤立性神经纤维瘤是局限性或分叶状的轴外病变,T1 加权像呈低-等信号,T2 加权像呈等-高信号,有强化。较大病变的 T2 加权像和增强扫描可为不均匀高信号。丛状神经纤维瘤呈多结节病变,累及多个神经支,T1 加权像呈低到等信号,T2 加权像和脂肪抑制 T2 加权像呈等、稍高到高信号,伴或不伴条状低信号。病变通常有强化 **CT 表现**:卵圆形或梭形病变,呈低-等密度,可见强化。常侵犯邻近骨质	良性神经鞘瘤包含施万细胞、神经周样细胞,交织含丰富的胶原蛋白的成纤维细胞束。与神经鞘瘤不同的是,神经纤维瘤缺乏 Antoni A 和 B 区域,病理上不能与神经分离。最常表现为散在、局灶、孤立性病灶,少见呈弥漫性或丛状生长。多发性神经纤维瘤通常见于神经纤维瘤病 1 型(NF1),是一种常染色体显性疾病(1/2 500),是由染色体 17q11.2 上的基因突变引起。NF1 是最常见的一种神经皮肤综合征,伴有中枢及周围神经系统肿瘤(视神经胶质瘤、星形细胞瘤、孤立性和丛状神经纤维瘤)皮肤(牛奶咖啡斑、腋窝和腹股沟雀斑)。还伴有脑膜和颅骨发育不良,以及虹膜的错构瘤(Lisch 结节)
脂肪瘤	**MRI 表现**:脂肪瘤的 MR 信号与皮下脂肪相仿,T1 和 T2 加权像均呈高信号,脂肪抑制后可见信号抑制。通常无强化或周围水肿 **CT 表现**:CT 密度与皮下脂肪相仿。通常无强化或周围水肿	良性脂肪瘤由成熟的白色脂肪组织组成,不伴有异型细胞。最常见的软组织肿瘤,占所有软组织肿瘤的 16%。可能伴有钙化和/或血管
血管瘤 (**图 6.28**)	**MRI 表现**:软组织或骨髓腔内病变,边界清或不清(直径<4 cm),T1 加权像上呈等-高信号(部分与骨髓腔脂肪信号相仿),T2 及脂肪抑制 T2 加权像上呈高信号,有强化,伴或不伴骨质膨胀 **CT 表现**:软组织内血管瘤常为等密度,伴或不伴局部呈脂肪样密度。骨内血管瘤呈骨内膨胀性病变,骨小梁从中心向外呈放射状排列	软组织或骨的良性病变,由毛细血管、海绵状血管和/或静脉畸形组成。是一种错构型病变,发生于 1~84 岁(中位年龄 33 岁)

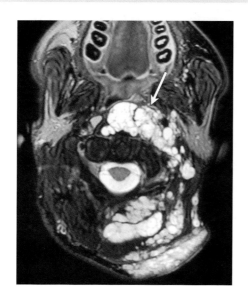

图 6.27 15 岁男性,1 型神经纤维瘤病
轴位脂肪抑制 T2 加权像可见颈部有多发高信号的神经纤维瘤,累及区域包括左咽、咽后和椎前间隙(箭头)。

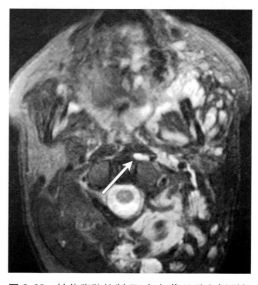

图 6.28 轴位脂肪抑制 T2 加权像显示左侧颈部高信号浸润性生长的血管瘤,累及左侧咀嚼肌、咽旁和椎前间隙(箭头)

表 6.2(续) 椎前(椎周)间隙病变

病变	影像学表现	点评
感染		
脊椎骨髓炎 (**图 6.29**)	**CT 表现**：边界不清的低密度区(骨质破坏)，累及相邻两个以上椎体的终板和终板下骨质，伴或不伴椎旁软组织内液性密度影，并发症包括硬膜外脓肿和脊膜炎 **MRI 表现**：T1 加权像上呈低-等信号，T2 加权像及脂肪抑制 T2 加权像上呈高信号，有强化，T2 加权像椎间盘高信号影，终板骨质破坏，伴或不伴硬膜外或椎旁脓肿。椎间盘可见不同程度的强化(椎间盘斑片影)和/或边缘强化，伴或不伴脊椎压缩变形及椎管受压	脊椎骨髓炎占骨感染的 3%。可来源于远处感染血行播散(最常见)或静脉药物滥用。也可能是手术、外伤或糖尿病的并发症，或可由邻近软组织感染扩散。开始时累及终板下骨髓内的末端小动脉，最终破坏终板并通过椎间盘扩散到邻近的椎骨。主要发生在儿童和 50 岁以上的成人。革兰阳性菌(金黄色葡萄球菌、表皮葡萄球菌、链球菌等)占化脓性骨髓炎的 70%，革兰阴性菌(铜绿假单胞菌、大肠杆菌、变形杆菌等)占 30%。脊柱的真菌性骨髓炎与化脓性感染表现相似
结核性脊椎骨髓炎	**CT 表现**：边界不清的低密度区(骨质破坏)，累及相邻两个或以上椎体的骨质，伴或不伴椎旁软组织内液性密度影，并发症包括硬膜外脓肿和脊膜炎 **MRI 表现**：T1 加权像上呈低-等信号，T2 加权像及脂肪抑制 T2 加权像上呈高信号，有强化，伴或不伴 T2 加权椎间盘高信号影、终板骨质破坏、硬膜外或椎旁脓肿。伴或不伴脊椎压缩变形、椎管受压	骨髓炎可源于手术、外伤、血源性播散或邻近部位感染直接累及。最初累及椎体前部骨髓，沿前纵韧带延伸至邻近的椎体，通常在疾病晚期再侵犯累及椎间盘。常伴有椎旁脓肿，其表现可能比椎体病变更突出

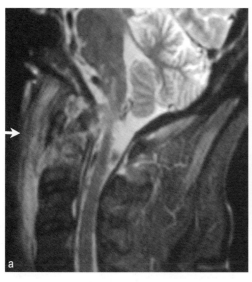 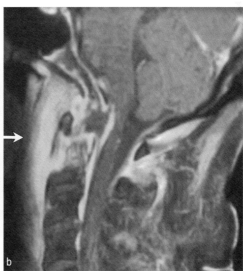

图 6.29 59 岁男性，抗甲氧西林金黄色葡萄球菌感染的脊椎骨髓炎

a. 矢状位 T2 加权像可见 C2 椎骨髓腔内异常的稍高-高信号影(箭头)；**b.** 矢状位脂肪抑制 T1 加权像中可见受累椎骨前缘骨皮质至椎前间隙(箭头)以及椎管的异常强化。

表 6.2(续)　椎前(椎周)间隙病变

病变	影像学表现	点评
椎旁感染 (图 6.30)	**MRI 表现：**T1 加权像上呈不规则低-等信号，T2 加权像上呈稍高-高信号，呈环状强化。邻近软组织在 T2 和增强序列信号不均匀增高 **CT 表现：**咽后间质软组织密度不均匀减低，伴或不伴咽后间隙液性低密度影(脓肿)，椎前间隙向前膨胀。不均匀强化，可伴或不伴脓肿边缘强化	椎旁软组织的感染可能源于邻近软组织、手术、活检远处病原体的血液播散。常见的致病微生物包括金黄色葡萄球菌、结核分枝杆菌、大肠杆菌，免疫缺陷患者偶尔还会出现真菌感染。诱发因素包括静脉药物滥用、糖尿病、肾衰竭和酗酒
咽后间隙和危险间隙的蜂窝织炎/脓肿 (图 6.31)	**CT 表现：**咽后间隙和危险间隙内非对称性软组织增厚(蜂窝织炎)或液性低密度影(脓肿)，鼻咽或口咽后壁向前移位，可有不规则薄壁和/或外围强化，边缘呈分叶状，可累及椎前间隙 **MRI 表现：**病变 T1 加权像上呈低-等信号，T2 加权像上呈稍高-高信号，脓肿边缘强化。邻近软组织在 T2 和增强序列信号不均匀增高，可累及椎前间隙	咽后感染可由化脓性淋巴结炎处理不当、外伤、异物或邻近组织感染的蔓延。可向后累及危险间隙和椎前间隙。静脉用抗生素可能对蜂窝织炎或小脓肿有效，而较大脓肿(>2 cm)伴气道狭窄者通常需采取外科引流

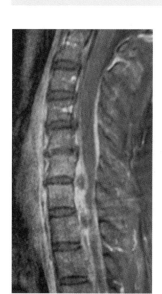

图 6.30　矢状位脂肪抑制 T1 加权像显示，C3～T2 水平的椎前间隙软组织增厚伴异常强化，以及 C6～T2 水平的硬膜外脓肿边缘强化

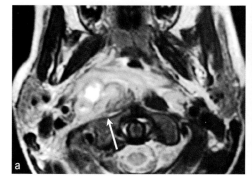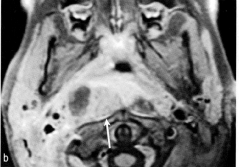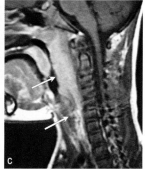

图 6.31　咽合间隙和危险间隙的蜂窝织炎

a. 6 岁男性，轴位 T2 加权像可见边界不清的异常高信号影(箭头)；**b.** 轴位脂肪抑制 T1 加权像可见咽后间隙蜂窝织炎和脓肿的强化(箭头)，累及右侧茎突前间隙和茎突后咽旁间隙、咽后间隙、危险间隙、椎前间隙；**c.** 矢状位 T1 加权像显示，感染向下延伸至危险间隙并可见强化(箭头)。

表 6.2(续)　椎前(椎周)间隙病变

病变	影像学表现	点评
炎性病变		
焦磷酸钙沉积症(CPPD) (**图 6.32**)	**CT 表现**：C1 - C2 滑膜增厚伴多发钙化 **MRI 表现**：寰枢关节处滑膜增生，T1 和 T2 加权像呈低-等信号，局灶性低信号影与 CT 钙化影相对应。轻微或无强化	CPPD 病是一种常见疾病，通常发生于老年人，CPPD 晶体沉淀导致透明软骨和纤维软骨钙化。该病与软骨退变、软骨下囊肿和骨赘形成有关。由于临床特征与痛风相似，有症状的 CPPD 病被称为假性疾病。通常发生在膝关节、臀、肩、肘和手腕处，少数会发生在寰枢关节
颈长肌急性钙化性肌腱炎 (**图 6.33**)	**CT 表现**：颈椎椎前软组织增厚，颈长肌钙化，常见于 C1 - C3 层面。无强化，邻近骨质无破坏 **MRI 表现**：颈椎椎前软组织增厚，T1 加权像呈低-等信号，T2 加权像呈高信号，无强化，邻近骨质无破坏	罕见的良性无菌性炎症，累及颈椎椎前间隙，是钙羟基磷灰石在颈长肌和肌腱的异常堆积。发病年龄 21～65 岁。临床表现包括急性或亚急性疼痛、吞咽困难、颈部活动受限、颈部僵直。通常呈自限。治疗方式为非甾体类抗炎药、皮质类固醇和制动。通常在治疗后 3 周缓解

图 6.32　83 岁男性，焦磷酸钙沉积症

a. 矢状位 CT 可见 C1 - C2 的不规则钙化；**b.** 滑膜增厚(箭头)在矢状位 T2 加权像呈低-等信号。

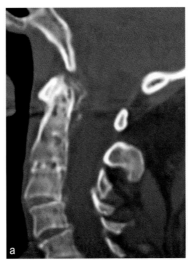
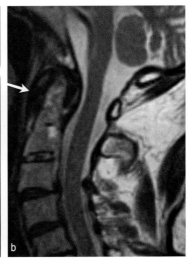

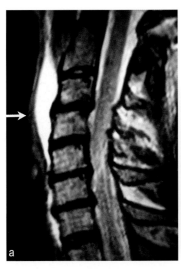
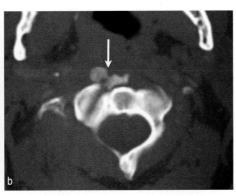

图 6.33　颈长肌急性钙化性肌腱炎

a. 67 岁男性，矢状位 T2 加权像可见颈长肌急性钙化性肌腱炎所致的椎前间隙的异常高信号(箭头)；**b.** 轴位 CT 显示钙化(箭头)。

表 6.2(续) 椎前(椎周)间隙病变

病变	影像学表现	点评
强直性脊柱炎 (图 6.34)	肌腱炎性反应(韧带、肌腱和关节囊的骨附着处) **MRI 表现**:T2 加权像及增强后呈高信号,急性炎症期椎体、骶髂关节和其他骨质的髓腔边缘可见强化。炎症进展可导致方椎、韧带骨赘骨化、骨质疏松、骶髂关节骨质吸收破坏、骨质融合。脊柱呈"竹节样"	慢性进展性炎性自身免疫性疾病,累及脊柱和骶髂关节。90%的发病与HLA - B27 相关。发病年龄 20~30 岁,男性:女性比例 3:1。骨质疏松和竹节样融合的椎间盘和/或椎体层面可发生水平方向的骨折,亦可发生附件骨折
风湿性关节炎 (图 6.35)	**MRI 表现**:滑膜肥厚(血管翳)可是弥漫、结节和/或绒毛状,T1 加权像通常呈低-等或等信号。T2 加权像,血管翳可呈低-等、等和/或略高-高信号。肥厚的滑膜信号 T2 不均匀可能源于不同程度的纤维蛋白、含铁血黄素、纤维化。慢性非血管性纤维化的滑膜通常在 T1 和 T2 加权像均呈低信号。肥厚滑膜可呈均匀或不同程度的不均匀强化。可能发生齿状突骨质吸收和横韧带破坏以及颅底凹陷 **CT 表现**:不规则增厚的滑膜(血管翳,低-等密度),寰枢关节成像可见齿状突骨质吸收和横韧带破坏,伴或不伴 C1 - C2 半脱位和神经症状,伴或不伴颅底凹陷。可能出现椎体终板、棘突和钩椎关节、小面关节骨质吸收	病因不明的慢性多系统疾病,伴持续性的滑膜炎症,对称累及周围关节。最常见的一种关节炎性病变,导致滑膜炎引起软骨、韧带和骨的破坏性/侵蚀性变化。青少年和成人类风湿性关节炎患者中有 2/3 存在颈椎受累。患者占世界人口的 1%。80%的成人患者年龄在 35~50 岁。青少年特发性关节炎患者的年龄在 5~16 岁(平均年龄 10.2 岁)

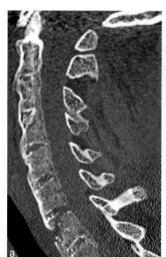
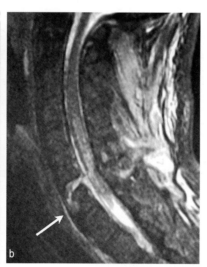

图 6.34 55 岁男性,强直性脊柱炎

a. 矢状位 CT 可见 C7 椎体前部骨折;**b.** 矢状位 T2 加权像可见相应椎体和椎前间隙、硬膜外间隙的血肿呈高信号(箭头)。

图 6.35 72 岁女性,类风湿关节炎

a. 矢状位 T1 加权像可见血管翳呈等信号,可见强化;**b.** C1 - C2 水平的矢状位脂肪抑制 T1 加权像可见齿状突骨质吸收(箭头),并侵及椎前间隙。

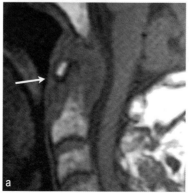
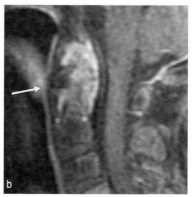

表 6.2(续)　椎前(椎周)间隙病变

病变	影像学表现	点评
朗格汉斯细胞组织细胞增生症 (图 6.36)	椎骨髓腔内单个或多发边界清楚的软组织病变,伴有局灶性骨质破坏,可侵及颅内/外或颅内外 **CT 表现**:椎骨髓腔内单个或多发边界清楚的低密度灶,伴有局灶性骨质破坏并侵犯邻近软组织。病变通常呈低密度,累及椎体而不累及附件,有强化,伴或不伴邻近硬膜强化。病变进展可能导致扁平椎,无或轻度脊柱后突,椎间盘不受累 **MRI 表现**:T1 加权呈低-等信号,T2 加权和脂肪抑制 T2 加权像呈不均匀稍高到高信号,髓腔及周围软组织病变旁常可见由炎性反应所致的边界不清的高信号区。骨髓及周围软组织呈明显强化 朗格汉斯细胞增生症极少在脑组织中发生病变(<4%)。20% 的病例发生淋巴结受累。患者的中位年龄 10 岁(平均年龄 13.5 岁),发病高峰在 5～10 岁(80%～85% 的病例发生于 30 岁以下的患者)	网状内皮系统异常,骨髓来源的巨噬细胞和树突状朗格汉斯细胞侵袭多器官产生局灶性或弥漫性病变。朗格汉斯细胞苍白浅染或嗜酸性的细胞质中有偏心的卵圆形或回旋状的细胞核。病灶通常由朗格汉斯细胞、巨噬细胞、浆细胞和嗜酸性粒细胞组成。S-100、CD1a、CD207、HLA-DR、β2 微球蛋白免疫反应阳性。在 15 岁以下的儿童中,每 10 万人中有 2 人患病。只有 1/3 的病例发生在成人身上。局灶性病变(嗜酸性肉芽肿)可为骨内单发或多发病变。硬膜内病变发生在垂体柄/下丘脑,可表现为尿崩症。男性及 20 岁以下的患者的单发病灶的发病率更高。髓腔内组织细胞的增生导致骨皮质的局灶性破坏及邻近软组织的侵犯。在 5～10 岁的儿童中,多发病变在 2 岁以下婴幼儿中与勒-雪病(淋巴结肿大和肝脾肿大)有关,5～10 岁儿童中则与韩-薛-柯病(淋巴结肿大、眼球突出和尿崩症)有关

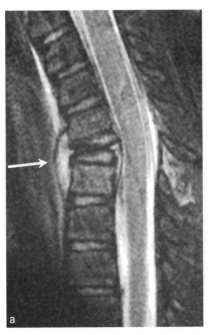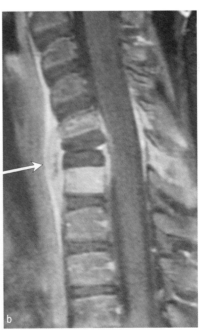

图 6.36 8 岁女性,朗格汉斯细胞组织细胞增生症

a. 矢状位脂肪抑制 T2 加权像可见颈椎椎体塌陷(箭头),继发于骨内嗜酸性肉芽肿;**b.** 矢状位 T1 加权像可见椎前间隙(箭头)和硬膜外间隙血肿呈高信号并伴强化。T2 加权信号异常增高和强化亦见于塌陷椎体的上下椎体。

表 6.2(续) 椎前(椎周)间隙病变

病变	影像学表现	点评
脊椎骨折/血肿 (**图 6.37**) 外伤性和骨质疏松性脊椎骨折 恶性病理性脊椎骨折	**外伤性和骨质疏松性脊椎骨折** **CT 表现**：急性/亚急性骨折,骨皮质连续性中断,骨折的终板不伴有骨质破坏,伴或不伴椎体压缩后向外突出、脊髓和/或椎管受压、后缘骨折碎片突入椎管、半脱位、脊柱后突、硬膜外血肿 **MRI 表现**：T1 加权像见边界不清的低信号区,T2 及脂肪抑制 T2 加权像呈高信号,伴强化,伴或不伴弯曲锯齿状的低信号及骨折附近的血肿 **恶性病理性脊椎骨折** **CT 表现**：骨折低密度和/或硬化区,伴或不伴骨皮质破坏、椎体压缩后向外突出、椎旁肿块及其他椎体圆形或边界不清的病变 **MRI 表现**：T1 加权像髓腔内见低-等信号,T2 加权像及脂肪抑制 T2 加权像见稍高-高信号,硬化区在 T1 呈低信号,T2 呈混杂低-等-高信号。脊椎转移可为局灶性或累及椎骨的大部分。增强扫描呈不同程度强化,伴或不伴向骨外或硬膜外侵犯	椎骨骨折可由外伤、原发性骨肿瘤/病变、转移性疾病、骨梗死(类固醇、化疗、放疗等治疗)、骨质疏松、骨软化、代谢性疾病(钙/磷紊乱)、维生素缺乏、佩吉特病、遗传疾病(成骨不全等)引起

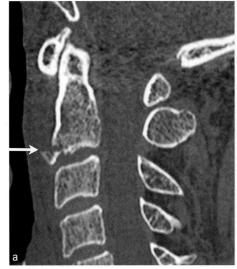 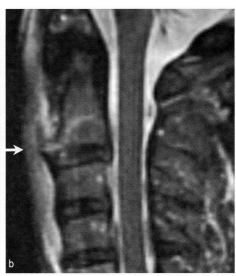

图 6.37 脊椎骨折

a. 矢状位 CT 显示 C2 椎体前下部的骨折(箭头)；**b.** 矢状位脂肪抑制 T2 加权像可见椎前软组织内高信号血肿(箭头)。

表 6.2(续) 椎前(椎周)间隙病变

病变	影像学表现	点评
退行性病变		
脊椎骨赘 (图 6.38,图 6.39)	**CT 表现:**骨赘沿一个或多个椎体的边缘生长,通常与退行性病变有关 **MRI 表现:**骨赘在 T1 和 T2 加权像呈边缘低信号,伴或不伴水肿。椎体前方可见前纵韧带呈光环的波浪状骨化,并跨过椎间盘	骨赘通常与滑膜关节处退行性病变,或与前后纵韧带相邻的椎间盘退行性疾病相关。在滑膜关节,骨赘可能是为减少关节运动负荷的代偿性反应。在脊柱,骨赘的发生与退行性椎间盘突出推移纵向韧带有关。在 4 个或更多相邻的椎体骨赘形成骨桥被称为弥漫性特发性骨质增生症(DISH)
佩吉特病 (图 6.40)	**CT 表现:**膨胀性硬化/囊性病变,累及单个或多发椎骨,呈等高混杂密度,边界不规则/不清。可以引起弥漫硬化"象牙椎" **MRI 表现:**终末或非活动性病变大多可累及椎骨。表现包括骨质膨胀、骨皮质增厚在 T1 和 T2 加权像呈低信号。增厚骨皮质的内缘不规则、边界不清。骨小梁增厚导致板障内 T1 和 T2 加权像低信号影。终末或非活动性佩吉特病髓腔信号与正常骨髓相仿,包含局灶性脂肪信号,T1 和 T2 加权像可出现低信号硬化影,脂肪抑制 T2 加权像可见水肿或纤维血管组织呈多发高信号影	佩吉特病是一种慢性骨骼疾病,骨吸收和成骨紊乱导致骨畸形。可能病因是副粘病毒。高达 66% 佩吉特病多骨受累。小于 1% 的佩吉特病会继发肉瘤变。年龄大于 55 岁的高加索人中发病率为 2.5%～5%,其中又有 10% 患者大于 85 岁

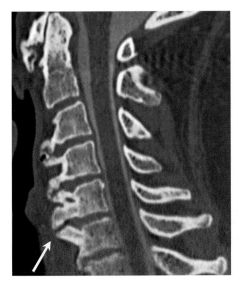

图 6.38 矢状位 CT 显示颈椎多发椎体前缘突出的骨赘(箭头)

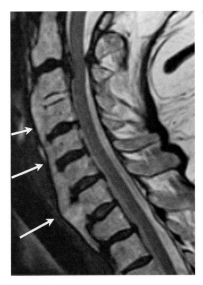

图 6.39 矢状位 T2 加权像显示 6 个相邻椎体前方骨桥形成(箭头),符合弥漫性特发性骨质增生症(DISH)

骨赘突入椎前间隙。C2 - C3 层面可见由后突椎间盘和骨赘导致的椎管狭窄,可能与邻近下段颈椎 DISH 导致的脊柱运动受限相关。

表 6.2(续) 椎前(椎周)间隙病变

病变	影像学表现	点评
肢骨纹状肥大 (**图 6.41**)	**CT 表现**：密度取决于病变内的软骨、钙化、软组织的构成，钙化区域沿增厚的骨皮质分布、呈高信号。病变一般无强化。非钙化区域呈低-等密度，并可见强化 **MRI 表现**：信号强化取决于病变内的钙化骨、软骨、软组织的构成。钙化区域累及骨皮质，T1 和 T2 加权像上呈低信号、无强化。骨皮质旁可有软组织病变，T1 和 T2 加权像上呈混杂信号	罕见的骨发育不全，伴有骨皮质增厚，呈"蜡泪样"。25％病例伴有软组织肿块。软组织病变常包含软骨样物质、钙化骨和血管组织。通常只对有症状的病例采用手术治疗

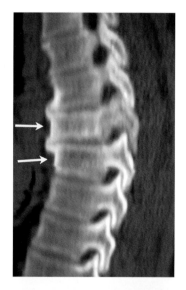

图 6.40 佩吉特病

矢状位 CT 可见相邻胸椎椎体的膨胀性骨质硬化(箭头)，边界不规则，前部骨赘突入椎前间隙。

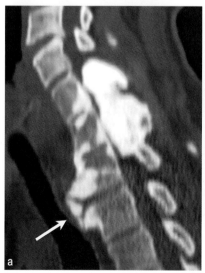 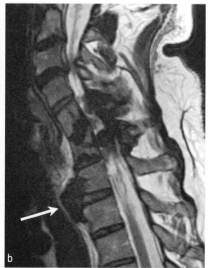

图 6.41 46 岁男性，蜡泪样骨病

a. 矢状位 CT 可见 C5～T1 骨皮质增生增厚；**b.** 矢状位 T2 加权像上呈低信号。C7～T1 水平的椎体前方骨质增生突入椎前间隙(箭头)。

7. 臂丛

概述

臂丛是支配肩部肌肉、上臂、前臂、上胸部的神经网络。(**图 7.1,图 7.2**)。臂丛的主要功能是上臂和前臂的感觉运动神经支配。臂丛由 C5～C8 和 T1 脊神经组成。从内到外,臂丛由神经根和神经干(位于锁骨上)、股(锁骨后)、神经束和分支(锁骨以下)组成。

在椎间孔中,脊神经前根(运动功能)和后根(感觉功能)汇合至神经节,再分成前支和后支,含有感觉和运动纤维。脊神经前支形成臂丛,后支参与脊旁肌肉的神经支配而不参与组成臂丛。

臂丛的神经根向外延伸到神经孔外,在胸廓出口处(斜角肌间沟)穿过一个三角形间隙,也称为斜角肌三角,位于前斜角肌和中、后斜角肌之间。斜角肌间隙三角内、神经根下方是锁骨下动脉和肺尖。斜角肌间隙出口处,脊神经 C5 和 C6 汇合形成上干、C7 形成中干、C8 和 T1 神经汇合形成下干。由上干发出的神经包括肩胛上和锁骨下神经(C5、C6)。膈神经(C3～C5)也在前斜角肌和中斜角肌之间穿过,沿着前斜角肌的表面向下延伸。这三个神经干向外后延伸至锁骨和锁骨下肌肉处,再分别分为前、后两股。

锁骨下、第一肋骨外缘远处,六股融合成三束。后束是由三个后股汇合而成,上干与中干的前股组成外侧束,下干的前股组成内侧束。后束分为桡神经和腋神经。外侧束分出胸外侧神经(C5～C7)、正中神经外侧头和肌皮神经。内侧束分出正中神经的内侧头、胸内侧神经(C8、T1),上臂内侧皮神经(C8、T1),前臂正中皮神经(C8、T1)。

传统 MRI 技术可以完成臂丛的成像,也可以使用高分辨率的脂肪抑制三维(3D)T2 加权成像结合最大密度投影(MIP)得到 MR 神经图像。臂丛病变可采用弥散加权成像(DWI)可用于评价病理变化,测量各向异性分数(fractional anisotropy,FA)。

臂丛疾病

- 良性肿瘤
  - 神经鞘瘤
  - 神经纤维瘤
  - 血管瘤
  - 脂肪瘤
- 恶性肿瘤
  - 转移瘤
  - 淋巴结转移
  - 肺癌/Pancoast 瘤
  - 淋巴瘤
  - 恶性周围神经鞘瘤(MPNST)
  - 肉瘤
- 肿瘤样病变
  - 血管淋巴管畸形
  - Charcot-Marie-Tooth 病(遗传性运动感觉神经病变)
- 炎性病变
  - Parsonage-Turner 综合征(神经痛性肌萎缩)
  - 慢性获得性脱髓鞘性多发性神经病(CIDP)
  - 多灶性运动神经病(MMN)
  - 放射性神经损伤
  - 病毒感染
  - 细菌感染

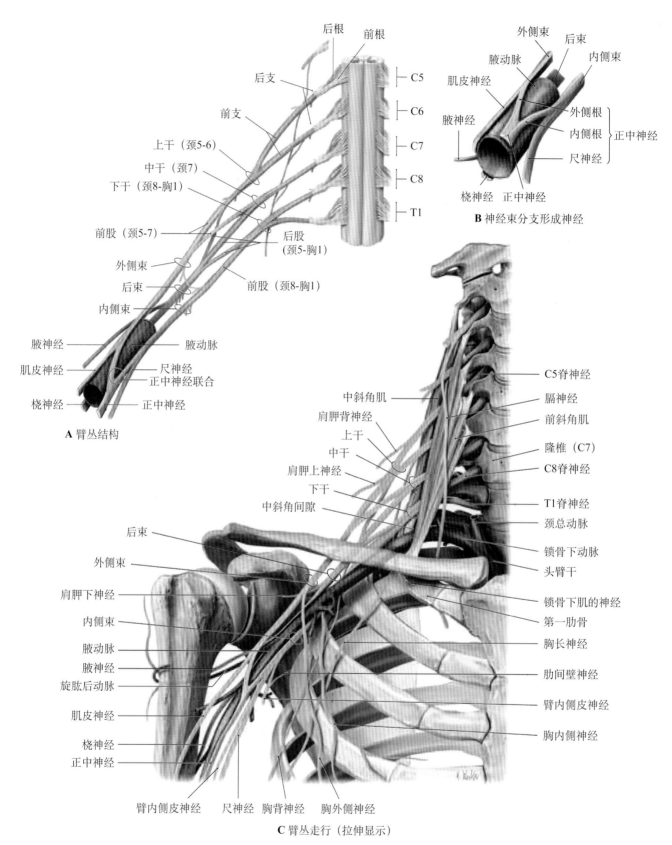

图 7.1 右臂丛的冠状图和相邻结构的解剖关系

（引自：THIEME Atlas of Anatomy：Head and Neuroanatomy，© Thieme 2007，Illustration by Karl Wesker.）

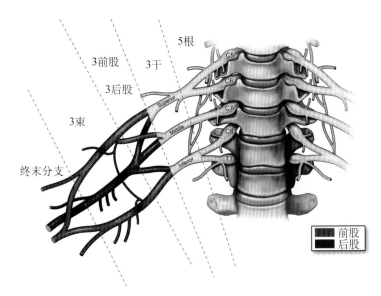

图 7.2　右臂丛的冠状图

- 创伤性病变
  - Erb-Duchenne 麻痹（神经根撕裂）
  - 臂丛的拉伸伤
- 骨折
- 遗传性
  - 胸廓出口综合征

表 7.1　臂丛疾病

病变	影像学表现	点评
良性肿瘤		
神经鞘瘤 （**图 7.3**）	**MRI 表现**：边界清楚的卵圆形或圆形病变，T1 加权像上呈低-等信号，T2 加权像及脂肪抑制 T2 加权像上呈高信号，增强扫描常见明显强化。较大的病变可由于囊变和/或出血而在 T2 加权像和增强序列表现为信号不均匀 **CT 表现**：边界清楚的卵圆形或圆形病变，呈等密度，有强化。较大的病变可有囊变和/或出血	神经鞘瘤是一种良性的有包膜的肿瘤，包含了分化的施万细胞。最常见表现为孤立的、散发的病灶。神经鞘瘤可发生于神经纤维瘤病 2 型（NF2），这是一种常染色体显性遗传病，染色体 22q12 发生的基因突变。NF2 的患者也可能有多发性脑膜瘤和室管膜瘤。NF2 的发病率为 1/37 000～1/50 000。年龄在 22～72 岁（平均年龄 46 岁）。发病高峰 40～60 岁。多数 NF2 患者在 30 岁左右出现双侧听神经瘤

图 7.3　60 岁男性，冠状位 T2 加权像显示左侧臂丛的神经鞘瘤

a. 边界清晰，主要呈高信号和边界不清的低信号区（箭头）；**b.** 增强扫描脂肪抑制 T1 加权像可见病变不均匀强化（箭头）。

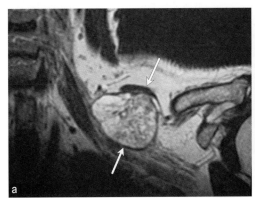
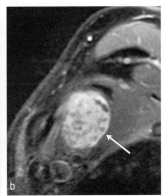

表7.1(续) 臂丛疾病

病变	影像学表现	点评
神经纤维瘤 (**图7.4,图7.5**)	**MRI 表现：**孤立性神经纤维瘤是边界清楚的圆形或分叶状肿瘤，T1 加权像上呈低-等信号，T2 加权像上呈等-高信号，伴显著强化。较大的病变可在增强 T2 加权像表现为信号不均匀。T2 加权像中央低信号区为胶原和纤维沉积所致，称为靶征。丛状神经纤维瘤呈曲线状或多结节状并累计多个神经支，在 T1 加权像上呈低到等信号，T2 加权像（及脂肪抑制）上呈稍高到高信号，伴或不伴条状低信号。通常可见强化 **CT 表现：**卵圆形或梭形病灶，呈等低密度。可见强化，常见骨质吸收	良性神经鞘瘤包含施万细胞、神经周样细胞，交织含丰富的胶原蛋白的成纤维细胞束。与神经鞘瘤不同的是，神经纤维瘤缺乏 Antoni A 和 B 区域，病理上不能与神经分离。最常表现为散在、局灶、孤立性病灶，少见呈弥漫性或丛状生长。多发性神经纤维瘤通常见于神经纤维瘤病 1 型（NF1），是一种常染色体显性疾病（1/2 500），是由染色体 17q11.2 上的基因突变引起。NF1 是最常见的一种神经皮肤综合征，伴有中枢及周围神经系统肿瘤（视神经胶质瘤、星形细胞瘤、孤立性和丛状神经纤维瘤）皮肤（牛奶咖啡斑、腋窝和腹股沟雀斑）。还伴有脑膜和颅骨发育不良，以及虹膜的错构瘤（Lisch 结节）

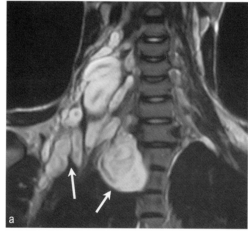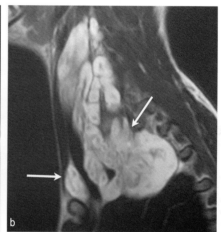

图7.4 15 岁男性，神经纤维瘤 1 型

冠状位(**a**)和矢状位(**b**)T2 加权像可见左臂丛多发神经纤维瘤呈高信号(箭头)，病变中心可见低信号区，被称为"靶征"。

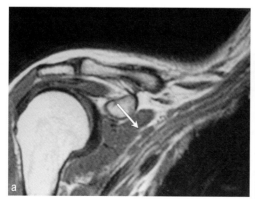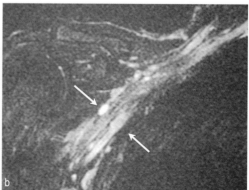

图7.5 26 岁女性，神经纤维瘤病 1 型

a. 冠状位 T1 加权像显示，右臂丛的多发的小神经纤维瘤(箭头)；**b.** 病变在冠状位脂肪抑制 T2 加权像上呈高信号(箭头)。

表 7.1(续) 臂丛疾病

病变	影像学表现	点评
血管瘤	**MRI 表现**：软组织或骨髓腔内病变，边界清或不清（直径＜4 cm），T1 加权像呈等-高信号（部分与骨髓腔脂肪信号相仿），T2 加权像及脂肪抑制 T2 加权像呈高信号，有强化，伴或不伴骨质膨胀 **CT 表现**：软组织内血管瘤常为等密度，伴或不伴局部呈脂肪样密度	软组织或骨的良性病变，由毛细血管、海绵状血管和/或静脉畸形组成。发生于 1～84 岁（中位年龄 33 岁）
脂肪瘤 （**图 7.6**）	**MRI 表现**：脂肪瘤的 MR 信号与皮下脂肪相仿，T1 和 T2 加权像上均呈高信号，脂肪抑制后可见信号抑制。通常无强化或周围水肿 **CT 表现**：CT 密度与皮下脂肪相仿。通常无强化或周围水肿	良性脂肪瘤由成熟的白色脂肪组织组成，不伴有异型细胞。最常见的软组织肿瘤，占所有软组织肿瘤的 16%。可能伴有钙化和/或血管
恶性肿瘤		
转移瘤 （**图 7.7**）	**MRI 表现**：边界清楚的或广泛浸润性病变，T1 加权像常呈低-等信号，T2 加权像上呈等-高信号，伴或不伴出血、钙化、囊变和不同程度的强化 **CT 表现**：病变常呈低-等密度，伴或不伴出血、钙化、囊变和不同程度的强化、骨质破坏、神经或血管压迫	转移瘤可导致单个或多发的不同程度的破坏或浸润性病变。累及臂丛的转移瘤可由肺癌或乳腺癌直接侵犯所致

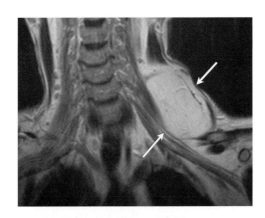

图 7.6　冠状位 T1 加权像可见一枚高信号的脂肪瘤（箭头），左臂丛的上部受压凹陷

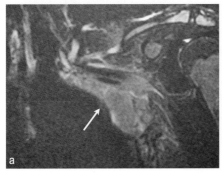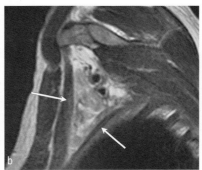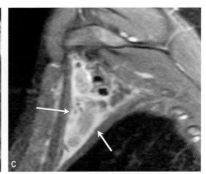

图 7.7　36 岁女性，乳腺癌

a. 冠状位脂肪抑制 T2 加权像；**b.** 矢状位 T2 加权像可见左上胸部（箭头）的转移灶，呈等高信号；**c.** 矢状位脂肪抑制 T1 加权像，可见病灶有强化，并侵及左臂丛（箭头）。

表7.1(续) 臂丛疾病

病变	影像学表现	点评
淋巴结转移	**MRI 表现**：淋巴结肿大呈圆形或卵圆形，T1 加权像呈低-等信号，T2 加权像呈等-高信号，伴或不伴 T2 序列高信号区(坏死)、边界不光整(包膜侵犯)、ADC 值减低($<1.4\times10^{-3}$ mm²/s)，增强扫描可见不同程度的强化。肿瘤结外侵犯可累及邻近组织，包括椎前间隙 **CT 表现**：受累淋巴结常呈低-等密度，伴或不伴边界不光整(包膜侵犯)、低密度区(坏死)，增强扫描可见不同程度的强化。短径常>8 mm **PET/CT 表现**：淋巴结 ^{18}F-FDG 摄取增加	颈部和锁骨上淋巴结转移可来源于颈部原发性恶性肿瘤如鳞癌或甲状腺癌。也可能是原发性颅外转移：肺＞乳腺＞胃肠＞泌尿生殖系统＞黑色素瘤。可表现为单发或多发边界清或不清的病变，可能引起不同程度的破坏或浸润改变。临床表现包括颈部和上肢疼痛、肌无力和/或感觉异常
肺癌/Pancoast 瘤 **(图 7.8)**	**MRI 表现**：T1 加权像常呈等信号，T2 加权像呈稍高到高信号，有强化。肿瘤边界不规则，累及臂丛及神经孔。常可见骨质破坏 **CT 表现**：肺尖软组织病变，边界不规则，常可见骨质破坏	发生在上肺和肺尖(Pancoast 瘤)的原发性肺癌(腺癌、鳞状细胞癌、大细胞癌、小细胞癌)可侵犯臂丛，累及 C8 和 T1 神经根，引起肩痛、手臂疼痛、霍纳综合征(20%)和头颈部疼痛。可以采用术后放疗
淋巴瘤 **(图 7.9)**	**CT 表现**：呈低-等密度，可能有强化，伴或不伴骨质破坏 **MRI 表现**：T1 加权像上呈低-等信号，T2 加权像上呈等-高信号，有强化。可有局部侵袭性并可能伴有骨质侵蚀/破坏和颅内侵犯脑膜受累(达 5%)	淋巴瘤是一组淋巴样肿瘤，其肿瘤细胞通常来源于淋巴样组织(淋巴结和网状内皮)。与白血病不同的是，淋巴瘤通常以单发肿块起病。淋巴瘤又分为霍奇金病和非霍奇金淋巴瘤。两者在临床、组织病理、治疗方式上有重要差异。霍奇金病通常起源于淋巴结并常沿淋巴引流扩散，而非霍奇金淋巴瘤常发生在结外且扩散无规律。几乎所有的原发性骨淋巴瘤都是 B 细胞非霍奇金淋巴瘤
恶性周围神经鞘瘤 (MPNST)	**MRI 表现**：MPNST 通常在 T1 和 T2 加权像上呈信号不均匀，由于存在坏死和出血而呈不均匀强化。一些 MPNST 与良性神经鞘瘤表现相仿 **CT 表现**：边界清楚或不清的软组织病变。常可见钙化，密度不均匀，内部有软组织样密度、囊样密度和/或坏死区和出血，伴或不伴骨质破坏	MPNST 是外周神经鞘的恶性肿瘤，含有浓染的梭形细胞，细胞有细长的细胞核、稍嗜酸性的细胞质、有丝分裂相和坏死区。大约 50% 的 MPNST 发生在神经纤维瘤病 1 型的患者中，MPNST 少见起源于神经鞘瘤、神经节神经母细胞瘤/神经节神经细胞瘤和嗜铬细胞瘤

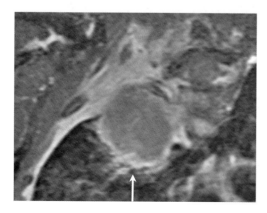

图 7.8 50 岁女性，冠状位脂肪抑制 T1 加权像显示右上胸部异常强化的肺癌病灶(Pancoast 瘤)，并侵入右臂丛(箭头)

表 7.1(续) 臂丛疾病

病变	影像学表现	点评
肉瘤 (图 7.10,图 7.11)	**MRI 表现**:肿瘤边界清楚和/或边界不清,T1 加权像通常呈低-等信号,T2 加权像和脂肪抑制 T2 加权像上呈信号不均匀(不同程度的混杂稍高和/或高信号)。增强扫描呈不同程度的强化,伴或不伴骨质侵袭破坏 **CT 表现**:软组织病变,边界清楚或不清,钙化少见,密度不均匀,包括实性软组织成分、囊变和/或坏死、出血灶,伴或不伴骨质破坏	颈部罕见原发性肉瘤

图 7.9 58 岁女性,非霍奇金淋巴瘤

冠状位(**a**)和矢状位(**b**)T2 加权像显示右上胸部的肿块,呈不均匀的等至稍高的信号,病变侵犯右臂丛(箭头)。

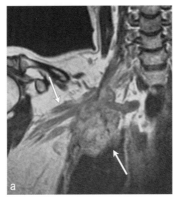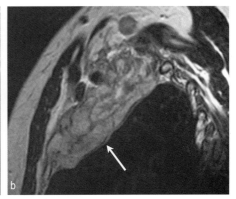

图 7.10 多形性肉瘤

a. 矢状位 T1 加权像可见肿瘤累及左侧臂丛(箭头),呈等信号;**b.** 冠状位脂肪抑制 T1 加权像(箭头)可见病变强化。

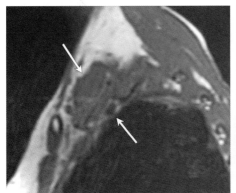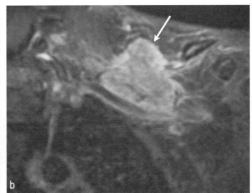

图 7.11 11 岁女性,骨外尤因肉瘤侵犯右臂丛

a. 肿瘤在冠状位质子加权像呈等信号(箭头);**b.** 轴位脂肪抑制 T2 加权像上呈高信号(箭头)。

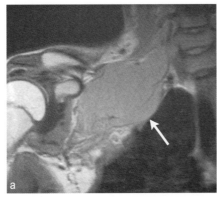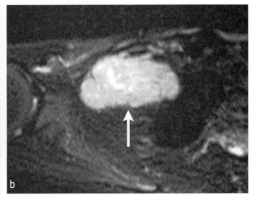

表 7.1(续) 臂丛疾病

病变	影像学表现	点评
肿瘤样病变		
血管淋巴管畸形 **(图 7.12)**	软组织内和肌间隙内边界清楚或浸润性生长的病变 **MRI 表现**:常含有一个或多个或大(大囊型)或小(微囊型)的囊性区域,T1 加权像上主要呈低信号,T2 加权像及脂肪抑制 T2 加权像呈高信号。液-液平、T1 高信号区和 T2 信号的多变可能源于囊变内出血、高蛋白成分和/或坏死。囊性区域之间的分隔厚薄不一,有强化。病变内结节有不同程度的强化。微囊型畸形通常较大囊型强化显著 **CT 表现**:大囊型呈囊性低密度区(10~25 HU)伴纤细分隔,出血或感染时呈等或高密度,伴或不伴液-液平	良性血管异常,(也称为淋巴管瘤或囊状水瘤)原发于淋巴管血管起源异常。高达 75% 发生在头颈部。MRI 和超声可在子宫内、出生时(50%~65%)或出生后 5 年之内发现。大约 85% 在 2 岁前发现病变。病变由内皮淋巴管和/或结缔组织基质内静脉组成。占良性软组织肿瘤的不足 1%,占所有婴儿和儿童良性病变的 5.6%。可与 Turner 综合征和 Proteus 综合征伴发
Charcot-Marie-Tooth 病(遗传性运动感觉神经病变)	**MRI 表现**:局灶性或弥漫性单个或多发神经增粗,T1 加权像上呈低-等信号,T2 加权像(及脂肪抑制)上呈稍高-高信号,神经弥漫性强化,伴或不伴肌肉去神经化(急性及亚急性期 T2 加权像上呈高信号,最终呈脂肪样信号)	Charcot-Marie-Tooth 病(CMT)是遗传性疾病(17 号染色体上有 30 个致病基因,通常是常染色体显性遗传),临床特征是缓慢进展的肌肉萎缩,无力>感觉丧失,伴或不伴足部畸形(弓形足和锤状趾)。CMT 病是相对常见的遗传性神经系统疾病,发病率为 15/100 000,常见于儿童及年轻人。突变使周围的髓磷脂蛋白不稳定,从而导致反复的脱髓鞘和髓鞘化的循环,使轴突周围的髓磷脂堆积、神经增粗呈"洋葱"样的组织学外观。最常见累及上下肢周围神经,也可累及臂丛。伴有急慢性肌肉去神经化。保守治疗包括损伤预防、物理治疗和踝/足矫形器

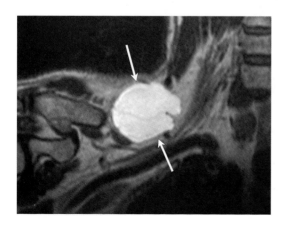

图 7.12 53 岁男性,冠状位 T2 加权像显示右臂丛上缘呈高信号的血管淋巴管畸形(箭头)

表 7.1(续) 臂丛疾病

病变	影像学表现	点评
炎性病变		
Parsonage-Turner 综合征(神经痛性肌萎缩)**(图 7.13)**	**MRI 表现:** 神经根异常增粗,脂肪抑制 T2 加权像上呈稍高到高信号。肌肉去神经化,急性及亚急性期 T2 加权像上呈高信号,最终呈脂肪样信号	急性特发性的臂丛炎性病变,伴急性发作的肌肉疼痛、肩部肌肉萎缩(前锯肌、冈上肌和冈下肌最常受累)。发病率至少为 3/100 000 每年,发病年龄常为 30~70 岁,男性多。最常见累及臂丛的上干,也可累及其他神经。散发病例可能发生在病毒或细菌感染、免疫、药物反应、烧伤、压力和/或血管炎发作之后。也可为遗传性神经痛性肌萎缩症(HNA)的基因综合征,源于 17q25 染色体上的 SEPTIN 9 基因突变。肌电图显示急性和慢性去神经。治疗包括长效非甾体抗炎药和物理治疗。症状通常在 4~12 周后消退
慢性获得性脱髓鞘性多发性神经病(CIDP)**(图 7.14)**	**MRI 表现:** 通常累及腰丛和骶丛神经,少见累及臂丛。多发神经弥漫性增粗,T2 加权像呈稍高信号,轻-中度强化。增粗神经内可有局部结节状增厚。神经增粗可为双侧对称或不对称分布,可从神经根延伸至臂丛外侧束	获得性免疫介导的进展/复发性神经病变,成人比儿童更常见。发病率达 7/100 000。常累及脊神经,可累及臂丛近端神经干。患者表现为反复或进行性、对称、近端和远端肌无力和/或感觉丧失。诊断基于活检、临床和电生理检查。肌电图提示脱髓鞘导致传导速度减慢。反复的脱髓鞘和髓鞘化会使神经炎性增粗(淋巴细胞、巨噬细胞)。可伴发 IgG 或 IgA 单克隆丙种球蛋白病、炎性肠病、丙肝、HIV 感染、糖尿病、干燥综合征、淋巴瘤。治疗可采用免疫抑制药物

图 7.13 65 岁女性,Parsonage-Turner 综合征

a. 冠状位脂肪抑制 T2 加权像显示,右侧臂丛神经的异常增粗(箭头),呈稍高到高信号;**b.** 冠状位脂肪抑制 T1 加权像可见相应部位病变强化(箭头)。

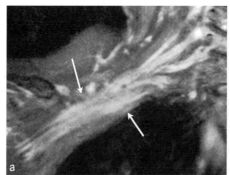
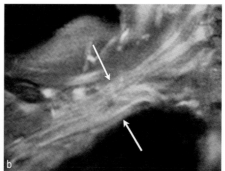

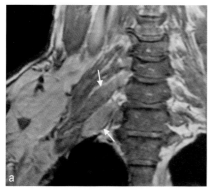
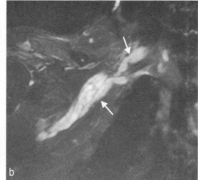
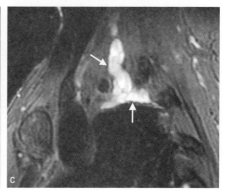

图 7.14 54 岁男性,慢性获得性脱髓鞘性多发性神经病(CIDP)

a. 冠状位 T1 加权像显示,右侧 C7 和 C8 神经根和神经干异常增粗,呈不均匀的等信号(箭头);**b、c.** 冠状位和矢状位脂肪抑制 T2 加权像呈高信号(箭头)。

表7.1(续) 臂丛疾病

病变	影像学表现	点评
多灶性运动神经病（MMN）	**MRI 表现：**弥漫性或多发的神经增粗（臂丛、正中、尺神经和/或桡神经），T2 加权信号增高，可有强化。影像学表现通常与临床表现相一致	免疫介导的进行性脱髓鞘疾病，导致单纯的运动神经病变而没有感觉丧失。MMN 源于拮抗运动神经特异性抗原的自身免疫反应。高达 50% 患者的周围神经存在神经节苷脂 GM1 的 IgM 抗体。MMN 发病率 0.6/100 000，发病年龄 20～70 岁（平均年龄 40 岁）。男性发病率是女性的 2～3 倍。临床表现包括脊神经分布节段的渐进的不对称肌无力和肌萎缩。通常累及上肢远端＞上肢近端＞下肢。通常累及两个以上的独立的运动神经分布区域。肌电图显示运动传导阻滞。治疗可以采用免疫治疗和静脉注射免疫球蛋白、利妥昔单抗或环孢素
放射性神经损伤（图7.15）	**MRI 表现：**放疗侧神经弥漫性增粗伴或不伴边界不清。起初几年，放疗所致的炎性改变在 T1 等信号，T2 稍高-高信号，伴强化。晚期病变以纤维化为主，神经在 T1 和 T2 加权像上均呈低信号，极少或无强化 **CT 表现：**神经根增粗，与周围组织分界不清伴或不伴放射性胸膜炎和肺炎 **PET/CT 表现：**^{18}F－FDG 低摄取	放射治疗 6 个月内可以出现放射性纤维化，通常出现在剂量超过 60 Gray 时。是炎性反应和进行性纤维化共同作用的结果。可能与肿瘤复发难以鉴别
病毒感染	**MRI 表现：**神经增粗，T2 加权像（及脂肪抑制）呈稍高信号；可有强化	原发性病毒感染（巨细胞病毒、柯萨奇病毒、EB 病毒、HIV）可以直接感染臂丛神经
细菌感染	**MRI 表现：**神经增粗，边界不清，T2 加权像（及脂肪抑制）上呈稍高信号伴神经及周围软组织强化，伴或不伴脓肿形成	化脓性脊柱炎可能涉及臂丛

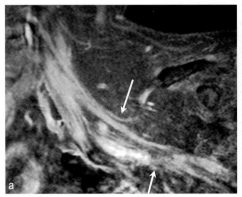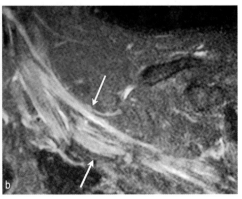

图7.15 70 岁男性，左侧臂丛放射性神经损伤

a. 冠状位脂肪抑制 T2 加权像显示臂丛神经异常增粗（箭头），呈高信号；**b.** 冠状位脂肪抑制 T1 加权像可见强化（箭头）。

表 7.1(续) 臂丛疾病

病变	影像学表现	点评
Erb-Duchenne 麻痹(神经根撕裂) (图 7.16,图 7.17,图 7.18)	**MRI 表现:** 神经根撕裂可见硬膜内神经不连续及断端或硬膜外积液(假性脑脊膜膨出)。常见表现为前斜角肌旁软组织在 T1 加权像上呈等信号,T2 加权像上呈稍高信号,可见于 95% 患者。其他表现包括空神经根袖,外伤性神经根囊肿。如果断裂的神经根没有接合,第 1 年可能会发生残端神经瘤,T1 加权像上呈低-等信号,T2 加权像上呈欠均匀的等到高信号,可有强化 **CT 脊髓造影表现:** 硬脊膜撕裂可导致创伤性脊膜膨出/假性脊膜膨出处和/或硬膜下间隙出现对比剂	产科创伤可导致臂丛神经的牵拉损伤,累及 C5 和/或 C6 神经,导致单侧上肢无力。占产科损伤的 90%。在分娩过程中,当神经根被牵拉但无撕裂时,临床症状通常在出生后几周内消失。神经根的撕裂会导致 Erb-Duchenne 麻痹(肩和手臂在内收内旋位,肘部伸直和前臂内翻)。年轻人的臂丛损伤也可发生于机动车辆碰撞、摔倒、枪伤造成的钝性伤。这些伤害通常伴有明显的头部和/或脊椎损伤。Klumpke-Dejerine 综合征是一种少见的臂丛损伤,由于向上牵拉引起,导致 C8 和/或 T1 神经根或臂丛的下干损伤,导致手、手腕和手指屈肌固有肌肉的麻痹。T1 神经近端的损伤可能伴有交感神经链损伤和霍纳综合征。对于节后神经损伤,治疗包括臂丛神经和神经根的手术减压及神经根修补。对于节前神经损伤,可以对 C5 和 C6 残端进行手术修补,以恢复肱二头肌功能和肩部运动。如果未修复,受损或横断神经的近端在受伤后 1~12 个月发生良性增殖过程(残端神经瘤)
臂丛的拉伸伤 (图 7.19)	**MRI 表现:** 神经根可见强化,T1 等信号,T2 高信号,有强化	臂丛的拉伸伤会导致神经损伤,而不伴神经纤维撕裂(神经麻痹)。临床表现和/或康复取决于受伤的持续时间和严重程度

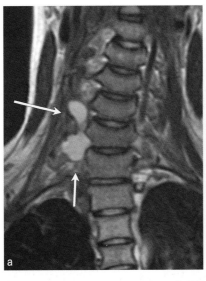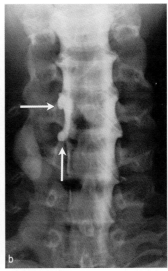

图 7.16 15 岁男性,神经根撕裂

a. 冠状位 T2 加权像显示神经根撕脱,硬膜外积液(假膜脊膜膨出),呈高信号(箭头),并可见空神经根袖;**b.** 脊髓造影图像显示外伤性假膜脊膜膨出内对比剂填充(箭头)。

表 7.1(续) 臂丛疾病

病变	影像学表现	点评
骨折 (图 7.20)	**CT 表现：**可见锁骨骨折和异位的碎骨片 **MRI 表现：**锁骨骨折累及臂丛，可有血肿、皮下积液和神经断裂	锁骨内、中段的交界处，锁骨下动脉、臂丛和锁骨下静脉位于 2 cm 范围内。这个部位的锁骨骨折会增加附近神经血管结构损伤的风险

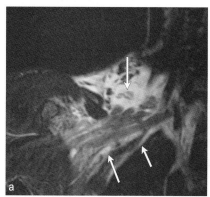
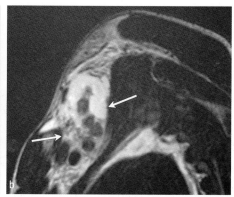

图 7.17 17 岁男性，冠状位**(a)**和矢状位**(b)**T2 加权像显示，多发创伤性神经根撕裂，累及右臂丛
断端的远端部分增厚并向外侧收缩，伴邻近软组织的高信号水肿和皮下积液。

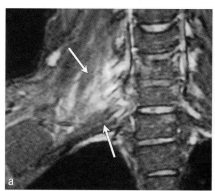
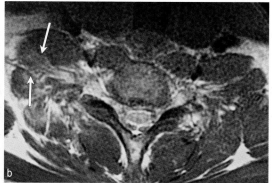

图 7.18 右臂丛的多发神经根的外伤性撕裂

a. 40 岁男性，冠状位脂肪抑制 T2 加权像显示，神经增厚并呈边界不清的高信号(箭头)；**b.** 轴位 T2 加权像显示，斜角肌旁软组织内边界不清的卵圆形区域，呈稍高信号，邻近前斜角肌(箭头)。

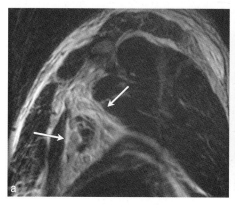
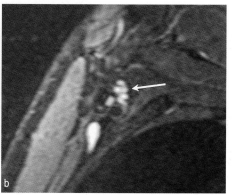

图 7.19 47 岁男性，急性拉伸伤累及臂丛

a. 矢状位 T2 加权像显示，异常增厚水肿的神经，呈略高至高信号(箭头)；**b.** 10 个月后的矢状位脂肪抑制 T2 加权像显示，神经萎缩，呈高信号(箭头)。

表 7.1(续) 臂丛疾病

病变	影像学表现	点评
遗传性		
胸廓出口综合征 （图 7.21，图 7.22）	**CT 或 MRI 表现：**可见颈肋，C7 横突增大，纤维条索或创伤后畸形，邻近锁骨下动静脉和/或臂丛 **CTA 表现：**随着手臂的伸展，可能会表现出对斜角肌三角的神经或血管的冲击	胸廓出口综合征（TOS）的体征和症状可来自于臂丛神经丛（神经源性 TOS）、锁骨下动脉（动脉性 TOS）和/或锁骨下静脉（静脉性 TOS）的压迫。神经源性 TOS 占全部 TOS 病例的 90%。胸廓出口结构的压迫可以是固定的，也可以是位置相关的。压迫的原因包括颈肋、纤维条索、斜角肌增生或变异

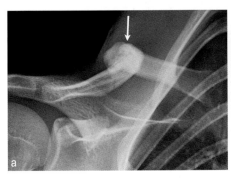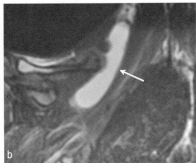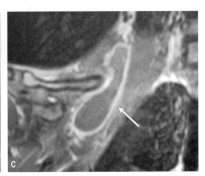

图 7.20　右锁骨骨折

a. 前后位 X 线显示，右锁骨骨折（箭头），伴右侧臂丛上缘积液；**b.** 冠状位脂肪抑制 T2 加权像上高信号（箭头）；**c.** 增强后脂肪抑制 T1 加权像上呈边缘环形强化（箭头）。

图 7.21　胸廓出口综合征

a. 冠状位 CT 显示双侧颈肋（箭头）；**b.** 增强后轴位 CT 可见颈肋压迫锁骨下动脉（箭头）。

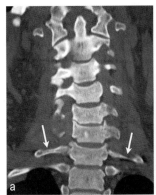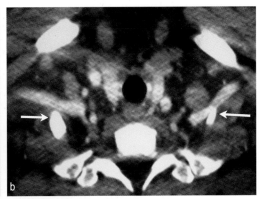

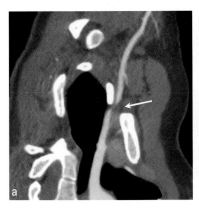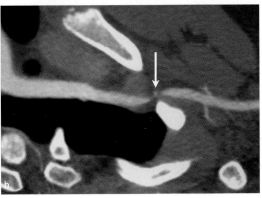

图 7.22　上肢上举后的斜矢状位（a）和轴位（b）CTA

斜角肌三角的锁骨下动脉的局部冲击和狭窄（箭头），导致胸廓出口综合征。